selbst

Gleichaltrigenprobleme

Therapieprogramm für Jugendliche mit
Selbstwert-, Leistungs- und Beziehungsstörungen

Eva Dresbach
Manfred Döpfner

Gleichaltrigenprobleme im Jugendalter

SELBST – Therapieprogramm für Jugendliche
mit Selbstwert-, Leistungs- und Beziehungsstörungen

Band 3

hogrefe

Dr. Eva Dresbach, geb. 1976. 1995–2001 Studium der Psychologie in Trier. 2003–2007 Stipendiatin der Christoph-Dornier-Stiftung für Klinische Psychologie. 2007 Approbation zur Kinder- und Jugendlichenpsychotherapeutin. 2010 Promotion. 2008–2011 Leitung Psychosozialer Dienst der Kinderonkologischen Abteilung des Zentrums für Kinderheilkunde, Universitätsklinikum Bonn. Weiterbildung in Traumatherapie bei Kindern und Jugendlichen. Seit 2011 niedergelassen in eigener Praxis in Bonn. Dozentin und Supervisorin bei verschiedenen Ausbildungsinstituten. 2015 ISST-Anerkennung als Advanced Level Schematherapist and Supervisor-Trainer in Child-Adolescent Schema-Therapy.

Prof. Dr. Manfred Döpfner, geb. 1955. 1974–1981 Studium der Psychologie in Mannheim. 1990 Promotion. 1998 Habilitation. Seit 1989 Leitender Psychologe an der Klinik und Poliklinik für Psychiatrie, Psychosomatik und Psychotherapie des Kindes- und Jugendalters der Universität zu Köln und dort seit 1999 Professor für Psychotherapie in der Kinder- und Jugendpsychiatrie. Seit 1999 Leiter des Ausbildungsinstituts für Kinder- und Jugendlichenpsychotherapie (AKiP) an der Universitätsklinik Köln und seit 2000 Wissenschaftlicher Leiter des Instituts Köln der Christoph-Dornier-Stiftung für Klinische Psychologie.

Bibliografische Information der Deutschen Nationalbibliothek
Die Deutsche Nationalbibliothek verzeichnet diese Publikation in der Deutschen Nationalbibliografie; detaillierte bibliografische Daten sind im Internet über http://dnb.dnb.de abrufbar.

Hogrefe Verlag GmbH & Co. KG
Merkelstraße 3
37085 Göttingen
Deutschland
Tel. +49 551 999 50 0
Fax +49 551 999 50 111
verlag@hogrefe.de
www.hogrefe.de

Satz: Beate Hautsch, Göttingen
SELBST-Logo: Björn Mehnen, Berlin
Illustrationen: Klaus Gehrmann, Freiburg
Druck: mediaprint solutions GmbH, Paderborn
Printed in Germany
Auf säurefreiem Papier gedruckt

1. Auflage 2020

(E-Book-ISBN [PDF] 978-3-8409-2234-3; E-Book-ISBN [EPUB] 978-3-8444-2234-4)
ISBN 978-3-8017-2234-0
http://doi.org/10.1026/02234-000

Inhaltsverzeichnis

CD-ROM

Die CD-ROM enthält PDF-Dateien aller Materialien, die zur Durchführung des Therapieprogramms verwendet werden können.

Die PDF-Dateien können mit dem Programm Acrobat® Reader (eine kostenlose Version ist unter www.adobe.com/products/acrobat erhältlich) gelesen und ausgedruckt werden.

Vorwort

Gleichaltrigenprobleme im Jugendalter zeigen sich als sozialer Rückzug, soziale Unsicherheit und Angst sowie aggressives Verhalten und begrenzte Konfliktlösefähigkeit. Sie können sowohl Ursache als auch Folge psychischer Störungen sein. Betroffene Jugendliche zeigen häufig problematisches soziales Verhalten, das durch Kompetenzdefizite bedingt sein kann. Häufig wird die soziale Performanz auch bei ausreichenden Kompetenzen durch negative interpersonale Schemata, dysfunktionale Grundannahmen ungünstig beeinflusst. Diese wirken sich auf die soziale Informationsverarbeitung, die Emotionsregulation, das Problemlösen und die Auswahl von Handlungsalternativen aus. Gleichaltrigenprobleme einzelner Jugendlicher müssen zudem auch im Kontext von Gruppenprozessen, wie z.B. Vernachlässigung und Ablehnung, sowie Viktimisierung durch Gleichaltrige betrachtet werden. Jugendliche leiden meist deutlich unter anhaltenden Gleichaltrigenproblemen. Auch die Identitätsentwicklung und der weitere Aufbau sozialer Fertigkeiten werden durch erlebte Schwierigkeiten negativ beeinflusst.

Interpersonale Probleme gehören zu den häufigsten Gründen, die Erwachsene zur Aufnahme einer Psychotherapie bewegen. Möglichst frühe Interventionen sind bei diesem Problemschwerpunkt wünschenswert, um Jugendlichen die Entwicklung sozialer Kompetenzen und positiver interpersonaler Schemata zu ermöglichen.

Gleichaltrigenprobleme erfordern einen transdiagnostischen und multimodalen Behandlungsansatz unter Einbeziehung der Eltern und anderer Bezugspersonen. Beziehungserfahrungen in der Familie und unter Gleichaltrigen beeinflussen maßgeblich die Entstehung interpersonaler Schemata und dysfunktionaler Grundannahmen und prägen den Aufbau sozialer Kompetenzen im Jugendalter. Oft ist auch eine Zusammenarbeit mit der Schule indiziert, wenn dort negative Gruppen- und Verstärkerprozesse manifest werden.

Das modular aufgebaute Therapieprogramm SELBST ist als Behandlungsansatz für die Problemschwerpunkte Selbstwert-, Leistungs- und Beziehungsstörungen entwickelt worden. SELBST-Gleichaltrigenprobleme ist nach SELBST-Grundlagen (Walter et al., 2007) und SELBST-Leistungsprobleme (Walter et al., 2009), der dritte Band des Therapieprogramms und baut auf SELBST-Grundlagen auf. Dort werden die allgemeinen Strategien des Selbstmanagement-Ansatzes für Jugendliche mit den sieben Behandlungsphasen ausführlich vorgestellt. Der vorliegende Band kann zur transdiagnostischen und individualisierten Behandlung von Jugendlichen mit Gleichaltrigenproblemen eingesetzt werden, bei denen die psychische Symptomatik Ursache oder Folge der interpersonalen Probleme ist.

Die Anwendbarkeit und Wirksamkeit von Selbstmanagementtherapie konnte für verschiedene Störungsbilder und Patientengruppen bestätigt werden. Kanfer et al. (2012) befürworten explizit eine methodenoffene Anwendung ihres Ansatzes. Dadurch kann Selbstmanagementtherapie als ein im positiven Sinne konservativer Ansatz genutzt werden, der die Integration innovativer Methoden und Schwerpunktsetzungen in der therapeutischen Beziehungsgestaltung ermöglicht.

Wir möchten den Mitherausgebern des Therapieprogramms SELBST, Christiane Rademacher, Stephanie Schürmann und Daniel Walter an dieser Stelle ausdrücklich für ihre Unterstützung bei der Fertigstellung dieses Therapiemanuals danken. Kollegen und Supervisanden möchten wir für Anregungen zu den Materialien danken. Nicht zuletzt gilt unser Dank den Jugendlichen und ihren Eltern, deren Vertrauen und Mitarbeit eine erste Evaluation, sowie die weitere klinische Erprobung und Ausarbeitung des Therapiemanuals SELSBT-Gleichaltrigenprobleme ermöglicht haben.

Köln, im Januar 2020

Eva Dresbach und
Manfred Döpfner

Kapitel 1
Das Therapieprogramm SELBST

1.1 Übersicht über das Therapieprogramm SELBST

Das SELBST-Programm (Walter et al., 2007) ist eine Adaptation der Selbstmanagementtherapie von Kanfer und Mitarbeitern (2000, 2012) für Jugendliche. *Se*lbstwert-, *L*eistungs- und *B*eziehungs*st*örungen können mit dem problem- und ressourcenorientierten Therapieprogramm SELBST behandelt werden. Der Selbstmanagementtherapie liegt ein Menschenbild zugrunde, in dem das Streben nach Selbstbestimmung als zentrale Motivation betrachtet wird. Ziele sind der Aufbau von Selbstregulation und Selbstständigkeit sowie die Stärkung von Eigenverantwortung und Selbstwirksamkeit des Patienten. Dazu werden Selbstbeobachtung, Selbstverbalisation und Selbstverstärkung eingesetzt. Das daraus abgeleitete Vorgehen wird dem Bedürfnis jugendlicher Patienten nach Autonomie gerecht und unterstützt die Erfüllung von Entwicklungsaufgaben des Jugendalters.

Das SELBST-Programm zeichnet sich durch folgende Merkmale aus:

- *Ressourcenorientierung:* Kompetenzen des Jugendlichen und Ressourcen des Umfeldes werden aktiviert, genutzt und im Laufe der Behandlung weiterentwickelt.
- *Störungsübergreifende Behandlung:* Der Ansatz bezieht sich nicht auf einzelne Störungsbilder im Sinne der Klassifikationssysteme für psychische Störungen, sondern auf transdiagnostische Problemschwerpunkte.
- *Problemorientierung:* Als konkrete Problembereiche werden Selbstwert-, Leistungs-, und Beziehungsstörungen definiert und behandelt.
- *Lösungsorientierung:* Die Behandlung hat das Ziel, konkrete Lösungen mit dem Jugendlichen und den Bezugspersonen zu entwickeln.

Kasten 1: Regeln für das therapeutische Vorgehen nach Kanfer et al. (2012, S. 327)

- *Verhaltensorientiert denken (think behavior):* Probleme und potenzielle Lösungen so konkret wie möglich beschreiben. Fokus auf das eigene, veränderbare Verhalten, nicht auf das nicht kontrollierbare Verhalten der Interaktionspartner.
- *Lösungsorientiert denken (think solution):* Kleinste Schritte des Patienten in Richtung Lösung verstärken.
- *Positiv denken (think positive):* Fokus auf positive Ergebnisse, auch kleine Schritte, auf Ressourcen und ungenutzte Potenziale richten.
- *In kleinen Schritten denken (think small steps):* Ziele in erreichbare Teilziele und bewältigbare Schritte zerlegen.
- *Flexibel denken (think flexible):* Therapieziele und Methoden flexibel an Ereignisse und Veränderungen anpassen.
- *Zukunftsorientiert denken (think future):* Fokus auf die Ziele und die Zukunft. Verständnis vergangener Faktoren zur Umsetzung von aktuellen und zukünftigen Zielen nutzen.

Das problemübergreifende therapeutische Vorgehen mit dem Jugendlichen unter Einbeziehung der relevanten Bezugspersonen wurde in SELBST-Grundlagen (Walter et al., 2007) ausführlich beschrieben. Die übrigen vier Bände widmen sich spezifischen Problembereichen. In jedem Band findet sich eine Übersicht über das allgemeine Vorgehen, so dass jeder Band unabhängig von den anderen genutzt werden kann. Das SELBST-Programm umfasst die folgenden Bände:

- *Grundlagen der Selbstmanagementtherapie bei Jugendlichen* (SELBST-Grundlagen, Walter et al., 2007): Einführung in die konzeptionellen Grundlagen und das Prozedere entsprechend der sieben

Phasen der Selbstmanagementtherapie nach Kanfer und Mitarbeitern (2000, 2012).

- *Leistungsprobleme im Jugendalter* (SELBST-Leistungsprobleme, Walter & Döpfner, 2009): Die Behandlung von Jugendlichen mit Leistungsproblemen – in der Schule oder am Ausbildungsplatz wird beschrieben. Die hier fokussierten Leistungsstörungen sind nicht durch Begabungsdefizite zu erklären, sondern stehen in Zusammenhang mit dysfunktionalen Überzeugungen, Motivationsproblemen und Problemen in der Lernorganisation.
- *Gleichaltrigenprobleme im Jugendalter* (SELBST-Gleichaltrigenprobleme): Der vorliegende Band dient der Behandlung von Gleichaltrigenproblemen. Diese resultieren aus Problemen der sozialen Informationsverarbeitung, aus dysfunktionalen Überzeugungen und interpersonalen Schemata, inadäquater Emotionsregulation oder einem Defizit an sozialen Fertigkeiten. Die Gleichaltrigenprobleme können sich als ausgeprägter sozialer Rückzug, soziale Ängstlichkeit, aggressives Verhalten, häufige Konflikte oder Beziehungsabbrüche manifestieren. Gruppenprozesse wie Vernachlässigung, Ablehnung oder Viktimisierung durch Gleichaltrige stehen häufig in Wechselwirkung mit den hier beschriebenen individuellen Problemen.
- *Familienprobleme im Jugendalter* (SELBST-Familienprobleme, Rademacher & Döpfner, in Vorb.): In diesem Band wird die Behandlung ausgeprägter Beziehungsstörungen zwischen Jugendlichen und Eltern vorgestellt, die sich zumeist als chronifizierte Konflikte und Streitigkeiten zeigen.
- *Selbstwertprobleme im Jugendalter* (SELBST-Selbstwertprobleme, Schreiter & Döpfner, in Vorb.): Der Band beschreibt die Behandlung von Jugendlichen mit Selbstwertstörungen, d.h. mit negativem Selbstbild und dysphorischem oder depressivem Affekt sowie einem reduzierten Niveau an Aktivitäten.

Das Therapieprogramm SELBST ist in sieben Behandlungsphasen unterteilt, die den Bereichen Problem- und Zielanalyse (Phasen 1 bis 4) sowie Intervention und Verlaufskontrolle (Phasen 5 bis 7) zugeordnet werden (vgl. Abbildung 1 sowie Walter et al., 2007). Die 7 Phasen werden in jedem Modul durchgeführt, dabei wird das in SELBST-Grundlagen beschriebene Vorgehen an die einzelnen Problemschwerpunkte angepasst.

Jedes Modul umfasst in Phase 5 die spezifischen Interventionen für den jeweiligen Problemschwerpunkt. Dazu stehen in jedem Modul verschiedene Bausteine zur Verfügung, die abhängig von der Indikation eingesetzt werden. So kann für jeden Jugendlichen eine individuell zugeschnittene Behandlung konzipiert

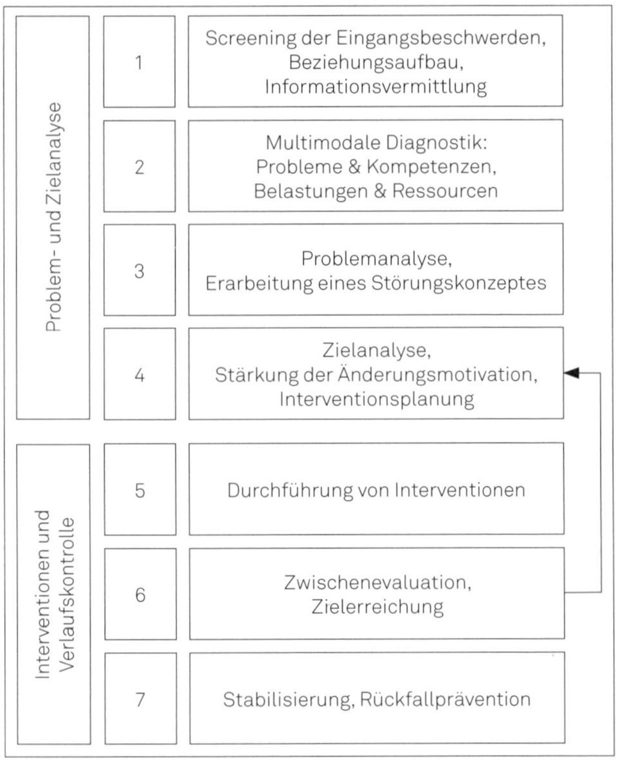

Abbildung 1: Die 7 Phasen des Behandlungsprogramms SELBST (aus Walter et al., 2007, S. 11)

werden. Dabei können auch Bausteine aus den verschiedenen Modulen des SELBST-Programms kombiniert werden. Jedes Modul umfasst Bausteine für Jugendliche, Eltern und Lehrer.

Im Folgenden wird ein Überblick über die einzelnen Phasen und deren Anwendung bei Gleichaltrigenproblemen gegeben:

- *Phase 1 – Screening der Eingangsbeschwerden, Beziehungsaufbau, Informationsvermittlung.* Die ersten Sitzungen werden zum Beziehungsaufbau und zur ersten Informationssammlung genutzt, um günstige Ausgangsbedingungen für die Therapie zu schaffen. Der Vorstellungsanlass aus Sicht aller Beteiligten wird erfasst und das Vorgehen bei der Behandlung erläutert. Dabei macht der Therapeut seine Arbeitsweise und seine Haltung transparent. Dem Jugendlichen wird vermittelt, dass die Behandlung auf Freiwilligkeit beruht. Voraussetzungen für eine tragfähige therapeutische Beziehung werden geschaffen. Bei allen Patienten sind die Therapieaufgaben von großer Bedeutung für den Behandlungserfolg. Diese werden ab Phase 1 kontinuierlich eingesetzt.
- *Phase 2 – Multimodale Diagnostik: Probleme und Kompetenzen, Belastungen und Ressourcen.* Die nächste Phase dient dem Aufbau von Änderungsmotivation und einer vorläufigen Auswahl von Problembereichen. Dazu wird multimodale Diagnostik eingesetzt, die der Identifikation der

Hauptprobleme dient. Neben der Exploration der Beteiligten werden standardisierte Fragebögen genutzt sowie eine für das Modul entwickelte Checkliste. Dabei werden die soziale Integration, soziale Fertigkeiten und interpersonale Schemata erfasst. Der Fokus wird auf Ressourcen und Stärken sowie positive Aspekte von möglichen Veränderungen gelegt. Der Jugendliche wird beim Aufbau von Änderungsmotivation unterstützt.

- *Phase 3 – Problemanalyse, Erarbeitung eines Störungskonzeptes.* Problembereiche werden definiert, in situativen und kontextuellen Verhaltensanalysen werden aufrechterhaltende Bedingungen erfasst. Mit dem Jugendlichen und den Bezugspersonen wird ein gemeinsames Störungsmodell entwickelt. Dabei wird zunächst mit dem Jugendlichen und den Bezugspersonen getrennt gearbeitet. Im Anschluss werden die einzelnen Perspektiven zusammengeführt. Die Vor- und Nachteile des Problemverhaltens werden erarbeitet. Die relevanten Verhaltensprobleme werden auf einer Problemliste zusammengefasst. Anschließend wird ausgehend von den subjektiven Modellen der Beteiligten ein gemeinsames Störungsmodell entwickelt. Therapeutische Ansatzpunkte zur Behandlungsplanung werden identifiziert.
- *Phase 4 – Zielanalyse, Stärkung der Änderungsmotivation, Interventionsplanung.* Diese Phase ist von zentraler Bedeutung für ein Gelingen der Behandlung. Analog zum Vorgehen in Phase 3 werden die Veränderungsziele mit allen Beteiligten im Einzelsetting besprochen und im Weiteren zu gemeinsamen Behandlungszielen zusammengefasst. Bei Bearbeitung der Gleichaltrigenprobleme werden die Bedürfnisse und Wünsche des Jugendlichen bezogen auf aktuelle und zukünftige Freundschaftsbeziehungen erarbeitet und ausgehend davon realisierbare Ziele definiert. Auf Grundlage der gemeinsamen Zieldefinition können abschließend die konkreten Interventionen abgeleitet werden. Auf dieser Grundlage kann in Phase 5 aus dem Pool der Bausteine für jeden Patienten ein individuelles Behandlungspaket erstellt werden.
- *Phase 5 – Durchführung von Interventionen.* Im nächsten Schritt werden die spezifischen Interventionen nach dem individuellen Behandlungsplan durchgeführt. Dazu werden für jeden Patienten relevante Therapiebausteine ausgewählt. Auch innerhalb der Bausteine wird für den Patienten eine Auswahl an Interventionen getroffen. Abhängig von den Problem- und Zieldefinitionen sowie vom individuellen Störungsmodell werden Schwerpunkte in der Durchführung der jeweiligen Bausteine gesetzt. Die Bausteine von SELBST-Gleichaltrigenprobleme umfassen:
  - GP-I-J Soziale Informationsverarbeitung und soziales Selbstbild,
  - GP-K-J Kognitionen Jugendlicher,
  - GP-K-E Kognitionen Eltern,
  - GP-E-J Emotionsregulation,
  - GP-F-J Soziales Problemlösen und soziale Fertigkeiten,
  - GP-V-E Verstärkerbedingungen Eltern,
  - GP-P-J Soziale Verstärkerbedingungen und Neuplatzierung.
- *Phase 6 – Zwischenevaluation, Zielerreichung.* Im Therapieprozess werden Fortschritte evaluiert. Positive Veränderungen werden verstärkt. Wenn Prozesse nur sehr langsam vorangehen oder stagnieren, wird in der Zwischenevaluation geprüft, welche Faktoren dem Erfolg der Behandlung im Wege stehen. Dies erfolgt über eine Misserfolgs- oder Widerstandsanalyse. Hierbei können Barrieren und Selbstschutzstrategien identifiziert und bearbeitet werden, die eine Umsetzung der Behandlungsziele behindern. Bei Barrieren können Ziele angepasst oder neue Ziele definiert werden, so dass ein rekursiver Prozess zwischen den Behandlungsphasen stattfindet. Zum Umgang mit Selbstschutzverhalten und Widerstand werden spezifische Interventionen vorgestellt.
- *Phase 7 – Stabilisierung, Rückfallprävention.* Wenn Behandlungsziele zumindest größtenteils erreicht werden konnten und der Patient, die Bezugspersonen und der Therapeut eine hinreichende Verbesserung feststellen können, werden abschließend Interventionen zur Erfolgsoptimierung und Rückfallprophylaxe durchgeführt. Die Frequenz der Sitzungen wird schrittweise reduziert, so dass der Jugendliche und die Eltern erproben können, wie Selbstmanagementkompetenzen und spezifische Fertigkeiten auch ohne intensive Unterstützung des Therapeuten umgesetzt werden können. In dieser Phase sollten auch mögliche zukünftige Herausforderungen vorweggenommen und Bewältigungsstrategien entwickelt werden. Zum Abschluss der Behandlung finden im Abstand von 3 bis 6 Monaten Sitzungen zur Auffrischung statt.

SELBST-Gleichaltrigenprobleme nutzt kognitiv-verhaltenstherapeutische Techniken zur Veränderung sozialer Informationsverarbeitung und sozialer Kompetenzen, die Anwendbarkeit und Wirksamkeit des Vorgehens wurde überprüft (Schmitt, 2010). In die Weiterentwicklung des Manuals sind innovative Techniken aus der dritten Welle der Verhaltenstherapie integriert worden, die sich in der klinischen Praxis als wirksam erwiesen haben und die klassischen kognitiv-behavioralen Methoden mit einer gezielten Ressourcenaktivierung, der Erleichterung motivationaler Klärung und vor allem der Problemaktualisierung ergänzen. Beim Beziehungsaufbau und bei der Beziehungsgestaltung wird eine Orientierung an den emotionalen Grundbedürfnissen des Jugendlichen empfohlen (vgl. Grawe, 2004). Die Grundstruktur des Therapiemanuals ist beibehalten worden.

Der Anwender hat die Möglichkeit, Bausteine und Schwerpunkte flexibel zu wählen und für jeden Jugendlichen ein individualisiertes Behandlungskonzept zu erstellen. Auch wenn der größte Teil der Sitzungen mit dem Jugendlichen stattfindet, werden die Bezugspersonen – Eltern und Lehrer – in der Regel in allen Behandlungsphasen mit einbezogen. Niedergelassene Therapeuten können die Behandlungsphasen im Rahmen einer Kurz- oder Langzeittherapie durchführen. Dabei ist zu berücksichtigen, dass während der Probatorik die Phasen 1, 2 und 3 durchgeführt werden. Bei einem großen Teil der Patienten wird die Phase 3 (Problemanalyse und Erarbeitung eines Störungskonzeptes) auch über den Umfang der Probatorik hinausgehen.

In der Regel werden die Behandlungsphasen aufeinander aufbauend durchgeführt. Dabei können im Behandlungsprozess immer wieder Situationen entstehen, die ein erneutes Aufgreifen der Inhalte vorheriger Phasen erforderlich machen. Auch nach erfolgreicher Durchführung von Interventionen kann eine erneute Zieldefinition erforderlich sein, wenn zusätzliche Problembereiche zuvor verdeckt waren. Die Phasen des Selbstmanagementansatzes stellen einen rekursiven Prozess dar, in dem der Therapeut den Patienten immer besser kennenlernt. Die klare Abfolge der Phasen führt zu einem strukturierten Vorgehen, der rekursive Charakter ermöglicht, flexibel auf neue Informationen und veränderte Bedingungen in der Lebenssituation des Patienten einzugehen.

1.2 Entwicklungsrelevanz von Gleichaltrigenproblemen

Freundschaften mit Gleichaltrigen wirken als protektive Faktoren und als Katalysatoren der Entwicklung Jugendlicher (Seiffge-Krenke, 2008). Gleichaltrige geben in der Adoleszenz zunehmend emotionale Unterstützung, Bestätigung des Selbstwertes oder Orientierung durch Normen der Gruppe. Die sukzessive Ablösung von den Eltern wird durch die soziale Einbindung in die Peergroup erleichtert. Selbstoffenbarung in engen Freundschaften und Identitätsentwicklung bedingen sich gegenseitig (Buhrmester, 1990). Die für das Erwachsenenalter notwendigen sozialen Fertigkeiten werden im Kontakt mit den Gleichaltrigen entwickelt und verfeinert. Positive Gleichaltrigenbeziehungen bilden somit die Basis für die Bewältigung einiger Entwicklungsaufgaben der Adoleszenz. Anerkennung und Akzeptanz durch Gleichaltrige sind den meisten Jugendlichen starke Bedürfnisse (Brechwald & Prinstein, 2011) und wirken als soziale Verstärker.

Interpersonale Probleme mit Gleichaltrigen stellen demgegenüber eine deutliche Belastung für Jugendliche sowie einen Risikofaktor für deren weitere Entwicklung dar. Sie können Ausdruck, Folge aber auch Ursache verschiedener psychischer Störungen und Verhaltensprobleme sein. Sie manifestieren sich als sozialer Rückzug, Vermeidung oder aggressives Verhalten oder auch in Form der Einnahme von Opfer- und Täterrollen bei Viktimisierung (Cole et al., 2010; Olweus et al., 1999; Salmivalli et al., 1996).

Gleichaltrigenprobleme treten vor dem Hintergrund verschiedener internaler und externaler psychischer Störungen im Jugendalter auf, vor allem bei Depression (Abel & Hautzinger, 2013), sozialer Angst (Melfsen, 2002) oder in Zusammenhang mit Störungen des Sozialverhaltens (Görtz-Dorten & Döpfner, 2019). Bei Persönlichkeitsakzentuierungen und beginnenden Persönlichkeitsstörungen im Jugendalter stellen dysfunktionale Interaktionsmuster Kernsymptome dar (Schmeck & Schlüter-Müller, 2008). Jugendliche, die unter einer Störung des autistischen Formenkreises leiden, sind durch die komplexer werdenden sozialen Situationen und das wachsende Bewusstsein um die eigenen Schwierigkeiten häufig von sozialen und emotionalen Problemen betroffen. Darüber hinaus leiden viele Jugendliche mit anderen psychischen Störungen an Gleichaltrigenproblemen, auch wenn diese nicht zu den Kernkriterien der entsprechenden Diagnose zu zählen sind, beispielsweise bei ADHS, Angst- oder Zwangsstörungen sowie bei belastenden Lebenssituationen.

Kasten 2: Rollenverteilung bei Bullying

- *12 %* üben als *Täter* eine Form von Bullying aus.
- *8 %* sind als *Opfer* von Bullying betroffen.
- *17 %* nehmen die Rolle *potenzieller Verteidiger* ein und stehen den betroffenen Mitschülern zur Seite.
- *20 %* treten als *Verstärker der Täter* auf und beteiligen sich indirekt an Viktimisierung.
- *7 %* sind *Assistenten* und unterstützen die Täter aktiv.
- *24 %* tun als *Außenstehende* nichts gegen die Täter und „schauen weg".

Die Belastung Jugendlicher durch Gleichaltrigenprobleme wird auch durch die Bullyingforschung verdeutlicht. Initiale Untersuchungen zur Rolle von Jugendlichen bei Bullying finden eine recht hohe direkte Beteiligung von Jugendlichen und stabile Rollen (Salmivalli et al., 1996; Olweus, 1999; vgl. Kasten 2). In neueren Untersuchungen werden diese Rollen ebenfalls gefunden, dabei nimmt ein Teil der Schüler im Wechsel die Rolle als Opfer oder als Täter ein (Scheithauer et al., 2006; Lester, Cross, Shaw & Dooley, 2012).

Auch bezogen auf Cybermobbing werden ähnliche Rollenverteilungen und Häufigkeiten gefunden (Schultze-Krumbholz et al., 2016) sowie Überschneidungen zwischen Bullying und Cybermobbing (Wachs & Wolf, 2011). In einer aktuellen Befragung jugendlicher Internetnutzer zwischen 12 und 19 Jahren geben 8 % an, selbst Opfer von Cybermobbing geworden zu sein. 34 % der Jugendlichen beschreiben, dass ein Jugendlicher aus dem Bekanntenkreis Opfer von Cybermobbing geworden ist (JIM, 2018). Auch wenn in den Untersuchungen unterschiedliche Erhebungsmethoden angewandt werden, zeigen die Ergebnisse der Bullying-Forschung, dass ein bedeutsamer Anteil der Jugendlichen in dysfunktionale Gruppenprozesse mit Gleichaltrigen involviert ist. In diesen Erhebungen bleiben andere Gleichaltrigenprobleme wie Vernachlässigung, Ablehnung, häufige Konflikte, Vermeidung und sozialer Rückzug noch unberücksichtigt.

Bezüglich psychischer Störungen werden 10 bis 20 % der Kinder und Jugendlichen als belastete Gruppe oder als Risikogruppe beschrieben (KIGGS-Studie, 2014) und haben damit auch ein höheres Risiko, von Gleichaltrigenproblemen betroffen zu sein.

Gleichaltrigenprobleme belasten die soziale und emotionale Entwicklung und erhöhen das Risiko weiterer psychosozialer Probleme und psychischer Störungen, auch im Erwachsenenalter (Allen et al., 2006; Calvete, 2014). Insbesondere bei Jugendlichen, die Viktimisierung erfahren, besteht ein höheres Risiko für Verhaltensprobleme wie Schulabsentismus oder Mediensucht, Selbstgefährdung durch Verletzungen und Suizidalität sowie Fremdgefährdung (McDougall & Vaillancourt, 2015). Auch eine Einbindung in eine dissoziale Peergroup kann mit gravierenden Entwicklungsbelastungen verbunden sein. Somit können durch Gleichaltrigenprobleme im Jugendalter langfristig hohe persönliche und gesellschaftliche Kosten entstehen. Gleichaltrigenprobleme stellen im Jugendalter einen bedeutsamen Problembereich dar, dem durch Prävention und therapeutische Interventionen begegnet werden sollte.

Nicht zuletzt sind die anhaltenden Veränderungen der Lebenswelt Jugendlicher zu berücksichtigen, die sich negativ auf Gleichaltrigenbeziehungen auswirken können. Jugendliche verbringen einen zunehmenden Anteil ihrer Freizeit mit Mediennutzung (JIM, 2018). Diese dient einerseits dem Aufbau und der Festigung von Kontakten, andererseits verringert sich dadurch der Freizeitanteil, in der direkte Kontakte mit Freunden oder Gruppen stattfinden, so dass sich bei einigen Jugendlichen weniger direkte „Übungsmöglichkeiten“ zum Aufbau und zur Differenzierung sozialer Fertigkeiten ergeben. Das Medienverhalten erzeugt eigene Lernerfahrungen und kann sich auch auf Gleichaltrigenbeziehungen auswirken, indem z. B. persönliche Normen für den Umgang mit Aggression, Sexualität, Emotionsausdruck oder Privatsphäre beeinflusst werden. Daher wird empfohlen, den Aufbau von Medienkompetenz mit einer Förderung sozialer Kompetenzen zu verknüpfen (Schultze-Krumbholz et al., 2012).

Soziale Interaktionen zwischen Jugendlichen finden bislang hauptsächlich in Präventionsprogrammen oder Sozialtrainings für Gruppen und einzelne Jugendliche Berücksichtigung (Jürgens & Lübben, 2014; Petermann & Petermann, 2017; Scheithauer & Bull, 2007, 2010; Spröber et al., 2008; vgl. Tabelle 1). Präventionsprogramme und Gruppentrainings sind, trotz guter Wirksamkeit, bei bereits chronifizierten Schwierigkeiten eines einzelnen Jugendlichen nicht als wirksame Behandlungsmöglichkeiten interpersonaler Probleme zu betrachten, da die soziale Gruppe im Fokus der Interventionen steht, die Interventionen nicht individualisiert eingesetzt werden oder keine intensive Behandlung zugrunde liegender dysfunktionaler Überzeugungen oder emotionaler Barrieren ermöglicht wird. Zur Behandlung im Einzel- oder Gruppensetting liegen störungsspezifische Therapieprogramme vor (Abel & Hautzinger, 2013; Büch & Döpfner, 2012; Görtz-Dorten & Döpfner, 2019). Hier zeigt sich eine gute und sehr gute Wirksamkeit bei individualisierter und multimodaler Behandlung. Einige Programme dienen der Behandlung von Grundschulkindern und jüngeren Jugendlichen und sind für ältere Jugendliche nicht geeignet. Zudem ermöglichen die Ansätze keine individualisierte störungsübergreifende Behandlung, die bei Jugendlichen meist indiziert ist (Walter et al., 2007). Da interpersonale Probleme häufig durch transdiagnostische Faktoren bedingt sind (McKay et al., 2013), ist ein störungsübergreifender Ansatz für diesen Problemschwerpunkt besonders sinnvoll.

Sowohl die Gruppenprogramme zum Aufbau sozialer Kompetenzen und zur Prävention von Bullying als auch soziale Fertigkeitentrainings im Rahmen störungsspezifischer Programme haben sich in der Regel als wirksam erwiesen. Dabei zeigt sich, dass es vor allem bei Kindern und jüngeren Jugendlichen relevant ist, die Eltern einzubeziehen. Bei nicht individualisier-

Tabelle 1: Übersicht über relevante deutschsprachige Therapie- und Präventionsprogramme

Programm	Beschreibung
Kognitive Verhaltenstherapie bei Depressionen im Kindes- und Jugendalter (Abel & Hautzinger, 2013)	• Jugendliche zwischen 12 und 18 Jahren • Einzel- oder Gruppenpsychotherapie im ambulanten oder stationären Setting • Einbezug der Bezugspersonen • Kognitive Interventionen, Übungen zur Aktivierung, Aufbau sozialer Fertigkeiten, Strategien zum Problemlösen mit und innerhalb der Familie des betroffenen Jugendlichen • Signifikanter Abfall depressiver Symptomatik; große Effekte bezüglich komorbider sozialer Probleme und sozialen Rückzugs
Soziale Ängste – Therapieprogramm für Kinder und Jugendliche mit Angst- und Zwangsstörungen (THAZ) (Büch & Döpfner, 2012)	• Kinder und Jugendliche zwischen 8 und 14 Jahren • Einzelpsychotherapie und Kleingruppen ambulant • Multimodale Therapie sozialer Angst • Individualisiertes Vorgehen • Kognitive Interventionen, Soziales Fertigkeitentraining mit Rollenspielen zu individuellen Problemsituationen, Konfrontation in vivo • Reduktion vermeidungsverstärkenden Erziehungsverhaltens der Bezugspersonen • Gute Anwendbarkeit; gute Wirksamkeit in einer Pilotstudie
Therapieprogramm für Kinder mit aggressivem Verhalten (THAV) (Görtz-Dorten & Döpfner, 2019)	• Kinder zwischen 6 und 12 Jahren • Einzelpsychotherapie und Kleingruppen ambulant • Multimodale Therapie aggressiven und oppositionellen Verhaltens • Individualisiertes Vorgehen • Schulung sozial-kognitiver Informationsverarbeitung, Impulskontrolltraining, soziales Problemlöse- und Fertigkeitentraining, Förderung von Empathie, Vermittlung der Konsequenzen von aggressivem Verhalten • Abbau von aggressionsverstärkendem Erziehungsverhalten der Bezugspersonen • Mehrere Wirksamkeitsstudien (Eigenkontrollgruppendesign Einzeltherapie, Kontrollgruppendesign Einzeltherapie, Eigenkontrollgruppendesign Gruppe), signifikante Effekte, auch über das Behandlungsende stabil
Gruppentraining sozialer Kompetenzen für Kinder und Jugendliche (GSK-KJ) (Jürgens & Lübben, 2014)	• Jugendliche zwischen 13 und 18 Jahren • Prävention oder störungsübergreifende, begleitende therapeutische Intervention bei Jugendlichen mit emotionaler oder Verhaltensstörung • Gruppentraining • Manual für ein Training zum Aufbau selbstsicheren Verhaltens in den Situationsklassen Recht/Beziehung/Sympathie • Psychoedukation zu Situationstypen und selbstsicherem Verhalten; Diskriminationstraining; Soziales Problemlöse- und Fertigkeitentraining mit Rollenspielen zum Einüben der Fertigkeiten in der jeweiligen Situationsklasse, Entspannungstraining, In-vivo-Training, Alltagstransfer • In zwei Studien zur Wirksamkeit als präventives Training bei Jugendlichen wurden jeweils positive Veränderungen der Kompetenzen im Selbsturteil gefunden.
Training mit Jugendlichen – Aufbau von Arbeits- und Sozialverhalten (Petermann & Petermann, 2017)	• Jugendliche zwischen 13 und 20 Jahren • Universelle Prävention; stationäre Behandlung, auch im ambulanten Setting einsetzbar • Gruppen in Kombination mit Einzelsitzungen • Aufbau von Arbeits- und Sozialverhalten • Training von Selbst- und Fremdwahrnehmung; Arbeit am Selbstbild; Definition privater und beruflicher Ziele; Soziales Fertigkeitentraining • Wirksamkeitsuntersuchung in Kontrollgruppendesign über Fragenbogenurteil (Jugendliche und Lehrer) sowie Verhaltensbeobachtung. Interventionsgruppe zeigt gegenüber Kontrollgruppe positive Veränderungen im Verhaltensrating und in der Selbsteinschätzung

Tabelle 1: Fortsetzung

Programm	Beschreibung
Unterrichtsbegleitende Förderung sozialer Kompetenzen und Prävention von Bullying im Jugendalter – das fairplayer.manual (Scheithauer & Bull, 2010)	• Schüler zwischen 11 und 15 Jahren • Lehrer als Multiplikatoren, Eltern werden einbezogen • Präventionsprogramm zur Förderung sozialer Kompetenz und Zivilcourage • Psychoedukation zu dissozialem Verhalten/Mobbing & prosozialem Verhalten/Zivilcourage; Förderung Eigenverantwortung & Handlungsbereitschaft; Training sozialer-emotionaler Kompetenzen: prosoziales, faires Verhalten; Gewalt vorbeugen; überlegtes Eingreifen; Unterstützung aktivieren • Mehrere Wirksamkeitsstudien: Deutlicher Rückgang von Mobbing/Intensität von Mobbing, relationaler Aggression; Prosozialität signifikant verbessert; signifikanter Rückgang der Gewaltlegitimation
Medienhelden: Unterrichts-Manual zur Förderung von Medienkompetenz und Prävention von Cybermobbing (Schultze-Krumbholz, Zagorscak, Siebenbrock & Scheithauer, 2012)	• Sekundarschüler der 7. bis 10. Klasse • Präventionsprogramm • Lehrer als Multiplikatoren, Eltern werden einbezogen • Prävention und Eindämmung von Cybermobbing sowie Förderung von Sozial- und Internetkompetenz und Wissen im Umgang mit „Neuen Medien" (z.B. soziale Netzwerke) • Psychoedukation zu Gefahren von „Neuen Medien"; Cybermobbing: Definitionen & Konsequenzen, Sensibilisierung & Edukation, Gefühle & Perspektiven, Empathietraining; Participant-Role-Ansatz & Aufbau von Handlungsmöglichkeiten, Rollenspiele • Wirksamkeit für die Langversion des Trainings (mehrere Termine) bestätigt, Reduktion der Bereitschaft zu Cybermobbing; Langzeiteffekte sowohl auf das Verhalten als auch auf zugrunde liegende Risikofaktoren
Bullying in der Schule: Das Präventions- und Interventionsprogramm ProACT + E (Spröber et al., 2008)	• Schüler der 5. Klasse (Entwicklungsübergang Beginn weiterführende Schule) • Prävention und Intervention • Schulklasse, Lehrerberatung und Elterntraining • Universelles multimodales Schul-Programm zur Reduktion von Bullying und zur Förderung des positiven Sozialverhaltens • Psychoedukation zu Bullying, Diskrimination von sozial-kompetentem Verhalten und Bullying; Förderung von Perspektivenübernahme und Empathie; kognitive Modellierungen und Aufbau von Selbstverbalisation in Konfliktsituationen, Problemlösetraining und Rollenspiele zum Umgang mit Konflikten • Wirksamkeitsprüfung im Kontrollgruppendesign; signifikante und stabile Reduktion verbaler Aggression und der Gewaltbereitschaft der Schüler, wenn Eltern in das Programm mit einbezogen werden

ten Gruppenprogrammen können Probleme bei der Stabilisierung von Effekten auftreten. Die Interventionen zum Aufbau sozialer Kompetenzen sollten individuelle Problemsituationen fokussieren und aufrechterhaltende Bedingungen berücksichtigen.

Der Großteil der beschriebenen Behandlungsansätze ist für Gruppen konzipiert. Folgende Punkte sprechen aus unserer Sicht für die einzeltherapeutische Behandlung interpersonaler Probleme bei Jugendlichen:

- Individuelle Entstehungsbedingungen und aufrechterhaltende Faktoren können differenzierter erarbeitet werden.
- Die individuelle soziale Informationsverarbeitung und zugrunde liegende dysfunktionale Grundannahmen und Schemata können berücksichtigt werden, so dass der Aufbau von Strategien zur Emotionsregulation und das Fertigkeitentraining darauf abgestimmt werden können.
- Weiterhin können im Einzelsetting in der therapeutischen Beziehung interpersonale Probleme aktiviert und bearbeitet werden. Bei Gruppeninterventionen werden sie durch die Beziehungen zu den Gruppenmitgliedern deutlich. Die Einzeltherapie mit SELBST-Gleichaltrigenprobleme kann grundsätzlich mit einigen Gruppensitzungen im Rahmen des Fertigkeitentrainings kombiniert werden, so dass die Vorteile beider Ansätze genutzt werden können.

Bisher liegen kaum transdiagnostische, multimodale Therapieansätze vor, welche interpersonale Probleme bei Jugendlichen als zentralen Schwerpunkt behandeln. Dies ist unser Ziel mit dem Manual SELBST-Gleichaltrigenprobleme.

1.3 Formen von Gleichaltrigenproblemen und Entstehungsmodell

1.3.1 Formen von Gleichaltrigenproblemen

Gleichaltrigenprobleme können zum einen als individuelle Schwierigkeiten eines Jugendlichen verstanden werden, zum anderen können sie als Prozess beschrieben werden, der innerhalb der sozialen Gruppe stattfindet. Entsprechend dieser beiden Perspektiven werden im Folgenden verschiedene Gleichaltrigenprobleme anhand kurzer Fallbeispiele dargestellt.

Gleichaltrigenprobleme als Resultat von Verhaltensproblemen des Jugendlichen

Gleichaltrigenprobleme resultieren aus Problemen des Jugendlichen, sich sozial kompetent und angemessen zu verhalten. Diese können in Zusammenhang mit unterschiedlichen Störungsbildern auftreten.

> **Beispiel: Marie – Vermeidung**
>
> Marie, 15 Jahre, hat in der Grundschule und nach dem Wechsel auf die weiterführende Schule Abbrüche von Freundschaften erfahren, die sie nicht einordnen konnte. Sie bemüht sich sehr, es anderen recht zu machen und vermeidet Konflikte. Beide Eltern beschreiben das eigene Verhalten als „zurückhaltend". Wenn Marie den Eindruck hat, nicht gemocht zu werden, vermeidet sie es, mit den Gleichaltrigen zu sprechen. In Gruppen fühlt sie sich sehr unwohl, möchte auf keinen Fall im Mittelpunkt stehen. Sie ist dabei, aber meist still. Auch hat sie Angst, sich zu blamieren und vermeidet Kontakt zu fremden Gleichaltrigen.

Bei verschiedenen internalen Störungen stellt Vermeidung sozialer Interaktionen ein zentrales Problem dar. Als ein Hauptsymptom der Sozialen Phobie dient sie der Reduktion von Angst vor negativer Bewertung. Vermeidungsverhalten kann sich auf bestimmte Interaktionen oder Situationen beziehen und dazu führen, dass soziale Fertigkeiten nicht genutzt werden (Hinsch & Pfingsten, 2002; Plück et al., 2000). Das Vermeidungsverhalten kann mit erheblichen Funktionseinschränkungen einhergehen, wie beispielsweise bei einer vollständigen Vermeidung des Schulbesuchs.

> **Beispiel: Max – Sozialer Rückzug**
>
> Max, 13 Jahre, leidet seit einiger Zeit unter bedrückter Stimmung. In seiner Familie erlebt er Spannungen der Eltern, die durch Stress im Beruf und einen Umbau des Hauses sehr gefordert sind. Max fehlt die Motivation, etwas für die Schule zu tun und sich zu verabreden. Das führt immer wieder zu Konflikten mit seiner Mutter. Seine Mitschüler ärgern ihn manchmal, weil er so oft schlechte Laune hat. Er hat mittlerweile den Eindruck, es niemandem recht machen zu können und zieht sich zurück. In der Schule verbringt er die Pausen seltener in der Gruppe, in seiner Freizeit beschäftigt er sich meistens mit Online-Spielen.

Bei depressiven Störungen oder als Reaktion auf Belastungen, aber auch bei Störungen des autistischen Formenkreises und Persönlichkeitsakzentuierungen zeigen Jugendliche Rückzug von Interaktionen mit Gleichaltrigen (Rubin, 1993; Sautter et al., 2012; Schmeck & Schlüter-Müller, 2008). Der Jugendliche kann dabei Kontaktangebote ablehnen, selbst keine Initiative ergreifen oder Aktivitäten mit Gleichaltrigen abbrechen. Häufig treten Wechselwirkungen zwischen dem Rückzug des Jugendlichen und Gruppenprozessen wie Vernachlässigung oder Ablehnung auf.

> **Beispiel: Linus – Impulsives oder aggressives Verhalten**
>
> Linus, 17 Jahre, lebt in einer Wohngruppe und gerät wiederholt in Auseinandersetzungen mit Gleichaltrigen. Er fühlt sich rasch provoziert und reagiert darauf impulsiv. Schon in der Grundschulzeit hatte Linus oft Wutausbrüche und Konflikte. Andere Kinder haben sich daher oft von ihm zurückgezogen. Bis heute ist er sich oft nicht sicher, ob ihn jemand mag. Anschluss findet er an Jugendliche, die selbst häufiger aggressiv reagieren oder Probleme mit Regeln haben.

Jugendliche mit ADHS erleben als Folge der Primärsymptomatik häufig soziale Probleme. Eine komorbide Störung des Sozialverhaltens oder komorbide internalisierende Symptomatik, z. B. Selbstwertprobleme und soziale Unsicherheit (Döpfner et al., 2013; Petermann et al., 2007), können ebenfalls die Interaktionen mit Gleichaltrigen belasten, auch wenn keine emotionale Störung manifest wird. Jugendliche mit externalen Verhaltensproblemen reagieren im Kontakt mit Gleichaltrigen häufig impulsiv und aggressiv (Görtz-Dorten & Döpfner, 2019). Auch in Zusammenhang mit narzisstischer oder emotional-instabiler Persönlichkeitsentwicklung treten häufiger impulsive oder aggressive Reaktionen auf (Schmeck & Schlüter-Müller, 2008). Diese werden von Gleichaltrigen mit Ablehnung beantwortet und erschweren die Integration in prosoziale Gruppen.

Beispiel: Nick – Manipulatives, abwertendes oder abhängiges Verhalten

Nick, 15 Jahre, ist in der Schule mehrfach wegen seines abwertenden und manipulativen Verhaltens gegenüber Gleichaltrigen aufgefallen. Er kann sehr schnell erkennen, wenn andere Schüler unsicher sind und schikaniert diese. Das gibt ihm ein Gefühl der Überlegenheit. Nick hat in den letzten Jahren eine komplizierte Trennung seiner Eltern erlebt. Einerseits bewundert Nick seinen Vater für dessen Berufserfolg und Durchsetzungsvermögen. Andererseits hat er selten den Eindruck, dass der Vater sich wirklich für ihn interessiert. Wegen seines dominanten Verhaltens sind viele Mitschüler Nick gegenüber misstrauisch, er hat eine Clique, aber keinen besten Freund. Um nicht verlassen zu werden, hat Nick mehrere Beziehungen sehr früh beendet.

Bei Persönlichkeitsakzentuierungen oder Persönlichkeitsstörungen werden dysfunktionale Interaktionsstile gezeigt (Schmeck & Schlüter-Müller, 2008). Die betroffenen Jugendlichen lassen unbalancierte Beziehungen zu oder stellen diese her. Dies kann mit häufigen Konflikten, Kränkungen und Beziehungsabbrüchen einhergehen. Dabei werden die dysfunktionalen Interaktionsmuster meist kurzfristig verstärkt, verhindern aber langfristig den Aufbau zufriedenstellender Beziehungen.

Beispiel: Emma – Ineffektives, inkompetentes Verhalten in sozialen Situationen

Emma, 14 Jahre, hat nur einen Freund in ihrer Klasse. Beide werden von den meisten Mitschülern abgelehnt. Emma und ihr bester Freund wollen sich beide nicht „anpassen". Vor allem ist es Emma wichtig, dass sie immer ihre Meinung offen vertritt. Ihre Eltern bestärken sie darin, „gegen den Strom zu schwimmen". Emma hatte bereits im Kindergarten nur wenige Freunde, weil sie immer bestimmen wollte, was die anderen mit ihr spielen. Emma verbringt viel Zeit zu Hause mit ihrer Mutter und ihrer Schwester.

Nahezu alle Jugendlichen mit Gleichaltrigenproblemen zeigen ineffektives Verhalten in sozialen Situationen. Dies kann durch soziale Fertigkeitendefizite begründet sein, die u.a. durch geringe Übungsmöglichkeiten bei frühen Integrationsproblemen entstehen können. Das ineffektive Verhalten kann auch durch eine Störung der Performanz bedingt sein, wenn der Jugendliche zwar über ein Repertoire sozialer Fertigkeiten verfügt, er diese aber nicht nutzt, weil Wahrnehmungsverzerrungen oder starke Emotionen wie Angst oder Wut ineffektive Reaktionen auslösen (Crick & Dodge, 1996).

Gleichaltrigenprobleme als Gruppenprozesse

Gruppenprozesse unter Gleichaltrigen, in der Schulklasse oder in anderen Gruppen betreffen überdauernde Reaktionen der Interaktionspartner und die Integration des Jugendlichen. Sie stellen die soziale Realität des Jugendlichen dar und beeinflussen sein soziales Selbstbild, interpersonale Schemata und seine sozialen Reaktionen.

Beispiel: Emma – Ablehnung durch Gleichaltrige

In ihrer Klasse hat Emma den Ruf, zu nerven und komisch zu sein. Bei der Abstimmung über die Klassenfahrt hat Emma als Einzige gegen Segeln gestimmt, obwohl sie wusste, dass der Vorschlag von allen angenommen werden muss. Seither hat niemand Lust, sich mit ihr zu unterhalten, wenn sie in der Pause zu einer Gruppe kommt.

Die Zurückweisung eines Einzelnen durch eine Gruppe kann sich sowohl in aktiver Ablehnung als auch in einer negativen Einstellung der Gruppe gegenüber dem Jugendlichen ausdrücken (Lopez & DuBois, 2005). Der Einzelne ist bei den Gleichaltrigen unbeliebt, wird offen oder verdeckt abgelehnt, jedoch nicht schikaniert. Zuweilen verletzen die abgelehnten Jugendlichen bewusst oder unbewusst explizite und implizite Gruppenregeln. Aufgrund der Ablehnung durch Gleichaltrige gerät der Jugendliche in eine Außenseiterposition. Die Ablehnung ist häufig mit Selbstwertproblemen des Jugendlichen assoziiert (Bierman, 2004). Langfristig kann sich eine erhöhte Ablehnungssensitivität entwickeln (Marston et al., 2010).

Beispiel: Marie – Vernachlässigung durch Gleichaltrige

Die meisten Mitschüler wissen nicht, wie es Marie geht. Niemand macht sich Gedanken um Marie. Sie ist einfach da und redet nicht viel mit den anderen. Marie wird nur selten zu Geburtstagen oder Partys eingeladen. Wenn die Mitschüler überlegen, mit wem sie Spaß haben können, fällt ihnen Marie meistens nicht ein. Aber viele kommen auf die Idee, Marie zu schreiben, wenn sie die Hausaufgaben brauchen.

Die betroffenen Jugendlichen werden aufgrund bestimmter Eigenschaften oder Verhaltensweisen von den Gleichaltrigen „übersehen" und daher nicht in soziale Aktivitäten der Gruppe integriert. Dabei handelt es sich nicht um eine absichtliche Aktion. Es können durchaus Kontakte zu Gleichaltrigen bestehen, jedoch nicht im Sinne einer stabilen Integration oder naher Freundschaften. Häufig sind Jugendliche betroffen, die unter Stimmungsproblemen leiden und denen geringere soziale Attraktivität zugeschrieben wird (LaGreca & Moore-Harrison, 2005; Prinstein, Cheah & Guyer, 2005).

Beispiel: Lea – Viktimisierung

Viele in der Schule finden Lea, 16 Jahre, sehr hübsch. Sie selbst ist aber mit ihrem Aussehen gar nicht zufrieden und nicht sehr selbstbewusst. Isabels Freund hat Lea vor ein paar Monaten ein paarmal angeschrieben und wollte sich mit ihr treffen. Obwohl Lea kein Interesse hatte, behauptet Isabel, sie hätte ihr den Freund wegnehmen wollen. Isabel lästert über Lea und sorgt dafür, dass Lea von den Mitschülerinnen ignoriert wird. Lea fühlt sich sehr schlecht und hat mittlerweile jeden Morgen Angst, zur Schule zu gehen.

Viktimisierung durch Gleichaltrige liegt vor, wenn ein einzelner Jugendlicher wiederholt Opfer negativer Verhaltensweisen einer Gruppe wird (Lopez & DuBois, 2005). Dabei besteht ein signifikanter Unterschied in der sozialen Position des Opfers und der Täter. Kennzeichen des Opfers ist meist ein geringerer Grad an sozialer Integration, d.h. weniger Kontakte mit Gleichaltrigen, wodurch ihm auch weniger soziale Unterstützung zur Verfügung steht. Nicht selten werden bei Opfern von Viktimisierung auch Selbstwertprobleme, Depression, Ängste und bei einem Teil auch Suizidgedanken beobachtet (Mohr, 2000; Smith & Ananiadou, 2003). Weiterhin kann zwischen *offener* (Drohungen, verbale oder körperliche Aggression) und *verdeckter Viktimisierung* (Zurückweisung und Ausschluss von Aktivitäten oder Informationen) unterschieden werden (LaGreca & Moore-Harrison, 2005). Bei männlichen Jugendlichen dominiert offene, bei Mädchen vor allem verdeckte, relationale Viktimisierung (Shute et al., 2002). Bei der *relationalen Viktimisierung* wird das Gefühl von Zugehörigkeit des Jugendlichen verletzt, indem der Jugendliche intentional ignoriert wird oder negativ über diesen gesprochen wird. Dabei werden auch andere Gruppenmitglieder direkt oder subtil dazu aufgefordert, den Jugendlichen zu ignorieren. Emotionale und Verhaltensprobleme werden sowohl bei den Opfern als auch bei den Tätern gefunden (Owens et al., 2000; Crick & Dodge, 1996). Gleichzeitig zeigen Befunde, dass Täter in Viktimisierungsprozessen nicht selten über hohe soziale Intelligenz und Perspektivenübernahmefähigkeit verfügen, diese Kompetenz jedoch nicht in prosoziales Verhalten umsetzen und scheinbar weniger Mitgefühl empfinden (Scheithauer & Bull, 2007, 2010).

Beispiel: Tom – Bullying

Tom, 14 Jahre, geht in Nicks Klasse und wird von Nick und seiner Clique immer wieder fertig gemacht. Meistens mit Worten, aber manchmal nehmen die anderen ihm auch Sachen weg oder drohen, ihn zu verprügeln. Tom hatte in der Grundschule eine Klasse übersprungen. Er wehrt sich kaum gegen die Schikane. Einige Mitschüler, vor allem einige Mädchen finden es gemein, dass Tom immer wieder fertiggemacht wird, sie trauen sich aber nicht, was dagegen zu machen. Die meisten denken, dass es sie selbst treffen könnte. Einige Schüler in der Klasse finden es spannend, wenn Nick Tom fertigmacht und machen manchmal Videos davon. Tom kann seit Wochen nicht mehr gut schlafen und hat regelmäßig morgens vor der Schule Bauchschmerzen. Wenn er nicht zur Schule kommt, erhält er Nachrichten, in denen Nick und die Clique ihn beleidigen.

Bullying mit Schikanieren und tätlich aggressivem Verhalten (Olweus, 2002) ist durch hohe Stabilität der Rollen im Gruppenprozess gekennzeichnet. Dabei wird zwischen Tätern, Opfern, Assistenten, Verteidigern und Außenstehenden unterschieden (Scheithauer & Bull 2007, 2010). Für die Entstehung einer Opferrolle konnten einige Risikofaktoren identifiziert werden (Scheithauer & Bull, 2010): geringe Zahl an Freunden, vor allem solche, die nicht selbst Opfer sind, Ablehnung durch Gleichaltrige bei soziometrischer Befragung und überbehütendes Verhalten der Eltern. Unter Grundschulkindern werden eher instabile Opferrollen, jedoch relativ stabile Täterrollen gefunden. Im Jugendalter werden auch Opferrollen stabiler. Aufgrund der komplexeren sozialen Strukturen im Jugendalter steht den Mitgliedern eines sozialen Netzwerkes mehr Information über den Status anderer zur Verfügung. So können unterlegene Jugendliche besser als potenzielle Opfer identifiziert werden. Olweus (1993) beschreibt, dass Kinder und Jugendliche mit internalisierenden Verhaltensproblemen „einfache Ziele" für Gleichaltrige sind. Sowohl bei Opfern als auch bei den Tätern im Mobbingprozess finden sich emotionale und Verhaltensprobleme, dabei sind Opfer und Täter in gleichem Ausmaß betroffen (Brunstein et al., 2007).

Cyberbullying tritt als vergleichsweise neue Form unter Nutzung von Smartphones und sozialen Medien auf. Cyberbullying wird von den Betroffenen als mindestens ebenso belastend empfunden wie Erfahrungen im direkten Kontakt. Dabei können weiterhin auch die oben beschriebenen Rollenverteilungen im Viktimisierungsprozess identifiziert werden (Brighi et al., 2012; Raskauskas & Stoltz, 2007; Scheithauer & Schultze-Krumbholz, 2015). Problematischer sind im Vergleich zum direkten Bullying für viele Betroffene mehrere Punkte: Cyberbullying kann überall und zu jeder Zeit stattfinden. Ein Rückzug ist nur möglich, wenn die Täter in sozialen Medien geblockt werden oder das Smartphone nicht benutzt wird. Vor direkten tätlichen Angriffen durch Gleichaltrige ist der Jugendliche zu Hause geschützt. Bei Cyberbullying kann der Jugendliche überall, auch in seinem Zimmer in seinem Bett mit Angriffen konfrontiert sein. Weiterhin ermöglichen gefälschte Profile in sozialen Medien oder das Benutzen fremder Profile den Tätern oder ihren Unterstützern anonym zu bleiben. Einerseits kann durch Cyberbullying eine größere Öffentlichkeit hergestellt werden, andererseits werden die Probleme des Betroffenen nicht direkt bekannt, so dass direkte Unterstützung selten ist (Scheithauer & Schultze- Krumbholz, 2015). Zudem ist ein Problem, dass soziale Medien nicht „vergessen" und Inhalte auch zu späteren Zeitpunkten noch gesehen werden können, auch wenn der Jugendliche das schulische Setting gewechselt hat.

Wechselwirkungen zwischen individuellem Sozialverhalten und Gruppenprozessen

Wir verstehen Gleichaltrigenprobleme als Wechselwirkung zwischen dem sozialen Verhalten des Jugendlichen und den Reaktionen der Interaktionspartner, welche die Integration in die Gleichaltrigengruppe bestimmen. Abbildung 2 zeigt die Wechselwirkung zwischen individuellem ineffektivem Verhalten und negativen Gruppenprozessen.

Das *Reciprocal Influence Model* von Parker et al. (1996) erklärt soziales Verhalten als Ergebnis der Interaktion intrapsychischer Prozesse des Kindes mit den erlebten Reaktionen der Gleichaltrigen. Wissensstrukturen des Kindes, soziale Schemata, Selbstrepräsentationen und Repräsentationen bekannter Interaktionspartner werden durch soziale Situationen aktiviert. Erwartungen und Ziele bezogen auf die Interaktion werden generiert. Diese umfassen auch Selbstwirksamkeitserwartungen und die Einschätzung der eigenen sozialen Fertigkeiten. Die Autoren postulieren, dass die aktivierten Wissensstrukturen und Erwartungen die Informationsverarbeitung des Kindes beeinflussen. Wenn das Kind über positive soziale Schemata, Selbst- und Fremdrepräsentationen verfügt, kann es die sozialen Informationen angemessen verarbeiten. Bei dysfunktionalen sozialen Schemata oder Selbst- und Fremdrepräsentationen können Verzerrungen entstehen, welche problematische Reaktionen, Vermeidung oder impulsive, aggressive Reaktionen begünstigen. Das Kind und die Interaktionspartner bilden vom ersten Kennenlernen an Repräsentationen voneinander, welche die Wahrnehmung und die Auswahl der Reaktionen beeinflussen. Dabei kann eine verzerrte Wahrnehmung auch dazu dienen, die Repräsentationen voneinander zu bestätigen. Nur bei deutlichen Diskrepanzen können die sozialen Repräsentationen und Schemata überprüft werden. Dies kann erklären, warum sich Beziehungen und soziale Rollen trotz einer Verhaltensänderung eines Einzelnen oft nur schwer verändern lassen. Sowohl bei Erwachsenen als auch bei Kindern und Jugendlichen kann beobachtet werden, dass sich Personen entsprechend ihrer sozialen Rolle und den damit verbundenen Erwartungen der Interaktionspartner verhalten. Die Wechselwirkung aus den Kognitionen des Kindes, dem Verhalten des Kindes, den Kognitionen der Gleichaltrigen und dem Verhalten der Gleichaltrigen kann sich abhängig von den initialen Repräsentationen und Schemata beziehungs- und kompetenzstärkend auswirken oder einen Teufelskreis dysfunktionaler gegenseitiger Bewertungen und negativer Reaktionen verfestigen.

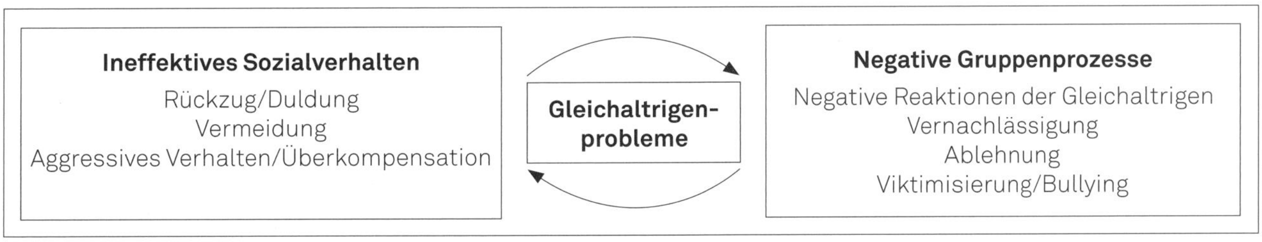

Abbildung 2: Ineffektives Sozialverhalten und negative Gruppenprozesse

1.3.2 Soziale Kompetenz und Schemata als Bedingungsfaktoren individueller Gleichaltrigenprobleme

Bei den unterschiedlichen Gleichaltrigenproblemen zeigen die betroffenen Jugendlichen Probleme in der sozialen Kompetenz oder der sozialen Performanz.

Soziale Kompetenz

Soziale Kompetenz wird hier in Anlehnung an Pfingsten (2009) als Oberbegriff für Kognitive Kompetenz (Soziale Informationsverarbeitung, Theory of Mind, kognitive Empathie), Emotionale Kompetenz (Emotionsregulation, emotionale Empathie, emotionaler Ausdruck) sowie Verhaltenskompetenz (Verhaltensrepertoire in verschiedenen Situationsklassen) benutzt. Dabei besteht Verhaltenskompetenz nicht nur aus einem Repertoire von Verhaltensfertigkeiten, wie z. B. „Nein" sagen können. Vielmehr wird soziale Kompetenz als Fähigkeit verstanden, die einzelnen Fertigkeiten so zu nutzen, dass die Anforderungen verschiedener Situationsklassen „zielführend und bedürfnisgerecht" bewältigt werden können (Pfingsten, 2009, S. 159). Die verschiedenen Fertigkeiten müssen, wie Hinsch und Pfingsten (2015) betonen, nicht nur als Repertoire zur Verfügung stehen, sondern auch in verschiedenen sozialen Situationen angemessen angewandt werden. Die Autoren unterscheiden drei Typen sozialer Situationen mit unterschiedlichen Zielen:

- *Um Sympathie werben*, d.h. andere für sich zu gewinnen und Kontakte aufzubauen.
- *Rechte durchsetzen*, d.h. selbst berechtigte Forderungen zu stellen und unberechtigte Forderungen anderer abzulehnen.
- *Beziehungen führen*, d.h. eigene Gefühle, Bedürfnisse und Wünsche äußern, mit Kritik umgehen und Kompromisse schließen können.

In einer häufig zitierten Definition beschreiben Döpfner et al. (1981) soziale Kompetenz als die *„Verfügbarkeit und angemessene Anwendung von motorischen, kognitiven und emotionalen Verhaltensweisen zur effektiven sozialen Interaktion in einem spezifischen sozialen Kontext, so dass dieses Verhalten kurz- und langfristig ein Maximum an positiven und ein Minimum an negativen Konsequenzen für ein Individuum hat und von der sozialen Umwelt als positiv, zumindest aber als akzeptabel bewertet wird"* (S. 234).

Bezüglich der Konsequenzen bleibt die Definition von Döpfner et al. (1981) relativistisch. Andere Autoren betonen den Aspekt der Balance zwischen dem Verfolgen eigener Ziele und dem angemessenen sozialen Handeln (Jansen, Melchers & Kleinmann, 2012). Wir möchten an dieser Stelle die Definition von Döpfner et al. (1981) um folgende Punkte ergänzen:

- *Das soziale Verhalten dient dem Aufbau und der Festigung balancierter sozialer Beziehungen.* Nach der oben genannten Definition könnte auch manipulatives, dominierendes oder grenzüberschreitendes Verhalten, beispielsweise vor dem Hintergrund einer narzisstischen oder dissozialen Akzentuierung als sozial kompetent bewertet werden, solange es von schwächeren oder abhängigen Interaktionspartnern akzeptiert wird (Sachse et al., 2011). Dadurch werden die Interessen oder Grenzen der anderen Person missachtet und verletzt. Die Stabilität der Beziehung wird durch die Duldung durch einen schwächeren Interaktionspartner gesichert. In funktionalen Beziehungen wird die Stabilität durch ein balanciertes Verfolgen der Interessen und Bedürfnisse beider Interaktionspartner ermöglicht.
- *Das soziale Verhalten dient dem Aufbau und der Festigung eines gesunden Selbstwertgefühls.* Nach der oben genannten Definition könnte auch devotes, abhängiges oder selbstausbeuterisches Verhalten als sozial effektiv eingeordnet werden. Menschen mit unsicherem Bindungsstil, abhängigen oder selbstunsicheren Reaktionstendenzen können in dysbalancierten Beziehungen ein soziales Verhalten als maximal effektiv erleben, das aber ihr Selbstwertgefühl belastet oder ein negatives Selbstbild weiter bestätigt. Indem sie sich unterordnen, anbiedern oder ausnutzen lassen, wird die Beziehung stabilisiert. Dabei werden die eigenen Bedürfnisse, Grenzen und Interessen nicht ausreichend beachtet (Sachse et al., 2011).
- *Das soziale Verhalten kann von der Person selbst und von Interaktionspartnern als authentisch bewertet werden.* Nach der oben genannten Definition könnte auch ein unauthentisches Verhalten als sozial kompetent eingeordnet werden, wenn dieses von der sozialen Gruppe maximal verstärkt und ein authentisches Verhalten bestraft würde. Dabei könnte sich die Person entgegen der eigenen Überzeugungen und Werte oder entgegen der eigenen Gefühle verhalten, wodurch adäquater Selbstausdruck und die Stärkung des Selbstwertgefühls verhindert würden. Authentischer Selbstausdruck ermöglicht demgegenüber eine angemessene Emotionsregulation, Selbstbehauptung und Aktivierung von Unterstützung. Authentizität ist ein Schlüssel zu sozialer Akzeptanz und, durch Selbstoffenbarung, zum Aufbau von emotionaler Verbundenheit (Cuddy, 2016).

Bei der Konzeption der Interventionen in SELBST-Gleichaltrigenprobleme haben wird uns an den beschriebenen Definitionen und ergänzenden Überlegungen orientiert. Ziel ist der Aufbau sozialer Kompetenz bei Jugendlichen mit Gleichaltrigenproblemen durch die Entwicklung von Fertigkeiten auf kognitiver, emotionaler und auf Verhaltensebene.

Soziale Kompetenzen können bei den betroffenen Jugendlichen aufgrund mangelnder Lernerfahrungen nicht adäquat entwickelt sein („Aneignungsdefizit", Jürgens & Lübben, 2014, S. 17). Abhängig von Lernerfahrungen mit relevanten Bezugspersonen und Gleichaltrigen entwickeln und differenzieren sich die sozialen Fertigkeiten von Kindern und Jugendlichen. Im Übergang zum Jugendalter verändern sich Aktivitäten und soziale Interaktionen mit Gleichaltrigen und die Adoleszenten erwerben eine Vielzahl neuer sozialer Skripte (Buhrmester, 1990). Wenn Jugendliche wenig intensiven Kontakt mit Gleichaltrigen haben, fehlen Übungsmöglichkeiten zur Differenzierung sozialer Fertigkeiten. Dabei orientieren sich Jugendliche unter Umständen an sozialen Skripten, die bei Interaktionen von Kindern oder Erwachsenen angemessen wären, jedoch den spezifischen Anforderungen der Interaktionen mit anderen Jugendlichen nicht gerecht werden. Obwohl sie über Fertigkeiten verfügen, setzten sie diese nicht angemessen ein („Gewandtheitsdefizit", Jürgens & Lübben, 2014, S. 17). Auch können Emotionen oder Grundannahmen dazu führen, dass vorhandene Kompetenzen nicht genutzt werden („Durchführungsdefizit", Jürgens & Lübben, 2014, S. 17). Insgesamt können soziale Kompetenzen jedoch durch kognitiv-behaviorale Interventionen aufgebaut und differenziert werden.

Im *Modell der sozial kognitiven Informationsverarbeitung* nach Crick und Dodge (1994) wird ein zyklischer Prozess beschrieben. Der Verarbeitungsprozess wird in sechs Schritte unterteilt: Enkodieren, Interpretation der Schlüsselreize, Zielbestimmung, Suche nach Verhaltensreaktionen anhand vorhandener Handlungsskripte, Reaktionsentscheidung und Verhaltensausführungen. Bei jedem Schritt erfolgt ein stetiger Abgleich sozialer Informationen mit sozialen Schemata, Fremd- und Selbstrepräsentationen. Dabei wird angenommen, dass die Prozesse auch parallel oder ungeordnet ablaufen können und zudem nicht zwangsläufig bewusst sein müssen. Sowohl bei aggressiven als auch bei unsicher-zurückgezogenen Kindern konnten Fehler auf verschiedenen Stufen des Informationsverarbeitungsprozesses gefunden werden (Crick & Dodge, 1996).

Dysfunktionale Schemata oder ineffektive Handlungsskripte können zu sozial inkompetenten Reaktionen führen. Ebenso kann ein chaotisches Ablaufen des Informationsverarbeitungsprozesses zu sozial inkompetenten Reaktionen führen. Letzteres kann durch eine selektive Wahrnehmung oder starke emotionale Reaktionen begünstigt werden (z. B., wenn sich ein Jugendlicher mit ADHS gegen eine vermeintliche Provokation wehrt). Diese verschiedenen Störungen der sozialen Informationsverarbeitung können in Zusammenhang mit internaler und externaler Symptomatik auftreten.

Soziale Performanz

Ein weiteres Ziel von SELBST-Gleichaltrigenprobleme ist der Aufbau von sozial adäquater Performanz. Damit wird das beobachtbare soziale Verhalten beschrieben (Fydrich, 2002). Das Modell der sozialen Informationsverarbeitung (Crick & Dodge, 1994) beschreibt, dass die soziale Performanz trotz Kompetenz ineffektiv sein kann. Die soziale Performanz wird sowohl von Schemata, von Selbst- und Fremdrepräsentationen, als auch von Verstärkerbedingungen beeinflusst (vgl. Abbildung 3). Sozial inkompetente Reaktionen können auch durch eine Auswahl von Handlungszielen entstehen, die eher der – dysfunktionalen – Selbstregulation dienen als zu einem positiven Ergebnis der sozialen Interaktion führen (z. B. Rückzug, wenn eine unsichere Jugendliche vermutet, dass die Mitschülerinnen sie nicht mögen). Dabei ist die Verhaltensflexibilität eingeschränkt. Das Verhalten ist nicht an die Ziele der sozialen Situationen angepasst, sondern dient der Selbstregulation oder dem Erreichen problemerhaltender Verstärker. Im Folgenden werden mögliche transdiagnostische Einflüsse auf die soziale Performanz betrachtet.

Schemata

Das Konzept dysfunktionaler Schemata wird aus der Sicht verschiedener Autoren skizziert. Daran schließt sich eine Arbeitsdefinition des Schemabegriffs an, den wir für das Modell der Gleichaltrigenprobleme nutzen:

- *Kognitive Schemata:* Beck (1979) definiert Schemata als kognitive Muster, welche der Verarbeitung von Reizen und Erfahrungen zu Kognitionen dienen. Schemata sind in der Regel nicht bewusst, änderungsresistent und beeinflussen die Informationsverarbeitung. Dysfunktionale Schemata führen zu verzerrter Wahrnehmung, Denkfehlern, dysfunktionalen Annahmen und unrealistischen Erwartung an sich selbst und die Umwelt. Unterschiedliche Schemata sind *ein* Grund, warum Menschen die gleichen Reize und Situationen unterschiedlich

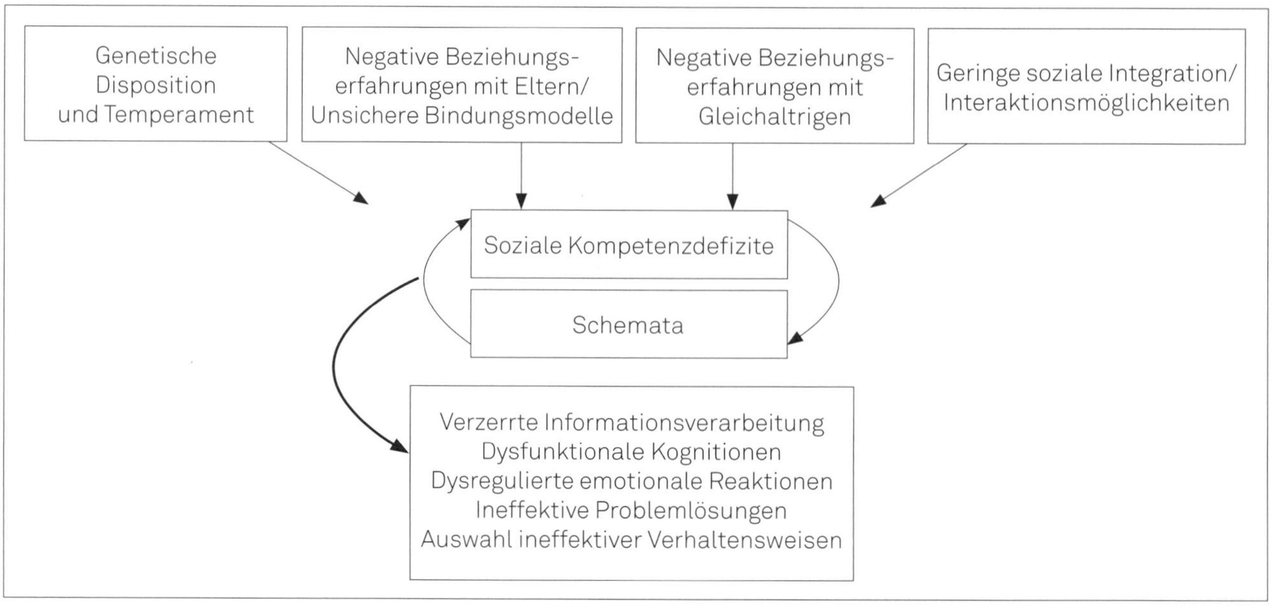

Abbildung 3: Soziale Kompetenzen und Schemata

bewerten und darauf verschieden reagieren. Kognitive Schemata werden in diversen pathogenetischen Modellen, u. a. der sozialen Angst (Fydrich, 2002), berücksichtigt.

Schemata entstehen durch Lernerfahrungen (Beck et al., 2015). Durch wiederholte, verdichtete Lernerfahrungen und Schlussfolgerungen entstehen *zentrale Grundannahmen.* Dies sind globale und absolute Annahmen über sich selbst oder andere *(core beliefs).* Die zentralen Annahmen bilden dabei die subjektive Wahrnehmung der Erfahrungen ab. Zum Zeitpunkt der Entstehung des Schemas waren die zentralen Grundannahmen die Realität desjenigen, der die Erfahrung gemacht hat. Zum Beispiel kann die zentrale Annahme „Meine Bedürfnisse sind nicht wichtig!" für ein Kind, das Parentifizierung erfährt, die absolute Wahrheit darstellen. Auch wenn sich die Situation oder die eigenen Bewältigungsmöglichkeiten verändern, bleiben die Grundannahmen weiter bestehen und werden durch verzerrte Informationsverarbeitung aufrechterhalten. Schemata werden durch Stimuli aktiviert und steuern die Informationsverarbeitung. Die zentralen Grundannahmen sind in der Regel nicht bewusst. Demgegenüber werden daraus resultierende *bedingte Annahmen (intermediate beliefs)* von den Patienten verbalisiert. Diese beziehen sich auf „Gesetzte" oder „Regeln", die der Patient für sich selbst und andere Menschen aufstellt (z. B. „Ich darf nicht ‚Nein' sagen, wenn mich jemand um Hilfe bittet, egal, wie es mir selbst geht!"). Diese bedingten Annahmen führen zu inadäquaten Problemlösungen oder Reaktionen, wodurch die zentralen Grundannahmen in der Regel bestätigt werden. *Automatische Gedanken* werden ebenfalls verbalisiert. Dies sind automatische Bewertungen der eigenen Person, anderer Personen, der Beziehungen oder der Handlungsmöglichkeit, die durch Aktivierung der Schemata entstehen (z. B. „Lea macht nichts für die Präsentation. Jetzt muss ich alles allein machen ...").

Kognitive Interventionen zielen auf die Veränderungen aller drei Stufen ab, wobei eine Veränderung der zentralen Grundannahmen am effektivsten ist. Dazu werden neben der Disputation vor allem auch Verhaltensexperimente eingesetzt. Ziel ist, korrigierende Erfahrungen zu machen, welche zu einem Aufbau alternativer Grundannahmen führen.

- *Motivationale Schemata:* Grawe (2004) beschreibt die universellen emotionalen Grundbedürfnisse *Bindung, Orientierung und Kontrolle, Selbstwerterhöhung/-schutz, Lustgewinn/Unlustvermeidung,* deren ausreichende Erfüllung die Basis für psychische Gesundheit darstellt. Zudem benennt Grawe (2004) ein „Streben nach Konsistenz" (S. 186), das er als „Übereinstimmung oder Vereinbarkeit der gleichzeitig ablaufenden neuronalen Prozesse" (S. 186) definiert. Konsistenz wird als Regulationsprinzip beschrieben, um eine Balance von Bedürfnissen und motivationalen Impulsen sowie den Wahrnehmungen und Erfahrungen zu erreichen. Wenn dies nicht gelingt und sich gleichzeitig aktivierte Prozesse gegenseitig behindern, entsteht *Inkonsistenz,* die mit negativen Emotionen und Stresszuständen verbunden ist. Des Weiteren wird *Kongruenz* als tatsächliche „Übereinstimmung zwischen aktuellen motivationalen Zielen und realen Wahrnehmungen" (S. 187) definiert.
  Nach Grawe (2004) entwickeln Menschen im Laufe ihrer Entwicklungsgeschichte *motivationale*

Schemata, die der Erfüllung emotionaler Grundbedürfnisse dienen. Dabei unterscheidet er zwischen *Annäherungsschemata* und *Vermeidungsschemata*. *Annäherungsschemata* entstehen nach Grawe durch Erfahrungen von Grundbedürfniserfüllung durch wichtige Bezugspersonen. Die Entstehung der Schemata wird durch Temperament, Bindungsverhalten der Bezugspersonen und Verstärkerprozesse beeinflusst. Sind Annäherungsschemata entwickelt, tragen sie langfristig zur aktiven Bedürfniserfüllung bei. Die Person entwickelt Mittel, wie sie selbst ihre Bedürfnisse erfüllen und für ihr psychisches Wohlbefinden sorgen kann. Als Entstehungsbedingungen für *Vermeidungsschemata* beschreibt Grawe (2004) demgegenüber Erfahrungen, dass Grundbedürfnisse durch die Bezugspersonen „verletzt, bedroht oder enttäuscht" (S. 188) wurden. Grawe versteht eine erste Beschreibung der Frühen maladaptiven Schemata nach Young (Young 1994, in Grawe, 2004) als Resultat der frühen Erfahrungen in der Beziehung mit den wichtigsten Bezugspersonen, wobei er vor allem einen Zusammenhang mit Erfüllung oder Frustration des Bindungsbedürfnisses sieht.

Vermeidungsschemata dienen später dem Schutz vor weiterer Frustration oder Verletzung emotionaler Bedürfnisse. Sie sind kurzfristig adaptiv, das resultierende Verhalten ist aber langfristig mit negativen Konsequenzen verbunden. Da bei starken Vermeidungsschemata die Tendenzen zur Vermeidung von Bedürfnisfrustration stärker gebahnt sind und schneller aktiviert werden, ist das Verhalten auch in späteren Situationen häufig an Vermeidungszielen orientiert. Bestehende Möglichkeiten zur Bedürfniserfüllung werden nicht genutzt, was zu weiterer Inkongruenz führt. Grawe (2004) beschreibt weiterhin, dass traumatische Erfahrungen von Inkongruenz – wenn Bedürfnisse auf traumatische Weise vernachlässigt, missachtet oder verletzt werden – dazu führen, dass die Person mehr Vermeidungsschemata als Annährungsschemata entwickelt. Dies hat die langfristige Folge, dass Möglichkeiten zur Bedürfniserfüllung blockiert werden und anhaltend weitere Inkongruenz erlebt wird. Neben strukturellen Folgeschäden kann dies später zur Ausprägung psychischer Störungen führen, wenn weitere Inkonsistenz erlebt wird und keine ausreichenden Mittel zu deren Regulation zur Verfügung stehen. Im Unterschied zu Beck (1979) geht Grawe (2004) davon aus, dass die Schemata selbst auf motivationale Inhalte ausgerichtet sind und der Annäherung an Bedürfniserfüllung oder der Vermeidung von Bedürfnisfrustration dienen.

- *Frühe maladaptive Schemata:* Young et al. (2008) beschreiben *frühe maladaptive Schemata* als Ergebnis intensiver oder anhaltender Lernerfahrungen, die mit starken Emotionen verbunden sind. Sie entstehen durch chronische Frustrationen der emotionalen Bedürfnisse (vgl. Tabelle 2) durch die relevanten frühen Bezugspersonen, z. B. durch Parentifizierung, Traumatisierung (Young et al., 2008), durch chronische Ablehnung, Vernachlässigung oder Viktimisierung durch Gleichaltrige (Calvete, 2014). Dabei besteht eine Wechselwirkung mit biologischen und sozialen Vulnerabilitätsfaktoren. Da ein Großteil dieser Lernerfahrungen in der Kindheit und Jugend gemacht wird, wählen die Autoren die Bezeichnung frühe maladaptive Schemata. Das Konzept ist als Erklärungsmodell für Persönlichkeitsstörungen entwickelt worden. Young et al. (2008) erklären die Entstehung der Schemata mit Grundbedürfnisfrustration durch massive oder wiederholte emotionale Erfahrungen. Bei Aktivierung maladaptiver Schemata werden automatische Reaktionen ausgelöst, die als Coping-Verhalten beschrieben werden. Das Coping-Verhalten basiert auf pathogenen Überzeugungen und ist unflexibel (McKay et al., 2013). Das Coping-Verhalten wird als Versuch verstanden, eine erneute Grundbedürfnisfrustration mit den entsprechenden Emotionen, wie z. B. Angst, Wut oder Scham, zu vermeiden.
  Young et al. (2008) ordnen das Bewältigungsverhalten den Clustern Unterordnung, Vermeidung oder Überkompensation zu. Frühe maladaptive Schemata wirken wie „Feuermelder", wenn aktuelle Situationen den frühen schmerzhaften Erfah-

Tabelle 2: Emotionale Grundbedürfnisse von Kindern und Jugendlichen nach Young et al. (2008)

Bindung	Sicherheit, Zuwendung, Liebe, Akzeptanz, verlässliche Beziehungen, Zugehörigkcit zu Gruppen
Autonomie und Selbstständigkeit	Selbstbestimmung, Selbstwirksamkeit
Struktur, Orientierung und Grenzen	Klare Struktur, Vorhersehbarkeit, angemessene Grenzen, Orientierung an Regeln und Werten, Anleitung von Erwachsenen
Selbstausdruck und Selbstwert	Wertschätzung (Person) und Anerkennung (Leistungen)
Spontaneität, Spaß, Spiel	Authentizität, Freiheit, Kreativität

rungen ähneln. Das Schema und entsprechende Bewältigungsreaktionen werden aktiviert, es läuft sozusagen ein „Notfallprogramm" ab, auch wenn die Person mittlerweile alternative Bewältigungsmöglichkeiten hätte oder in anderen Situationen kompetentere Strategien anwenden kann.
Wenn Schemata aktiviert sind, werden Modi erfahrbar. Diese können als State mit physiologischer Aktivierung, Emotionen und typischem Bewältigungsverhalten („Notfallprogramm") verstanden werden. Im schematherapeutischen Modusmodell können verschiedene Modi theoriegeleitet zusammengefasst und erfahrbar gemacht werden.

- *Interpersonale Schemata:* Grawe (2004) beschreibt Zusammenhänge zwischen Bindungserfahrungen, motivationalen Schemata und interpersonalen Problemen. Durch Bedürfnisfrustration und nicht sichere Bindungserfahrungen entstehen häufiger motivationale Vermeidungsschemata. Aufgrund ihrer Vermeidungsschemata und entsprechendem Verhalten tragen die betroffenen Kinder später selbst zu weiteren ungünstigen Erfahrungen in Peer-Beziehungen oder in der Schule bei. „Die frühkindlichen Lebenserfahrungen bestimmen also über die motivationalen Schemata, die sich im Kleinkindalter entwickeln, in hohem Maße die Erfahrungen, die die betreffenden Kinder in den nachfolgenden Lebensabschnitten machen." (S. 361)
Sachse et al. (2011) unterscheiden zwei Arten dysfunktionaler Schemata, Selbstschemata und Beziehungsschemata. Selbstschemata bilden dysfunktionale Annahmen der Person über sich selbst (z. B. „Ich bin nicht liebenswert.") ab, während Beziehungsschemata dysfunktionale Annahmen über Beziehungen (z. B. „Von anderen wird man fast immer enttäuscht.") abbilden. Sachse et al. (2011) beschreiben weiterhin, dass kompensatorische Schemata entwickelt werden, um die negativen Effekte der dysfunktionalen Schemata zu reduzieren oder diese abzuschwächen. Hierzu zählen die Autoren Normative Schemata und Regel-Schemata. Normative Schemata stellen Normen dar, die sich die Person selbst auferlegt (z. B. „Ich muss mit allen gut zurechtkommen, ich darf nicht ‚Nein' sagen." oder „Ich darf mir nichts gefallen lassen."). Hierbei liegen Vermeidungsziele zugrunde. Demgegenüber sind Regelschemata die Erwartungen, die die Person an andere richtet, also welche „Regeln" diese in den Augen der Person befolgen sollen (z. B. „Meine beste Freundin muss immer für mich da sein!"; „Niemand darf mich kritisieren!"). Regelschemata dienen der – vermeintlichen – Kontrolle sozialer Interaktionen, wodurch eine Wiederholung negativer Erfahrungen in Interaktionen verhindert werden soll.
Es werden Zusammenhänge zwischen allen frühen maladaptiven Schemata nach Young et al. (2008) und verschiedenen ineffektiven interpersonalen Verhaltensweisen gefunden (Thimm, 2013). Young et al. (2008) sowie McKay et al. (2013) beschreiben auch den Zusammenhang zwischen frühen maladaptiven Schemata und chronischen interpersonalen Problemen. McKay et al. (2013) schreiben zehn der von Young definierten Schemata besondere Relevanz bei interpersonalen Problemen zu: Verlassenheit/Instabilität; Misstrauen/Missbrauch; Emotionale Entbehrung; Unzulänglichkeit/Scham; Soziale Isolation/Entfremdung; Abhängigkeit/Inkompetenz; Versagen; Anspruchshaltung; Unterwerfung; Überhöhte Standards/Übertrieben kritische Haltung. Diese Schemata werden als Kernüberzeugungen über sich selbst und über soziale Beziehungen beschrieben, die mit negativen Emotionen, motivationalen Impulsen und unflexiblen Reaktionstendenzen verknüpft sind. Dabei werden schädigende Botschaften, die das Kind oder der Jugendliche von signifikanten Bezugspersonen übernommen hat, im Sinne einer Selbststigmatisierung zu stabilen dysfunktionalen Überzeugungen über die eigene Person. Weiterhin werden dysfunktionale Überzeugungen über Beziehungen zu anderen Menschen gebildet. Aus den interpersonalen Schemata des Jugendlichen resultieren spezifische Informationsverarbeitungsstile, die das soziale Verhalten beeinflussen und mit belastenden Emotionen (Schemaaffekten) wie Furcht, Scham, Schuld, Wut verbunden sind. Bei Aktivierung werden Verhaltensweisen gezeigt, die einer Reduktion der Schemaaffekte und einer Vermeidung weiterer Frustration oder Verletzung dienen, aber häufig sozial ineffektiv oder inkompetent sind und langfristig nicht zu einem positiven Ausgang von Interaktionen oder einer Verbesserung der Beziehungen führen. Die soziale Performanz kann bei Schemaaktivierung deutlich ungünstiger sein, als aufgrund der sozialen Kompetenzen zu erwarten wäre.
- *Adaptive Schemata:* Positive oder adaptive Schemata entstehen, wenn wiederholte positive Erfahrungen von Bedürfniserfüllung gemacht werden. Adaptive Schemata steuern die Auswahl kompetenter Bewältigungsreaktionen. Sie entstehen sowohl in der Kindheit und Jugend als auch im Erwachsenenalter. Dabei spielen auch Wechselwirkungen mit Resilienzfaktoren eine Rolle (Noeker & Petermann, 2008). Grawe (2004) beschreibt Annäherungsschemata als Resultat ausreichender Bedürfniserfüllung in den Beziehungen mit den Bindungspersonen. Sachse et al. (2011) beschreiben den Aufbau funktionaler Schemata als eines der Ziele ihres the-

rapeutischen Ansatzes. Auch nach Young et al. (2008) entwickeln sich adaptive Schemata, wenn ein Mensch wiederholt die Erfahrung macht, dass seine emotionalen Grundbedürfnisse ausreichend erfüllt sind. Mithilfe adaptiver Schemata kann die Person u.a. eine positive Selbstsicht, Vertrauen und Optimismus aufbauen. Auch in der Schematherapie nach Young et al. (2008) werden adaptive Schemata aktuell stärker fokussiert, wozu die Validierung des ersten englischsprachigen Fragebogens zu positiven Schemata (Louis et al., 2017) einen Beitrag leistet. Grawe (2004) schildert, dass korrigierende Erfahrungen und eine Veränderung der Struktur motivationaler Schemata auch im Erwachsenenalter möglich sind.

Zusammenfassende Überlegungen zum Schemabegriff in Zusammenhang mit Gleichaltrigenproblemen: Beim Vergleich der verschiedenen Definitionen des Begriffs Schema werden Parallelen und Unterschiede deutlich. Gemeinsam ist den hier skizzierten Schemakonzepten, dass Schemata im Kontext von Interaktionen gesehen werden. Es wird einerseits beschrieben, dass Schemata durch Erfahrungen in Beziehungen mit anderen Menschen entstehen und andererseits das Verhalten in sozialen Situationen und Beziehungen beeinflussen.

Wir nehmen daher neben einem Defizit sozialer Kompetenzen auch dysfunktionale interpersonale Schemata als Bedingungsfaktor in das Modell zur Entstehung von Gleichaltrigenproblemen auf. Den Jugendlichen bieten wir in der Psychoedukation den Begriff „Beziehungsprogramme" an, die Erklärungen orientieren sich an folgender *Arbeitsdefinition.* Dysfunktionale interpersonale Schemata:

- sind dysfunktionale Überzeugungen über die eigene Person und Beziehungen im Sinne von Schlussfolgerungen aus Erfahrungen mit Bezugspersonen und Gleichaltrigen.
- entstehen durch negative Erfahrungen mit Frustration emotionaler Bedürfnisse und starken Emotionen.
- werden durch Stimuli in sozialen Situationen aktiviert.
- lösen bei Aktivierung automatische Kognitionen, Emotionen und Handlungsimpulse aus.
- haben den Versuch der Vermeidung einer erneuten Bedürfnisfrustration und negativer Emotionen durch kompensatorische Kognitionen und kompensatorisches Verhalten zur Folge. Kompensatorische Kognitionen und kompensatorisches Verhalten führen mit hoher Wahrscheinlichkeit zu (langfristigen) negativen sozialen Konsequenzen.

Bezüglich der Veränderung der Schemata gehen wir von folgenden Annahmen aus:

- Durch korrigierende Erfahrungen können adaptive interpersonale Schemata aufgebaut werden.
- Dysfunktionale interpersonale Schemata können durch adaptive interpersonale Schemata gehemmt werden.

Bei der inhaltlichen Beschreibung einzelner Schemata orientieren wir uns an dem Konzept von Young et al. (2008) und der Auswahl der für interpersonale Probleme relevanten Schemata von McKay et al. (2013). Diesbezüglich möchten wir folgende Hinweise geben: Das Konzept der frühen maladaptiven Schemata nach Young et al. (2008) kann bei Patienten als relevant betrachtet werden, die bereits als Kinder eine deutliche Frustration oder Verletzung emotionaler Grundbedürfnisse erfahren haben, u.a. Jugendliche mit sehr belasteten Bindungserfahrungen und solche mit einer Persönlichkeitsakzentuierung. Bei einem anderen Teil der Patienten kann dieses Schemakonzept für den Therapeuten nicht anschlussfähig sein, da die Patienten keine massiven oder anhaltenden Frustrationen emotionaler Grundbedürfnisse erfahren haben. Zudem liegen im Kindes- und Jugendalter häufig eher Schemadispositionen vor als gefestigte maladaptive Schemata. Jugendliche mit Achse-I-Störungen, deren soziale Beziehungen durch die Symptomatik belastet sein können, haben gleichwohl ein erhöhtes Risiko, Schemadispositionen zu interpersonalen Schemata zu entwickeln.

Daher möchten wir unter dysfunktionalen interpersonalen Schemata auch solche verstehen, die nicht durch massive, anhaltende Bedürfnisfrustration entstanden sind. Vorstellbar ist, besonders in der Arbeit mit Kindern und Jugendlichen, ein Schemakonzept im Sinne eines Kontinuums. Dabei sollten dysfunktionale interpersonale Schemata abhängig von den Auslösern, die zwischen moderater Bedürfnisfrustration und zwischenmenschlichem Trauma variieren, gesehen werden. Auch dazu komplementäre adaptive Schemata könnten anhand eines Kontinuums betrachtet werden, mit dem Ziel, diese in der Behandlung aufzubauen und zu stärken. In SELBST-Gleichaltrigenprobleme nutzen wir die oben genannte Arbeitsdefinition dysfunktionaler interpersonaler Schemata und die inhaltlichen Beschreibungen einzelner früher maladaptiver Schemata nach Young et al. (2008) sowie adaptiver Schemata in Anlehnung an Louis et al. (2017).

Neben dem Risiko oder der – beginnenden – Manifestation dysfunktionaler interpersonaler Schemata kann ein Mangel an adaptiven Schemata (u.a. Selbstwert, Offenheit, Vertrauen) als allgemeiner Risikofaktor für die Entstehung von Gleichaltrigenproblemen bei verschiedenen Patientengruppen betrachtet werden. Ein Aufbau adaptiver Schemata erscheint bei allen Jugendlichen mit Gleichaltrigenproblemen sinnvoll: Bereits entstandene interpersonale Schemata oder Schemadispositionen können balanciert und verringert werden, der Jugendliche kann in der Bewältigung von Entwicklungsaufgaben unterstützt werden.

Neben dem Aufbau sozialer Fertigkeiten haben die Interventionen in SELBST-Gleichaltrigenprobleme den Aufbau adaptiver interpersonaler Schemata zum Ziel.

1.3.3 Entstehungsmodell der Gleichaltrigenprobleme

In unserem Entstehungsmodell der Gleichaltrigenprobleme (vgl. Abbildung 4) werden Entstehungs- und aufrechterhaltende Bedingungen betrachtet. Dabei werden individuelle Faktoren und soziale Prozesse berücksichtigt. Auf der ersten Ebene werden Bedingungsfaktoren sozialer Kompetenzen und interpersonaler Schemata betrachtet. Auf der zweiten Ebene wird der Einfluss sozialer Kompetenzen und interpersonaler Schemata auf das individuelle Verhalten in sozialen Situationen, die soziale Performanz, dargestellt (vgl. Abbildung 3 auf S. 22). Auf der dritten Ebene werden die Transaktionen zwischen der sozialen Performanz des Jugendlichen und den Reaktionen der Gleichaltrigen und der Bezugspersonen aufgezeigt (vgl. auch Abbildung 2 auf S. 19). Bei unzureichenden sozialen Kompetenzen und dysfunktionalen interpersonalen Schemata folgen ineffektive Reaktionen in sozialen Situationen, die mit negativen Gruppenprozessen in Wechselwirkung stehen.

Bedingungsfaktoren sozialer Kompetenzen und interpersonaler Schemata

Genetische Disposition und Temperamentseigenschaften: Genetische Disposition und Temperamentsmerkmale, beispielsweise Verhaltenshemmung oder Impulsivität, beeinflussen in Wechselwirkung mit Lernerfahrungen die Entwicklung sozialer Kompetenzen sowie interpersonaler Schemata. Veranlagung zu psychischen Störungen und Temperamentsfaktoren erhöhen das Risiko zur Entwicklung von Gleichaltrigenproblemen. Sowohl schüchterne als auch impulsive oder sozial desinteressierte Kinder erfahren bereits im Vorschul- und Grundschulalter häufig Ablehnung (Bierman, 2004). Temperamentsmerkmale beeinflussen zudem den Umgang mit interpersonalen Problemen, so dass externales (z. B. aggressive Reaktionen)

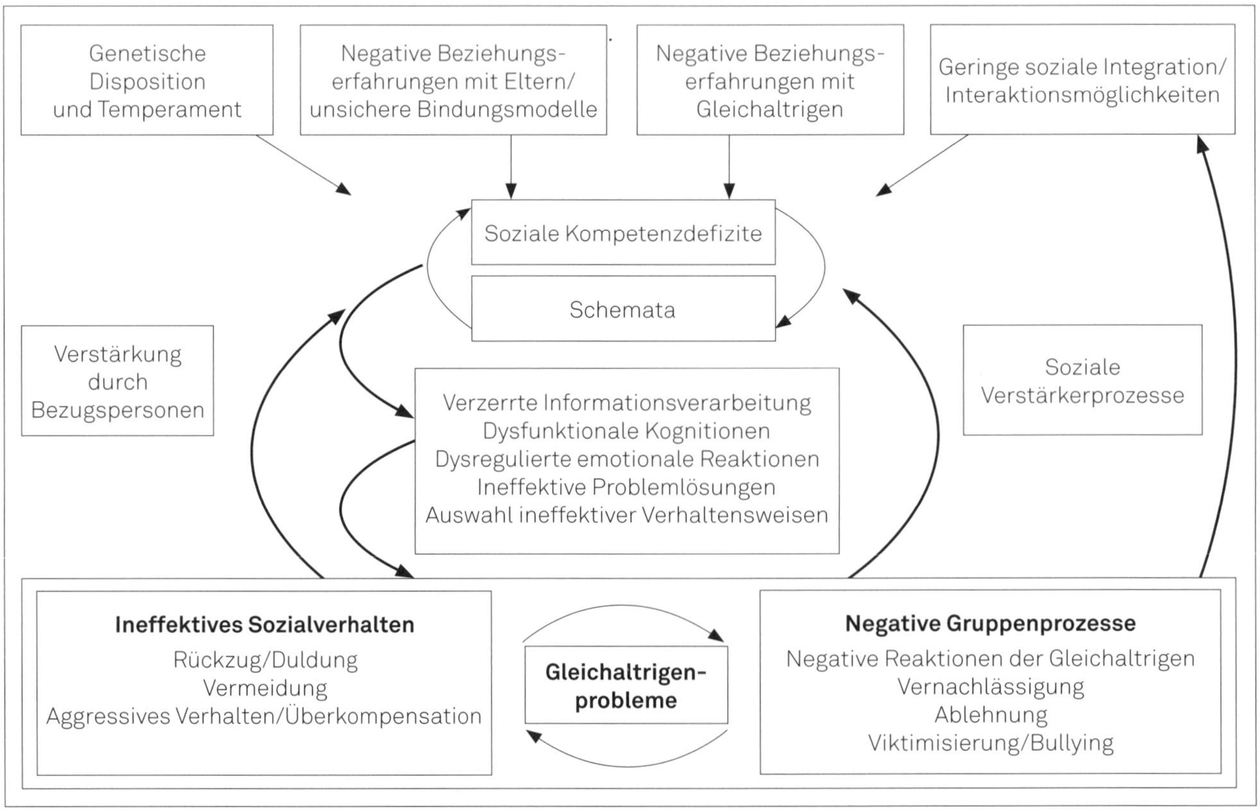

Abbildung 4: Entstehungsmodell der Gleichaltrigenprobleme

oder internales Problemverhalten (z. B. Vermeidung oder Sicherheitsverhalten) auftreten kann.

Soziale Erfahrungen: Erfahrungen in der Kindheit spielen eine entscheidende Rolle bei Entwicklung sozialer Kompetenzen und interpersonaler Schemata. Dabei sollten neben Beziehungen zu den Eltern und bedeutsamen erwachsenen Bezugspersonen auch Geschwisterbeziehungen und besonders Erfahrungen mit Gleichaltrigen in der Kindheit berücksichtigt werden. Neben den Bindungserfahrungen in der Familie sind dabei auch Botschaften der Bezugspersonen und Gleichaltrigen an das Kind von Bedeutung. Zudem sind die Bezugspersonen Modelle für soziale Verhaltensfertigkeiten und verstärken diese.

Elternbeziehungen: Die Bindungsmuster zwischen Eltern und ihren Kindern wirken als „Modelle“ für den Aufbau anderer naher Beziehungen. Unsichere, ambivalente oder desorganisierte Bindungsstile erhöhen das Risiko zur Entwicklung dysfunktionaler interpersonaler Arbeitsmodelle (Bowlby, 1995). Ursprünglich wurden Bindungsmuster als überwiegend unbewusste Arbeitsmodelle konzipiert, die einen hohen Automatisierungsgrad aufweisen. Es wird angenommen, dass Bindungsmuster Wahrnehmung, Gedächtnis, emotionale und Verhaltenssteuerung beeinflussen (Bowlby, 1995). Bindungsstile werden mittlerweile auch als bewusste Bindungsrepräsentationen betrachtet, die verbalisiert werden können (Strauß & Schmidt, 1997).

Weiterhin können Kinder und Jugendliche in der Beziehung zu ihren Eltern direkt mit negativen Bewertungen ihrer Person oder ihres Verhaltens, unangemessenen emotionalen Anforderungen oder Überforderung bezüglich ihrer Leistungen konfrontiert sein und dysfunktionale Grundannahmen über sich selbst und Beziehungen entwickeln.

Daneben geben Eltern auch eigene dysfunktionale Überzeugungen bezüglich sozialer Interaktionen oder Freundschaften direkt oder indirekt an ihre Kinder weiter. Überzeugungen und Bewertungen der Eltern werden als explizite oder meist implizite Botschaften vermittelt, welche von Kindern und Jugendlichen internalisiert werden und zur Entwicklung dysfunktionaler interpersonaler Schemata im Jugendalter beitragen können (Bruch & Heimberg, 1994; Hudson & Rapee, 2000; Loose et al., 2013; McCarthy & Lumley, 2012).

Eltern haben zudem durch Unterstützung oder Begrenzung eine regulierende Funktion bezüglich der sozialen Kontakte ihrer Kinder (Schmidt-Denter, 2005). Die Eltern sind Verhaltensmodell für soziale Fertigkeiten und verstärken das soziale Verhalten ihrer Kinder direkt und indirekt. Der Einfluss der Eltern-Kind-Beziehungen auf die sozialen Fertigkeiten und Gleichaltrigenbeziehungen sollte in individuellen Störungsmodellen im Rahmen der Therapieplanung Berücksichtigung finden. Die Eltern sollten in eine problemspezifische Behandlung eingebunden werden, um auslösende und aufrechterhaltende Faktoren zu verändern.

Geschwisterbeziehungen: Neben den Eltern stellen Geschwister wichtige Modelle für soziales Verhalten, vor allem im Umgang mit Gleichaltrigen dar. Geschwister können gegenseitig die Integration in Gleichaltrigengruppen fördern, jedoch auch gegenseitige Modelle für dysfunktionales Verhalten sein. In Geschwisterbeziehungen kann Kontrolle und Regulation aggressiven Verhaltens geübt werden, ebenso wie Solidarität und Unterstützung. Weiterhin können chronische Konkurrenzsituationen mit negativen Bewertungen und Botschaften verbunden sein, die zur Bedürfnisfrustration und Entwicklung interpersonaler Schemata führen.

Erfahrungen mit Gleichaltrigen im Kindesalter: Erfahrungen mit Gleichaltrigen im Vorschul- und Grundschulalter stellen einen relevanten Faktor in der Entstehung interpersonaler Schemata und der Entwicklung sozialer Kompetenzen dar. Positive Erfahrungen stärken positive interpersonale Schemata sowie das Vertrauen in andere Menschen und bauen soziale Selbstwirksamkeitserwartungen auf. Negative Erfahrungen mit Gleichaltrigen stellen einen Risikofaktor für die Entwicklung maladaptiver interpersonaler Schemata dar, etwa Isolation und Unzulänglichkeit/Scham (Alba et al., 2018).

Soziale Integration: Möglichkeiten zur Interaktion mit Gleichaltrigen sind die Voraussetzung für den Aufbau und die Differenzierung sozialer Kompetenzen. Die soziale Integration der Familie und die des Jugendlichen während der Kindheit sind daher ebenfalls relevante Faktoren für die Entwicklung sozialer Kompetenz. Weiterhin kann ein Mangel an sozialer Integration zur Entstehung interpersonaler Schemata beitragen. Heranwachsende suchen ihren Platz in Gruppen und sozialen Hierarchien. Eine schwierige soziale Position wirkt sich negativ auf das soziale Selbstbild und das Selbstwertgefühl aus, wohingegen Akzeptanz durch Gleichaltrige einen generellen protektiven Effekt auf das Selbstwertgefühl Jugendlicher hat (Skogbrott Birkeland et al., 2014). Ein Mangel an Integration und sozialer Unterstützung stellt nach Befunden der Bullying-Forschung einen Risikofaktor für Viktimisierungserfahrungen dar (Salmivalli et al., 1996; Schäfer & Korn, 2004; Scheithauer & Bull, 2007, 2010). Vernachlässigung, Ablehnung oder Viktimisierung durch Gleichaltrige haben zur Folge, dass Kinder weniger Möglichkeiten haben, soziale Fertigkeiten zu trainieren und zu verfeinern. Das soziale Verhalten des Jugendlichen sowie die Reaktionen der Gleichaltrigen bestimmen die Einnahme einer sozialen Rolle. Die Wahrnehmung der eigenen Rolle innerhalb der Gleichaltrigengruppe ist eine bedeutsame und verhaltenssteuernde Konsequenz und kann zur Stabilisierung dysfunktionaler Überzeugungen beitragen. Da Rollen und Rollenzuschreibungen oft durch eine hohe Stabilität gekennzeichnet sind, können Jugendliche trotz einer Verhaltensveränderung weiterhin Ablehnung oder Vernachlässigung erfahren. SELBST-Gleichaltrigenprobleme bietet einen Baustein zur Bearbeitung sozialer Verstärkerbedingungen und zur möglichen Neuplatzierung des Jugendlichen.

Ebene der sozialen Kompetenz und der Schemata

Soziale Kompetenzdefizite: Durch Kompetenzdefizite werden die sozialen Interaktionsmöglichkeiten eingeschränkt. Der Jugendliche verfügt nicht über ein ausreichendes Repertoire an Fertigkeiten, um soziale Situationen angemessen zu bewältigen. Dies stellt einen bedeutsamen Risikofaktor bei der Entstehung von Gleichaltrigenproblemen dar. Mehrere Bausteine in SELBST-Gleichaltrigenprobleme dienen dem Aufbau sozialer Kompetenzen. Dabei werden kognitive, emotionale und Verhaltensfertigkeiten berücksichtigt.

Schemata: Schemata wirken verhaltenssteuernd in sozialen Interaktionen im Jugendalter. Bei Aktivierung werden die Informationsverarbeitung, emotionale und behaviorale Reaktionen beeinflusst. Schemata wie Verlassenheit, emotionale Entbehrung, Unzulänglichkeit oder Isolation sind mit Gleichaltrigenproblemen assoziiert und können bei Aktivierung in dysfunktionalen automatischen Kognitionen, emotionalen Reaktionen und inadäquaten sozialen Reaktionen resultieren (Cámara & Calvete, 2012). In SELBST-Gleichaltrigenprobleme dient ein Baustein der Bearbeitung zentraler Kognitionen der interpersonalen Schemata. Die therapeutische Beziehungsgestaltung orientiert sich an emotionalen Grundbedürfnissen und kann den Aufbau positiver interpersonaler Schemata begünstigen.

Ebene der ineffektiven sozialen Performanz

Die Reaktionen eines Jugendlichen in konkreten sozialen Situationen mit Gleichaltrigen lassen sich auf kognitiver, emotionaler und behavioraler Ebene beschreiben.

Verzerrte Soziale Informationsverarbeitung und automatische dysfunktionale Kognitionen: Automatische Kognitionen beeinflussen die emotionalen und behavioralen Reaktionen (Dodge et al., 1986, 1994; Luebbe et al., 2010). Die Kognitionen können sich auf die Bewertung des eigenen sozialen Verhaltens sowie die Interpretation des Verhaltens anderer beziehen. Crick und Dodge (1994) weisen in der Weiterentwicklung des Modells sozialkognitiver Informationsverarbeitung auf eine Unterscheidung der Attributionen bezüglich der Verhaltensintention des Interaktionspartners (z. B. Feindseligkeit, absichtliche Kränkung) und der Kausalattributionen (z. B. ausgegrenzt werden wegen eigener Unzulänglichkeit) hin. Erfahrungen sowie negative Erwartungen erhöhen die Wahrscheinlichkeit, dass nicht eindeutige Informationen in sozialen Kontexten eher negativ interpretiert werden (Crick & Dodge, 1994; Gibb, 2002). Beispielsweise werden bei erhöhter Ablehnungssensitivität die Reaktionen der Gleichaltrigen häufiger als Zurückweisung interpretiert (Marston et al., 2010; Watson & Newsdale, 2012). Auch nehmen aggressive Kinder und Jugendliche neutrale oder uneindeutige soziale Reize häufiger als aggressiv oder provokativ wahr. Dies kann zu ineffektiven Reaktionen führen, welche wiederum negative Reaktionen anderer zur Folge haben und scheinbar die ursprüngliche negative Annahme „bestätigen". SELBST-Gleichaltrigenprobleme beinhaltet daher einen Baustein zum Aufbau einer angemessenen Informationsverarbeitung und einen Baustein zur Bearbeitung der zentralen dysfunktionalen Überzeugungen.

Dysregulierte emotionale Reaktionen: Emotionsfokussierte Copingstrategien, wie beispielsweise inadäquater Ärgerausdruck, Rumination oder Vermeidung bei einem gleichzeitigen Mangel an problemfokussierten Strategien, gehen mit einer erhöhten Vulnerabilität für psychische Störungen und Problemen in der sozialen Integration einher (Sandstrom, 2004). Die negativen emotionalen Reaktionen können durch dysfunktionale Überzeugungen und Interpretationen hervorgerufen werden. Andererseits kann die Konfrontation mit belastenden Situationen, z. B. Ablehnung durch eine Gruppe, zu automatischen emotionalen Reaktionen wie Ärger, Angst oder Scham führen. In SELSBT-Gleichaltrigenprobleme dient ein Baustein dem Aufbau einer funktionalen Emotionsregulation.

Behaviorale Reaktionen: Kognitionen und Emotionen beeinflussen das Verhalten in sozialen Situationen. Der Jugendliche greift dabei auf ein Repertoire an sozialen Fertigkeiten zurück. Wenn der Jugendliche diese nicht ausreichend trainieren konnte, verfügt er über ein begrenztes oder nicht altersgemäßes Repertoire an Fertigkeiten und kann nicht sozial kompetent reagieren.

Die soziale Performanz kann auch bei einem guten Repertoire sozialer Kompetenzen durch dysfunktionale Kognitionen oder starke Emotionen beeinträchtigt werden. So kann beispielsweise ein Jugendlicher mit externalen Problemen aufgrund seines Ärgers nicht in der Lage sein, angemessene Konfliktlösestrategien, über die er prinzipiell verfügt, in der konkreten Situation gegenüber Gleichaltrigen zu zeigen. Auch kann die Aktivierung interpersonaler Schemata dazu führen, dass sich der Jugendliche trotz guter sozialer Fertigkeiten nicht kompetent verhält, sondern dysfunktionales Bewältigungsverhalten zeigt. Das ineffektive Verhalten in sozialen Situationen dient dem Selbstschutz, wobei negative Konsequenzen in Kauf genommen werden. Ein Baustein in SELBST-Gleichaltrigenprobleme dient dem Aufbau und der effektiven Nutzung sozialer Verhaltensfertigkeiten.

Ebene der Konsequenzen

Das ineffektive soziale Verhalten hat kurzfristige und langfristige Konsequenzen. Sowohl für unsicheren als auch aggressiven sozialen Stil beschreiben Hinsch und Pfingsten (2002) eine kurzfristig positive Verstärkung für sozial inkompetente Verhaltensweisen. Die Personen richten z. B. bei inkompetent-unsicherem Stil in einer sozialen Interaktion den Fokus darauf, jegliches Verhalten zu vermeiden, welches beim Gegenüber zu Ablehnung oder Kritik führen könnte und nehmen langfristig negative Konsequenzen wie Benachteiligung in Kauf. Bei einem impulsiv-aggressivem Stil wird in einer sozialen Interaktion die eigene, kurzfristige Bedürfnisbefriedigung in den Vordergrund gestellt. Langfristige Konsequenzen für andere (z. B. Kränkung der Gleichaltrigen) oder durch andere (z. B. Ablehnung des aggressiven Jugendlichen) werden häufig nur unzureichend antizipiert. Durch die subjektive Verarbeitung von Konsequenzen erfolgt eine Rückkopplung zu dysfunktionalen Überzeugungen und interpersonalen Schemata, indem Erfolg und Misserfolg in sozialen Situationen entsprechend den negativen Erwartungen attribuiert werden. Vor diesem Hintergrund ist es notwendig, im Störungskonzept die subjektiven Bewertungen der sozialen Situationen sowie Tendenzen zur inneren Selbstverstärkung und Selbstbestrafung zu berücksichtigen.

Negative Reaktionen der Gleichaltrigen: In sozialen Situationen zwischen Jugendlichen erfolgt fortlaufendes Feedback aufgrund der verbalen und nonverbalen Reaktionen der Gleichaltrigen. Kinder und Jugendliche mit sozial inadäquatem Verhalten erfahren nicht selten Zurückweisung durch Gleichaltrige und werden zu Außenseitern, auf welche die Gruppe negativ reagiert (Lübben & Pfingsten, 1999). Dies kann sowohl Kinder mit aggressivem als auch mit schüchternem oder auch impulsivem Verhalten betreffen (Bierman, 2004). Jede Gleichaltrigengruppe definiert eigene Regeln und Normen (Schmidt-Denter, 2005). Neben sozial inadäquatem oder ungeschicktem Verhalten kann auch angepasstes, leistungs- oder erwachsenenorientiertes Verhalten einen Verstoß gegen solche Normen darstellen und von den Gleichaltrigen „sanktioniert“ werden. Das gleiche Verhalten kann von Erwachsenen als angemessen bewertet werden. Weiterhin können unreifes, eher kindliches Verhalten oder stark abweichende Interessen als „Normverletzungen“ negativ bewertet werden. Eine Unkenntnis oder Missachtung offener oder verdeckter Gruppenregeln kann als Risiko für Ablehnung betrachtet werden. Verstärkerbedingungen werden in den Verhaltensanalysen identifiziert und in einem Baustein in SELBST-Gleichaltrigenprobleme bearbeitet.

Reaktionen der Bezugspersonen: Erwachsene Bezugspersonen verstärken das soziale Verhalten der Jugendlichen über konkrete Rückmeldungen oder Aufforderungen, über die Schaffung von Rahmenbedingungen, welche die Kontaktmöglichkeiten der Jugendlichen regulieren, sowie über Bewertungen sozialer Interaktionen oder der konkreten Kontakte zu Gleichaltrigen. Dabei können durch parallele Reaktionen der Gleichaltrigen widersprüchliche Kontingenzen entstehen. Das gleiche Verhalten, z. B. Befolgung von Regeln, kann von den Eltern als positiv wahrgenommen und verstärkt, von Gleichaltrigen dagegen negativ bewertet und sanktioniert werden.

Gerade in Zusammenhang mit interpersonalen Schemata und Überzeugungen sollte die Bedeutung des elterlichen Verhaltens und der elterlichen Botschaften beachtet werden. Daher ist ein Einbeziehen der Bezugspersonen in die Behandlung und eine Bearbeitung dysfunktionaler Botschaften bezogen auf Gleichaltrige oder Beziehungen von großer Bedeutung. SELBST-Gleichaltrigenprobleme beinhaltet zwei Bausteine zur Bearbeitung elterlicher Überzeugungen und Botschaften und zur Modifikation der Verstärkung ineffektiven Verhaltens durch die Eltern.

1.4 Indikation und Kombination mit anderen Interventionsformen

1.4.1 Indikation und Kontraindikation

SELSBT ist ein transdiagnostisches Behandlungsprogramm für Jugendliche zwischen 12 und 18 Jahren. Eine Behandlung mit SELBST-Gleichaltrigenprobleme ist indiziert, wenn interpersonale Probleme mit Gleichaltrigen im Zentrum der Symptomatik und der subjektiven Belastung eines Jugendlichen stehen. Die Gleichaltrigenprobleme sind vor dem Hintergrund einer psychischen Störung entstanden (z. B. Soziale Angst, ADHS) oder sie haben zur Entstehung einer psychischen Störung (z. B. Somatoforme Störung) wesentlich beigetragen. Probleme der Integration in eine Gleichaltrigengruppe oder negative Gruppenprozesse (z. B. Viktimisierung) stehen mit der Symptomatik und Belastung des Jugendlichen in Wechselwirkung. Entsprechend den Ausführungen im Grundlagenband SELBST (Walter et al., 2007) sollten bei der Anwendung von SELBST-Gleichaltrigenprobleme die allgemeinen Voraussetzungen für eine ambulante Therapie des Jugendlichen erfüllt sein.

Gleichaltrigenprobleme Jugendlicher können vor dem Hintergrund verschiedener psychischer Störungen auftreten. Sie können einerseits essenzieller Bestandteil der Kriterien für Diagnosen nach ICD-10 (Remschmidt et al., 2017) sein, die in Tabelle 3 aufgelistet sind. Darüber hinaus können Gleichaltrigenprobleme bei sehr vielen Störungen als komorbide Probleme auftreten. Bei einer Klassifikation nach dem Multiaxialen Klassifikationsschema für psychische Störungen des Kindes- und Jugendalters nach ICD-10 können negative Gruppenprozesse in Zusammenhang mit starken Gleichaltrigenproblemen auf der fünften Achse unter „Assoziierte aktuelle abnorme psychosoziale Umstände" kodiert werden.

SELBST-Gleichaltrigenprobleme kann bei einem Großteil der in Tabelle 3 genannten Störungsbildern eingesetzt werden, wenn interpersonale Probleme mit Gleichaltrigen im Vordergrund stehen. Die Störungsbilder haben zur Manifestation der Gleichaltrigenprobleme beigetragen oder die Gleichaltrigenprobleme zur Manifestation der Störung.

Eine Behandlung mit SELBST-Gleichaltrigenprobleme kann in folgenden Fällen kontraindiziert oder nur eingeschränkt indiziert sein:

- *Psychische Störung mit anderem Behandlungsfokus.* SELBST-Gleichaltrigenprobleme kann ergänzend zu anderen Interventionen eingesetzt werden, wenn Gleichaltrigenprobleme sekundäre Probleme bei einem anderen primären Problemfokus (z. B. schwere Depression, Essstörungen, Zwangsstörungen) darstellen. Die Behandlung sekundärer Gleichaltrigenprobleme erfolgt, wenn die Primärsymptomatik deutlich reduziert werden konnte. Bei einer Posttraumatischen Belastungsstörung (PTBS) in Zusammenhang mit Erfahrungen mit Gleichaltrigen (z. B. durch Bullying) können Bausteine von SELSBT-Gleichaltrigenprobleme eingesetzt werden, müssen aber in einen übergreifenden traumatherapeutischen Behandlungsplan integriert werden.
- *Akute Eigen-/Fremdgefährdung.* Bei Suizidalität, bei selbstverletzendem Verhalten, massiv dissozialem Verhalten oder anhaltendem Schulabsentismus ist die Indikation einer stationären Behandlung zu prüfen. Wenn Selbstgefährdung (z. B. Viktimisierungserfahrungen, die Suizidgedanken auslösen) oder Fremdgefährdung (Gewaltfantasien, Androhungen von Gewalt als Reaktion auf Viktimisierung) in Zusammenhang mit Gleichaltrigenproblemen stehen, können die Interventionen aus SELSBT-Gleichaltrigenprobleme erst nach einer ausreichenden emotionalen Stabilisierung und Ausschluss der Gefährdung des Jugendlichen eingesetzt werden. In einigen Fällen sind stationäre Interventionen indiziert. Im Verlauf sind mitunter Maßnahmen auf Schulebene zu ergreifen oder ein Settingwechsel ist zu initiieren. Sollte aufgrund der Gleichaltrigenprobleme eine ausgeprägte Einschränkung der sozialen Funktionen vorliegen, z. B. chronifizierter Schulabsentismus, kann in Abhängigkeit von der Symptomschwere ein ambulanter Behandlungsversuch vereinbart werden. Nach einer festgelegten Zeit wird überprüft, ob sich die Situation ausreichend verbessert hat. Dazu sind gemeinsam mit dem Jugendlichen und der Familie klare zeitliche und inhaltliche Kriterien festzulegen, anhand derer eine positive Entwicklung festgestellt werden kann. Sollte diese nicht eintreten, ist eine teilstationäre oder stationäre Behandlung indiziert.
- *Nicht veränderbare oder unmittelbare gefährdende psychosoziale Bedingungen.* Bei familiären Konstellationen, von denen eine Gefährdung für den Jugendlichen ausgeht, sind vor einer Behandlung mit SELBST-Gleichaltrigenprobleme zunächst die notwendigen Rahmenbedingungen zu schaffen, z. B. durch Installieren ambulanter oder stationärer Jugendhilfemaßnahmen. Sollte die soziale Situation in der Schulklasse oder Gleichaltrigengruppe eine Gefährdung darstellen, sollten Maßnahmen zur Platzierung des Jugendlichen bereits zu Beginn der Behandlung bedacht werden (vgl. Baustein 7 in Kapitel 2.5.7).

Faktoren oder Konstellation, welche die Wirksamkeit einer Behandlung mit SELBST-Gleichaltrigenpro-

Tabelle 3: Diagnostische Einordnung von Gleichaltrigenproblemen in die ICD-10

Sozialer Rückzug	• F32-F34 Depressive Störungen • F41.2 Angst und depressive Störung, gemischt • F43 Reaktionen auf schwere Belastungen und Anpassungsstörungen (mit Depression) • F45 Somatoforme Störungen • F92.0 Störung des Sozialverhaltens mit depressiver Störung • F93.8 Sonstige emotionale Störung • F84.5 Asperger-Syndrom • F84.8 Sonstige tiefgreifende Entwicklungsstörung • F60.1 Schizoide Persönlichkeitsstörung
Vermeidung und unsicheres/ängstliches Verhalten gegenüber Gleichaltrigen	• F40.1 Soziale Phobie • F41.2 Angst und depressive Störung, gemischt • F43 Reaktionen auf schwere Belastung und Anpassungsstörungen • F45 Somatoforme Störungen • F93.2 Emotionale Störung mit sozialer Ängstlichkeit des Kindesalters • F92.8 Sonstige kombinierte Störung des Sozialverhaltens und der Emotionen • F60.6 Vermeidende Persönlichkeitsstörung • F60.7 Abhängige Persönlichkeitsstörung
Impulsives oder aggressives Verhalten gegenüber Gleichaltrigen	• F90.0 Hyperkinetische Störung • F90.1 Hyperkinetische Störung des Sozialverhaltens • F91 Störung des Sozialverhaltens • F92 Störung des Sozialverhaltens und der Emotionen • F60.3 Emotional-instabile Persönlichkeitsstörung • F60.8 Sonstige Persönlichkeitsstörung (narzisstisch)
Inkompetentes/Ineffektives Sozialverhalten	• F32-F34 Depressive Störungen • F40.1 Soziale Phobie • F41.2 Angst und depressive Störung, gemischt • F43 Reaktionen auf schwere Belastungen und Anpassungsstörungen (mit Depression) • F90 Aktivitäts- und Aufmerksamkeitsstörungen • F91 Störung des Sozialverhaltens • F92 Störung des Sozialverhaltens und der Emotionen • F93.8 Sonstige emotionale Störung • F84.5 Asperger-Syndrom • F84.8 Sonstige tiefgreifende Entwicklungsstörung

bleme einschränken können, werden in den jeweiligen Kapiteln (Phase 1 bis 7) unter der Überschrift *schwierige Therapiesituationen* betrachtet. Dort werden Vorschläge zum Umgang mit den problematischen Konstellationen gemacht. Dabei werden z. B. psychische Störungen der Eltern, Beeinträchtigung des psychosozialen Funktionsniveaus, geringe Behandlungsmotivation des Jugendlichen oder seiner Bezugspersonen und Schwierigkeiten bei der Umsetzung einzelner Interventionen berücksichtigt.

1.4.2 Kombination mit anderen Maßnahmen

Vor, während oder nach einer Behandlung mit SELBST-Gleichaltrigenprobleme können andere Interventionen, beispielsweise zur störungsspezifischen Behandlung anderer Symptome oder zur Behandlung anderer Problemschwerpunkte indiziert sein.

Andere SELBST-Manuale

Abhängig von den individuellen Problemen und Problemschwerpunkten des Jugendlichen kann eine Kombination mit anderen Modulen des SELBST-Programms indiziert sein:

- Bei Jugendlichen mit Gleichaltrigenproblemen liegen häufig auch globale Selbstwert- und Stimmungsprobleme vor, die auch mit einer Einschränkung des Aktivitätsniveaus einhergehen. Hier kann eine Kombination des Programms SELBST-Gleichaltrigenprobleme mit dem Programm SELBST-

Selbstwertprobleme (Schreiter & Döpfner, in Vorb.) indiziert sein.

- Häufig treten Gleichaltrigenprobleme auch in Verbindung mit Familienproblemen auf. Gleichaltrigenprobleme können vor dem Hintergrund familiärer Beziehungsstörungen entstanden sein. Belastungen der Eltern-Jugendlichen-Beziehung können auch infolge der Gleichaltrigenprobleme deutlich werden, z. B. wenn Jugendliche sich bei Viktimisierung nicht trauen, Unterstützung bei den Eltern zu suchen. Hier kann SELBST-Gleichaltrigenprobleme mit SELBST-Familienproblemen (Rademacher & Döpfner, in Vorb.) kombiniert werden.
- Liegen sowohl Gleichaltrigenprobleme als auch Leistungsprobleme vor, sollten Interventionen aus dem Modul SELBST-Leistungsprobleme (Walter & Döpfner, 2009) eingesetzt werden.

Bei der Kombination der Module wird auch die Funktionalität der Symptomatik berücksichtigt, z. B. wenn aggressives Verhalten gegenüber Gleichaltrigen einen Bewältigungsversuch im Zusammenhang mit familiären oder schulischen Belastungen darstellt. Im Grundlagenband zu SELBST werden Vorausetzungen für die Kombination der einzelnen SELBST-Module ausführlich beschrieben (Walter & Döpfner, 2007).

Kombination mit störungsspezifischen Interventionen

Vor oder im Verlauf der Behandlung mit SELBST-Gleichaltrigenprobleme können aufgrund anderer Störungen entsprechende spezifische Interventionen indiziert sein. In diesen Fällen sollten Interventionen aus anderen Therapiemanualen eingesetzt werden. Dabei ist bei einigen Ansätzen Vorerfahrung des Therapeuten durch spezifische Weiterbildung erforderlich:

- Bei somatoformen Störungen als Ursache oder Folge von Gleichaltrigenproblemen sollten störungsspezifische Psychoedukationen und Interventionen eingesetzt werden, die dem Jugendlichen einen Umgang mit der Symptomatik ermöglichen (Noeker, 2008).
- Bei Gleichaltrigenproblemen und ausgeprägten Leistungsängsten kann eine Kombination mit dem Modul Leistungsängste aus dem Therapieprogramm für Kinder und Jugendliche mit Angst- und Zwangsstörungen (THAZ) indiziert sein (Suhr-Dachs & Döpfner, 2015).
- Bei Gleichaltrigenproblemen und ausgeprägter ADHS-Symptomatik kann eine Kombination mit SELBST-Leistungsprobleme oder der Einsatz eines Konzentrationstrainings (Krowatschek et al., 2017) oder von Neurofeedback indiziert sein.
- Sozialer Rückzug bei Jugendlichen und soziale Probleme bei Jugendlichen gehen häufig mit einer intensiven bis übermäßigen Mediennutzung einher. Dabei werden Online-Kontakte über Spiele als Freundschaften wahrgenommen und beschrieben, die „Face-to-Face"-Kontakte können sich jedoch deutlich reduzieren. Dabei können soziale Probleme zur Entstehung eines pathologischen Internetgebrauchs beitragen, dieser kann jedoch auch soziale Probleme zur Folge haben. Bei dieser Patientengruppe muss geprüft werden, ob Symptome einer Mediensucht vorliegen. In das DSM-5 wurde als Forschungsdiagnose die „Störung durch Spielen von Internetspielen" aufgenommen. Dazu müssen fünf der folgenden Kriterien über 12 Monate erfüllt sein (zusammengefasst nach Moll & Thomasius, 2019, S. 16): übermäßige Beschäftigung mit Internetspielen, Entzugssymptome, Toleranzentwicklung, erfolglose Kontrollversuche, Interessenverlust, exzessives Spielen trotz Einsicht in die Folgen, Täuschen von Familienmitgliedern und Therapeuten bzgl. des Umfangs des Spielens; Nutzung der Spiele, um einer negativen Stimmungslage zu entfliehen, sowie die Gefährdung oder der Verlust von Beziehungen, Arbeitsstelle oder Ausbildungsmöglichkeiten (für eine genaue Beschreibung der Kriterien siehe APA/Falkai et al., 2018).
  Gegebenenfalls sind kognitiv-behaviorale Interventionen zur Behandlung der Mediensucht indiziert (Moll & Thomasius, 2019; Wölfling et al., 2013), dabei kann auch eine stationäre Aufnahme erforderlich sein. Der Selbstmanagement-Ansatz wird auch in der Suchtbehandlung angewendet und dient dem Aufbau von Selbstregulation. Moll und Thomasius (2019) nutzen ebenfalls die motivierende Gesprächsführung nach Miller und Rollnick (2002, 2015). Im Rahmen ihres Gruppenprogrammes wird am Aufbau selbstsicheren Verhaltens gegenüber Gleichaltrigen und am Umgang mit sozialem Druck gearbeitet. Eine Kombination kognitiv-behavioraler Programme zur Behandlung der Mediensucht mit Bausteinen aus SELBST-Gleichaltrigenprobleme ist möglich und sinnvoll, wenn beide Problemschwerpunkte vorliegen.

Integration von Interventionen aus SELBST-Gleichaltrigenprobleme in eine übergeordnete störungsspezifische Behandlungsplanung

Bei milden Symptomen aus dem autistischen Formenkreis können Interventionen aus SELBST-Gleichaltrigenprobleme in der Regel eingesetzt werden, wenn Patienten mit einer sozialen Kommunikationsstörung nach DSM-5 (APA/Falkai et al., 2018) Defizite in der Kontakt- und Kommunikationsfähigkeit aufweisen, aber weder Stereotypien noch Spezialinteressen zeigen. Die Arbeit an den sozialen Fertigkeiten ist mit dieser Patientengruppe kleinschrittiger und „technischer". Neben einer angepassten Psychoedukation muss ein Umgang mit Reizüberflutung und resultierenden Gefühlen entwickelt werden. Störungsspezifische Psychoedukation und Interventionen, u.a. Theory-of-Mind-Training (Jenny et al., 2011; Paschke-Müller et al., 2012) stellen den übergeordneten Behandlungsansatz dar.

Bei Gleichaltrigenproblemen in Verbindung mit Störungen der Emotionsregulation oder einer emotional-instabilen Persönlichkeitsakzentuierung können Interventionen aus SELBST-Gleichaltrigenprobleme in einem störungsspezifischen Behandlungsplan (Fleischhaker et al., 2011; Jacob & Arntz, 2015; von Auer & Bohus, 2017) und nach ausreichender Stabilisierung der Patienten eingesetzt werden.

Steht eine Posttraumatische Belastungsstörung in Zusammenhang mit Viktimisierung durch Gleichaltrige, können Interventionen von SELBST-Gleichaltrigenprobleme in einen traumtherapeutischen Behandlungsplan eingebettet werden (Landolt & Hensel, 2012). Dabei stehen verschiedene, kognitiv-behavioral verankerte Methoden zur Verfügung, z.B. narrative Exposition, Bearbeitung relevanter Metakognitionen oder imaginatives Überschreiben. Der traumatherapeutische Behandlungsplan ist dabei als übergeordnet zu betrachten. Wenn Jugendliche durch Viktimisierung stark belastet sind, muss in jedem Fall vor einer Bearbeitung der Erfahrungen für ausreichenden Schutz und Stabilität gesorgt werden.

Kombination mit anderen psychotherapeutischen Ansätzen

Wenn dysfunktionale interpersonale Schemata identifiziert werden, eine Persönlichkeitsakzentuierung oder das Risiko der Entwicklung einer Persönlichkeitsstörung besteht, kann schematherapeutische Modusarbeit eingesetzt werden (Loose et al., 2013; Loose & Lechmann, 2019). Das schematherapeutische Moduskonzept wird in Phase 6 beschrieben (vgl. Kapitel 2.6). Ziel schematherapeutischer Interventionen ist die Veränderung maladaptiver Schemata, der Abbau von dysfunktionalem Bewältigungsverhalten und die Entwicklung positiver, adaptiver Schemata. Der Patient soll in die Lage versetzt werden, seine emotionalen Bedürfnisse wahrzunehmen und Strategien zu entwickeln, wie diese angemessen erfüllt werden können. Dies geschieht durch korrigierende Erfahrungen im Sinne nachträglicher Validierung der frustrierten oder verletzten emotionalen Bedürfnisse. Die korrigierenden Erfahrungen werden durch den Einsatz kognitiver, emotionsorientierter und behavioraler Techniken, den Alltagstransfer und die therapeutische Beziehungsgestaltung (limited reparenting) ermöglicht. Dabei wird bei Interventionen immer wieder der Bezug zum Moduskonzept hergestellt. Die Interventionen mit dem Jugendlichen in SELBST-Gleichaltrigenprobleme können in der schematherapeutischen Konzeption als Maßnahmen zur Unterstützung der Entwicklung des integrierten Modus und der Stärkung des Modus des glücklichen Kindes betrachtet werden. Dies wird durch Interventionen zur Stärkung von Selbstwirksamkeit, Selbstwertgefühl und Selbstfürsorge und den Aufbau von Problemlösekompetenz und sozialen Fertigkeiten umgesetzt. Frustrierte Grundbedürfnisse (Kind-Modi) werden als frühe Beziehungserfahrungen im Störungsmodell berücksichtigt. Die therapeutische Beziehungsgestaltung orientiert sich an dem Konzept der emotionalen Grundbedürfnisse, die im Prozess validiert und nachträglich erfüllt werden. Die kognitiven Interventionen in SELBST-Gleichaltrigenprobleme dienen der Begrenzung dysfunktionaler Eltern- oder Peer-Modi. Durch den Aufbau von Emotionsregulation und Problemlöse- und Fertigkeitentraining werden problematische Bewältigungsmodi reduziert. Die Interventionen mit den Bezugspersonen dienen der Veränderung des Erziehungsverhaltens und der Eltern-Jugendlichen-Beziehung, so dass die Entwicklung von Schemata und Modi positiv beeinflusst werden kann. Es bieten sich vielfältige Möglichkeiten, die Interventionen aus SELBST-Gleichaltrigenprobleme mit schematherapeutischer Modusarbeit zu kombinieren.

In SELBST-Gleichaltrigenprobleme wurden Impulse aus der Akzeptanz- und Commitment-Therapie (ACT; Greco & Hayes, 2011) aufgenommen. Einige Methoden und Annahmen der ACT werden in die Bausteine integriert. Dazu gehören Aufbau von Achtsamkeit, Aufbau von Akzeptanz und Mitgefühl für sich selbst und andere Menschen, Fokus auf persönliche Verantwortung für das eigene Verhalten und Handeln entsprechend den eigenen Werten und Zielen. Negative Emotionen oder emotionale Schmerzen werden entpathologisierend als universelle menschliche Erfahrung eingeordnet, wodurch Scham- und Schuldgefühle reduziert werden können. Die Annahmen unterstützen das Menschenbild des Selbstmanagementansatzes und ergänzen die therapeutischen Ziele um den Aufbau von Akzeptanz und Mitgefühl für sich selbst und andere. In SELBST-Gleichaltrigenprobleme werden einige achtsamkeitsbasierte Interventionen vorgeschlagen. Diese können durch weitere Interventionen aus der ACT ergänzt werden (Greco & Hayes, 2011).

Medikamentöse Therapie

Bei einigen Patienten kann nach einem vorangegangenen psychotherapeutischen Behandlungsversuch eine Kombination der Interventionen aus SELBST-Gleichaltrigenprobleme mit einer medikamentösen Behandlung indiziert sein. Dabei kann bei Jugendlichen mit deutlicher ADHS-Symptomatik oder einer deutlichen Störung des Sozialverhaltens mit hoher Impulsivität ein Behandlungsversuch mit Psychostimulanzien, Atomoxetin, Lisdexafetamin oder Desamfetamin erfolgen (Döpfner et al., 2013). Bei Jugendlichen mit deutlichen internalen Störungen, z. B. Depression oder Angststörungen, kann eine Behandlung mit Serotonin-Wiederaufnahme-Hemmern begleitend zur ambulanten Psychotherapie indiziert sein (Whittington et al., 2004; TADS Team, 2003, 2004, 2005). Bei beiden Problemschwerpunkten können die Chancen auf eine effektive Behandlung durch die Kombination von Psycho- und Pharmakotherapie erhöht werden.

1.5 Aufbau des Therapiemanuals SELBST-Gleichaltrigenprobleme

1.5.1 Übersicht über die Therapiebausteine

Das Manual SELBST-Gleichaltrigenprobleme ist in sieben Behandlungsphasen unterteilt (vgl. Kapitel 1.1). Die Phasen 1 bis 4 dienen dem Beziehungsaufbau, der Diagnostik, dem Aufbau von Änderungsmotivation sowie der Problem- und Zieldefinition inklusive der Erarbeitung eines Störungsmodells. Auf dieser Basis werden die spezifischen kognitiv-behavioralen Interventionen in Phase 5 eingesetzt, die sich auf den jeweiligen Problembereich beziehen. Die Phasen 6 und 7 dienen der Zwischenevaluation und der Rückfallprävention. Ein rekursives Vorgehen mit erneuter Problem- und Zieldefinition und spezifischen Interventionen ist möglich. Die Phasen 1 bis 4 sowie die Phasen 6 und 7 sind im Grundlagenband (Walter & Döpfner, 2007) ausführlich beschrieben. Sie werden im vorliegenden Manual auf Gleichaltrigenprobleme angewendet (vgl. Kapitel 1.1). Abbildung 5 gibt eine Übersicht über die spezifischen Interventionen zur Behandlung der Gleichaltrigenprobleme in Phase 5.

Bausteinübergreifende Strategien: Bei allen Bausteinen in Phase 5 arbeiten Sie an der Aktivierung von Ressourcen und der Entwicklung eines positiven Selbstbilds. Die Eltern werden in der Regel in die Behandlung mit einbezogen. In allen Bausteinen kommen die Prinzipien des Selbstmanagements – Selbstbeobachtung, Selbstverbalisation und Selbstverstärkung – zum Einsatz. In verschiedenen Therapiebausteinen werden Interventionen zum Aufbau von emotionaler Selbstregulation und Selbstmitgefühl eingesetzt. Die Interventionen dienen zudem einem Aufbau von Selbstwirksamkeit in sozialen Interaktionen. Die Interventionen basieren auf der kognitiven Therapie (Beck, 2013; Beck et al., 2015; Clark & Beck, 1999). Weiterhin werden Impulse aus der Schematherapie (Jacob & Arntz, 2015; Roediger, 2018; Young et al., 2008) und der Akzeptanz- und Commitment-Therapie (Greco & Hayes, 2011) mit aufgenommen.

Jeder Baustein wird im Manual in einem eigenen Kapitel beschrieben. Zu Beginn wird jeweils ein Überblick über den Baustein gegeben. In der Übersicht der Materialien (vgl. Tabelle 4) sind Kurzbeschreibungen der Bausteine und die eingesetzten Arbeitsblätter zusammengefasst.

Die einzelnen Bausteine werden im Folgenden kurz skizziert:

- *Baustein 1 Soziale Informationsverarbeitung und soziales Selbstbild (GP-I-J):* Verzerrte Informationsverarbeitung und automatische dysfunktionale Kognitionen haben sozial inkompetente Rektionen zur Folge. Der Baustein dient der Selbstbeobachtung und Identifikation von Denkfehlern sowie dem Aufbau erster Strategien zum Umgang mit dysfunktionalen automatischen Kognitionen. Ziel ist der Aufbau angemessener und fairer Selbst- und Fremdbewertungen.
- *Baustein 2 Kognitionen Jugendlicher (GP-K-J):* Dysfunktionale Grundannahmen beeinflussen die Wahrnehmung der Interaktionen mit Gleichaltrigen und können zu sozial ineffektivem Verhalten führen. Dieser Baustein dient der Identifikation, Analyse und Disputation dysfunktionaler Grundannahmen und der Entwicklung hilfreicher Überzeugungen, welche eine Neubewertung sozialer Situationen erlauben und damit eine Veränderung des Verhaltens begünstigen. Hilfreiche Kognitionen werden in der Disputation (logisch/hedonistisch/bedürfnisorientiert) sowie in emotionsaktivierenden Übungen entwickelt und in Verhaltensexperimenten eingesetzt. Funktionale Annahmen werden entwickelt.

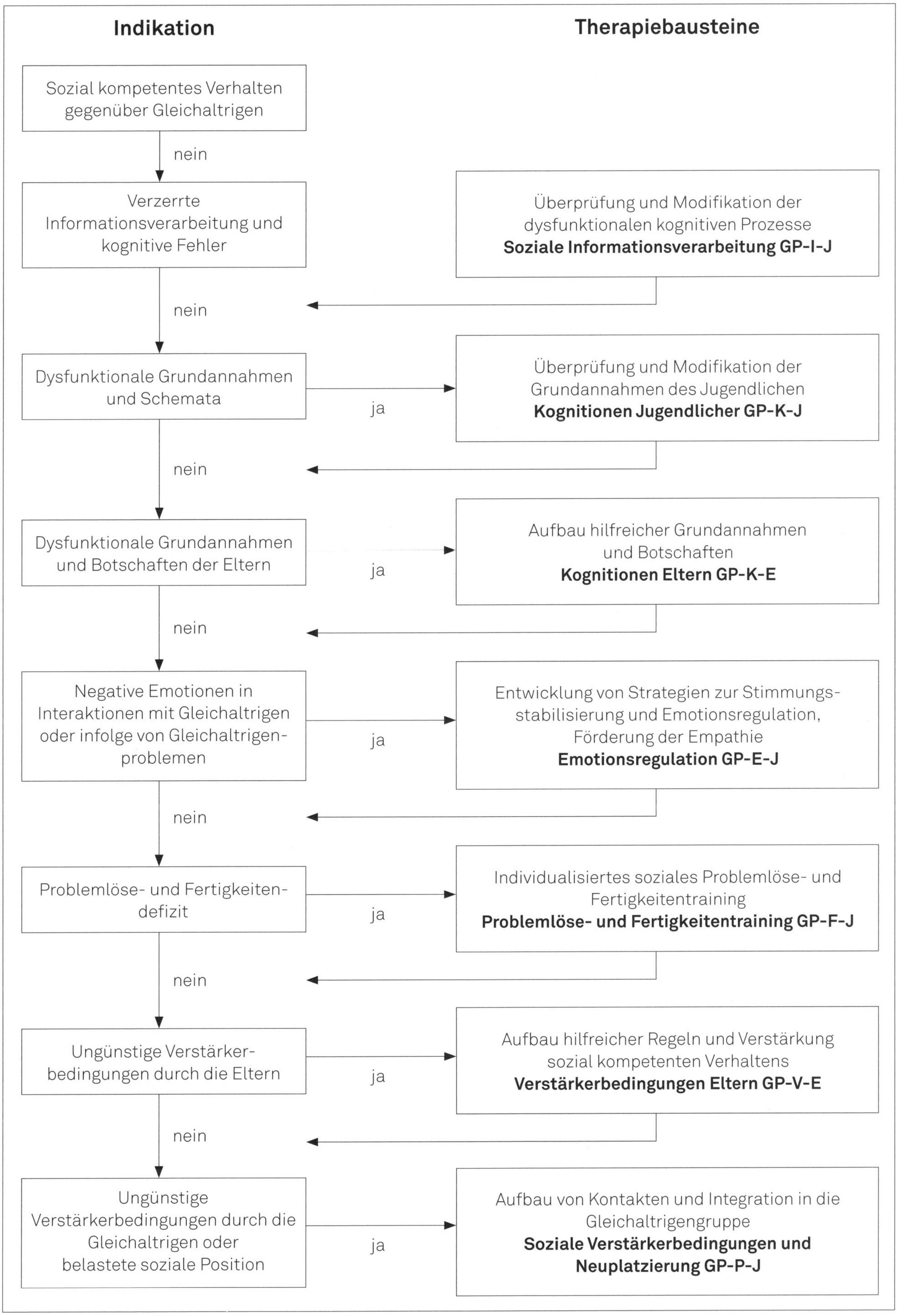

Abbildung 5: Indikation und Inhalt der Therapiebausteine in Phase 5 von SELBST-Gleichaltrigenprobleme

Tabelle 4: Übersicht über die Materialien von SELBST-Gleichaltrigenprobleme

Baustein: Indikation und Ziele	Ablauf	Materialien	JOB der Woche
Baustein 1: Soziale Informationsverarbeitung und soziales Selbstbild – GP-I-J *Teilnehmer:* Jugendlicher *Indikation:* • Negativ verzerrte soziale Informationsverarbeitung • Denkfehler: negative Bewertungen der Gleichaltrigen, der Interaktionen mit Gleichaltrigen sowie der eigenen sozialen Fertigkeiten und des eigenen Handlungsspielraums *Ziele:* • Faire und selbstwertdienliche Selbst- und Fremdbewertungen • Reduktion von Denkfehlern	1. Erfassung und Reflexion sozialer Kognitionen des Jugendlichen 2. Psychoedukation zu kognitiven Verzerrungen 3. Aufbau positiver kognitiver Strategien 4. Psychoedukation zu selbstsicherem Verhalten 5. Ressourcenorientierte Arbeit am sozialen Selbstbild	• GP-I-J1 Was denkst du? • GP-I-J2 Wie fühlst du dich? • GP-I-J3 Checkliste Denkfehler • GP-I-J4 Das Denken steuern lernen • GP-I-J5 Keep calm and use your mind! – Positive Strategien • GP-I-J6 YBFE – Your best friend ever • GP-I-J7 Denken wie ein Freund • GP-I-J8 Was gute Freunde können ... • GP-I-J9 Meine Schokoladenseite • GP-TH-6 Keep calm and use your mind! – Beschreibung der Strategien	• JdW Check it! • JdW I1 Was ich mit anderen gut mache • JdW I2 Ärgert der noch oder mobbt der schon? • JdW I3 Ist es so ... oder so? • JdW I4 Schokoladenseite zeigen
Baustein 2: Kognitionen Jugendlicher – GP-K-J *Teilnehmer:* Jugendlicher *Indikation:* • Dysfunktionale Grundannahmen beeinflussen Informationsverarbeitung und soziales Verhalten • Dysfunktionale kognitive Prozesse und Inhalte *Ziele:* • Veränderungen der Inhalte der dysfunktionalen Grundannahmen, um faire Selbst- und Fremdbewertungen und sozial kompetentes Verhalten zu ermöglichen • Entwicklung hilfreicher Kognitionen	1. Psychoedukation zu dysfunktionalen Grundannahmen 2. Identifikation dysfunktionaler Grundannahmen 3. Erarbeitung von Entstehungsbedingungen der dysfunktionalen Grundannahmen sowie individueller Auslöser 4. Umstrukturierung durch logische/hedonistische/bedürfnisorientierte Disputation, Rollenspiele und Stuhldialoge 5. Erarbeitung hilfreicher Kognitionen und Alltagstransfer	• GP-K-J1 Glaube nicht alles, was du denkst! • GP-K-J2 Wie Denkfallen entstehen • GP-K-J3 Tief in der Denkfalle • GP-K-J4 Woher kommen die Gedanken? • GP-K-J5 Alles auf Autopilot! – Automatische Reaktionen • GP-K-J6 Gedankencheck • GP-K-J7 Faire Gedanken • GP-K-J8 Raus aus der Denkfalle! • GP-TH-9 Talking to chairs	• JdW Check it! • JdW Test it! • JdW Think!

Tabelle 4: Fortsetzung

Baustein: Indikation und Ziele	Ablauf	Materialien	JOB der Woche
Baustein 3: Kognitionen Eltern – GP-K-E *Teilnehmer:* Eltern *Indikation:* • Dysfunktionale Überzeugungen und Botschaften der Eltern können die Erfüllung emotionaler Bedürfnisse des Jugendlichen beeinträchtigen • Dysfunktionale Überzeugungen und Botschaften erschweren den Aufbau adäquater Fertigkeiten zum sozial kompetenten Umgang mit Gleichaltrigen *Ziele:* • Identifikation dysfunktionaler Überzeugungen und begleitender emotionaler Reaktionen der Eltern • Erarbeitung hilfreicher Botschaften	1. Ressourcenorientierte Arbeit an der Eltern-Jugendlichen-Beziehung 2. Psychoedukation zu beziehungsrelevanten Botschaften 3. Erarbeitung beziehungsrelevanter Einstellungen der Eltern und Einordnung in den biografischen Kontext 4. Bedürfnisorientierte Disputation der elterlichen Botschaften 5. Erarbeitung positiver, hilfreicher elterlicher Botschaften 6. Kommunikationstraining bezogen auf hilfreiche elterliche Botschaften und Familiensitzung	• GP-K-E1 Was läuft gut bei uns? • GP-K-E2 Einstellungen und Botschaften in der Familie • GP-K-E3 Einstellungen der Eltern – Analyse • GP-K-E4 Bedürfnisse und Botschaften • GP-K-E5 Gute Gedanken für meinen Sohn/meine Tochter • GP-K-E6 Wie sage ich es meinem Kind?	• JdW Eltern
Baustein 4: Emotionsregulation – GP-E-J *Teilnehmer:* Jugendlicher *Indikation:* • Schwierigkeiten, die Emotionen in der Interaktion mit Gleichaltrigen zu regulieren • Starke Emotionen überlagern soziale Fertigkeiten und führen zu sozial ineffektivem Verhalten • Negative Erfahrungen mit Gleichaltrigen lösen regelmäßig starke Emotionen aus *Ziele:* • Aufbau von Emotionstoleranz • Aufbau von Strategien zur Emotionsregulation • Stärkung von Selbstmitgefühl und Selbstwertgefühl	1. Psychoedukation und Aufbau von Emotionstoleranz 2. Stärkung positiver emotionaler Reaktionen 3. Analyse individueller Auslöser, Aufbau von Emotionsregulation und Emotionsausdruck 4. Imaginative Interventionen (Stabilisierung, Distanzierung und Überschreiben) 5. Vorbereitung der Konfrontation mit Auslösern in individuellen Problemsituationen 6. Einübung von Strategien im Rollenspiel und graduierte Konfrontation mit den Auslösern	• GP-E-J1 Positive Gefühle – und wozu sie gut sind • GP-E-J2 Negative Gefühle – und wozu sie gut sind • GP-E-J3 Sei dein Freund! • GP-E-J4 Wo die Gefühle herkommen • GP-E-J5 Es geht auch anders • GP-E-J6 Let's talk • GP-E-J7 Expo • GP-E-J8 Sei ein Freund! • GP-TH-7 Imagine	• JdW Check it! • JdW Do it! • JdW E1 Good for you! • JdW E2 Keep calm and watch your feelings • JdW E3 Es geht auch anders! • JdW E4 Just be nice!

Tabelle 4: Fortsetzung

Baustein: Indikation und Ziele	Ablauf	Materialien	JOB der Woche
Baustein 5: Soziales Problemlösen und soziale Fertigkeiten – GP-F-J *Teilnehmer:* Jugendlicher *Indikation:* • Geringe soziale Problemlösekompetenz • Defizite bezüglich sozialer Fertigkeiten • Sozial inkompetentes Verhalten • Probleme der Integration *Ziele:* • Entwicklung von Strategien zum sozialen Problemlösen • Aufbau sozialer Fertigkeiten • Integration in Gruppen	1. Psychoedukation zu sozialen Situationen und sozialen Stilen 2. Ressourcenaktivierung und Wahrnehmungsfokussierung auf Stärken und positive Interaktionen 3. Aufbau von Basis-Fertigkeiten: Körpersprache und Kommunikationsregeln 4. Kombination aus sozialem Problemlösetraining und sozialem Fertigkeitentraining in Rollenspielen mit (Video-)Feedback für die individuell relevanten Situationsklassen	• GP-F-J1 Max, Nils und Nico • GP-F-J2 Keep it real • GP-F-J3 Power • GP-F-J4 Mal leicht, mal schwer ... • GP-F-J5 Körpersprache • GP-F-J6 Sprechen und Zuhören • GP-F-J7 Drehbuch – Wie ist es jetzt? • GP-F-J8 Freunde finden • GP-F-J9 Freunde bleiben • GP-F-J10 Mit mir nicht! • GP-F-J11 Fair Play! • GP-F-J12 So geht's doch auch! • GP-F-J13 Feedbackbogen Rollenspiele • GP-TH-8 Soziale Situationen und soziale Stile	• JdW Check it! • JdW Test it! • JdW Do it!
Baustein 6: Verstärkerbedingungen Eltern – GP-V-E *Teilnehmer:* Eltern *Indikation:* • Eltern geraten mit dem Jugendlichen in Interaktionsfallen und verstärken sozial inkompetentes/ineffektives Verhalten • Eltern sind Modell für sozial inkompetentes Verhalten *Ziele:* • Erarbeitung von Kommunikationsstrategien und Alltagsregeln, die ein sozial kompetentes Verhalten des Jugendlichen unterstützen • Entwicklung von Regeln, die eine Integration in die Gleichaltrigengruppe begünstigen	1. Psychoedukation sozial kompetenten Verhaltens und dessen Verstärkerbedingungen 2. Identifikation individueller Interaktionsfallen 3. Aufbau von Kommunikationsstrategien und Regeln zur Unterstützung selbstständigen Problemlösens 4. Aufbau von Kommunikationsstrategien und Regeln zur Unterstützung der Integration in die Gleichaltrigengruppe 5. Aufbau von Kommunikationsstrategien und Regeln zum Aufbau sozial kompetenten Verhaltens 6. Erarbeitung von Kommunikationsstrategien bei Viktimisierung	• GP-V-E1 Soziale Kompetenzen • GP-V-E2 Interaktionsfallen • GP-V-E3 Selbst geschafft! • GP-V-E4 Rahmenbedingungen • GP-V-E5 Sozial kompetentes Verhalten unterstützen • GP-V-E6 Mobber und falsche Freunde	• JdW V1 Sozial kompetentes Verhalten beobachten • JdW V2 Neue Regeln • JdW V3 Sozial kompetentes Verhalten bestärken • JdW Eltern

Tabelle 4: Fortsetzung

Baustein: Indikation und Ziele	Ablauf	Materialien	JOB der Woche
Baustein 7: Soziale Verstärkerbedingungen und Neuplatzierung – G P-P-J *Teilnehmer:* Jugendlicher, Eltern, Lehrer *Indikation:* • Verfestigte Opfer- oder Täterrolle • Persistierende Rollenzuschreibungen trotz einer Veränderung des Verhaltens des Jugendlichen *Ziele:* • Unterbrechung der persistierenden oder chronischen sozialen Überforderungssituation • Aktivierung von Unterstützung • Integration in die neue Gleichaltrigengruppe bei Settingwechsel	1. Analyse der bisherigen Verhaltensveränderungen und der Möglichkeiten zur Beeinflussung der Gruppenprozesse (Interventionen auf Klassenebene) 2. Sammeln von Vor- und Nachteilen eines Klassen- oder Schulwechsels und Entwicklung eines Plans für den Klassen- oder Schulwechsel 3. Vorbereitung auf Integration in die neue Klasse/Gruppe durch kognitive Interventionen und Rollenspiele (Wahrnehmung der Strukturen und Beobachtung der Interaktion innerhalb der Gruppe, Einhalten von allgemeinen Fairness-Regeln, Prosoziales Verhalten zeigen, Suche nach sympathischen Mitschülern/Gruppenmitgliedern, Kontaktaufnahme)	• GP-P-J1 Was können wir noch tun? • GP-P-J2 Wer könnte mich unterstützen? • GP-P-J3 Neue Leute – Do and Don't • GP-P-J4 Neue Leute – Who is who?! • GP-P-J5 Neue Leute – ungeschriebene Gesetze	• JdW Do it! • JdW Check it! • Interventionen auf Klassenebene initiieren (Lehrer, Unterstützung durch Eltern) • Informationen über Klassen- oder Schulwechsel einholen und konkrete Schritte einleiten (Eltern und Lehrer; Jugendlicher)

- *Baustein 3 Kognitionen Eltern (GP-K-E):* Analog zur kognitiven Arbeit mit dem Jugendlichen werden dysfunktionale Grundannahmen der Eltern sowie damit verbundene offene und verdeckte Botschaften an den Jugendlichen erarbeitet. Der Einfluss der Grundannahmen auf das Erziehungsverhalten wird reflektiert. Beziehungsrelevante Botschaften werden in der bedürfnisorientierten Disputation geprüft. Hilfreiche elterliche Kognitionen und positive Botschaften an den Jugendlichen werden entwickelt. Diese sollen den Aufbau positiver Gleichaltrigenbeziehungen des Jugendlichen unterstützen.
- *Baustein 4 Emotionsregulation (GP-E-J):* Unzureichende Strategien zur Emotionsregulation können zu ineffektivem Verhalten gegenüber Gleichaltrigen führen, wenn starke emotionale Reaktionen vorhandene Kompetenzen des Jugendlichen verdecken oder zur Wahl dysfunktionaler Strategien führen. Schwierige Situationen werden analysiert, Auslöser für starke emotionale Reaktionen identifiziert und in Zusammenhang mit bisherigen Erfahrungen gebracht. Selbstmitgefühl und ein achtsamer Umgang mit Emotionen werden entwickelt. Ein adäquater emotionaler Ausdruck wird gefördert. Ressourcen werden aktiviert und Regulationsstrategien entwickelt, so dass der Jugendlichen seine vorhandenen sozialen Kompetenzen besser zeigen kann. Handlungsalternativen für individuell schwierige Situationen werden entwickelt und in Übungen auf den Alltag übertragen.
- *Baustein 5 Soziales Problemlösen und soziale Fertigkeiten (GP-F-J):* Schwierigkeiten im sozialen Problemlösen oder ein Mangel an sozialen Verhaltensfertigkeiten können inkompetentes Interaktionsverhalten mit Gleichaltrigen zur Folge haben. In diesem Baustein wird ein kombiniertes, individualisiertes Problemlöse- und Fertigkeitentraining angewandt. Materialien zum Aufbau von Fertigkeiten in folgenden Situationen stehen zur Verfügung:
  - *Freunde finden!* Kontakt mit neuen Jugendlichen oder mit neuer Gruppe aufbauen, um Sympathie werben.
  - *Freunde sein!* Kontakte vertiefen, andere unterstützen, sich öffnen, Spannungen aushalten, Spaß haben, mitmachen
  - *Mit mir nicht!* Sich behaupten und Grenzen setzen.
  - *Fair Play!* Fair bleiben und Konflikte lösen.

  Dabei werden Strategien zu individuellen Problemsituationen des Jugendlichen entwickelt. Soziale Verhaltensfertigkeiten werden in Rollenspielen trainiert und auf den Alltag übertragen. Zudem wird am Aufbau eines authentischen Verhaltens gearbeitet, das die Rechte anderer nicht verletzt. Die Integration in die Gleichaltrigengruppe wird unterstützt. Dabei werden die Rollen in der Gleichaltrigengruppe berücksichtigt.
- *Baustein 6 Verstärkerbedingungen Eltern (GP-V-E):* Wenn die Eltern Modelle für inkompetentes Verhalten sind, Gleichaltrigeninteraktionen negativ bewerten oder dysfunktionale Regeln aufstellen, können sie ineffektives Verhalten verstärken, z. B. Vermeidung oder aggressives Verhalten des Jugendlichen. Das Verhalten der Eltern kann so den Aufbau kompetenten Verhaltens und einer altersentsprechenden Integration in die Gleichaltrigengruppe erschweren. Die Verstärkerbedingungen werden analysiert. Mit den Eltern werden Handlungsalternativen erarbeitet, so dass diese die Entwicklung sozial kompetenten Verhaltens unterstützen können.
- *Baustein 7 Soziale Verstärkerbedingungen und Neuplatzierung (GP-P-J):* Die Reaktionen der Gleichaltrigen bedingen die soziale Position des Jugendlichen und wirken stark verhaltenssteuernd. Wenn der Jugendliche innerhalb der Gruppe eine verfestigte Rolle einnimmt, kann diese durch eine Verhaltensänderung meist nicht ausreichend beeinflusst werden. Maßnahmen zur Unterstützung des Jugendlichen innerhalb des aktuellen Settings durch Interventionen in Kooperation mit den Lehrern werden in diesem Baustein eingesetzt. Bei chronifizierter Ausgrenzung oder Viktimisierung sowie einer Integration in eine dissoziale Peergroup kann die Option einer Neuplatzierung geprüft und begleitet werden. Ziel ist in jedem Fall eine Integration in eine prosoziale Gleichaltrigengruppe.

1.5.2 Handhabung der Therapiebausteine: Auswahl, Kombination, Schwerpunktsetzung

Die Therapiebausteine können in der vorgegebenen Reihenfolge (vgl. Abbildung 5) eingesetzt werden, diese hat sich in der Anwendung als sinnvoll erwiesen. Die Abfolge kann aber auch nach den individuellen Bedürfnissen des Patienten festlegt werden, die Bausteine sind unabhängig voneinander einsetzbar. Es ist sowohl eine standardisierte als auch teilstandardisierte Anwendung möglich und sinnvoll. Eine ausschließliche Anwendung einzelner Bausteine aus Phase 5 ohne ihre Einbettung in das Gesamtkonzept (Phase 1 bis 4 und 6 bis 7) ist ausdrücklich nicht zu empfehlen.

Abhängig vom individuellen Störungsmodell, der Problem- und Zieldefinition mit allen Beteiligten werden am Ende der Phase 4 die individuellen Behandlungsziele festgelegt und der Therapieplan entwickelt. Die Kombination der Bausteine und die Schwerpunktsetzung orientiert sich an den individuellen Problemen und deren funktionalen Bedingungen.

Jeder Baustein ist so konzipiert, dass die einzelnen Interventionen aufeinander aufbauen, aber auch unabhängig voneinander genutzt werden können. Es werden bewusst keine Vorgaben zur Anwendung in bestimmten Sitzungen gemacht. Anwender mit einem stärkeren Wunsch nach Strukturierung können sich an der Abfolge der einzelnen Behandlungsschritte orientieren. Anwender mit einem größeren Bedürfnis nach Flexibilisierung können die einzelnen Interventionen als „Tools" nutzen und die Abfolge variieren.

Jeder Baustein umfasst Interventionen für einfachere und komplexere individuelle Probleme. Nicht alle Interventionen sind bei allen Jugendlichen indiziert, z. B. kann oder muss nicht mit jedem Jugendlichen mit bedürfnisorientierter Disputation oder Imagination gearbeitet werden. Besonders im Baustein 5 (Soziales Problemlösen und soziale Fertigkeiten) sind Schwerpunkte bzgl. des individuellen Bedarfs zu setzen. Je nach individuellem Erklärungsmodell der Gleichaltrigenprobleme wird festgelegt, wie intensiv mit den jeweiligen Bausteinen gearbeitet wird. Exemplarisch ist die Anwendung für verschiedene zugrunde liegende Störungsbilder in Kapitel 1.6 dargestellt. Auch die Fallbeschreibung in Kapitel 3 zeigt den flexiblen Umgang mit den Interventionen aus Phase 5 (vgl. Kapitel 2.5).

1.5.3 Setting und Strukturierung der Therapiesitzungen

Teilnehmer der Sitzungen

SELBST-Gleichaltrigenprobleme umfasst Interventionen zur Behandlung der Jugendlichen und ihrer Eltern/Erziehungspersonen. Auch Lehrkräfte werden in die Behandlung einbezogen. Dabei wird in allen Behandlungsphasen der Hauptteil der Sitzungen mit dem Jugendlichen im Einzelsetting durchgeführt. In regelmäßigen Abständen von mehreren Wochen finden Eltern- oder Familiengespräche statt. Dies ist vor allem zu Beginn der Behandlung bei der Problem- und Zieldefinition notwendig. Im Verlauf der Therapie können Elterngespräche parallel zu den Terminen mit dem Jugendlichen stattfinden. Inhalte der Elterngespräche sollten mit dem Jugendlichen vor- und nachbesprochen werden. Dabei sollten nach Möglichkeit beide Elternteile für eine Teilnahme an den Sitzungen motiviert werden. Interventionen mit den Lehrkräften finden ebenfalls in größeren Abständen und meist in Form von telefonischen Kontakten statt, wenn die Eltern und der Jugendliche diesen Interventionen zugestimmt haben. Wie intensiv die Bezugspersonen an der Behandlung beteiligt sind, wird abhängig von den individuellen Bedürfnissen des Jugendlichen und der Familie festgelegt. Sitzungen zur Zwischenevaluation sollten in größeren Abständen von 12 bis 16 Wochen im Rahmen von Familiengesprächen durchgeführt werden.

Sitzungsfrequenz und -dauer

In der Regel finden mit dem Jugendlichen wöchentliche Einzelsitzungen mit einer Dauer von 50 Minuten statt. Eine geringere Sitzungsfrequenz ist in der Anfangsphase der Behandlung zur Erreichung von Veränderungen nicht ausreichend. Bei hohem Leidensdruck oder in Krisensituationen, beispielsweise in Zusammenhang mit Viktimisierung, kann es vor allem zu Beginn der Behandlung hilfreich sein, wenn bis zu zwei Sitzungen pro Woche stattfinden. Im Verlauf der Behandlung kann die Sitzungsfrequenz sukzessive verringert werden, so dass eine ausreichend lange Phase der Stabilisierung und Rückfallprophylaxe möglich ist. Im Zusammenhang mit Interventionen zur Emotionsregulation und zum individualisierten Fertigkeitentraining kann es sinnvoll sein, Doppelsitzungen zu nutzen, um z. B. mit einem Jugendlichen In-vivo-Übungen zum Abbau des Vermeidungsverhaltens oder Rollenspiele durchzuführen. Zwischen den Sitzungen kann dem Jugendlichen angeboten werden, bei Belastung oder zur Unterstützung von Therapieaufgaben Kontakt mit der Therapeutin bzw. dem Therapeuten aufzunehmen. Elterngespräche sollten im Abstand von 4–6 Wochen stattfinden.

Aufbau der Sitzungen

Die Sitzungen sind analog zur Beschreibung in SELBST-Grundlagen (Walter et al., 2007) und SELSBT-Leistungsprobleme (Walter & Döpfner, 2009) aufgebaut:

- *Gespräch über die Ereignisse seit der letzten Sitzung:* Der Therapeut gibt zu Beginn der Sitzung etwas Zeit, damit der Patient oder die Bezugspersonen die aktuelle Situation schildern können. Dabei achtet er auf Anhaltspunkte für die dysfunktionalen Überzeugungen und emotionale Aktivierung, die er in der Bearbeitung des entsprechenden Bausteins aufgreifen kann.

- *Bearbeitung der Problem- oder Ziellisten:* Diese liegen nach Abschluss von Phase 4 vor und sollten wöchentlich vom Jugendlichen sowie bei jedem Elterngespräch (oder im Abstand von vier Wochen telefonisch) von diesen beurteilt werden. So erhält der Therapeut in jeder Sitzung einen Eindruck über die Belastung durch die Gleichaltrigenprobleme. Im Behandlungsverlauf kann durch Auswertung der Problem- und Ziellisten die Entwicklung der Problematik erfasst werden.
- *Besprechung der Therapieaufgaben:* Anschließend werden die Therapieaufgaben besprochen. Ebenfalls nach Abschluss von Phase 4 werden in jeder Sitzung Therapieaufgaben (JOB der Woche) vereinbart. Dabei hat der Jugendliche die Aufgabe, das eigene Verhalten zu beobachten oder Strategien, die in den Sitzungen erarbeitet wurden, im Alltag anzuwenden, z. B. kognitive Neubewertung oder alternatives Verhalten gegenüber den Mitschülern. Der Therapeut erfragt an dieser Stelle, was gut funktioniert hat und was schwerfiel. Er eruiert Ursachen für Erfolg oder Misserfolg bei der Umsetzung und bestärkt die Beteiligten für deren Bemühungen.
- *Durchführung der Interventionen:* Die restliche Zeit der Sitzung wird zur Bearbeitung der Interventionen genutzt. Die Bearbeitung der Bausteine nimmt jeweils mehrere Sitzungen in Anspruch. Die Inhalte werden besprochen. Die Materialien werden zur Umsetzung der einzelnen Schritte genutzt, die jeweils an die individuellen Probleme, Ziele und funktionalen Bedingungen angepasst werden. Regelmäßig werden emotionsaktivierende Interventionen aus den einzelnen Bausteinen eingesetzt. Konkrete Strategien zur Problembewältigung werden trainiert.
- *Reflexion und Festlegung der Therapieaufgabe:* Beendet wird die Sitzung mit einer kurzen Reflexion von Einsichten oder hilfreichen Strategien und dem Festlegen der Therapieaufgabe. Hierbei können positive Ergebnisse der Sitzung zusammengefasst und die Einschätzung des Jugendlichen oder der Bezugspersonen erfragt werden. Dann wird ein JOB der Woche vereinbart, an dem die Beteiligten bis zum nächsten Termin arbeiten können. Der JOB der Woche umfasst Aufgaben zur Beobachtung und zur Umsetzung neuer Strategien. Dabei sollte die Therapieaufgabe so gewählt werden, dass die Chancen für eine erfolgreiche Umsetzung möglichst hoch sind. Widerstände gegen die Therapieaufgabe sind gleichwohl wertvolle Hinweise auf weitere Schwierigkeiten und sollten exploriert werden. Der Therapeut vermittelt dem Jugendlichen, dass der JOB der Woche dazu dient, neue Erfahrungen zu machen und keine „Hausaufgaben" darstellen, wie er sie aus der Schule kennt. Der Therapeut übernimmt ganz bewusst keine „Kontrolle" der Erledigung von Therapiehausaufgaben, sondern überträgt dem Jugendlichen die Verantwortung für den jeweiligen JOB der Woche.

Es ist zu empfehlen, möglichst früh in der Behandlung mit dem Jugendlichen und den Bezugspersonen diese Abfolge als Standard durchzuführen. Durch die ausführliche Diagnostik und Problemanalyse haben die Patienten genügend Möglichkeit, die persönliche Belastung zum Ausdruck zu bringen, lernen aber gleichzeitig das standardisierte oder halbstandardisierte Vorgehen während der Sitzungen kennen.

1.6 Anwendung des Therapiemanuals bei den häufigsten psychischen Störungen im Jugendalter

Im Folgenden wird die Anwendung von SELBST-Gleichaltrigenprobleme bei häufigen Störungsbildern im Jugendalter als Orientierungshilfe für die Behandlungsplanung dargestellt. Die Behandlung typischer Probleme der Patientengruppe wird beschrieben.

1.6.1 Anwendung bei externalen Störungen: ADHS und Störungen des Sozialverhaltens

Negatives soziales Selbstbild: Jugendliche mit ADHS haben als Kinder oft vielfältige negative Rückmeldungen wegen ihres impulsiven oder ungeschickten Verhaltens bekommen. Jugendliche mit einer Störung des Sozialverhaltens haben als Kinder häufig Ablehnung wegen ihrer aggressiven Reaktionen erhalten. Durch diese Lernerfahrungen kann sich ein negatives soziales Selbstbild sowie eine Unterschätzung eigener Fertigkeiten und des eigenen Handlungsspielraums entwickeln. Diese Annahmen beeinflussen die Informationsverarbeitung und können in aufmerksamkeitssuchendem, aggressivem oder vermeidendem Verhalten resultieren. Im Versuch, von anderen akzeptiert zu werden, wirken die Jugendlichen nicht authentisch und werden daher oft nicht als attraktive Interaktionspartner betrachtet, wodurch die negativen Annahmen bestärkt werden. Interventionen zur *Informationsverarbeitung* und vor allem zur *ressourcenorientierten Arbeit am Selbstbild,* u. a. die Entwicklung der Perspektive eines wohlwollenden Begleiters, sollten hier in Kombination mit *Problemlöse- und Fertigkeitentraining* eingesetzt werden. Dabei sollte eine Psychoedukation zu den Themen soziale Macht sowie authentisches Verhalten erfolgen.

Dysfunktionale Annahmen bezogen auf Fairness und Rechte: Jugendliche mit externaler Symptomatik beschreiben häufig dysfunktionale Kognitionen bezüglich der eigenen Rechte. Reaktionen anderer werden aufgrund dessen rasch als „unfair" oder „provozierend" bewertet, der eigene Anteil an Konflikten wird minimiert. Der Einsatz des Bausteins 1 (Soziale Informationsverarbeitung und soziales Selbstbild, vgl. Kapitel 2.5.1) und des Bausteins 2 (Kognitionen Jugendlicher, vgl. Kapitel 2.5.2) sind hier indiziert. Dabei sollte an der Wahrnehmungsdifferenzierung und auch an der Perspektivenübernahme gearbeitet werden. Neben der Disputation können hier auch emotionsaktivierende Techniken (z.B. Stuhldialoge, vgl. Kapitel 2.5.2) genutzt werden. Sollten elterliche Botschaften die dysfunktionalen Überzeugungen verstärken, wird der Baustein 3 (Kognitionen Eltern, vgl. Kapitel 2.5.3) eingesetzt. Wird das Verhalten als Selbstschutz bei angenommener Benachteiligung oder Ablehnung erklärt, sollte Toleranz gegenüber verletzlichen Gefühlen aufgebaut und der emotionale Ausdruck der eigenen Bedürfnisse nach Zugehörigkeit und Akzeptanz gefördert werden (Emotionsregulation, vgl. Kapitel 2.5.4).

Impulsivität in der Interaktion mit Gleichaltrigen: Jugendliche mit ADHS oder einer Störung des Sozialverhaltens zeigen häufig impulsives Verhalten, was zu negativen Reaktionen der Gleichaltrigen führen kann. Dabei treten neben impulsiven Reaktionen, z.B. Unterbrechen anderer, auch chaotische Stile in der sozialen Informationsverarbeitung auf, z.B. vorschnelle Bewertungen der Absichten anderer. Der Baustein 1 (Soziale Informationsverarbeitung und soziales Selbstbild, vgl. Kapitel 2.5.1) sowie der Baustein 4 (Emotionsregulation, vgl. Kapitel 2.5.4) sind indiziert. Der Aufbau von Beobachtung der eigenen emotionalen Reaktionen kann sehr hilfreich sein. Alternative Regulationsstrategien, v.a. zum Spannungsabbau, sollten trainiert werden. Darüber hinaus sollte der Baustein 5 (Soziales Problemlösen und soziale Fertigkeiten, vgl. Kapitel 2.5.5) genutzt werden. Mit dem Jugendlichen sollten seine Ziele in den Situationen klar definiert werden, Selbst- und Fremdverstärkung sollte eingesetzt werden.

Unkontrollierter Ärgerausdruck: Jugendliche mit externaler Symptomatik fühlen sich schnell angegriffen oder provoziert und zeigen dabei einen unkontrollierten Ärgerausdruck. Relevant sind bei dieser Problematik Baustein 1 (Soziale Informationsverarbeitung und soziales Selbstbild, vgl. Kapitel 2.5.1) zur Wahrnehmungsdifferenzierung und Baustein 4 (Emotionsregulation, vgl. Kapitel 2.5.4) mit dem Fokus auf Emotionsregulation und dem Aufbau eines adäquaten Ärgerausdrucks.

Häufige Konflikte: Aufgrund von Impulsivität, verzerrter Informationsverarbeitung und negativer Verstärkerbedingungen geraten Jugendliche mit externaler Symptomatik rascher in Konflikte mit Gleichaltrigen. Oft wurden keine angemessenen Konfliktlösestrategien gelernt. Dabei ist eine intensive Arbeit mit dem Baustein 5 (Soziales Problemlösen und soziale Fertigkeiten, vgl. Kapitel 2.5.5) indiziert. Dabei liegt der Schwerpunkt auf einem individualisierten Training von Konfliktbewältigungsstrategien in Rollenspielen. Da Jugendliche mit externalen Störungen in der Regel stärker auf das Erreichen positiver Verstärker fokussieren als auf die Vermeidung negativer Konsequenzen, sollte im Fertigkeitentraining ressourcenorientiertes Feedback gegeben werden. Auch eine Kombination mit einem altersgemäßen Verstärkersystem ist bei jüngeren Jugendlichen sinnvoll. Weiterhin sollte bei Jugendlichen mit ADHS mehr Prompting eingesetzt werden. Bei diesem Problemschwerpunkt kann es hilfreich sein, die Abfolge der Behandlungsschritte zu verändern. Der Therapeut kann zunächst mit einem Training sozialer Fertigkeiten beginnen und die Bearbeitung der Kognitionen und die Interventionen zur Emotionsregulation (vgl. Kapitel 2.5.4) daran anschließen. Zudem ist bei diesem Problemschwerpunkt eine Zusammenarbeit mit den Bezugspersonen zur Schaffung geeigneter Verstärkerbedingungen, vor allem in der Schule, wichtig. Interventionen in der Schule können hier ergänzend eingesetzt werden (Soziale Verstärkerbedingungen und Neuplatzierung, vgl. Kapitel 2.5.7).

Dissoziales Verhalten und Viktimisierung Gleichaltriger: Jugendliche mit dissozialem Verhalten verfügen mitunter über gute Perspektivübernahmefähigkeit und gute soziale Fertigkeiten, zeigen aber wenig Mitgefühl für andere und setzen sich über soziale Normen hinweg. Gegenüber Gleichaltrigen wird manipulatives, grenzverletzendes oder offen aggressives Verhalten gezeigt. Der Motivationsaufbau ist von großer Bedeutung, da sich die Jugendlichen oft in einer überlegenen Position gegenüber Gleichaltrigen befinden. Daher sollten die Phasen 1 bis 4 sorgfältig durchgeführt werden (vgl. Kapitel 2.1 bis Kapitel 2.4). Mit dieser Patientengruppe wird die Arbeit am Selbstbild vertieft. Dabei wird eruiert, ob selbstwertmindernde Erfahrungen gemacht wurden oder ob der Jugendliche keine angemessene Grenzsetzung durch Bezugspersonen erlebt hat. Bei ausreichender Motivation sind der Baustein 2 (Kognitionen Jugendlicher, vgl. Kapitel 2.5.2) und der Baustein 5 (Soziales Problemlösen und soziale Fertigkeiten, vgl. Kapitel 2.5.5) relevant. Dabei sollte Psychoedukation zu sozialer Macht und persönlicher Stärke eingesetzt werden, um Ziele für das Fertigkeitentraining zu erarbeiten.

In Rollenspielen soll authentisches und gleichzeitig faires Verhalten aufgebaut werden. Weiterhin wird durch Rollenspiele zum Perspektivwechsel und durch Imagination am Aufbau der Empathiefähigkeit gearbeitet. Hier ist eine enge Zusammenarbeit mit den Bezugspersonen und der Bezugspersonen untereinander notwendig. Ein Settingwechsel kann indiziert sein, dazu werden Interventionen aus dem Baustein 7 (Soziale Verstärkerbedingungen und Neuplatzierung, vgl. Kapitel 2.5.7) genutzt. Hier liegt die Herausforderung darin, mit dem Jugendlichen zu erarbeiten, dass der Kontakt zur dissozialen Peergroup das Verfolgen anderer Ziele verhindert oder einen Risikofaktor für seine Zukunft darstellt. Auf diese Weise soll eine eigene Motivation aufgebaut werden, sich von der Gruppe zu distanzieren. Eventuell können Jugendhilfemaßnahmen erforderlich sein, wenn ein Jugendlicher gemeinsam mit der Gruppe dissoziales und delinquentes Verhalten zeigt.

Ausgrenzung: Neben häufigen Konflikten mit Gleichaltrigen können Jugendliche mit ADHS aufgrund impulsiven oder sozial inkompetenten Verhaltens in eine Opferposition geraten und ausgegrenzt werden. Hier sollten der Baustein 1 (Soziale Informationsverarbeitung und soziales Selbstbild, vgl. Kapitel 2.5.1) sowie der Baustein 5 (Soziales Problemlösen und soziale Fertigkeiten, vgl. Kapitel 2.5.5) eingesetzt werden. Eine ressourcenorientierte Arbeit am Selbstbild ist bei dieser Patientengruppe von großer Bedeutung, dazu kann die Perspektive des wohlwollenden Begleiters genutzt werden (vgl. Kapitel 2.5.1). Bei anhaltender Ausgrenzung durch die Mitschüler ist der Baustein 7 (Soziale Verstärkerbedingungen und Neuplatzierung, vgl. Kapitel 2.5.7) indiziert. Möglichkeiten, im aktuellen Setting Unterstützung zu aktivieren, sollten dabei beachtet werden.

1.6.2 Internale Störungen: Angst, depressive Störungen und somatoforme Störungen

Negatives soziales Selbstbild: Aufgrund unsicheren Verhaltens im Kindesalter haben viele Patienten mit internaler Symptomatik Vernachlässigung oder Ausgrenzung durch Gleichaltrige erfahren. Dies führt häufig zu einem negativen sozialen Selbstbild. Die eigenen Möglichkeiten zur Kontaktaufnahme und zur Selbstbehauptung werden von den Jugendlichen unterschätzt. Aufgrund von Angst sind die Kinder und Jugendlichen oft stärker auf sich selbst fokussiert und nehmen dabei weniger soziale Informationen auf. Dies kann zu Unsicherheiten in der Bewertung sozialer Situationen führen. Zudem kann eine erhöhte Ablehnungssensitivität dazu führen, dass sich die betroffenen Jugendlichen weiterhin unsicher-nachgiebig verhalten und sensibel auf Hinweise für mögliche Ablehnung reagieren, wodurch das Risiko für weitere Vernachlässigung oder Ablehnung steigt. Hier werden der Baustein 1 (Soziale Informationsverarbeitung und soziales Selbstbild, vgl. Kapitel 2.5.1) und der Baustein 2 (Kognitionen Jugendlicher, vgl. Kapitel 2.5.2) eingesetzt. Dabei sollte ein Schwerpunkt auf die ressourcenorientierte Arbeit am Selbstbild gelegt werden. Zudem sollte ein Training sozialer Fertigkeiten mit dem Schwerpunkt Selbstbehauptung eingesetzt werden.

Dysfunktionale Überzeugungen bezogen auf die Rechte und den Einfluss anderer: Jugendliche mit internaler Symptomatik beschreiben dysfunktionale Annahmen bezogen auf die Rechte und den Einfluss anderer. Sie erwarten, dass die Interaktionspartner sich durchsetzen und sie selbst in Konfliktsituationen benachteiligt werden. Daraus kann vermeidendes oder unterwürfiges Verhalten resultieren. Der Baustein 1 (Soziale Informationsverarbeitung und soziales Selbstbild, vgl. Kapitel 2.5.1) und der Baustein 2 (Kognitionen Jugendlicher, vgl. Kapitel 2.5.2) sind hier essenziell. Zugrunde liegende Schemata sollten identifiziert und in der Disputation bearbeitet werden. Auch hier können Stuhldialoge zur Emotionsaktivierung genutzt werden. Zudem sollten Botschaften und Verhalten der Eltern betrachtet werden (Verstärkerbedingungen Eltern, vgl. Kapitel 2.5.6). Baustein 4 Emotionsregulation (vgl. Kapitel 2.5.4) kann eingesetzt werden, dabei sollte der Aufbau eines angemessenen Ärgerausdrucks ein zentrales Ziel sein. Die Arbeit an dysfunktionalen Grundannahmen sollte mit einem Training sozialer Fertigkeiten kombiniert werden, dabei liegt der Schwerpunkt auf dem Aufbau von Selbstbehauptung.

Angst und Vermeidung von Interaktionen mit Gleichaltrigen: Aus Angst vor negativer Bewertung zeigen Jugendliche mit Sozialer Phobie häufig Vermeidungsverhalten. Der Baustein 1 (Soziale Informationsverarbeitung und soziales Selbstbild, vgl. Kapitel 2.5.1) und der Baustein 2 (Kognitionen Jugendlicher, vgl. Kapitel 2.5.2) werden eingesetzt. Achtsames Beobachten der eigenen Bewertungen wird genutzt. Dabei erfolgt eine Distanzierung bezüglich der angenommen negativen Bewertungen. Dysfunktionale Grundannahmen werden bearbeitet. Zentral ist hier die Arbeit mit Baustein 4 Emotionsregulation (vgl. Kapitel 2.5.4) mit dem Schwerpunkt Angstbewältigung und Exposition. Zudem kann ein Einsatz des Bausteins 5 (Soziales Problemlösen und soziale Fertigkeiten, vgl. Kapitel 2.5.5) mit Fokus auf Kontaktaufnahme und Selbstbehauptung indiziert sein. Das Fertigkeitentraining kann auch vor der Bearbeitung der Emotionsregulation eingesetzt werden.

Sozialer Rückzug: In Zusammenhang mit depressiven Störungen und negativem Selbstbild oder auch bei Fertigkeitenproblemen zeigen Jugendliche häufig sozialen Rückzug. Abhängig von Ursachen und Funktionalität des Rückzugs, werden verschiedene Schwerpunkte gesetzt. Sind Stimmungsprobleme die Ursache, wird der Baustein 1 (Soziale Informationsverarbeitung und soziales Selbstbild, vgl. Kapitel 2.5.1) mit Fokus auf positive kognitive Strategien eingesetzt. Zudem sollte eine Arbeit an den dysfunktionalen Grundannahmen und eine ressourcenorientierte Arbeit am Selbstbild erfolgen. Interventionen aus Baustein 4 Emotionsregulation (vgl. Kapitel 2.5.4) zur Stärkung positiver Emotionen und zum Aufbau positiver Aktivitäten sind ebenfalls indiziert. Zieht der Jugendliche sich zurück, weil er soziale Situationen nicht kompetent bewältigen kann, wird der Baustein 5 (Soziales Problemlösen und soziale Fertigkeiten, vgl. Kapitel 2.5.5) eingesetzt, in Rollenspielen werden Strategien für individuelle Problemsituationen entwickelt, die auf den Alltag übertragen werden. Wird der soziale Rückzug durch übersteigerten Medienkonsum aufrechterhalten, muss eingeordnet werden, ob das Verhalten die Kriterien einer *Mediensucht* erfüllt sind. In diesem Fall sind spezifische Interventionen einzuleiten (vgl. Kapitel 1.4).

Vernachlässigung durch Gleichaltrige: Aufgrund des selbstunsicheren Verhaltens fällt es Jugendlichen mit internaler Symptomatik schwer, sich in Gruppen aktiv zu integrieren. Sie sind für Gleichaltrige als Interaktionspartner oft weniger attraktiv. Bei dieser Problematik sind neben einer ressourcenorientierten Arbeit am Selbstbild die kognitiven Interventionen in Baustein 1 (Soziale Informationsverarbeitung und soziales Selbstbild, vgl. Kapitel 2.5.1) und in Baustein 2 (Kognitionen Jugendlicher, vgl. Kapitel 2.5.2) relevant. Im sozialen Fertigkeitentraining steht bei dieser Problematik der Aufbau von Fertigkeiten zum Kontaktaufbau und zur Selbstbehauptung im Zentrum. Prüfen Sie bei Patienten mit dieser Problematik auch die Indikation von SELBST-Selbstwertprobleme (Schreiter & Döpfner, in Vorb.).

Ausgrenzung oder Viktimisierung durch Gleichaltrige: Vor dem Hintergrund der internalen Störungen zeigen die betroffenen Jugendlichen sozialen Rückzug und Vermeidungsverhalten, nehmen in Gruppen nicht selten eine Außenseiter- oder Opferrolle ein. Jugendliche mit internalisierender Symptomatik haben häufig Schwierigkeiten, sich zu behaupten und können leicht Ablehnung oder Viktimisierung erfahren. Bei massiver Viktimisierung sollte zu Beginn der Behandlung geklärt werden, ob ein Settingwechsel (Baustein 7 Soziale Verstärkerbedingungen und Neuplatzierung, vgl. Kapitel 2.5.7) erforderlich ist. Ressourcenorientierte und selbstwertstabilisierende Interventionen sind relevant. Der Aufbau von Fertigkeiten mit dem Schwerpunkt Selbstbehauptung und Konfliktbewältigung (Baustein 5 Soziales Problemlösen und soziale Fertigkeiten, vgl. Kapitel 2.5.5) ist unerlässlich. Den betroffenen Jugendlichen sollte zudem genügend Raum gegeben werden, um über die negativen Erfahrungen und damit verbundenen Kränkungen zu sprechen. Imaginative Techniken (bei Erfahrung des Therapeuten) aus Baustein 4 Emotionsregulation (vgl. Kapitel 2.5.4) können indiziert sein, um die negativen Erfahrungen zu verarbeiten und Distanz zu dysfunktionalen Botschaften der Gleichaltrigen aufzubauen. Bei massiven Erlebnissen (z. B., wenn Jugendliche von Gleichaltrigen bedroht oder massiv abgewertet wurden) kann eine PTBS vorliegen. In diesem Fall sind die Ausführungen in Kapitel 1.4 zu beachten. Weiterhin sollte der Baustein 1 (Soziale Informationsverarbeitung und soziales Selbstbild, vgl. Kapitel 2.5.1) eingesetzt werden, um aufrechterhaltende Denkfehler zu analysieren und am Aufbau positiver kognitiver Strategien zu arbeiten. Der Baustein 2 (Kognitionen Jugendlicher, vgl. Kapitel 2.5.2) sollte in jedem Fall eingesetzt werden, da Viktimisierungserfahrungen häufig zur Entstehung von Schemata beitragen. Schemata und dysfunktionale Grundannahmen werden identifiziert und in der bedürfnisorientierten Disputation modifiziert. Dabei sollten auch Stuhldialoge (vgl. *GP-TH-9 Talking to chairs*) genutzt werden. Eine Kombination mit schematherapeutischer Modusarbeit ist möglich.

1.6.3 Anwendung bei anderen Störungsbildern

Schulabsentismus: Sowohl bei einer initialen ambulanten als auch bei einer stationären Behandlung steht zunächst der Aufbau des Schulbesuchs im Vordergrund. Da Schulabsentismus durch Gleichaltrigenprobleme bedingt sein oder diese zur Folge haben kann, können nach einem Wiederaufbau des Schulbesuchs Interventionen aus SELBST-Gleichaltrigenprobleme eingesetzt werden. Diese sollten entsprechend der Grundsymptomatik (z. B. Depression, Störung des Sozialverhaltens) geplant werden. Dabei sollten auch mögliche Viktimisierungserfahrungen als Auslöser berücksichtigt werden (vgl. Kapitel 1.6.1 und Kapitel 1.6.2). Relevant sind hier neben anderen Bausteinen vor allem Interventionen aus dem Baustein 5 (Soziales Problemlösen und soziale Fertigkeiten, vgl. Kapitel 2.5.5) sowie aus dem Baustein 7

(Soziale Verstärkerbedingungen und Neuplatzierung, vgl. Kapitel 2.5.7).

Fehlzeiten und Sonderrolle bei Somatisierung oder somatoformen Störungen: Somatisierung oder somatoforme Störungen können einerseits im Zusammenhang mit Gleichaltrigenproblemen auftreten und durch belastete Gleichaltrigeninteraktionen verursacht werden. Beide Störungsbilder können auch durch andere Belastungen bedingt sein. Dabei kann die Symptomatik zur Folge haben, dass der Jugendliche in der Klasse eine Sonderrolle einnimmt und sekundär Gleichaltrigenprobleme entstehen. Die Jugendlichen fehlen häufiger, sind unter Umständen körperlich weniger belastbar und können nicht an allen Aktivitäten teilnehmen. Hier ist die Entwicklung eines Entstehungsmodells sehr wichtig, bei dem die Funktion der somatoformen Symptome (z. B. Schonung erhalten, belastende Situationen vermeiden können) herausgearbeitet wird (Noeker, 2008). Der Baustein 1 (Soziale Informationsverarbeitung und soziales Selbstbild, vgl. Kapitel 2.5.1) und der Baustein 2 (Kognitionen Jugendlicher, vgl. Kapitel 2.5.2) sowie vor allem der Baustein 4 (Emotionsregulation, vgl. Kapitel 2.5.4) sollten bearbeitet werden. Wenn die somatoforme Symptomatik in Zusammenhang mit Viktimisierungserfahrungen entstanden ist, kann auch bei dieser Patientengruppe Imagination (mit entsprechender Erfahrung des Therapeuten) eingesetzt werden. Im Baustein 5 (Soziales Problemlösen und soziale Fertigkeiten, vgl. Kapitel 2.5.5) sollte auch der Umgang mit der Symptomatik im Kontakt mit Gleichaltrigen in Rollenspielen geübt werden. Je nach individuellem Problemschwerpunkt sollten Verhaltensfertigkeiten aufgebaut werden.

In der Arbeit mit den Bezugspersonen sollten ungünstige Verstärkerbedingungen der somatoformen Symptomatik bearbeitet werden. Stellt die somatoforme Symptomatik eine Reaktion auf Viktimisierung oder eine schulische Überforderungssituation dar, ist der Baustein 7 (Soziale Verstärkerbedingungen und Neuplatzierung, vgl. Kapitel 2.5.7) bereits zu Beginn der Behandlung einzusetzen. Sind Interaktionsprobleme Auslöser für die somatoforme Symptomatik, sollte neben einer ressourcenorientierten Arbeit am Selbstbild der Baustein 4 (Emotionsregulation, vgl. Kapitel 2.5.4) eingesetzt werden. Dabei sollten Strategien zur Emotionsregulation aufgebaut und der emotionale Ausdruck gestärkt werden. Zudem sollte Exposition eingesetzt werden, damit der Jugendliche lernt, angstauslösende Situationen zu bewältigen. Bei Hinweisen auf Ablehungssensitivität oder dysfunktionale Grundannahmen werden der Baustein 1 (Soziale Informationsverarbeitung und soziales Selbstbild, vgl. Kapitel 2.5.1) und der Baustein 2 (Kognitionen Jugendlicher, vgl. Kapitel 2.5.2) eingesetzt. Liegt keine chronische Ablehnung vor, kann mit dem Jugendlichen im Rahmen des Fertigkeitentrainings daran gearbeitet werden, wie er mit Gleichaltrigen über seine Symptomatik sprechen kann.

Jugendliche mit chronischen Erkrankungen, körperlichen Einschränkungen oder Adipositas: Sowohl die körperliche Attraktivität als auch die physische Konstitution und der Gesundheitszustand des Jugendlichen können sich auf die Position innerhalb der Gleichaltrigengruppe auswirken. Jugendliche, deren Gesundheit beispielsweise durch chronische Erkrankungen belastet ist, können bei der Teilnahme an Aktivitäten eingeschränkt sein. Die Jugendlichen können phasenweise aus gesundheitlichen Gründen nicht in der Lage sein, sich mit Gleichaltrigen zu treffen, an Sport oder Freizeitaktivitäten teilzunehmen oder gleiche sportliche Leistungen zu erbringen. Die Einschränkungen belasten meist das Selbstwertgefühl der Jugendlichen. Auch stellen viele betroffene Jugendliche Sinnfragen bezogen auf die frühe Konfrontation mit einer Erkrankung und entwickeln eine ängstliche oder selbstwertabträgliche Krankheitsverarbeitung. Eine motivierende Psychoedukation über die Entwicklungsmöglichkeiten trotz Krankheit ist in jedem Fall indiziert. Hier sollte auch die Indiktion für SELBST-Selbstwertprobleme (Schreiter & Döpfner, in Vorb.) geprüft werden. Neben einer ressourcenorientierten Arbeit am Selbstbild sind bei diesen Jugendlichen der Baustein 2 (Kognitionen Jugendlicher, vgl. Kapitel 2.5.2) und der Baustein 4 (Emotionsregulation, vgl. Kapitel 2.5.4) relevant. Bei der Anwendung des *Bausteins Soziales Problemlösen und soziale Fertigkeiten* sollten Situationen geübt werden, die in Zusammenhang mit der Erkrankung auftreten, z. B. mit anderen über Krankheit und Behandlungsmaßnahmen sprechen. Der Einsatz des Bausteins 5 (Soziales Problemlösen und soziale Fertigkeiten, vgl. Kapitel 2.5.5) kann sehr hilfreich sein, um Strategien zum Umgang mit der emotionalen Belastung durch die chronische Erkrankung zu stärken. Die Jugendlichen müssen mit einer permanenten Grundbelastung umgehen und sollten daher sehr gute Strategien entwickeln, ihre Emotionen zu regulieren.

Persönlichkeitsakzentuierungen und beginnende Persönlichkeitsstörungen: Persönlichkeitsstörungen werden als Interaktionsstörungen konzeptualisiert. Bereits im Jugendalter erkennbare Akzentuierungen der Persönlichkeit – emotional-instabile, abhängige, unsicher-vermeidende, narzisstische oder antisoziale Entwicklungen – sind in der Regel mit Gleichaltrigenproblemen verbunden (Schmeck & Schlüter-Müller, 2008). Dabei können neben Rückzug, unsicherem oder aggressivem Verhalten auch Wechsel zwischen intensivem Bedürfnis nach Kontakt, Abwertung anderer und häufigen Auseinandersetzungen auftreten. Diese Wechsel sind für die Interaktionspartner meist nicht nachvollziehbar und können auch von den Jugendlichen selbst oft nicht erklärt werden. Sollte eine Form selbstgefährdenden Verhaltens vorliegen, sind zunächst Interventionen zu dessen Reduktion und zum Aufbau von Skills indiziert. Wenn eine emotional-instabile Persönlichkeitsstörung diagnostiziert wird, sind spezifische Interventionen erforderlich. In Kombination mit anderen Verfahren können die Bausteine aus SELSBT-Gleichaltrigenprobleme jedoch in einen umfassenderen Behandlungsplan integriert werden. Eine Kombination mit störungsspezifischen (z. B. Dialektisch Behaviorale Therapie, Fleischhaker et al., 2011) oder schematherapeutischen Interventionen (Arntz & van Genderen, 2010; Loose et al., 2013) ist möglich (vgl. Kapitel 1.4).

Bei Jugendlichen mit Hinweis auf eine Persönlichkeitsakzentuierung sind vor allem der Baustein 1 (Soziale Informationsverarbeitung und soziales Selbstbild, vgl. Kapitel 2.5.1), der Baustein 2 (Kognitionen Jugendlicher, vgl. Kapitel 2.5.2) und der Baustein 4 (Emotionsregulation, vgl. Kapitel 2.5.4) relevant. Hierbei sind die Empfehlungen zur Beziehungsgestaltung besonders relevant. Dabei ist eine Validierung der emotionalen Bedürfnisse und der Abbau von Selbstschutzstrategien bedeutsam. Der Baustein 1 (Soziale Informationsverarbeitung und soziales Selbstbild, vgl. Kapitel 2.5.1) sollte eingesetzt werden, um positive kognitive Strategien und die Perspektive des wohlwollenden Begleiters aufzubauen. Diese Patientengruppe hat mit hoher Wahrscheinlichkeit dysfunktionale Schemata entwickelt, die durch Bedürfnisfrustration entstanden sind. Daher sollte bei der Anwendung des Bausteins 2 (Kognitionen Jugendlicher, vgl. Kapitel 2.5.2) eine bedürfnisorientierte Disputation durchgeführt werden. Nach Möglichkeit sollte Rollenspiel oder Stuhldialog eingesetzt werden. An dieser Stelle wird eine Kombination mit schematherapeutischen Interventionen empfohlen. Bei der Bearbeitung des Bausteins 4 (Emotionsregulation, vgl. Kapitel 2.5.4) sind der Aufbau von Emotionstoleranz und Emotionsregulationsstrategien relevant, dabei soll kleinschrittig vorgegangen und ausreichend validiert werden. Der Aufbau des emotionalen Ausdrucks kann eine Herausforderung darstellen. Bei dieser Patientengruppe kann bei entsprechender Erfahrung des Therapeuten Imagination eingesetzt werden.

Der Baustein 5 (Soziales Problemlösen und soziale Fertigkeiten, vgl. Kapitel 2.5.5) sollte ebenfalls genutzt werden, dabei sollten für die jeweilige Akzentuierung typische Selbstschutzreaktionen erarbeitet werden (z. B. Abwertung anderer, Anklammern oder Vorwürfe). Dazu sollten sozial kompetentere Alternativen erarbeitet und in den Rollenspielsituationen trainiert werden. Dies stellt für die Patienten auch eine Konfrontation mit Schematriggern dar. Es ist davon auszugehen, dass es zu einer stärkeren emotionalen Aktivierung kommt. Daher sollten die Anleitungen zu Rollenspielen aus Baustein 4 (Emotionsregulation, vgl. Kapitel 2.5.4) genutzt werden. Eine Graduierung der Schwierigkeit im Sinne der emotionalen Aktivierung muss in jedem Fall erfolgen. Auch sollte der Therapeut durch Techniken wie Daneben-Reden oder Soufflieren hilfreiche Selbstinstruktionen unterstützen.

Die Arbeit mit den Eltern kann bei dieser Patientengruppe schwieriger sein, da die Eltern häufiger selbst belastet sind. Hier wird empfohlen, früh weitere Unterstützungsmaßnahmen (z. B. eigene Behandlung der Eltern, Jugendhilfemaßnahmen) in die Wege zu leiten. In jedem Fall sollte versucht werden, die Eltern oder andere Bezugspersonen für eine Mitarbeit an der Behandlung zu gewinnen.

1.7 Wirksamkeit von SELBST-Gleichaltrigenprobleme

Seit der ersten Konzeption des SELBST-Programms (Rademacher, Walter & Döpfner, 2002) wurden die Materialien zunächst auf ihre Anwendbarkeit geprüft und kontinuierlich weiterentwickelt. Die Wirksamkeit der verschiedenen Module wurde in mehreren Studien untersucht. Erste Ergebnisse weisen auf eine gute Anwendbarkeit und Wirksamkeit des Ansatzes bezogen auf Leistungsprobleme und Familienprobleme hin (Walter & Döpfner, 2007; Rademacher et al., 2017). Auch aus einer ersten Wirksamkeitsprüfung von SELBST-Gleichaltrigenprobleme konnten erste Hinweise auf eine gute Anwendbarkeit und Wirksamkeit gewonnen werden (Schmitt, 2010). In einer Pilotstudie wurden N = 11 Jugendliche mit dem Manual SELBST-Gleichaltrigenprobleme behandelt. Im Eigenkontrollgruppendesign wurden die Veränderungen einer Baseline-Phase ohne Behandlung mit den Veränderungen im Behandlungsverlauf verglichen. Diese Studie soll im Folgenden dargestellt werden.

Ziele

Ziele der Studie waren die Erfassung der Praktikabilität und einer ersten Beurteilung der Wirksamkeit des Behandlungsprogramms unter klinischen Bedingungen. Die Untersuchung diente der Einschätzung der Effectiveness und kann als Pilotstudie eingeordnet werden. Zur Beurteilung der Wirksamkeit ist zum einen die Reduktion der Symptomatik betrachtet worden, zum anderen der Aufbau von Ressourcen der Jugendlichen.

Stichprobe

Folgende Ein- und Ausschlusskriterien wurden festgelegt: Das Behandlungsangebot richtete sich an Jugendliche zwischen 13 und 18 Jahren. Die Gleichaltrigenprobleme sollten eindeutig im Vordergrund stehen und mit subjektivem Leidensdruck verbunden sein. Aus Gründen der Stichprobenhomogenität wurden in diese Studie nur Jugendliche aufgenommen, deren Schwierigkeiten mit Gleichaltrigen durch Unsicherheit, sozialen Rückzug oder Ablehnung durch Gleichaltrige gekennzeichnet sind. Anhand der *GP-D-4 SELBST-Checkliste-Gleichaltrigenprobleme* wurden Gleichaltrigenprobleme erhoben. Auf einer vierstufigen Skala wurde beurteilt, wie zutreffend die Symptombeschreibung war und wie belastend das Symptom war. Der gemittelte Wert aus Selbst- und Fremdbeurteilungen (sowohl Eltern als auch klinisches Urteil) durfte einen festgelegten Cut-Off-Wert nicht unterschreiten. Jugendliche mit einer tiefgreifenden Entwicklungsstörung, Persönlichkeitsstörung oder einer Störung des Sozialverhaltens konnten nicht an der Studie teilnehmen. Es durften keine Symptome vorliegen, die eine störungsspezifische Behandlung (z. B. Zwangsstörung oder Essstörung) erforderlich machen. Teilnehmer an der Studie waren N = 11 Jugendliche. Die Diagnosen Soziale Phobie (N = 4), Emotionale Störung mit sozialem Rückzug (N = 4) und Emotionale Störung mit sozialer Ängstlichkeit (N = 3) sind vergeben worden. Alle Jugendlichen waren mindestens durchschnittlich begabt. Von allen Studienteilnehmern wurden zu Behandlungsbeginn internalisierende Verhaltensprobleme beschrieben.

Untersuchungsdesign

Die Wirksamkeit und Anwendbarkeit des Moduls SELBST-Gleichaltrigenprobleme ist in einem Eigenkontrollgruppendesign (Within-Subjects-Design) mit 7 Messzeitpunkten überprüft worden (vgl. Abbildung 6). Die Erhebungen umfassten Fragebogenurteile des Jugendlichen, der Eltern und der Lehrer. Veränderungen während der Interventionsphase wurden mit den Baseline-Phasen verglichen. Auf Erstgespräche und Erhebung der Eingangsdiagnostik (Phase 1 und Phase 2) folgte als Baseline eine behandlungsfreie Wartezeit von sechs Wochen. Vor und nach dieser Wartezeit sind die Jugendlichen gebeten worden, ihre sozialen Probleme sowie vorhandene Kompetenzen zu beurteilen. Diese Erhebungen bilden die Messzeitpunkte 1 und 2.

An die Wartezeit (Baseline) hat sich in der Untersuchung eine sechswöchige Diagnostikphase (Phase 3

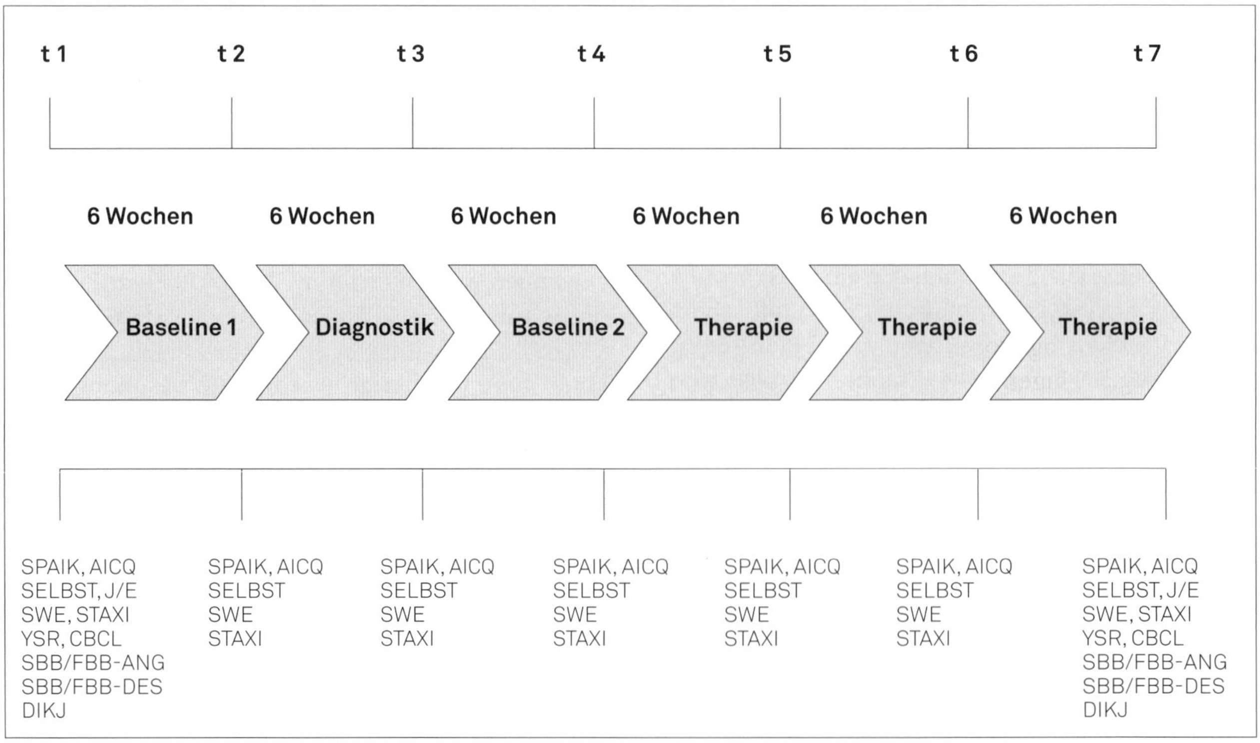

Abbildung 6: Studiendesign

und Phase 4) angeschlossen, welche mit Beginn der Sommerferien endete (Messzeitpunkt 3). Aus organisatorischen Gründen fanden während der Sommerferien keine Termine statt, so dass eine zweite Baselinephase erfolgte. Während der Diagnostikphase erfolgten nach der weiteren Erhebung der multimodalen Diagnostik (Exploration und Checklisten) die Problemdefinition und die Entwicklung eines gemeinsamen Störungskonzeptes. Drei sechswöchige Interventionsphasen sind im Anschluss an die zweite Baseline-Phase (Sommerferien) durchgeführt worden, dabei ist nach jeder Phase ein Messzeitpunkt (Messzeitpunkte 4, 5, 6, 7) erfolgt. Hier erfolgten die spezifischen Interventionen (Phase 5) und die Zwischenevaluation (Phase 6). Zum Abschluss der Behandlung ist eine umfassende Abschlussmessung (Messzeitpunkt 7) durchgeführt worden, parallel dazu erfolgte eine Stabilisierung und Rückfallprophylaxe (Phase 7). Die Prä- und Post-Testung (Messzeitpunkte 1 und 7) stellen umfassende Messzeitpunkte dar, zu welchen neben den spezifischen Verfahren zur Erhebung sozialer Probleme und sozialer Kompetenzen auch Daten zu emotionalen und zu Verhaltensauffälligkeiten erhoben wurden.

Zusätzlich wurde der Behandlungsverlauf über eine Erhebung pro Sitzung evaluiert. Dazu wurden mit dem Jugendlichen und den Eltern im ersten Behandlungsabschnitt jeweils drei soziale Situationen definiert, in denen sich der Jugendliche nicht ausreichend kompetent verhält. Der Jugendliche beurteilte jede Woche, wie häufig sein Verhaltensproblem aufgetreten ist und wie sehr er dadurch belastet war. Die Eltern beurteilten die von ihnen beobachtbaren Schwierigkeiten ebenfalls bezüglich Häufigkeit und Belastung.

Instrumente

Folgende Instrumente wurden in der Studie eingesetzt:

- CBCL Elternfragebogen über das Verhalten von Kindern und Jugendlichen (Arbeitsgruppe Deutsche Child Behavior Checklist, 1998a),
- YSR Jugendlichenfragebogen (Arbeitsgruppe Deutsche Child Behavior Checklist, 1998b),
- TRF Lehrerfragebogen über das Verhalten von Kindern und Jugendlichen (Arbeitsgruppe Deutsche Child Behavior Checklist, 1998c),
- DISYPS-II Diagnostiksystem für psychische Störungen im Kindes- und Jugendalter nach ICD-10 und DSM-IV (Döpfner et al., 2008),
- AICQ Adolescent Interpersonal Competence Questionnaire (Buhrmester et al., 1990),
- DIKJ Depressionsinventar für Kinder und Jugendliche (Stiensmeier-Pelster et al., 2000),
- SELBST-Bogen für Jugendliche, Eltern und Lehrer (Walter et al., 2007),
- SPAIK Sozialphobie- und Angstinventar für Kinder (Melfsen, Florin & Warnke, 2001),
- STAXI State-Trait-Ärgerausdrucks-Inventar (Schwenkmezger et al., 1992),
- SWE Skala zur Erfassung von Lehrer- und Schülermerkmalen (Schwarzer & Jerusalem, 1999).

Auf eine ausführliche Beschreibung aller Verfahren wird an dieser Stelle verzichtet. In Kapitel 1.8 werden die aktuellen Versionen der Verfahren und neuere Instrumente beschrieben, die aktuell für den Einsatz von SELBST-Gleichaltrigenprobleme empfohlen werden.

Im Folgenden werden Instrumente beschrieben, die in der Studie eingesetzt worden sind und in Kapitel 1.8 nicht aufgeführt sind.

AICQ (Buhrmester et al., 1990): Das Instrument dient der Erfassung interpersonaler Kompetenzen und ist eine Adaptation des Interpersonal Competence Questionnaire (Buhrmester et al., 1990) für das Jugendalter. Dabei liegt ein Konzept der interpersonalen Kompetenzen zugrunde, dass neben Durchsetzungsfähigkeit auch Fertigkeiten in den Bereichen der Kontaktaufnahme und der Pflege von Freundschaften und Beziehungen berücksichtigt. Der AICQ besteht, wie das Instrument ICQ für Erwachsene, aus 40 Items, die den folgenden fünf Skalen zugeordnet sind: *Initiierung von Interaktionen, Durchsetzungs- und Kritikfähigkeit, Preisgabe persönlicher Informationen, Emotionale Unterstützung, Regelung von Konflikten*. Die Beantwortung erfolgt auf einer fünfstufigen Likert-Skala. Es können Skalenwerte sowie eine Gesamtscore erhoben werden. Die einzelnen Dimensionen konnten im Wesentlichen faktorenanalytisch bestätigt werden. In der Untersuchung einer Jugendlichen-Stichprobe konnten für die einzelnen Skalen interne Konsistenzen zwischen .76 und .95 ermittelt werden. Die Reliabilität des Gesamtscores liegt bei .94 (Buhrmester et al., 1990). Es liegen Altersnormen für eine amerikanische Stichprobe vor. Das Instrument liegt in der englischen Version vor, zu Studienzwecken erfolgte mit Einverständnis des Autors eine Übersetzung ins Deutsche.

DIKJ Depressionsinventar für Kinder und Jugendliche (Stiensmeier-Pelster et al., 2000): Selbstbeurteilungsbogen zur Erfassung depressiver Symptomatik bei Kindern und Jugendlichen zwischen 8 und 17 Jahren. Anhand von 26 Items werden die wesentlichen Symptome einer depressiven Störung erfasst. Es liegen gute bis sehr gute Reliabilitäten und Altersnormen vor. In die überarbeitete Version von Stiensmeier-Pelster et al. (2014) wurden drei zusätzliche Items zur Erfassung von Anhedonie, sozialem Rückzug und somatischen Störungen aufgenommen.

SPAIK Sozialphobie- und Angstinventar für Kinder (Melfsen, Florin & Warnke, 2001): Das Inventar dient der Diagnostik einer Sozialen Phobie im Kindes- und Jugendalter. Kognitionen, somatische Symptome, sowie Vermeidungs- und Fluchtverhalten in angstauslösenden Situationen werden erfasst. Das Inventar besteht aus 26 Items, es ist bei Kindern und Jugendlichen von 8 bis 16;11 Jahren einsetzbar. Die Beantwortung erfolgt auf einer dreistufigen Skala bezüglich der Häufigkeit der Situation. Bei einigen Items wird bezüglich der Interaktionspartner (bekannt/unbekannt/Einzelperson/Gruppe) differenziert. Für das amerikanische Inventar konnte eine gute interne Konsistenz von .95 gefunden werden. Für die deutsche Version wurde eine interne Konsistenz von .92 gefunden. Die diskriminante Validität wird in klinischen Studien als gut beurteilt.

STAXI State-Trait-Ärgerausdrucks-Inventar (Schwenkmezger et al., 1992): Das Selbstbeurteilungsinstrument mit 45 Items dient der Erfassung des Ärgerzustands und der Ärgerdisposition sowie des Umgangs mit Ärgergefühlen, Ärger unterdrücken, Ärger nach außen richten und der Ärgerkontrolle. Das Instrument kann bei Jugendlichen ab 14 Jahren und bei Erwachsenen eingesetzt werden. Es konnten zufriedenstellende interne Konsistenzen zwischen .71 und .95 gefunden werden. Inzwischen liegt eine neuere Version vor (Rohrmann et al., 2013), die bei Jugendlichen ab 16 Jahren eingesetzt werden kann.

SWE Skala zur Erfassung von Lehrer- und Schülermerkmalen (Schwarzer & Jerusalem, 1999): Mit der Skala werden anhand von 10 Items allgemeine optimistische Selbstwirksamkeitserwartungen erfasst. Es kann bei Jugendlichen ab 12 Jahren und bei Erwachsenen eingesetzt werden. Die eindimensionale Struktur konnte bestätigt werden. Es wurden interne Konsistenzen zwischen .80 und .90 gefunden.

Hypothesen

Folgende Hypothesen zur Wirksamkeit der Interventionen wurden aufgestellt: Erstens wurde postuliert, dass sich die interpersonalen Probleme mit Gleichaltrigen (erhoben mit der Individuellen Problemliste IPL) und die soziale Unsicherheit (erhoben mit dem SPAIK) im Verlauf der Behandlung verringern. Bezogen auf die sozialen Kompetenzen (erhoben mit AICQ) wurde ein Zuwachs im Behandlungsverlauf angenommen. Dabei wurde postuliert, dass während der Baselinephase geringere Veränderungen auftreten als während der Interventionsphase. Zudem wurde angenommen, dass im Prä-Post-Vergleich weniger internalisierende Symptomatik nach Abschluss der Behandlung angegeben wird (YSR, DIKJ, CBCL) und dass die Jugendlichen insgesamt mehr Kompetenzen beschreiben werden (SWE, SELBST-Bogen, STAXI).

Ergebnisse

Die Veränderungen während der Therapie mit SELBST-Gleichaltrigenprobleme sind zum einen durch einen Vergleich der Verläufe während der Baseline und der Behandlungsphase durch die Analyse linear gemischter Modelle betrachtet worden. Zum anderen sind Prä-Post-Vergleiche durchgeführt worden, hier wurden auch Effektstärken berechnet. Somit können Aussagen über die Effekte der gesamten Behandlung bezogen auf Symptome und Kompetenzen sowie Aussagen über den Verlauf während der Behandlung getroffen werden.

Linear gemischte Modelle

Bezüglich der Selbstbewertung zu sozialer Angst und sozialer Unsicherheit wurde im SPAIK für die Gesamtgruppe ein Effekt der Treatmentphase gefunden ($p = .001$). Im Vergleich der Eingangs- und Ausgangsmessung findet sich eine große Effektstärke von $\delta = .97$. Bei einem Vergleich von Baseline- und Treatment-Phase ergibt sich eine Effektstärke von $\delta = 1.00$. Es zeigt sich ein deutlicher Rückgang der beschriebenen Symptomatik während der Interventionsphase, der auch im Vergleich zu Baseline- und Diagnostik-Phasen bedeutsam ist (vgl. Abbildung 7). Dies kann im Sinne einer deutlicheren Abnahme der sozialen Unsicherheit durch die Behandlung interpretiert werden. Dabei ergibt sich in der Phase der spezifischen Interventionen, wie erwartet, ein deutlicherer Effekt als während der Diagnostik-Phase, wenngleich auch in dieser Phase eine leichte Reduktion der Symptome angegeben wird.

Bezüglich der sozialen Kompetenzen, gemessen mit dem AICQ, ist ein der erwarteten Richtung entsprechender Verlauf gefunden worden. Die Jugendlichen beschreiben einen Anstieg ihrer sozialen Fertigkeiten. Dabei werden signifikante Effekte für die Baseline ($p = .16$) und die Treatmentphase ($p = .002$) gefunden. Es ergibt sich eine große Effektstärke bei Vergleich von Eingangs- und Ausgangsmessung $\delta = 1.01$, eine mittlere bei Vergleich zwischen Baseline und Treatmentphase $\delta = .53$. Es kann von einer positiv veränderten Wahrnehmung der eigenen sozialen Kompetenzen, vor allem während der Phase der

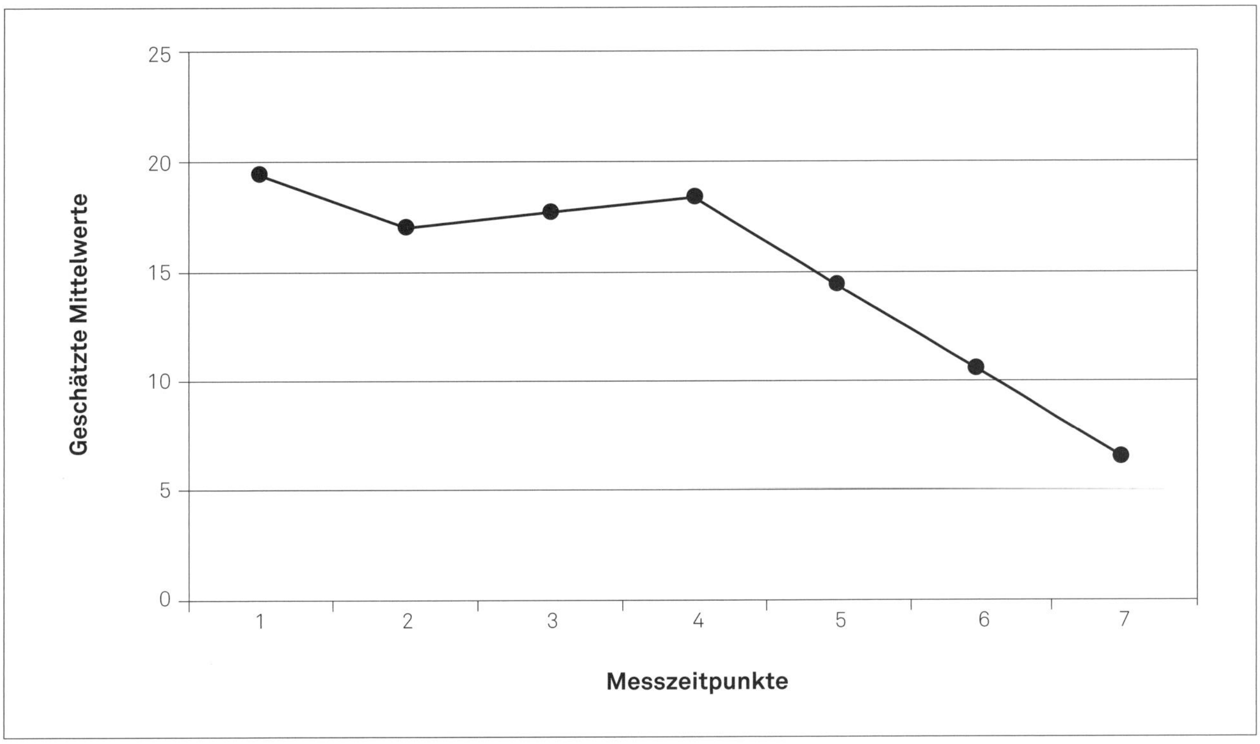

Abbildung 7: Geschätzte Regressionsgerade für das SPAIK

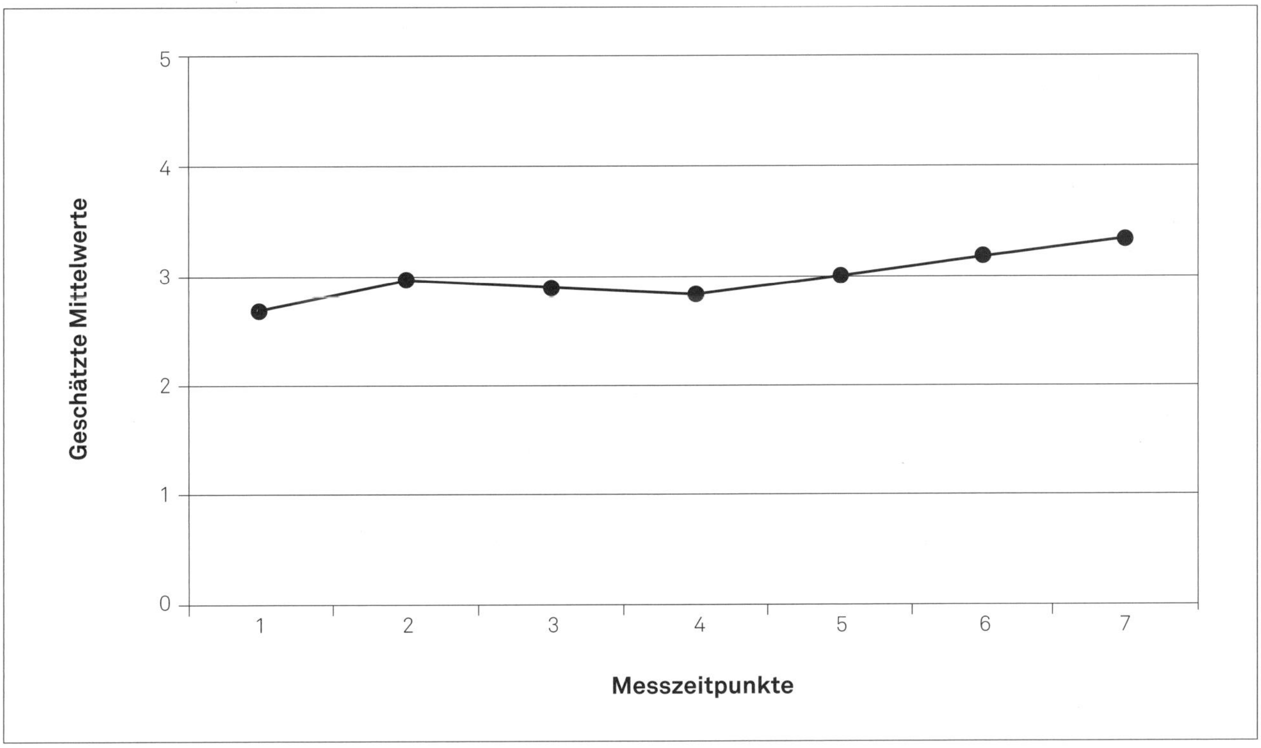

Abbildung 8: Geschätzte Regressionsgerade für den AICQ

spezifischen Interventionen, ausgegangen werden. Abbildung 8 zeigt die geschätzte Regressionsgerade für den AICQ.

Auf einer individuellen Problemliste IPL bewerteten die Jugendlichen wöchentlich ihre Hauptprobleme mit Gleichaltrigen. Auch die Eltern haben die individuellen Probleme in größeren Abständen bewertet. Bezogen auf das Selbsturteil der Jugendlichen finden sich folgende Ergebnisse: Die Frequenz und die Belastung durch die individuellen Probleme nehmen im Verlauf ab, es zeigt sich ein signifikanter Zeiteffekt

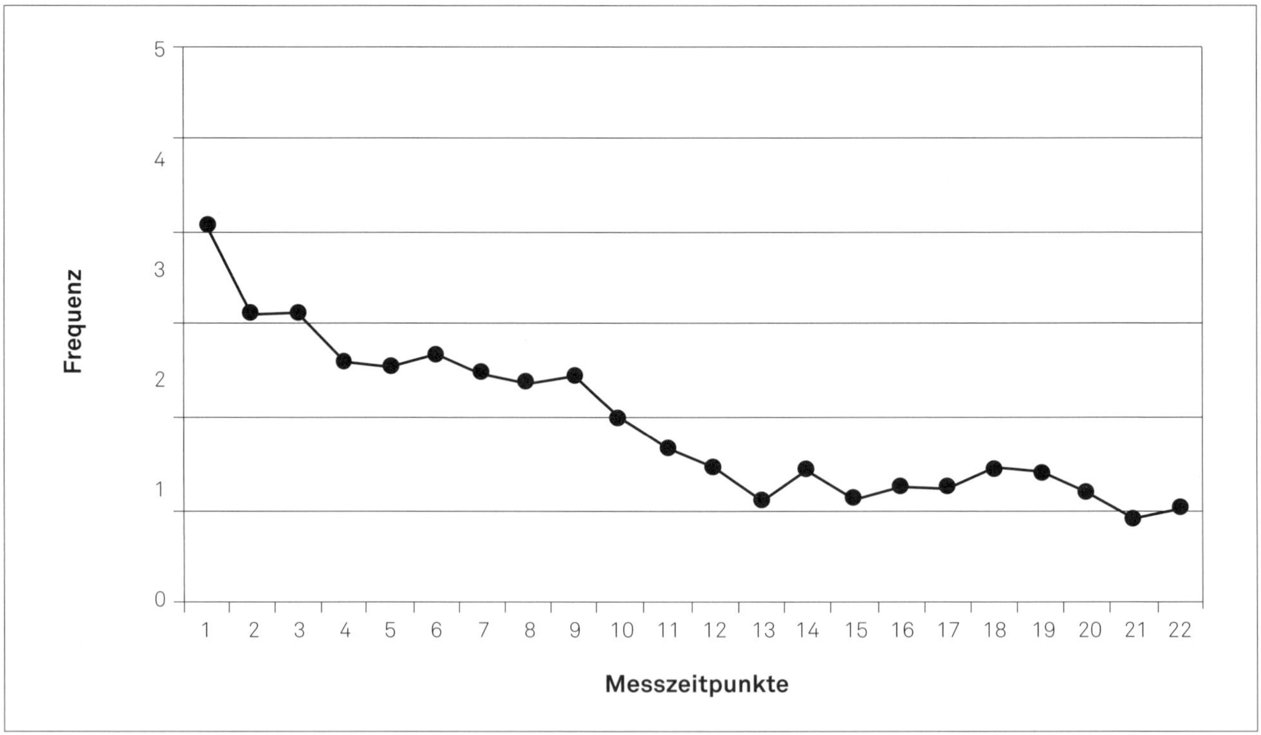

Abbildung 9: Individuelle Probleme Frequenz – Selbsturteil

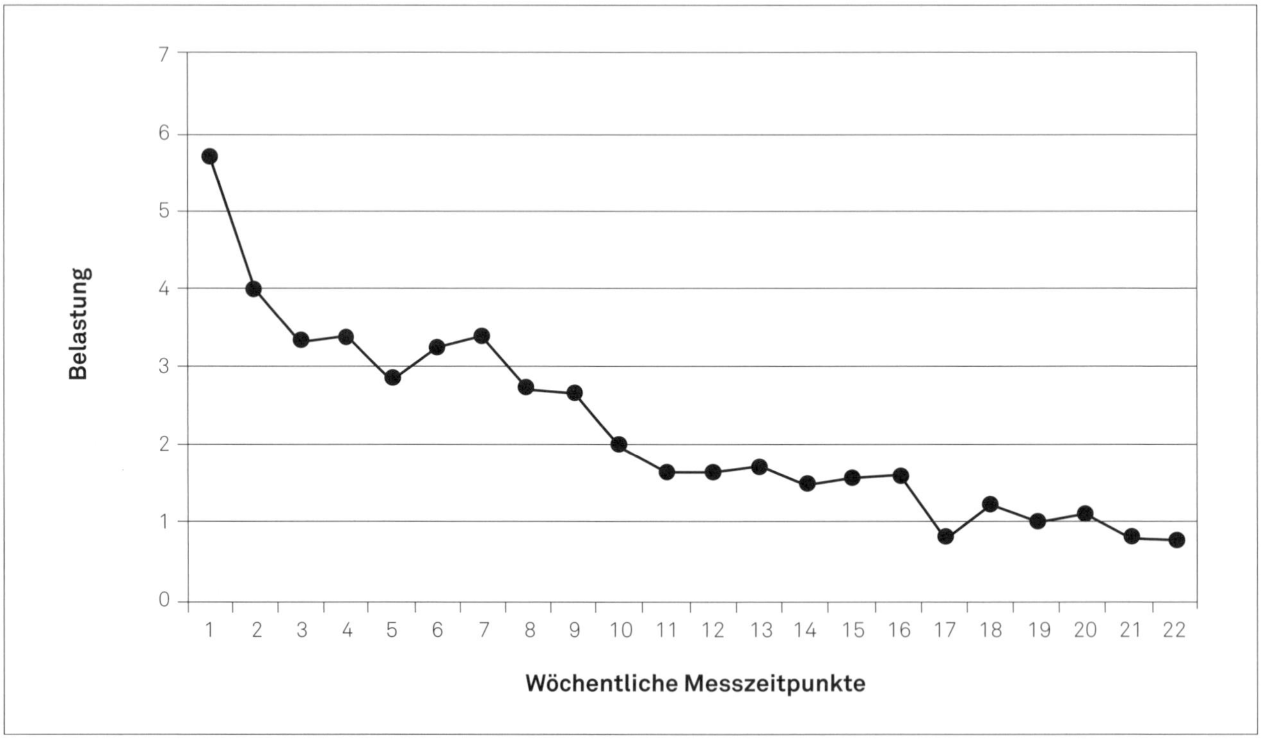

Abbildung 10: Individuelle Probleme Belastung – Selbsturteil

für die Gesamtbehandlung, jedoch kein bedeutsamer Effekt ab der Treatmentphase. Beim Vergleich der ersten und der letzten Erhebung findet man große Effektstärken von $\delta = 3.40$ für die Frequenz individueller Probleme und von $\delta = 3.24$ für die Belastung durch die Probleme. Abbildung 9 und Abbildung 10 zeigen den Verlauf von Frequenz und Belastung im Selbsturteil.

Im Elternurteil zeigen sich bezogen auf Frequenz und Belastung signifikante Zeiteffekte (jeweils $p = .000$). Abbildung 11 und Abbildung 12 zeigen den Verlauf von Frequenz und Belastung im Elternurteil. Weder im Selbsturteil der Jugendlichen noch im Elternurteil kann ein deutlicher Unterschied zwischen den Erhebungen der Diagnostikphase und den Erhebungen der Interventionsphase gefunden werden. Der Ver-

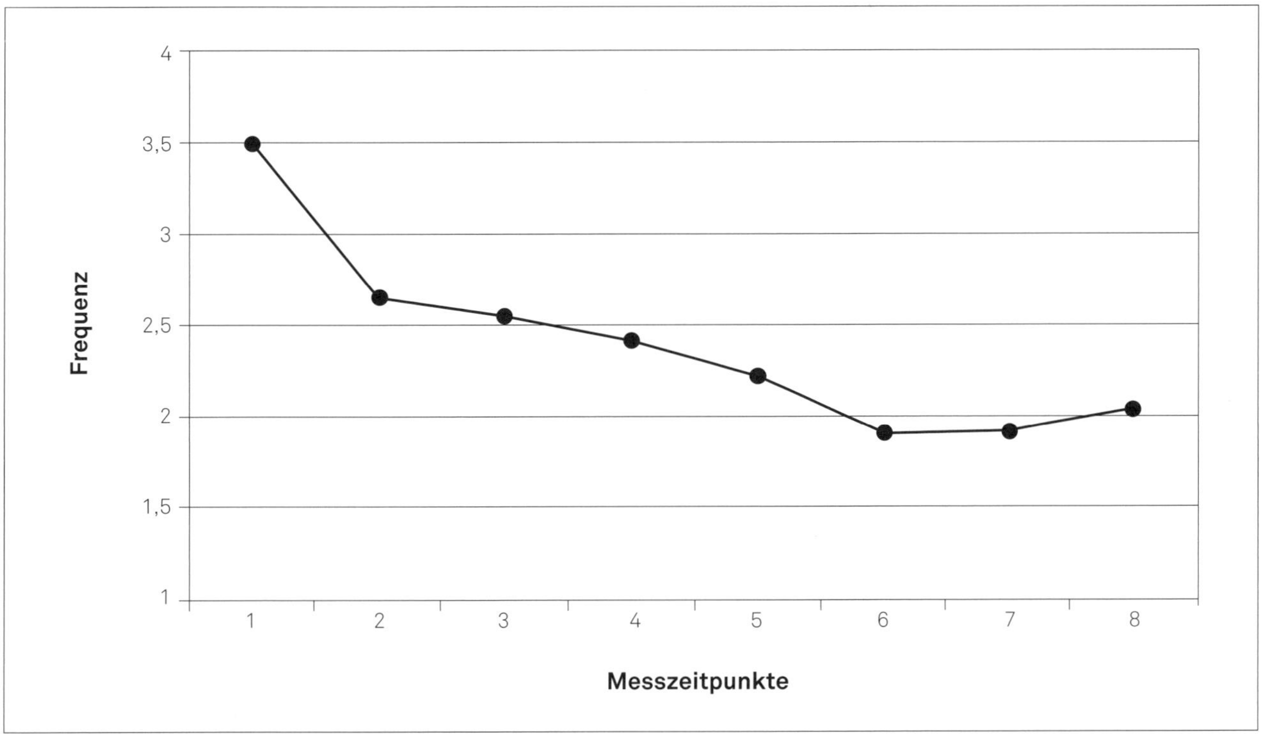

Abbildung 11: Individuelle Probleme Frequenz – Elternurteil

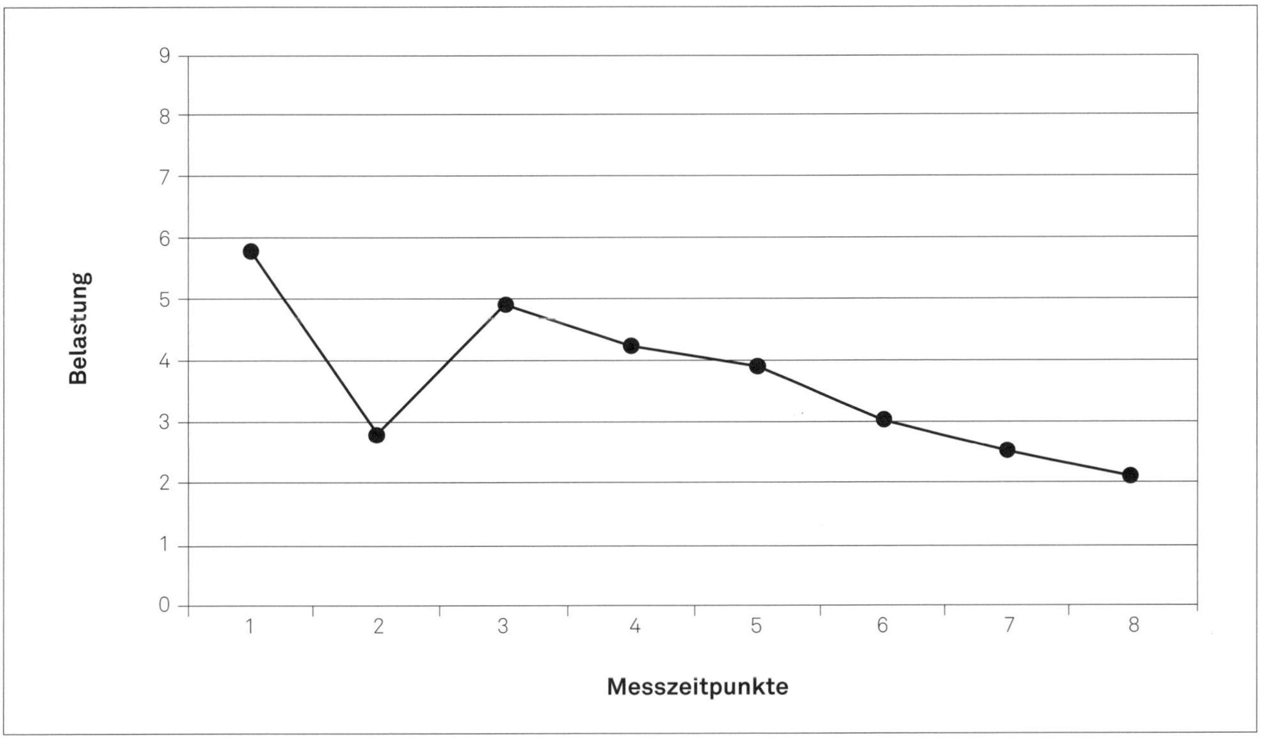

Abbildung 12: Individuelle Probleme Belastung – Elternurteil

lauf der Beurteilungen individueller Problemfrequenz und Problembelastung entspricht jedoch der erwarteten Richtung.

Insgesamt entsprechen die Verläufe den Hypothesen, es zeigt sich sowohl im Selbsturteil der Jugendlichen als auch im Elternurteil eine Verringerung der Symptomatik.

Prä-Post-Vergleiche

Achenbach-Skalen: Im Selbsturteil mit YSR finden sich im Prä-Post-Vergleich große Effekte bezüglich internaler Symptomatik, im Elternurteil mit CBCL werden bezüglich der relevanten Skalen mittlere Effekte gefunden. Die relevanten Skalen und Effektstärken sind in Tabelle 5 zusammengefasst.

Tabelle 5: Effektstärken bei Prä-Post-Vergleich – YSR und CBCL

	Skala	Wilcoxon-Test	Effektstärke
YSR	Internale Auffälligkeiten	α = 0,021	1.10
	Soziale Probleme	α = 0,003	2.44
	Sozialer Rückzug	α = 0,003	1.14
CBCL	Internale Auffälligkeiten	α = 0,109	0.60
	Soziale Probleme	α = 0,044	0.60
	Sozialer Rückzug	α = 0,138	0.55

Im Prä-Post-Vergleich wird auf den relevanten Skalen der YSR eine deutliche Reduktion der Symptombeschreibungen gefunden. Internale Auffälligkeiten, insbesondere Sozialer Rückzug, Soziale Probleme werden zum Ende der Studie als deutlich geringer beschrieben als bei der Eingangsmessung. Bei der Testung mit dem Wilcoxon-Test zeigen sich bezüglich des Selbsturteils signifikante Effekte für diese Skalen und es liegen durchgängig große Effektstärken vor. Auch im Elternurteil zeigt sich eine Reduktion der Symptome. Der Wilcoxon-Test zeigt für die Skala „Soziale Probleme“ einen signifikanten Effekt. Im Elternurteil können durchgängig mittlere Effektstärken gefunden werden.

DISYPS-II: Auf den eingesetzten Symptom-Checklisten SBB-ANG und SBB-DES beschreiben die Jugendlichen einen deutlichen Rückgang der Symptomatik mit großen Effektstärken sowohl für die Symptomskalen als auch für die Kompetenzskalen. Im Elternurteil werden für Symptom- und Kompetenzskalen Veränderungen mit kleinen bis mittleren Effektstärken gefunden (vgl. Tabelle 6).

Tabelle 6: Effektstärken bei Prä-Post-Vergleich – Symptom-Checklisten aus dem DISYPS-II

Symptom-Checkliste	Effektstärke
SBB-ANG	0.98
SBB-DES	1.12
FBB-ANG	0.37
FBB-DES	0.46

DIKJ: Beim Prä-Post-Vergleich der Stimmungsprobleme gemessen mit dem DIKJ wird eine mittlere Effektstärke von δ = .52 gefunden.

Kompetenzen: Im SWE zeigt sich ein Anstieg im Behandlungsverlauf, im Vergleich von Eingangs- und Ausgangsmessung ergibt sich eine große Effektstärke von δ = 1.03. Im Laufe der Studie wird somit eine Zunahme von Selbstwirksamkeitserwartung angegeben.

Für die mit dem STAXI erhobene Fähigkeit zur Ärgerkontrolle wird ein leichter Kompetenzzuwachs mit einer kleinen Effektstärke von δ = .28 angegeben. Auch für die Skala der externalisierenden Ärgerverarbeitung ergibt sich eine kleine Effektstärke von δ = .34. Bezüglich der internalisierenden Ärgerverarbeitung zeigt sich ein Rückgang mit einer hohen Effektstärke von δ = .83 beim Vergleich zwischen den Erhebungen zu Studienbeginn und Studienabschluss. Dies kann für die vorliegende Stichprobe, die sich durch internalisierende Auffälligkeiten auszeichnet, als leichter Zuwachs von Fertigkeiten im Umgang mit Ärgergefühlen gewertet werden.

Mit dem SELBST-Bogen können neben einem allgemeinen Umgang mit jugendtypischen Schwierigkeiten im Gesamturteil auch durch die Skala „Gleichaltrigenprobleme“ Aussagen zum Umgang mit Schwierigkeiten mit Gleichaltrigen gemacht werden. Auch andere jugendtypische Probleme, z.B. Selbstwertprobleme, Schwierigkeiten mit Eltern und Schule, nehmen im Verlauf der Behandlung ab. Die Effektstärken im Prä-Post-Vergleich sind groß, sowohl bezogen auf Gesamtskala (δ = .85) als auch auf die Skala „Gleichaltrigenprobleme“ (δ = 1.09). Im Elternurteil zeigen sich ebenfalls große Effektstärken (Gesamtskala δ = .80, Skala Gleichaltrigenprobleme δ = 1.09). Die Ergebnisse sprechen für eine Zunahme allgemeiner Kompetenzen im Umgang mit alterstypischen Anforderungssituationen sowie insbesondere für eine Zunahme von Kompetenzen im Umgang mit Gleichaltrigen. Bei diesem Instrument liegen keine auffälligen Unterschiede zwischen Selbsturteil und Elternurteil vor.

Zusammenfassung

SELBST-Gleichaltrigenprobleme hat sich in der vorliegenden Untersuchung an einer kleinen Stichprobe als anwendbar, sinnvoll und wirkungsvoll erwiesen. Die Patienten beschreiben einen deutlichen Rückgang der Gleichaltrigenprobleme sowie internalisierender Symptomatik.

Insgesamt ist die Behandlung mit SELSBT-Gleichaltrigenprobleme sowohl von den Studienteilnehmern und deren Eltern als auch von der Therapeutin positiv bewertet worden. Im Jugendlichenurteil pro Sitzung zeigen sich gute bis sehr gute Gesamtbewertungen der Behandlungsstunden, welche durchgängig als hilfreich bis sehr hilfreich bewertet worden sind. Die Bewältigung der Wochenaufgaben wird als befriedigend bis gut bewertet. Die Zufriedenheit ist über den Behandlungsverlauf stabil.

Zwar kann aufgrund der vorliegenden Daten keine statistische Bewertung einzelner Interventionsbausteine erfolgen, jedoch können die einzelnen Bausteine nach klinischem Eindruck und den Angaben der Jugendlichen beurteilt werden. Die Patienten beurteilen die Entwicklung des gemeinsamen Störungsmodells als hilfreich. Insgesamt werden emotionsaktivierende Interventionen, vor allem die Exposition und das problembewältigende Fertigkeitentraining, als besonders hilfreich beurteilt. Eine Untersuchung der Wirksamkeit einzelner Bausteine soll in weiteren Studien erfolgen. Zusammenfassend kann das beschriebene Behandlungsmanual als gut anwendbar beurteilt werden. In der Pilotstudie sind trotz einer geringen Stichprobengröße erste Hinweise auf eine gute Wirksamkeit der Interventionen gefunden worden.

Weiterentwicklung und Ausblick

In der Überarbeitung des Behandlungsmanuals sind keine Veränderungen an der Grundstruktur der Bausteine vorgenommen worden. Auch das pathogenetische Modell ist nicht wesentlich verändert worden. In der ersten Version (Schmitt, 2010) wurden dysfunktionale Grundannahmen und deren Bedingungsfaktoren einbezogen, die ebenfalls Bedingungsfaktoren interpersonaler Schemata sein können. In die Überarbeitung der Bausteine und Materialien sind Impulse und Methoden aus der dritten Welle der Verhaltenstherapie einbezogen worden, die letztendlich eine Weiterentwicklung der kognitiven Verhaltenstherapie ist. Die Anwendung mit den neuen Materialien ist bisher noch nicht evaluiert worden. Weitere Untersuchungen dazu sind in Vorbereitung. Die Überarbeitungen der Bausteine werden im Folgenden beschrieben.

Im Baustein „Kognitionen Jugendlicher" wird das Schemakonzept nach Young et al. (2008) genutzt, um dysfunktionale Überzeugungen anhand interpersonaler Schemata zu organisieren. Dazu haben wir ergänzende psychoedukative Materialien entwickelt und die Checkliste um zentrale Grundannahmen ergänzt. In der Disputation beschreiben wir neben der empirisch-logischen auch die Möglichkeiten der hedonistischen oder bedürfnisorientierten Disputation. Diese Herangehensweise hat sich in der Praxis als sinnvoll und hilfreich erwiesen, sowohl für Patienten als auch für Anwender.

Weiterhin sind Grundannahmen aus der Akzeptanz- und Commitment-Therapie (Greco & Hayes, 2011) in die Überarbeitung der Materialien in den Bausteinen 1 (Soziale Informationsverarbeitung und soziales Selbstbild, vgl. Kapitel 2.5.1), 2 (Kognitionen Jugendlicher, vgl. Kapitel 2.5.2) und 4 (Emotionsregulation, vgl. Kapitel 2.5.4) eingeflossen. Der Aufbau einer beobachtenden und akzeptierenden Haltung gegenüber Kognitionen und Emotionen wird in diesen Bausteinen genutzt, um emotionale Belastung zu regulieren. Weiterhin wird Akzeptanz des Ist-Zustandes analog zur kreativen Hoffnungslosigkeit (Greco & Hayes, 2011) als Ausgangspunkt für die Entwicklung realistischer Veränderungen betrachtet. Dabei ist die Grundstruktur des Bausteins nicht verändert worden.

Im Baustein 3 (Kognitionen Eltern, vgl. Kapitel 2.5.3) wird in der Analyse und Disputation dysfunktionaler Grundüberzeugungen ebenfalls eine schematherapeutische Perspektive genutzt. So wird in der Arbeit an Kognitionen und Botschaften der Eltern das Konzept emotionaler Grundbedürfnisse verwendet. Dazu sind ergänzend Materialien entwickelt worden, die Grundstruktur des Bausteins wurde jedoch beibehalten.

In der ersten Version des Manuals wurden imaginative Verfahren nicht angewendet. Diese Interventionen werden jetzt jedoch (modifiziert nach Landolt & Hensel, 2012; Reddemann, 2011; Roediger, 2018) als Option zur Steigerung der emotionalen Ressourcen und zum Umgang mit emotionaler Belastung durch massive Gleichaltrigenprobleme wie Bullying in den Baustein 4 (Emotionsregulation, vgl. Kapitel 2.5.4) integriert. Diese ergänzen die ursprünglichen Interventionen in diesem Baustein. Die Interventionen im Baustein 4 sind nicht verändert worden, jedoch wird in der Umsetzung und Beziehungsgestaltung vor allem hier eine Orientierung an emotionalen Grundbedürfnissen des Jugendlichen empfohlen.

Der *Baustein 5* (Soziales Problemlösen und soziale Fertigkeiten, vgl. Kapitel 2.5.5) ist um eine Psychoedukation zu authentischem Verhalten und zu sozialer Macht ergänzt worden. Im Fertigkeitentraining zu individuellen Situationen wurden an einigen Stellen auch Alternativen zu passiv-aggressiven Reaktionen aufgenommen. Auch hier ist die Grundstruktur nicht verändert worden.

Im aktuellen Manual wird eine therapeutische Beziehungsgestaltung empfohlen, die sich ebenfalls an Ansätzen der dritten Welle, vor allem der Schematherapie orientiert. Dies hat sich im klinischen Alltag als sinnvoll und bereichernd erwiesen und entspricht dem grundlegenden Ziel des Selbstmanagementansatzes, den Patienten bei der Entwicklung von Selbstbestimmung zu unterstützen.

Kanfer et al. (2012) beschreiben den Selbstmanagementansatz explizit als methodenoffen. Durch die Weiterentwicklung möchten wir zeigen, dass Selbstmanagementtherapie ein weiterhin lohnenswerter, transdiagnostischer psychotherapeutischer Ansatz ist, der mit innovativen Techniken - auch in Zukunft - gut kombiniert werden kann. Weitere Untersuchungen zu SELBST-Gleichaltrigenprobleme bei verschiedenen Patientengruppen sind geplant.

1.8 Diagnostik und Verlaufskontrolle

Um relevante Informationen zur Entwicklung des gemeinsamen Störungskonzeptes zu sammeln, werden in der diagnostischen Phase zum einen allgemeine Fragebögen zu psychischen Auffälligkeiten genutzt. Zum anderen kommen problemspezifische Fragebögen zum Einsatz, die der genaueren diagnostischen Einordnung der Gleichaltrigenprobleme dienen. Weiterhin werden eigens für das Behandlungsprogramm entwickelte Instrumente eingesetzt, welche in Form von Explorationsschemata und Fragebögen die Symptomatik erfassen und eine Identifikation relevanter Interventionsbereiche erlauben. Die im Rahmen des Programms eigens entwickelten Instrumente sind an dem Akronym „SELBST“ zu erkennen. Diese dienen neben der Erhebung diagnostischer Informationen auch der Identifikation relevanter Therapiebausteine.

1.8.1 Instrumente zur Exploration und ersten Problemerfassung

Explorationsschema

Das *G01 SELBST-Explorationsschema* ist im Grundlagenband (Walter et al., 2007) bereits ausführlich beschrieben. Es umfasst in Teil 1 Grundinformationen (Allgemeine Daten; Familienzusammensetzung; Kontaktdaten Schule/Ausbildung; Vorstellungsanlass und spontan berichtete Probleme; Ressourcen der Beteiligten), Teil 2 dient der vertieften Exploration (Familiärer Hintergrund, Schule/Ausbildung, Gleichaltrigenkontakte, Selbstwert, Aktivität und Stimmung, Eltern-Jugendlichen-Beziehung und Erziehungsverhalten; Entwicklungsgeschichte des Jugendlichen; Einstellungen des Jugendlichen zur Therapie; Verhaltens-/Interaktionsauffälligkeiten während der Exploration/Untersuchung; psychopathologische Beurteilung). Mit diesem Explorationsschema können in den ersten Sitzungen der Jugendliche und die Eltern sowohl gemeinsam als auch einzeln exploriert und die Angaben systematisch erfasst werden.

Weiterhin steht - wie auch für die anderen Bereiche des SELBST-Programms - ein vertiefendes Explorationsschema zur genaueren Erfassung der Gleichaltrigenprobleme zur Verfügung *(GP-D-1 SELBST-Explorationsschema)*. Die Skalen sind in Kasten 3 dargestellt.

Kasten 3: Übersicht GP-D-1 SELBST-Explorationsschema-Gleichaltrigenprobleme

Gleichaltrigenprobleme

- *Soziales Umfeld:* Wichtigste Freunde, Ressourcen in Freundschaften, Integration in einen Freundeskreis, Teilnahme an Gruppen (Verein etc.), Liebesbeziehung
- *Freizeit und Lifestyle:* Hobbys, Jugendkultur, Aktivitäten, Selbstständigkeit, Substanzkonsum, Risikoverhalten
- *Soziale Entwicklung:* Erste Erinnerungen an Kontakte, Kindergarten, Grundschule, weiterführende Schule, Entwicklung während der letzten sechs Monate
- *Erfahrungen und resultierende Überzeugungen:* Positive Erfahrungen mit Gleichaltrigen und resultierende Überzeugungen, negative Erfahrungen mit Gleichaltrigen und resultierende Überzeugungen
- *Aktuelle soziale Situationen und Kontaktwünsche:* Integration, sozial unsicheres Verhalten, Impulsivität, starke emotionale Reaktionen, aggressives Sozialverhalten, Opfer oder Täter von Viktimisierung; aktuelle Kontaktwünsche
- *Aktuelle Konflikte:* Name des Gleichaltrigen, Thema, Verhalten, Dauer, eigenes Konfliktverhalten

Soziometrie

Übersichten mit allen wichtigen Beziehungen und Kontakten zu Gleichaltrigen sollten erstellt werden. Dabei können die Nähe und Qualität (positiv oder negativ) abgebildet werden. In Phase 2 werden zwei Arbeitsblätter für Soziogramme eingesetzt (*GP-D-2.1 Mitschüler - Soziogramm Schule* und *GP-D-2.2 Freundeskreis - Soziogramm allgemein*).

Auf dem Arbeitsblatt *GP-D-2.1 Mitschüler – Soziogramm Schule* werden die Beziehungen innerhalb der Klasse dargestellt. Dabei können auch die einzelnen Subgruppen oder Cliquen in der Schulklasse eingezeichnet werden. Auf dem Arbeitsblatt *GP-D-2.2 Freundeskreis – Soziogramm allgemein* werden die wichtigsten Beziehungen mit Gleichaltrigen abgebildet. Dabei werden sowohl positive als auch negative Beziehungen erfasst. Nähe und Stabilität sowie andere Qualitäten der Beziehungen werden dargestellt. Zudem können auch Gleichaltrige identifiziert werden, zu denen der Jugendliche seinen Kontakt intensivieren könnte oder mit denen er in Konflikt steht. Zusätzlich können Sie den Jugendlichen auch bitten, Klassenfotos und Fotos von wichtigen Freunden mitzubringen und damit eine Collage des sozialen Netzes erstellen.

Erfassung dysfunktionaler Überzeugungen

Auf dem Arbeitsblatt *GP-D-3 Überzeugungen über andere und über mich …* werden dysfunktionale Grundannahmen erfragt, die mit interpersonalen Schemata verbunden sind. Der Fragebogen dient als Screening-Instrument. Bisher ist keine Validierung erfolgt. Die Items wurden in Anlehnung an den YSQ-S3R von Young et al. (2003, 2010) und an die Liste „Zehn zentrale Schemata“ von McKay, Lev und Skeen (2013) formuliert und zusammengestellt. Letztere umfasst die Schemata: Verlassenheit/Instabilität; Misstrauen/Missbrauch; Emotionale Entbehrung; Unzulänglichkeit/Scham; Soziale Isolation/Entfremdung; Abhängigkeit/Inkompetenz; Versagen; Anspruchshaltung; Unterwerfung; Überhöhte Standards. Auf dem Arbeitsblatt *GP-D-3 Überzeugungen über andere und über mich…* sind zudem die Schemata Anspruchshaltung/Grandiosität sowie Selbstaufopferung aufgenommen worden, da diese ebenfalls Bedingung oder Folge von Gleichaltrigenproblemen sein können.

Checkliste

Auf der *GP-D-4 SELBST-Checkliste-Gleichaltrigenprobleme* werden Symptome erfasst, die bei Gleichaltrigenproblemen Jugendlicher auftreten. Dabei werden sowohl internale als auch externale Reaktionen erfasst. Die vierstufigen Items sind Skalen zugeordnet, die den Bausteinen von SELBST-Gleichaltrigenprobleme entsprechen.

- *Informationsverarbeitung:* Soziale Informationsverarbeitung und soziales Selbstbild.
- *Kognitionen Jugendlicher:* Dysfunktionale Grundannahmen und interpersonale Schemata.
- *Kognitionen Eltern:* Dysfunktionale Grundannahmen und Botschaften der Eltern.
- *Emotionsregulation:* Starke emotionale Reaktionen und dysfunktionale Selbstregulation.
- *Soziales Problemlösen und Verhaltensfertigkeiten:* Mangel an Problemlösungen und inkompetentes Verhalten in verschiedenen sozialen Situationen.
- *Verstärkerbedingungen Eltern:* Ungünstiges Erziehungsverhalten, Verstärkung des Problemverhaltens.
- *Soziale Verstärkerbedingungen:* Verfestigte belastende soziale Position und Reaktionen der Gleichaltrigen.

Die Checkliste wird als Explorationsgrundlage mit dem Jugendlichen und den Eltern getrennt genutzt. Die Beurteilung erfolgt als klinisches Urteil des Therapeuten. Mittelwerte können über die einzelnen Skalen gebildet werden. Auf der Checkliste finden sich für jede Skala als bedeutsam betrachtete Werte. Die Checkliste dient der Zusammenschau der bestehenden Probleme, so dass die Schwerpunkte der Problematik bestimmt werden können. Die Skalen können verglichen und Übereinstimmungen zwischen den Beurteilungen von Jugendlichem und Eltern identifiziert werden. Somit ergeben sich erste Anhaltspunkte für relevante Bausteine und Schwerpunktsetzungen.

Erfassung sozialer Performanz

Die Liste *GP-D-5 Situationen mit anderen Jugendlichen* erfasst sozial kompetente Performanz in verschiedenen Situationen, die den Klassen Kontakt, Beziehung, Selbstbehauptung und Konflikt zugeordnet sind. Sie kann als Screening-Instrument eingesetzt werden, um kompetente Performanz und Performanzdefizite zu erfassen, die im individualisierten Problemlöse- und Fertigkeitentraining bearbeitet werden können (vgl. Baustein 5 Soziales Problemlösen und soziale Fertigkeiten, vgl. Kapitel 2.5.5).

Neben der Exploration empfehlen Kanfer et al. (2012) zu Beginn und am Ende der Behandlung standardisierte Diagnostik einzusetzen, um Symptomatik und Behandlungseffekte zu beurteilen. Dazu sollten allgemeine Verfahren genutzt werden, mit denen auch differenzialdiagnostische Informationen erfasst werden können. Dabei sollte neben dem Selbsturteil der Jugendlichen immer mindestens ein Fremdurteil erhoben werden (Eltern, ggf. Betreuer oder Lehrer). Im Folgenden werden Empfehlungen zu verschiedenen Instrumenten gegeben. Diese sind zusammenfassend in Tabelle 7 aufgelistet.

Tabelle 7: Diagnostische Instrumente zum Einsatz bei SELBST–Gleichaltrigenprobleme

	Jugendlichenurteil	Elternurteil/Lehrerurteil	Klinisches Urteil
Allgemeine Diagnostik	• YSR/11-18R • G03 SELBST-JF-6M • G04 SELBST-JF-1W • DISYPS-III	• CBCL/6-18R • TRF/6-18R • SELBST-EL/LE-6M • SELBST-EL/LE-1W • DISYPS-III	• G01 SELBST-EX • GP-D-1 SELBST-Explorationsschema-Gleichaltrigenprobleme • DISYPS-III
Problemspezifische Diagnostik	• GP-D-2.1 Mitschüler – Soziogramm Schule • GP-D-2.2 Freundeskreis – Soziogramm allgemein • GP-D-3 Überzeugungen über andere und über mich … • GP-D-5 Situationen mit anderen Jugendlichen • FESKA-S • FAVK-S • FEEL-KJ	• KANN • FESKA-F • FAVK-F	• GP-D-4 Checkliste-SELBST-Gleichaltrigenprobleme
Verlaufsdiagnostik	• Problemliste/Zielliste	• Problemliste/Zielliste	• Problemliste/Zielliste

1.8.2 Allgemeine Diagnostik

Die Diagnostik folgt dem Konzept der multimodalen Verhaltens- und Psychodiagnostik (Döpfner & Petermann, 2012), das störungsübergreifende und störungsspezifische Verfahren miteinander kombiniert und dabei verschiedene Perspektiven berücksichtigt.

YSR/11-18R Fragebogen für Jugendliche (Döpfner et al., 2014). Die deutschsprachige Version des Youth Self Report kann bei Jugendlichen im Alter von 11 bis 18 Jahren eingesetzt werden. Kompetenzen sowie Verhaltensauffälligkeiten und emotionale Probleme werden erfasst. Problematische Verhaltensweisen werden anhand einer dreistufigen Skala im Hinblick auf die letzten sechs Monate bewertet. Das Instrument umfasst 105 Items, die zu 8 Problemskalen (Ängstlich-Depressiv; Rückzüglich-Depressiv; Körperliche Beschwerden; Soziale Probleme; Denk-, Schlaf- und repetitive Probleme; Aufmerksamkeitsprobleme; Regelverletzendes Verhalten, Aggressives Verhalten) und zwei Kompetenzskalen (Aktivitäten, Soziale Kompetenzen) zusammengefasst werden. Zudem können Werte für eine Skala Internale Probleme, Externale Probleme sowie ein Gesamtauffälligkeitswert gebildet werden.

CBCL/6-18R Elternfragebogen über das Verhalten von Kindern und Jugendlichen (Döpfner et al., 2014). Der Elternfragebogen über das Verhalten von Kindern und Jugendlichen ist die deutsche Fassung der Child Behavior Checklist. Problematische Verhaltensweisen werden anhand einer dreistufigen Skala im Hinblick auf die letzten sechs Monate bewertet. Das Instrument umfasst 120 Items, die ebenfalls wie der YSR zu 8 Problemskalen zusammengefasst werden. Auch hier können Werte für die Skalen Internale Probleme, Externale Probleme sowie ein Gesamtauffälligkeitswert gebildet werden. Der Fragebogen ist für Eltern von 6- bis 18-jährigen Kindern und Jugendlichen geeignet.

TRF/6-18R Lehrerfragebogen über das Verhalten von Kindern und Jugendlichen (Döpfner et al., 2014). Der TRF entspricht mit einigen Modifikationen dem Elternfragebogen CBCL. Einige Items sind nicht in den TRF aufgenommen, zusätzlich umfasst er 26 Items, die auf die Schulsituation und das Lehrer-Schüler-Verhältnis bezogen sind. Das Instrument ist bei Schülern im Alter von 6 bis 18 Jahren anwendbar.

Für YSR/11-18R, CBCL/6-18R und TRF/6-18R konnten zufriedenstellende Testgütekriterien gefunden werden. Für die deutschen Versionen von YSR/11-18R, CBCL/6-18R liegen Normen vor (Döpfner et al., 2014).

SELBST-Bogen für Jugendliche, Eltern und Lehrer (Walter et al., 2007). Im Rahmen der Konzeption des SELBST-Programms ist dieser Fragebogen zur Erhebung typischer Probleme im Jugendalter konstruiert worden. Es liegen Versionen für Jugendliche sowie für Eltern und Lehrer vor. Die Beurteilungen können sich auf sechs Monate (-6M) oder auf eine Woche (-1W) beziehen. Der Wochenbeurteilungsbogen kann als Verlaufsinstrument eingesetzt werden. Dieses Instrument umfasst 18 Items, die vier Skalen zugeordnet sind: Selbstwert (6 Items), Aktivität und Affekt (5 Items), Beziehung (3 Items), Leistung (5 Items). Die Beantwortung erfolgt auf einer vierstufigen Skala. Dabei werden positiv formulierte Items für die Auswertung invertiert, so dass der Rohwert die Probleme des Jugendlichen abbildet. Die Skala „Beziehung" umfasst Aussagen zu Gleichaltrigen als auch zur Familie bzw. zu Erwachsenen. Zur Bestimmung der Skalenwerte liegt eine Auswertungsschablone vor.

DISYPS-III (Döpfner & Görtz-Dorten, 2017). Aus dem Diagnostik-System für psychische Störungen im Kindes- und Jugendalter nach ICD-10 und DSM-5 können im Fremd- und im Selbsturteil der Screening-Bogen (FBB-SCREEN, SBB-SCREEN) sowie vor allem die Fragebögen zur Erfassung von Angststörungen (FBB-ANG, SBB-ANG), depressiven Störungen (FBB-DES, SBB-DES) und Störung des Sozialverhaltens (FBB-SSV, SBB-SSV) eingesetzt werden. Differenzialdiagnostisch kann es sinnvoll ein, den Fragebogen zu Autismus-Spektrum-Störungen (FBB-ASKS, SBB-ASKS) zu nutzen. Die Skalen umfassen jeweils problembezogene Items sowie Kompetenzitems. Zudem wird global die Belastung durch die beschriebenen Probleme und deren Dauer erhoben. Die Beantwortung erfolgt auf einer vierstufigen Skala, mit welcher die Ausprägung des jeweiligen Symptoms erfasst wird. Zur Erfassung des klinischen Urteils und zur Überprüfung von Diagnosen können die entsprechenden Diagnose-Checklisten eingesetzt werden. Für die meisten der genannten Verfahren sind die Gütekriterien belegt und es liegen Normen vor.

1.8.3 Problemspezifische Diagnostik

FESKA, Fragebogen zur Erfassung störungsaufrechterhaltender Komponenten sozialer Angst bei Kindern und Jugendlichen (Görtz-Dorten et al., 2018). Der FESKA ist ein Fragebogen zur Erfassung möglicher störungsaufrechterhaltender Komponenten sozialer Angst bei Kindern und Jugendlichen im Alter von 4;0 bis 14;11 Jahren. Dabei werden verschiedene mögliche Interaktionssituationen bzw. -partner des Kindes bzw. des Jugendlichen berücksichtigt (bekannte und fremde Gleichaltrige, bekannte und fremde Erwachsene). Es liegen zwei Versionen des Fragebogens vor. Der FESKA erfasst damit in differenzierter Weise auch Gleichaltrigenprobleme und ist damit für die Diagnostik im Rahmen dieses Therapieprogramms geeignet. Er lässt sich auch bei älteren Jugendlichen einsetzen. Der Fremdbeurteilungsbogen FESKA-F wird von Eltern, Lehrern oder Erziehern von Kindern und Jugendlichen im Alter von 4;0 bis 14;11 Jahren ausgefüllt. Der Selbstbeurteilungsbogen FESKA-S wird von Kindern bzw. Jugendlichen im Alter von 9;0 bis 14;11 Jahren ausgefüllt. Beide Versionen, FESKA-S und FESKA-F, enthalten die identischen Items in nur minimal modifizierter Formulierung. Der Fragebogen besteht aus insgesamt 23 Items. Jedes Item beinhaltet eine Aussage über Gedanken, Gefühle oder Verhaltensweisen des Kindes oder aber über Reaktionsweisen anderer gegenüber dem Kind in sozialen Situationen. Es wird jeweils beurteilt, wie zutreffend die Beschreibung einerseits im Umgang mit anderen bekannten und fremden Gleichaltrigen und andererseits im Umgang mit bekannten und fremden Erwachsenen ist. Die Beurteilung erfolgt anhand einer vierstufigen Skala. Für jeden der vier möglichen Interaktionspartner ist auf dem Fragebogen eine eigene vierstufige Antwortspalte mit einer eigenen kurzen Instruktion abgedruckt (z. B. Antwortspalte 1: „Wie zutreffend ist die Beschreibung im Umgang mit bekannten anderen Kindern/Jugendlichen?") Die Items lassen sich zu drei Komponentenskalen gruppieren. Diese Komponentenskalen erfassen im Einzelnen:

- Störung sozialer Kognitionen (10 Items),
- Störung sozialer Fertigkeiten (7 Items),
- Störung sozialer Interaktionen (6 Items).

In der Auswertung werden die Komponentenskalen und zugehörigen Gesamtskalen für drei verschiedene Auswertungsebenen bestimmt, so dass Komponentenskalen 1. Ordnung, 2. Ordnung und 3. Ordnung resultieren.

FAVK Fragebogen zum aggressiven Verhalten von Kindern (Görtz-Dorten & Döpfner, 2010; Benesch et al., 2013). Der Fragebogen dient der Beurteilung möglicher auslösender und aufrechterhaltender Komponenten von gleichaltrigenbezogenen und erwachsenenbezogenen aggressiven Verhaltensweisen bei Kindern und Jugendlichen durch Kinder und Jugendliche selbst (9;0 bis 14;11 Jahre) sowie durch Eltern, Erzieher oder Lehrer. Auf der Grundlage eines theoretischen Bedingungsmodells werden Störungen sozial-kognitiver Informationsverarbeitung, Störungen der Impulskontrolle, Störungen sozialer Fertigkeiten und Störungen sozialer Interaktionen als Komponenten aggressiven Verhaltens erhoben. Dementsprechend liegt eine Version zur Erfassung des Fremdurteils und eine Version zur Erfassung des Selbsturteils vor. Der FAVK besteht aus insgesamt 25 Items, für die jeweils beurteilt wird, wie zutreffend die Beschreibung einerseits im Umgang mit anderen Kindern und

Jugendlichen (mit Gleichaltrigen) und andererseits im Umgang mit Erwachsenen ist. Die Beurteilung erfolgt jeweils anhand einer vierstufigen Skala und gibt an, wie zutreffend die Beschreibung ist. Die Items werden zu vier Skalen zusammengefasst, welche die wesentlichen aufrechterhaltenden Faktoren für aggressives Verhalten abbilden. Im Rahmen einer verhaltenstherapeutischen Kinder- und Jugendlichenpsychotherapie können damit Hinweise zur Indikation für therapeutische Interventionen zur Verminderung gleichaltrigenbezogener und erwachsenenbezogener aggressiver Symptomatik geliefert werden.

Die Items zu Störungen der sozial-kognitiven Informationsverarbeitung erfassen vor allem generelle Verzerrung der Wahrnehmung und Interpretation einer sozialen Situation sowie mögliche grundlegende Einstellungen von aggressiv auffälligen Kindern. Die Items zu Störungen der Impulskontrolle erfassen den Mangel an Hemmung aggressiver, feindseliger Verhaltensweisen in einer sozialen Situation sowie intensive Ärgergefühle. Die Items zu Störungen der sozialen Fertigkeiten erfassen das Fehlen von sozialen Fertigkeiten im Verhaltensrepertoire des Kindes und die Items zum Bereich Störungen sozialer Interaktionen die Reaktionen von Interaktionspartnern (z. B. negative Verstärkung von aggressivem Verhalten durch Nachgeben). Die Auswertung und Interpretation des FAVK erfolgt jeweils auf 4 Ebenen:

1. Item-Gruppierungen,
2. Komponentenskalen,
3. Gesamtwert G und Gesamtwert E: Gesamtwert gleichaltrigenbezogene Aggression und Gesamtwert erwachsenen-bezogene Aggression,
4. Gesamtwert G+E: Gesamtskalenwert Aggression (G+E).

Außerdem ist eine inhaltliche Auswertung auf Itemebene für klinische Zwecke ausgesprochen informativ und kann wertvolle Anhaltspunkte für eine Vertiefung der Exploration der Eltern, Erzieher oder Lehrer geben.

FEEL-KJ Fragebogen zur Erhebung der Emotionsregulation bei Kindern und Jugendlichen (Grob & Smolenski, 2009). Der Fragebogen dient der Erfassung der Emotionsregulation bei Kindern und Jugendlichen im Alter zwischen 10 und 19 Jahren. Es werden adaptive (Problemorientiertes Handeln, Zerstreuung, Stimmung anheben, Akzeptieren, Vergessen, Umbewerten, Kognitives Problemlösen) und maladaptive Strategien (Aufgeben, Aggressives Verhalten, Rückzug, Selbstabwertung und Perseveration) erfasst. Zusätzlich werden Emotionsausdruck, Soziale Unterstützung und Emotionskontrolle erhoben. Das Instrument kann störungsübergreifend eingesetzt werden. Es konnten zufriedenstellende interne Konsistenzen gefunden werden.

KANN Kompetenzanalyseverfahren (Petermann, Schmidt & Suing, 2012). Der Fragebogen für Eltern, Lehrer und Erzieher dient der Beurteilung der Kompetenzen von Kindern und Jugendlichen von 6 bis 18 Jahren. Das Instrument umfasst 58 Items und ist in die Skalen Empathie und Fairness, Freizeitverhalten und Gleichaltrige, Leistungsverhalten und Selbstständigkeit im Alltag unterteilt. Der Beurteilungszeitraum umfasst sechs Monate. Die internen Konsistenzen sind zufriedenstellend.

1.8.4 Ergänzende Verfahren

Erfassung von Schemata

YSQ-S3R Young Schema Questionnaire Short form revised (Young et al., 2003, 2010). Der YSQ-S3R kann bei Jugendlichen ab 16 Jahren eingesetzt werden. Er dient der Erfassung früher maladaptiver Schemata. Diese umfassen: Verlassenheit/Instabilität, Misstrauen/Missbrauch, Emotionale Entbehrung, Unzulänglichkeit/Scham, Soziale Isolation/Entfremdung, Versagen, Abhängigkeit/Inkompetenz, Anfälligkeit für Schädigungen und Erkrankungen, Verstrickung/Unentwickeltes Selbst, Unterwerfung, Selbstaufopferung, Emotionale Gehemmtheit, Überhöhte Standards/Übertrieben kritische Haltung, Anspruchshaltung/Grandiosität, Streben nach Zustimmung und Annerkennung, Negativität/Pessimismus, Strafneigung sowie Unzureichende Selbstkontrolle/Selbstdisziplin. Die 90 Items werden 18 Skalen zugeordnet. Die Faktorenstruktur konnte bestätigt werden. Die internen Konsistenzen sind zufriedenstellend bis gut (Siegmund et al., 2011).

Düsseldorf Illustrated Schema Questionnaire for Children (DISC) (Loose et al., 2018). Der DISC dient der Erfassung von Schemadispositionen bei Kindern und Jugendlichen zwischen 8 und 14 Jahren. Die Items basieren auf dem YSQ, die für das Kindes- und frühe Jugendalter angepasst wurden. Sie sind als Selbstaussagen formuliert und werden mit einer vierstufigen Skala beantwortet. Die 18 Schemata werden über 36 Items abgebildet und durch Cartoons visuell unterstützt. In der ersten Evaluation wurden ausreichende Reliabilität und Validität gefunden. Der DISC kann als orientierendes Instrument zur Erfassung von Schemadispositionen bei jüngeren Jugendlichen eingesetzt werden.

Schematherapie mit Kindern, Jugendlichen und Erwachsenen. Kartenset mit 56 Bildkarten (Graaf, 2016). Auf den Bildkarten sind Personen dargestellt, welche die verschiedenen Modi repräsentieren. Diese können eingesetzt werden, um über Facetten der Persönlichkeit oder Ambivalenzen im Denken und Fühlen ins Gespräch zu kommen. Gegebenenfalls können die Karten genutzt werden, um ein Modusmodell zu entwickeln oder das innere Erleben in schwierigen Situationen darzustellen.

Intelligenz- und Leistungsdiagnostik

Eine Leistungsdiagnostik ist nicht in jedem Fall beim Einsatz von SELBST-Gleichaltrigenprobleme erforderlich. Bei komorbiden Leistungsproblemen oder bei Hinweisen auf schulische Überforderung sollte sie aber in jedem Fall durchgeführt werden. Dazu stehen, wie in SELBST-Leistungsprobleme (Walter & Döpfner, 2009) beschrieben, verschiedene Verfahren zur Verfügung. Der Einsatz mehrdimensionaler Tests mit aktuellen Normen wird empfohlen (K-ABC-II, Kaufman & Kaufman, 2015; WISC-V, Wechsler, 2017). Im K-ABC-II wird im Untertest „Geschichten Ergänzen“ teilweise das Verständnis sozialer Situationen miterfasst. Im WISC-V kann in einem Zusatzuntertest (Allgemeines Verständnis) auch Wissen um soziale Normen erfasst werden. Die Antworten der Jugendlichen können Hinweise auf ihre Einstellungen gegenüber Gleichaltrigen und sozialen Normen geben.

Verhaltensbeobachtung

Neben der direkten Interaktion mit dem Jugendlichen können auch diagnostische Rollenspiele eingesetzt werden. Möglichkeiten der Anwendung von Rollenspielen werden ausführlich im Baustein 5 (Soziales Problemlösen und soziale Fertigkeiten, vgl. Kapitel 2.5.5) beschrieben. Gerade bei der Behandlung von Beziehungsstörungen ist eine Verhaltensbeobachtung im Schulalltag von großem Nutzen. Auch wenn durch das Beobachten des Jugendlichen eine „künstliche“ Situation hergestellt wird, kann der Therapeut durch einen Besuch in der Schule einen guten Eindruck vom Umfeld des Jugendlichen und dem Klima in der Klasse erhalten. Bei Einverständnis des Jugendlichen und der Eltern kann der Therapeut nach Absprache mit den Lehrkräften der Klasse z.B. als Hospitantin oder Hospitant im Zusammenhang mit einem wissenschaftlichen Projekt vorgestellt werden, so dass kein Hinweis auf einen therapeutischen Kontakt gegeben wird. Zu empfehlen ist neben einer Teilnahme am Unterricht auch eine Teilnahme an einer längeren Pause. Meist werden solche Hospitationen aus Zeitgründen nicht durchgeführt, jedoch ist es sehr empfehlenswert, einen direkten Eindruck von der Klasse zu bekommen. Auch kann ein direkter Kontakt mit den Lehrkräften die Zusammenarbeit mit der Schule sehr erleichtern.

1.8.5 Diagnostik im Behandlungsverlauf

Verlaufskontrolle

Folgende Instrumente stehen zur Verlaufskontrolle zur Verfügung:

- *Problemliste:* Nach der Entwicklung des gemeinsamen Störungskonzeptes werden auch die individuellen Problemlisten (vgl. Walter et al., 2007, Material *G24*) erstellt. Diese eignen sich zur Verlaufskontrolle und können zu Beginn jeder wöchentlichen Sitzung vom Jugendlichen und in größeren Abständen von den Eltern (ggf. auch den Lehrern) ausgefüllt werden. Die individuellen Probleme sollten so konkret und verhaltensnah wie möglich erfasst werden. Auf der Liste können Frequenz und Belastung durch die einzelnen Probleme sowie die Gesamtbelastung erfasst werden. So werden in jeder Sitzung die relevanten Daten zur Erfassung des individuellen Verlaufs erhoben. Nach der Auswertung werden dem Patienten und den Bezugspersonen die Fortschritte dargestellt.
- *Zielliste:* Mit Abschluss von Phase 4 werden auch die Behandlungsziele mit allen Beteiligten konkret festgelegt. Wenn diese ebenfalls sehr verhaltensnah formuliert werden können, kann auch eine Zielliste (vgl. Walter et al., 2007, Material *G25*) zur Verlaufskontrolle eingesetzt werden. Eine ausschließliche Nutzung der Zielliste ist denkbar, zu empfehlen ist ein ergänzender Einsatz. Bei vielen Patienten reduziert sich zunächst die Belastung, bevor sich das konkrete Verhalten oder die soziale Position ändert, so dass sich auf einer verhaltensorientierten Zielliste zunächst keine Veränderungen abbilden lassen.

Zwischenevaluation und Abschluss

Neben einer Auswertung der individuellen Problemlisten (vgl. Walter et al., 2007, Material *G24*) sollten in Phase 6 zur Zwischenevaluation erneut die Soziogramme (*GP-D-2.1 Mitschüler – Soziogramm Schule* und *GP-D-2.2 Freundeskreis – Soziogramm allgemein*) eingesetzt werden. Zum Ende der Behandlung wird eine Abschlussdiagnostik empfohlen. Dazu können neben den allgemeinen Fragebögen auch die problemspezifischen Fragebögen eingesetzt werden. Die

Abschlussmessung ist in jedem Fall zu empfehlen. Damit können Sie dem Jugendlichen und den Eltern ausführliche Rückmeldung über Veränderungen durch die Behandlung geben. Im Falle einer Wiedervorstellung oder eines Behandlerwechsels wird so auch der Status Quo bei Abschluss von SELBST-Gleichaltrigenprobleme dokumentiert.

1.9 Therapeutische Beziehung

Die therapeutische Beziehung ist für die Wirksamkeit von Psychotherapie, insbesondere bei der Behandlung von Beziehungsproblemen von zentraler Bedeutung (Schnell, 2014). Im therapeutischen Setting kann der Patient neue Beziehungserfahrungen machen, indem er Wertschätzung und Authentizität des Therapeuten erfährt. Er erlebt, wie der Therapeut seine emotionalen Bedürfnisse validiert und empathisch auf diese eingeht. Gleichzeitig bietet der Therapeut einen strukturierten klaren Rahmen für die Therapie und begleitet die Veränderungen mit Geduld und Optimismus.

Beziehungsaufbau und -gestaltung sind in SELBST-Gleichaltrigenprobleme nicht als „Türöffner" zu verstehen, sondern sollen den Aufbau positiver interpersonaler Schemata beim Jugendlichen fördern (vgl. Kapitel 1.3).

Daher kann die therapeutische Beziehung intensiver sein als ein „Arbeitsbündnis" zwischen dem Therapeuten und dem Patienten. Der Jugendliche kann im Kontakt erfahren, dass auf seine Bedürfnisse eingegangen wird, er erlebt bei Aktivierung von Emotionen Validierung und Unterstützung bei der Regulation. Leitfrage des Therapeuten sollte dabei immer wieder sein, was der Patient emotional „braucht".

1.9.1 Beziehungsaufbau und -gestaltung

Nach wie vor stellen sich viele Jugendliche fremdmotiviert zur Therapie vor. Einigen Jugendlichen wird durch die Eltern vermittelt, dass sie „zu schwierig" seien und daher therapeutische Hilfe benötigten. Psychotherapie zu machen wird noch immer häufig als Zeichen von Schwäche betrachtet. Viele betroffene Jugendliche wollen sich selbst nicht als „krank" oder „psycho" bewerten und befürchten Stigmatisierung. Dem Jugendlichen sollte zu Beginn der Behandlung vermittelt werden, dass er als Person akzeptiert wird, erste Veränderungsziele sollten positiv und als Unterstützung von altersgemäßen Entwicklungsschritten formuliert werden. Die typischen Interaktionsmuster von Patienten werden in der therapeutischen Beziehung deutlich. Jugendliche mit interpersonalen Problemen erwarten nicht selten Ablehnung, Angriffe, überhöhte Anforderungen oder Vertrauensmissbrauch von Gleichaltrigen und Erwachsenen. Daher fällt es ihnen mitunter schwer, angemessen Kontakt zum Therapeuten aufzubauen. In der Behandlung von Gleichaltrigenproblemen werden in der therapeutischen Beziehung zudem andere Interaktionsmuster aktiviert als im Kontakt zu Gleichaltrigen, die aber mit den Gleichaltrigenproblemen verknüpft sein können. Zum Beispiel präsentieren sich unsichere, zurückgezogene Jugendliche in der Therapie nicht selten als angepasst und abhängig. Ein solches erwachsenenorientiertes Verhalten wird von Gleichaltrigen häufig negativ bewertet. Auch wenn ein Teil der Jugendlichen sich angepasst und abhängig zeigt, wird der Therapeut häufiger mit einer distanzierten, misstrauischen oder ablehnenden Haltung konfrontiert sein. Neben der Befürchtung einer Stigmatisierung und Unsicherheit bezüglich des Therapiesettings, sollte hier berücksichtigt werden, dass es zu den Entwicklungsaufgaben des Jugendalters gehört, sich von Erwachsenen abzugrenzen.

Kanfer et al. (2012) beschreiben nicht den Leidensdruck des Patienten, sondern das Streben nach positiven Zielen als Hauptmotivation für eine Therapie. Jugendliche haben häufig Schwierigkeiten, solche Ziele zu definieren. Der Therapeut sollte die Prinzipien der motivierenden Gesprächsführung (Miller & Rollnick, 2002) nutzen, um den Jugendlichen beim Aufbau von Behandlungsmotivation zu unterstützen. Miller & Rollnick (2002) geben dazu folgende Empfehlungen:

- Drücke Empathie aus,
- Entwickle eine Diskrepanz,
- Arbeite mit Widerständen,
- Unterstütze das Kompetenzvertrauen (Selbstwirksamkeitserwartung).

Diese Haltung ist hilfreich, um den Jugendlichen bei der Entwicklung von Veränderungsmotivation und bei der Zieldefinition zu unterstützen. Detaillierte Ausführungen dazu finden Sie im Band *SELBST-Grundlagen* (Walter et al., 2007). Wenn es dem Jugendlichen schwerfällt, Ziele für sich zu definieren, kann eine Orientierung an allgemeinen Entwicklungsaufgaben oder an Zukunftswünschen hilfreich sein (vgl. Kapitel 2.4).

Der Therapeut sollte dem Jugendlichen vermitteln, dass dieser der Experte für sich selbst und seine Probleme ist und stets die Perspektive des Jugendlichen berücksichtigen. Der Jugendliche ist die Hauptperson, auch wenn er nicht sprechen möchte, extrem genervt ist oder den Sinn der Behandlung infrage stellt. Indem der Jugendliche möglichst viele Entscheidungen treffen kann und Ressourcen fokussiert werden, kann seine Behandlungsmotivation gestärkt werden. Das Vertrauen des Patienten zu gewinnen braucht Zeit. Dem Jugendlichen sollte ermöglicht werden, zu bestimmen, wann und wie weit er sich öffnen möchte. Hilfreich kann es sein, in schwierigen Behandlungssituationen immer wieder an das Kind zu denken, dass der Jugendliche einmal war sowie an den Erwachsenen, der der Jugendliche einmal sein wird. Dies kann es dem Therapeuten erleichtern trotz alterstypischer Motivationsprobleme und teilweise starken Selbstschutzverhaltens seine emotionale Empathie und Wertschätzung aufrechtzuerhalten und gleichzeitig klar bezüglich der Rahmenbedingungen zu bleiben.

Besonders mit Jugendlichen ist es wichtig, in der Therapie kein „Interaktionsvakuum" entstehen zu lassen. Dies kann geschehen, wenn der Therapeut Neutralität betont. Dabei macht er sich selbst zur Projektionsfläche für den Jugendlichen, was Unsicherheit und Widerstand hervorrufen kann. Jugendliche wünschen sich in der Regel erwachsene Interaktionspartner, die sie als „echten Menschen" erleben können und deren Sichtweise sie kennenlernen. Daher ist in der Arbeit mit Jugendlichen eine selektive Offenheit in Bezug auf die eigene Person zu empfehlen.

In der Arbeit mit Jugendlichen sollte zudem auf *Transparenz* geachtet werden. Jugendliche erwarten häufig, ebenso wie erwachsene Patienten, dass der Therapeut sie „durchleuchten" oder manipulieren könne. Daher sollten die Interventionen genau erklärt und bei den einzelnen Interventionsschritten das Einverständnis des Jugendlichen erfragt werden.

Der Therapeut fühlt sich in den Patienten ein und versucht, die Gefühle vor dem Hintergrund der Erfahrungen des Patienten zu „verstehen". Der Therapeut bringt seine *Empathie* zum Ausdruck, vor allem, wenn der Jugendliche sehr traurig ist oder in seiner Situationsbeschreibung Belastung deutlich wird. Dadurch kann beim Jugendlichen ein „feeling felt" entstehen (Siegel, 2013). Er kann fühlen, dass der Therapeut mitfühlt.

Validierung wird eingesetzt, um den Jugendlichen bei der Wahrnehmung, dem Ausdruck und der Regulation von Emotionen zu unterstützen. Der Therapeut nimmt gegenüber dem Erleben des Jugendlichen eine wertschätzende Haltung ein. Dabei werden Emotionen aktiv und empathisch erfragt, einschließlich der Körperempfindungen, Gedanken und Reaktionsimpulse. Emotionen beim Jugendlichen werden wahrgenommen und angesprochen. Der Therapeut unterstützt durch Fragen, die Emotionen einzuordnen. Der Therapeut *hat und vermittelt* eine akzeptierende Haltung gegenüber allen, auch belastenden Emotionen. Er vermittelt, dass er diese aus der Situation und Lebensgeschichte des Patienten heraus verstehen kann. Dazu kann sich der Therapeut immer wieder fragen, wozu es „gut" ist oder wozu es einmal „gut" war, dass der Jugendliche so fühlt und denkt. Er bietet dem Jugendlichen seine Erklärungen an. Dabei ist darauf zu achten, dass man klare, einfache Formulierungen wählt. Validierung ermöglicht die Korrektur invalidierender Erfahrungen mit Erwachsenen oder Gleichaltrigen.

Die Stufen der Validierung nach Linehan (vgl. von Auer & Bohus, 2017, S. 22) umfassen:

- V1 Aktiv zuhören, Interesse zeigen,
- V2 Genau wiedergeben, welche Emotionen *oder* Kognitionen der Patient ausdrückt,
- V3 Nicht ausgedrückte Emotionen bei Ausdruck von Kognitionen wiedergeben/bei emotionalem Ausdruck nicht verbalisierte Kognitionen wiedergeben,
- V4 Das Erleben des Patienten in dessen Biografie/oder das Störungsbild einordnen (Zusammenhang zwischen früheren und aktuellen Erfahrungen aufzeigen/Erklären anhand des Störungsmodells),
- V5 Erleben des Patienten in einen normativen Kontext einordnen („Gesetze" wiedergeben, die der Patient für sich und andere aufstellt),
- V6 Radikale Echtheit (Wiedergeben, dass der Therapeut/jeder andere Mensch in dieser Situation ebenfalls so fühlen würde).

Die Strategien V1 bis V3 sowie V6 werden zum Beziehungsaufbau genutzt und in Momenten eingesetzt, in denen der Jugendliche sich verletzlich fühlt. Damit wird eine warme Beziehung aufgebaut und gefestigt. Der Jugendliche kann das Gefühl entwickeln, beim Therapeuten gut aufgehoben zu sein und kann Emotionstoleranz aufbauen. Die Strategie V6 hilft, negative Emotionen bei Grundbedürfnisfrustration als allgemein menschliche Erfahrung einzuordnen (z. B. „Ich hätte als Kind auch Angst gehabt und mich schlecht gefühlt, wenn so viele andere mich unter Druck gesetzt hätten.") und negative Selbsteinschätzungen (z. B. „Nur ich fühle so, alle anderen kommen damit besser zurecht!") aufzulösen.

Die Strategien V4 und V5 dienen dazu, eine Diskrepanz zu entwickeln. Mit der Einordnung in den biografischen Kontext oder die Störung des Patienten werden Erklärungen gefunden. Dadurch wird implizit die Möglichkeit eröffnet, dass auch andere Reaktionen in der Situation möglich wären. Mit der Wiedergabe von Regeln, die der Jugendliche für sich und andere aufstellt wird eine Frage nach dem Nutzen der Regeln für den Jugendlichen und seine Beziehung verbunden (z. B. „Du nimmst an, dass du immer wieder abgelehnt wirst. Es ist klar, dass du dich dann zurückziehst. Hilft dir diese Überzeugung, dein Ziel – mehr Freunde – zu erreichen?). Dies wird eingesetzt, wenn sich die Beziehung bereits entwickelt hat und der Jugendliche die Diskrepanz zwischen Akzeptanz seiner Person und Infragestellen der Grundannahmen durch den Therapeuten tolerieren kann.

Häufig sind dysfunktionale Grundannahmen und Schemata mit Selbstinvalidierung verbunden (z. B. „Ich bin komisch, weil ich so fühle!"; „Ich sollte nicht wütend sein!"; „Ich darf nicht zeigen, dass ich verletzt werden kann!"). Werden die Stufen der Validierung nach Linehan (vgl. von Auer & Bohus, 2017) angewendet, macht der Jugendliche nicht nur korrigierende Erfahrungen, sondern er lernt am Modell des Therapeuten, mit sich selbst validierend umzugehen. Dabei entwickelt sich Schritt für Schritt eine Diskrepanz zwischen einer üblichen und einer neuen Selbstbewertung und Selbstzuwendung. Durch den Abbau von Selbstinvalidierung kann Selbstmitgefühl aufgebaut werden.

Validieren findet im gesamten Therapieprozess statt, nicht nur bei Interventionen zur Emotionsregulation. Validierung gilt der verletzlichen Seite des Jugendlichen, seinen Bedürfnissen und Versuchen, Problemlösungen zu finden. Es stellt keine bedingungslose Verstärkung jeglichen Verhaltens des Patienten dar.

Bei Vermeidungs- oder Selbstschutzverhalten des Jugendlichen kann *empathische Konfrontation* genutzt werden. Dabei drückt der Therapeut Mitgefühl und Verständnis für die Gefühle und die Verhaltensmuster des Jugendlichen aus (z. B. „Wer so oft im Stich gelassen wurde, der will sich natürlich schützen und zieht sich wie du hinter deine Mauer zurück" – Validierung vor dem Hintergrund prägender Erfahrungen). Gleichzeitig konfrontiert der Therapeut mit den negativen Folgen der Vermeidung (z. B. „Hinter der Mauer wirst du aber nicht die Freunde kennenlernen, die du dir wünschst.").

Eine empathische und validierende Grundhaltung bedeutet nicht, dass der Therapeut keine Grenzen setzt, wenn der Jugendliche aggressiv gegenüber dem Therapeuten auftritt oder von aggressivem oder abwertendem Verhalten gegenüber anderen berichtet. Der Therapeut lässt nicht zu, dass er selbst oder andere vom Jugendlichen auf diese Weise behandelt werden. Darüber hinaus kann bei Selbstabwertung des Jugendlichen einfühlsam, aber klar vermittelt werden, dass der Therapeut „nicht zulässt", dass der Jugendliche langfristig so mit sich selbst umgeht. Voraussetzung dafür ist, dass bereits eine Beziehung zwischen Jugendlichem und Therapeuten entstanden ist.

Auch zu den Eltern wird eine therapeutische Beziehung aufgebaut. Dabei ist deutlich, dass der Therapeut für den Jugendlichen da ist und trotz Interventionen nicht der Therapeut der Eltern ist. Eltern haben in der Regel klarere Zielvorstellungen bei Behandlungsbeginn. Bei der Anwendung von SELBST-Gleichaltrigenprobleme macht der Therapeut in der Diagnostikphase das Angebot, den Jugendlichen und seine Sicht der Problematik kennen zu lernen und ihn in der Definition von Zielen zu unterstützen. Die individuelle Zieldefinition erfolgt gemeinsam mit dem Jugendlichen. Interventionen werden erst dann begonnen, wenn der Therapeut einen klaren Behandlungsauftrag vor allem vom Jugendlichen selbst erhalten hat. Die Rolle des Therapeuten und die Notwendigkeit eines Therapieauftrags durch den Jugendlichen sollte den Eltern unbedingt zu Beginn der Behandlung erläutert werden. Dies ist vor allem relevant, wenn die Eltern versuchen, dem Therapeuten Aufträge für die Behandlung des Jugendlichen zu geben. Gleichzeitig sollte den Eltern verdeutlicht werden, dass elterliche Behandlungs- und Beratungswünsche ernst genommen werden. Den Eltern sollte aufgezeigt werden, dass bei der Definition der gemeinsamen Behandlungsziele der Schwerpunkt auf den Zielen des Jugendlichen liegen muss, um diesen in seiner Behandlungsmotivation zu stärken. Weitere praktische Hinweise zur Definition der Therapeutenrolle während der ersten Kontakte geben Walter et al. (2007).

Im Verlauf der Therapie leitet der Therapeut die Eltern im Umgang mit den Problemen der Jugendlichen an. Er unterstützt die Eltern, ihr eigenes Verhalten und ihre Botschaften gegenüber dem Jugendlichen einzuordnen. Er sorgt dafür, dass sowohl Grenzen der Eltern als auch der Jugendlichen beachtet werden und leitet bei Bedarf Maßnahmen zur Unterstützung ein. Ziele sind Entlastung von Schuldgefühlen und Aktivierung von angemessener Verantwortungsübernahme. Neben der Stärkung einer angemessenen Fürsorge und Anleitung für den Jugendlichen werden Möglichkeiten erarbeitet, wie die Eltern die Autonomieentwicklung des Jugendlichen akzeptieren und unterstützen können.

Der Therapeut sollte darauf achten, keine Koalition mit dem Jugendlichen zu bilden, und ein „verständnisvollerer Ansprechpartner" zu sein als die Eltern, da dies beim Jugendlichen einen Loyalitätskonflikt fördern kann. Gleichzeitig sollte darauf geachtet werden, keine Koalition mit den Eltern „zum Wohle" des Jugendlichen zu bilden oder sich gar für elterliche Wünsche instrumentalisieren zu lassen. Der Therapeut orientiert sich daran, gesunde Beziehungsanteile zwischen den Eltern und dem Jugendlichen zu entdecken und zu stärken. Er achtet vor allem zu Beginn der Behandlung darauf, zunächst die therapeutische Beziehung zum Jugendlichen zu stärken, bevor er auf Therapieziele der Beteiligten näher eingeht.

Die therapeutische Beziehung bietet zudem die Möglichkeit, dem Jugendlichen *Modell* für sozial kompetentes und authentisches Verhalten zu sein. Der Therapeut kann weiterhin Modell für einen achtsamen Umgang mit den eigenen Gefühlen und den Gefühlen anderer sein. Dadurch ermöglicht er den Aufbau von Kommunikationsfertigkeiten zum authentischen Ausdruck von Gefühlen und Bedürfnissen.

Im Laufe der Therapie kann der Therapeut gemeinsam mit dem Jugendlichen die Interaktion wiederholt von der *Metaebene* betrachten. Dabei wird erfragt, welche Kognitionen und Emotionen in der jeweiligen Therapie-Situation erlebt werden. Dabei empfiehlt es sich, immer wieder einen Bezug herzustellen zwischen Erfahrungen mit Interaktionen im Alltag („Wie ist die Situation mit den anderen?"), Erfahrungen in der Therapie („Wie ist es hier?") und früheren Erfahrungen („Woher kennst du das?"). Es bietet sich an, diese drei Erfahrungsbereiche als Dreieck zu betrachten, um situationsübergreifende Grundannahmen, Schemata und Reaktionstendenzen zu identifizieren.

Der Therapeut kann Feedback geben, wie das Verhalten des Jugendlichen auf ihn wirkt. Er nutzt besonders Möglichkeiten, dem Jugendlichen Feedback für positives Verhalten zu geben. Gerade Jugendliche, die sich selbst als sozial inkompetent oder als Außenseiter wahrnehmen, können davon sehr profitieren. Durch die gemeinsame Reflexion auf der Metaebene kann der Jugendliche im Therapiesetting zudem die Erfahrung machen, dass er durch sein Verhalten bestimmte Reaktionen bei seinen Interaktionspartnern auslöst. Dies kann gerade bei Jugendlichen hilfreich sein, die ihre Gleichaltrigenprobleme external attribuieren und die eigenen Anteile nicht sehen. Durch Reflexion auf der Metaebene können die eigenen Anteile des Jugendlichen für diesen gesichtswahrend erarbeitet und die Motivation zur Arbeit an Handlungsalternativen gestärkt werden.

1.9.2 Therapeutische Beziehungsgestaltung und emotionale Grundbedürfnisse

In der Beziehungsgestaltung empfehlen wir eine Orientierung an emotionalen Grundbedürfnissen (Grawe, 2004; Young et al., 2008), um dem Jugendlichen korrigierende Beziehungserfahrungen zu ermöglichen. Dabei sollte der Therapeut vor allem mit älteren Jugendlichen und jungen Erwachsenen im Verlauf herausarbeiten, inwieweit emotionale Bedürfnisse in wichtigen Beziehungen bisher nicht ausreichend erfüllt werden konnten. Die Patienten sollten lernen, dass es dafür nicht zu spät ist und sich die Anstrengung lohnt, etwas „nachzulernen".

SELBST-Gleichaltrigenprobleme zielt generell auf den Aufbau von Autonomie ab, dem emotionalen Bedürfnis, das im Jugendalter im Vordergrund steht. Sind andere Grundbedürfnisse wie Bindung, Selbstwert, Spaß oder Orientierung nicht balanciert, kann dies den Aufbau von Autonomie erschweren. In der Anwendung von SELBST-Gleichaltrigenprobleme kann dies zu Widerständen führen, wenn Interventionen dem Autonomieaufbau dienen sollen, vom Jugendlichen aber das Bedürfnis nach Bindung stärker empfunden wird. Bindungserfahrungen und Bindungsfähigkeit spielen eine entscheidende Rolle als Basis der Autonomieentwicklung (Zens & Hagena, 2013). Dem Bedürfnis nach Bindung sollte daher besondere Beachtung geschenkt werden, um mit dem Jugendlichen die Basis für Autonomieaufbau zu entwickeln. Dabei sollte der Therapeut auch seinerseits auf eine Balance achten und den Patienten im Laufe der Behandlung an eine schrittweise Ablösung heranführen.

Die therapeutische Beziehung und die Anleitung der Bezugspersonen können dem Jugendlichen korrigierende Erfahrungen bei unzureichend erfüllten emotionalen Bedürfnissen ermöglichen. Bezüglich eines jeden emotionalen Bedürfnisses sollten immer die Möglichkeiten der Bedürfniserfüllung durch die Eltern oder andere Bezugspersonen geprüft und aktiviert werden. Der Therapeut arbeitet darauf hin, dass positive Beziehungsanteile zwischen dem Jugendlichen und den Eltern gestärkt werden. Wenn die Eltern aufgrund eigener Belastung nicht in der Lage sind, auf die Bedürfnisse des Jugendlichen einzugehen oder dies in naher Zukunft zu lernen, sollten andere Bezugspersonen gefunden oder gegebenenfalls Jugendhilfemaßnahmen installiert werden. Auf diesen Wegen kann auch ein „Nachlernen" im Alltagskontext erfolgen.

Hier werden einige Möglichkeiten betrachtet, wie der Therapeut auf emotionale Bedürfnisse des Jugendlichen eingehen kann. Dabei können in verschiedenen Phasen der Behandlung verschiedene Bedürfnisse im Vordergrund stehen:

- *Bindung:* Der Therapeut zeigt dem Jugendlichen, dass er für ihn da ist. Er validiert Emotionen und unterstützt den Jugendlichen, diese wahrzunehmen und zu verbalisieren. Er achtet dabei immer wieder auf eigene Gefühle, die durch den Patienten ausgelöst werden und darauf, ob und wie weit er dem Patienten emotional empathisch gegenübertreten kann. Er bietet Kontaktmöglichkeiten zwischen den Terminen an, z.B. kurze Telefonkontakte. Er unterstützt den Jugendlichen, Kontakte zu anderen unterstützenden Personen aufzubauen.

- *Autonomie:* Der Therapeut vermittelt dem Jugendlichen, dass er seine Entwicklung unterstützen möchte und mit ihm an dessen Zielen arbeiten will. Er macht deutlich, dass er nicht „im Auftrag" der Eltern arbeitet. Er ermöglicht dem Jugendlichen immer wieder, Entscheidungen zu treffen. Dabei achtet der Therapeut darauf, den Jugendlichen nicht zu überfordern. Er respektiert Entscheidungen des Jugendlichen. Falls diese in Konflikt mit Behandlungszielen stehen, reflektiert er die Funktion der Entscheidung sowie die Vor- und Nachteile. Er unterstützt den Jugendlichen, eigene Ziele zu definieren und diese zu verfolgen.
- *Selbstwert/Anerkennung:* Der Therapeut richtet im gesamten Behandlungsverlauf den Fokus auf die Ressourcen des Jugendlichen. Er gibt regelmäßig positive Rückmeldung zu Kompetenzen, Stärken und Entwicklungspotenzial. Dabei ist wichtig, dass er es ehrlich meint. Er bringt dem Jugendlichen seine Wertschätzung entgegen und bestärkt Schritte in Richtung einer Verhaltensänderung. Er unterstützt den Jugendlichen, positive Reaktionen anderer wahrzunehmen, z.B. Komplimente oder Einladungen. Er gestaltet positives Feedback zu Verhalten und Fortschritten des Jugendlichen so, dass es als anerkennend, nicht als beurteilend aufgenommen werden kann.
- *Struktur, Orientierung und Grenzen:* Der Therapeut vermittelt, dass eine angemessene Selbstdisziplin Voraussetzung für das Erreichen von langfristigen Zielen ist. Er erarbeitet mit dem Patienten die Nachteile eines undisziplinierten Verhaltens, aber auch deren Vorteile, um zu verstehen, warum der Jugendliche bisher in bestimmten Bereichen undiszipliniert war. Er stellt Vor- und Nachteile gegenüber und verdeutlicht, dass Nachteile des undisziplinierten Verhaltens überwiegen. Der Therapeut führt zu Beginn der Behandlung klare Regeln für den Ablauf der Sitzungen und bezüglich der Therapiehausaufgaben ein. Er gibt einen klaren Rahmen vor, innerhalb dessen der Jugendliche Entscheidungen treffen kann. Er gibt dem Jugendlichen bei der Reflexion sozialer Situationen Orientierung durch Psychoedukation zu sozial kompetentem Verhalten. Er leitet den Jugendlichen zu Problemlösungen und zum ausdauernden Verfolgen von Zielen an. Er setzt Grenzen bei inadäquatem Verhalten. Der Therapeut ist dabei transparent bezüglich der Gründe für seine Reaktionen.
- *Lustgewinn/Spaß und Selbstausdruck:* Der Therapeut gestaltet die Behandlung möglichst kreativ. In der Psychotherapie von Kindern hat das Spiel einen festen Platz. Auch in der Arbeit mit Jugendlichen sollte Raum für altersentsprechendes Spielen, regelmäßige kurze Gesprächssequenzen über positive Erlebnisse, Hobbys, Interessen, Musik oder Ähnliches ermöglicht werden. Der Therapeut lässt sich erzählen oder auch online über Videos zeigen, welche Bands oder Sportarten der Jugendliche mag. Der Therapeut setzt Humor ein und bestärkt den Jugendlichen darin, schwierige Situationen mit Humor zu nehmen. Er fördert den Selbstausdruck des Jugendlichen, indem er seine Gefühlswahrnehmung unterstützt und eine Atmosphäre schafft, in der alles gesagt werden darf. Er unterstützt, wenn der Jugendliche Hobbys oder Interessen für die Therapie nutzt, z.B. Playlists für verschiedene Stimmungen erstellt, Texte schreibt, kreative Umsetzung von Emotionen durch Zeichnen, Malen und Ähnliches.

1.9.3 Umgang mit schwierigen Therapiekonstellationen

Walter und Mitarbeiter (2007) geben Empfehlungen zu schwierigen Therapiekonstellationen, die regelmäßig in der Behandlung Jugendlicher auftreten. Dazu sind einige wichtige Punkte an dieser Stelle zusammengefasst. *Drängenden Eltern* oder solchen, welche die Schweigepflicht nicht respektieren, sollte die Rollendefinition des Therapeuten verdeutlicht werden. Sorgen der Eltern sollten verbalisiert und ernst genommen werden. Die Notwendigkeit des Beziehungsaufbaus und einer gründlichen Behandlungsplanung sowie die Konsequenzen voreiliger Interventionen sollten bei einem Drängen der Eltern verdeutlicht werden. Die Schweigepflicht gegenüber dem Jugendlichen sollte als Grundlage für das Vertrauensverhältnis zwischen dem Jugendlichen und dem Therapeuten dargestellt werden. Ist in der Familie ein *deutliches Machtgefälle zuungunsten der Eltern* zu beobachten, sind Interventionen aus dem Modul SELBST-Familienprobleme indiziert (Rademacher & Döpfner, in Vorb.).

Bei *Jugendlichen mit Bagatellisierungstendenzen* sollte dem Aufbau einer individuellen Veränderungsmotivation des Jugendlichen besondere Beachtung geschenkt werden. Auch eine Unterstützung bei der Perspektivenübernahme ist hier sinnvoll. Mit Jugendlichen mit deutlichen Tendenzen zur *externalisierenden Attribution* sollten im sokratischen Dialog die persönlichen Möglichkeiten der Beeinflussung der Gleichaltrigenprobleme sowie die Konsequenzen des eigenen Verhaltens erarbeitet werden.

Wenn Jugendliche die vereinbarten Termine nicht einhalten, sollten mögliche Ursachen eruiert und klare *Rahmenbedingungen* und gegebenenfalls Hilfen zur Strukturierung besprochen werden.

Wenn Jugendliche oder Eltern keine *Schweigepflichtentbindung* gegenüber der Schule geben, sollte der Therapeut deutlich machen, dass Informationen nur nach Absprache an die Lehrer weitergegeben werden dürfen. Weiterhin sollten positive Aspekte einer Zusammenarbeit mit der Schule sowie Grenzen der Behandlung bei fehlender Zusammenarbeit mit der Schule verdeutlicht werden.

Bei der Behandlung von Jugendlichen mit Gleichaltrigenproblemen treten folgende Konstellationen regelmäßig auf:

- *Selbstwertprobleme:* Ein Großteil der Jugendlichen mit Gleichaltrigenproblemen zeigt ein geringes Selbstwertgefühl. Dabei kann Selbstabwertung sozial kompetentes Verhalten behindern. In der diagnostischen Phase sollte die Erhebung der Ressourcen zentralen Stellenwert haben. Die in der therapeutischen Beziehung erlebte Wertschätzung ist für diese Patientengruppe eine wichtige korrigierende Erfahrung. Dies kann aber auch zur Idealisierung des Therapeuten und stärkerer Abhängigkeit führen. Daher ist neben der Wertschätzung auch die Förderung der Autonomie ein wichtiges Ziel. Hier muss der Therapeut den Patienten dosiert frustrieren, z. B. indem er Klagen oder Rückversicherung begrenzt. Der Therapeut achtet darauf, dass er den Patienten aktiviert und z. B. zu Rollenspielen und dem JOB der Woche motiviert.
- *Abwertung der Gleichaltrigengruppe:* Jugendliche, die viktimisiert werden, äußern sich häufig abwertend über die Gleichaltrigengruppe, unter der sie leiden. Auf diese Weise kann die Auseinandersetzung mit eigener Verantwortung vermieden werden. Auch Klagen und Schimpfen über die Gleichaltrigen mit dem Wunsch nach Bestätigung durch den Therapeuten kann häufig auftreten. Der Therapeut macht dem Jugendlichen deutlich, dass er ihn unterstützt und „auf seiner Seite" steht. Er validiert die Gefühle des Jugendlichen bezüglich der Verletzung durch die negativen Reaktionen der Gleichaltrigen. Gleichzeitig begrenzt er aber Klagen oder abwertende Äußerungen und richtet den Fokus des Jugendlichen auf Veränderungsmöglichkeiten und den eigenen Handlungsspielraum.
- *Schwierigkeiten im Kontaktaufbau bei Kompetenzdefiziten:* Wenn deutliche Defizite der sozialen Fertigkeiten vorliegen, zeigen sich diese meist auch im Kontakt zum Behandelnden. Neben einem gezielten Aufbau sozialer Fertigkeiten sollte dem Jugendlichen während der Sitzungen sozial kompetentes Verhalten zurückgemeldet werden, um sein Selbstvertrauen zu stärken. Essenziell ist die ressourcenorientierte Arbeit am Selbstbild. Die Konsequenzen des ungeschickten oder sozial inadäquaten Verhaltens sollten behutsam und schrittweise erarbeitet werden. Dies sollte nicht nur als kognitive Intervention geschehen, sondern auch während der Therapiesitzungen verdeutlicht werden. Dabei kann z. B. zurückgemeldet werden, dass eine Unterhaltung für den Gesprächspartner angenehmer ist, wenn der Jugendliche nicht ständig unterbricht oder wenn er versucht, den Gesprächsfluss aufrecht zu erhalten, statt einsilbig zu antworten und längere Pausen entstehen zu lassen. Wenn die therapeutische Beziehung bereits stabil genug ist, sollte der Jugendliche zum Einsatz von Video-Feedback motiviert werden. Wichtig ist an dieser Stelle einzuschätzen, inwieweit das Verhalten durch eine Störung des autistischen Formenkreises begründet sein kann und das Vorgehen darauf abzustimmen.
- *Vermeidung oder Blockieren:* Bei massiven sozialen Ängsten kann zu Beginn der Behandlung jedes Gespräch mit dem noch wenig bekannten Therapeuten für die betroffenen Jugendlichen eine große Herausforderung darstellen. Auch hier ist im Aufbau der therapeutischen Beziehung wichtig, die Rolle des Therapeuten als unterstützende Person zu verdeutlichen und wahrgenommene Ressourcen und Kompetenzen des Jugendlichen zurückzumelden. Bei ängstlichen Jugendlichen oder solchen mit Tendenzen zu Abhängigkeit kann nicht selten ein Blockieren der nächsten Behandlungsschritte beobachtet werden. Die Jugendlichen zögern Interventionen wie Konfrontation hinaus, geben an, sie seien noch nicht „weit genug". Oder sie rechtfertigen oder rationalisieren das eigene Vermeidungsverhalten. Der Therapeut konfrontiert den Jugendlichen empathisch mit dem Vermeidungsverhalten und der kognitiven Rechtfertigung. Er würdigt, dass ein Teil des Jugendlichen dafür sorgen möchte, dass er vor Enttäuschung geschützt wird und vermittelt, dass durch dieses Schutzverhalten neue positive Erfahrungen vermieden werden. Der Therapeut arbeitet die langfristigen Vorteile einer Konfrontation und neuer Kontaktaufnahme zu Gleichaltrigen sowie alle erkennbaren direkten Nachteile des Vermeidungsverhaltens heraus. Dem Jugendlichen sollte ein

klarer zeitlicher Rahmen vorgegeben werden, innerhalb dessen er einzelne Schritte der Konfrontation selbst bestimmen kann. Bei der Durchführung von Rollenspielen und Konfrontation zeigt sich der Therapeut supportiv und vermittelt dem Jugendlichen, dass er an diesen glaubt.

- *Geringes Bedürfnis nach sozialer Einbindung:* Bei einigen Jugendlichen ist das Bedürfnis nach sozialen Kontakten und sozialer Einbindung geringer als bei den meisten Gleichaltrigen, auch wenn keine Störung der sozialen Funktionen vorliegt. Dabei ist wichtig, die eigenen Bewertungsmaßstäbe zu reflektieren, um dem Patienten ein Behandlungsangebot zu machen, das zu dessen Bedürfnissen passt. Andererseits sollte gerade mit diesem Patienten reflektiert werden, dass gute Fertigkeiten zum Aufbau oder zur Vertiefung von Kontakten ein wichtiges Behandlungsziel sind, so dass der Jugendliche wählen kann, ob er mehr Kontakte haben möchte oder nicht.
- *Jugendliche mit aggressivem Interaktionsstil, auch gegenüber dem Therapeuten:* Diese Patientengruppe zeigt häufig Schwierigkeiten, die eigenen Anteile an Konflikten zu sehen und neigt zu ausgeprägtem Externalisieren. Auch gegenüber dem Therapeuten kann aggressives Verhalten gezeigt werden. Der Therapeut setzt klare Grenzen, wenn er vom Patienten verbal angegriffen wird. Gleichzeitig vermittelt der Therapeut, dass er da ist und er die therapeutische Beziehung erhalten möchte. Weiterhin arbeitet er mit dem Jugendlichen an der Fähigkeit zur Perspektivenübernahme, wobei er zunächst würdigt, dass das Externalisieren eine wichtige Funktion für den Jugendlichen hat. Oft ist hierbei hilfreich, dem Jugendlichen die Möglichkeit zu geben, seinen Frust loszuwerden, indem man wiederholt fragt, was ihn ärgerlich macht und warum es ihn ärgerlich macht und frustriert. Dies nimmt der Therapeut empathisch auf. Durch dieses „Dran-Bleiben" kann es gelingen, Gefühle und Bedürfnisse zu entdecken, die hinter der Wut und dem Ärger stehen.
Die aggressiven Reaktionen können auch als Bewältigungsverhalten eingeordnet werden. Der Therapeut kann differenzieren, ob der Ärger aufgrund von Bedürfnisfrustration (z. B. weil das Selbstwertgefühl grob verletzt wird) entsteht oder ob Ärger als Bewältigungsverhalten genutzt wird (wenn der Jugendliche andere z. B. verbal angreift, um einer erwarteten Provokation zuvorzukommen). Er validiert die Bedürfnisse des Jugendlichen und begrenzt das dysfunktionale Bewältigungsverhalten. Der Therapeut konfrontiert den Jugendlichen empathisch mit den Folgen seines Bewältigungsverhaltens und entwickelt mit ihm Regulationsstrategien und Handlungsalternativen. Im Prozess evaluiert der Therapeut regelmäßig, ob der Patient mit dieser Unterstützung in der Lage ist, aggressive Reaktionen gegenüber dem Therapeuten in Zukunft zu unterlassen, um bei einer Fortführung der Behandlung auch die eigenen Grenzen zu schützen.
- *Erwachsenenorientiertes Verhalten:* Manche Jugendliche, die von Gleichaltrigen nicht beachtet oder ausgegrenzt werden, präsentieren sich sehr „vernünftig" und angepasst. Auch im Kontakt zum Therapeuten können diese Patienten versuchen, „alles richtig zu machen". Der Therapeut ermutigt den Jugendlichen, eigene Ansichten zu vertreten und sich von Erwachsenen abzugrenzen. Während der Behandlungsstunden sollte der Jugendliche dafür bestärkt werden, seine eigene Meinung zu vertreten. Dem Jugendlichen sollte verdeutlicht werden, dass die Mitarbeit bei der Behandlung nicht dazu dient, dem Therapeuten oder den Eltern zu gefallen, sondern an den eigenen Zielen zu arbeiten. Der Therapeut exploriert interne Standards bezüglich Leistung und sozialem Verhalten. Er identifiziert und bearbeitet gegebenenfalls dysfunktionale Grundannahmen. Und er ermutigt zum Experimentieren mit Humor und „frechen Antworten", um die positiven Aspekte eines weniger angepassten Verhaltens erfahrbar zu machen.

Kapitel 2
Therapiemanual SELBST-Gleichaltrigenprobleme

Vorbemerkungen

Im Folgenden wird die Behandlung von Gleichaltrigenproblemen mit dem SELBST-Programm detailliert beschrieben. Jede einzelne der sieben Behandlungsphasen wird bezogen auf den Problemschwerpunkt Gleichaltrigenprobleme skizziert, dabei wird auch die Anwendung der entsprechenden Materialien (vgl. CD-ROM) erläutert. Die Phasen 1 bis 4 sowie 6 bis 7 werden auch im Band *SELBST-Grundlagen* (Band 1 der Reihe; Walter et al., 2007) beschrieben, im vorliegenden Band werden sie auf Gleichaltrigenprobleme bezogen. Die problemspezifischen Interventionen werden als Therapiebausteine in Phase 5 vorgestellt. Jeder Baustein wird in einem eigenen Kapitel beschrieben.

Aufbau der Kapitel

Die Phasen des Therapiemanuals und die Bausteine in Phase 5 haben folgende Struktur:

- *Indikation:* Hier wird bei den Bausteinen in Phase 5 angegeben, bei welchen Problemschwerpunkten der jeweilige Therapiebaustein eingesetzt wird, um eine individualisierte Behandlungsplanung zu erleichtern. Jeder Baustein umfasst verschiedene Interventionen, aus denen Sie für jeden Patienten die relevanten wählen. Es ist möglich, mit einem Patienten aufeinander aufbauend alle Interventionen aus einem Baustein durchzuführen. Genauso können Sie nur eine relevante Intervention aus dem Baustein einsetzen.
- *Inhalt und Ziele:* Die wesentlichen Inhalte und Ziele der Phase werden zusammengefasst.
- *Anzahl der Sitzungen:* Die durchschnittlich benötigte Sitzungsanzahl bei guter Motivation und Compliance wird angegeben, die jeweilige Behandlungsdauer kann aber individuell stark variieren.
- *Materialien/Instrumente:* Hier erhalten Sie eine Übersicht über standardisierte Fragebögen, bereits vorliegende Materialien aus dem Grundlagenband und die Therapiematerialien zur Behandlung der Gleichaltrigenprobleme. Die Materialien aus *SELBST-Gleichaltrigenprobleme* sind mit „GP" gekennzeichnet. Sie finden diese auf der beiliegenden CD-ROM. Die Materialien aus *SELBST-Grundlagen* (Walter et al., 2007) sind mit dem Kürzel „G" gekennzeichnet. Sie finden diese ebenfalls auf der CD-ROM.
- *Ablauf der Phase:* Die einzelnen Schritte zur Anwendung der Interventionen werden praxisnah beschrieben und anhand von Beispielen illustriert. Für Phase 5 wird jeder einzelne Therapiebaustein entsprechend beschrieben.
- *JOB der Woche:* Zu jeder Phase und jedem Baustein werden hier Therapiehausaufgaben vorgeschlagen, die dem Transfer in den Alltag dienen und individuell auf die Patienten und Bezugspersonen zugeschnitten werden, so dass dosierte Diskrepanzen zwischen aktuellem Verhalten und Zielverhalten entstehen können. Dabei können mehrere bausteinübergreifende Arbeitsblätter zu folgenden Zwecken genutzt werden:
  - *JdW Check it!* – Situationen oder Verhalten beobachten,
  - *JdW Think!* – Einsatz neuer Bewertungen oder hilfreicher Kognitionen,
  - *JdW Test it!* – Verhaltensexperimente,
  - *JdW Do it!* – Einsatz von Handlungsalternativen.
- *Mögliche Schwierigkeiten:* Zu jeder Phase werden typische schwierige Therapiesituationen und mögliche Lösungsansätze beschrieben, die über die allgemeinen Schwierigkeiten in der Behandlung von Jugendlichen mit Gleichaltrigenproblemen hinausgehen (vgl. Kapitel 1.9).

Kennzeichnung der Therapiebausteine

Die Abkürzungen zur Kennzeichnung der Therapiebausteine werden analog zum Band 1 *SELBST-Grundlagen* (Walter et al., 2007) vergeben. Die Abkürzungen sind mehrstellig, z. B. GP-K-J3:

- *Erste Stelle:* Kennzeichnung des jeweiligen Therapiemanuals, hier „GP“ für Gleichaltrigenprobleme.
- *Zweite Stelle:* Kennzeichnung des jeweiligen Interventionsmoduls, z. B. „K“ für den Baustein „Kognitionen“. Materialien für den Einsatz in der Diagnostik und zur Entwicklung des Störungsmodells sind mit „D“ gekennzeichnet. Materialien für den Therapeuten (zur Behandlungsplanung und Formulierungshilfen zur Anleitung der Patienten) sind mit „TH“ gekennzeichnet.
- *Dritte Stelle:* Kennzeichnung, ob es sich um einen Baustein für den Jugendlichen „J“ oder die Eltern „E“ handelt.
- *Vierte Stelle:* Nummerierung der Materialien innerhalb eines Bausteins.

Individuelle Anpassung der Therapiephasen und -bausteine

Die Abfolge der sieben Therapiephasen sollte eingehalten werden, da diese aufeinander aufbauen. Auch die Bausteine in Phase 5 bauen aufeinander auf, so dass Sie bei gegebener Indikation die Bausteine in der vorgegebenen Reihenfolge einsetzen können. Die Auswahl und Gewichtung der Therapiebausteine können Sie für jeden Patienten und dessen Bezugspersonen individuell festlegen. Dabei ist auch ein rekursives Vorgehen möglich (vgl. auch Kapitel 3 Fallbeispiel). Zur Orientierung können Sie die Empfehlungen zur Anwendung von SELBST-Gleichaltrigenprobleme bei den verschiedenen Störungsbildern (vgl. Kapitel 1.6) nutzen.

Umgang mit Therapiematerialien

Die Themen der Sitzungen werden zunächst im Gespräch erarbeitet, dabei können die Materialien bereits als Strukturierungshilfe genutzt werden. Die Therapiematerialien dienen der Visualisierung und Dokumentation der Inhalte der Sitzungen und dem Transfer in den Alltag. Größtenteils stellen die Materialien Arbeitsblätter dar. Einige Materialien dienen der Psychoedukation. Neben einer Nutzung in den Therapiesitzungen können sie als Erinnerungshilfe bei der Bearbeitung der Therapiehausaufgaben dienen. Lassen Sie den Jugendlichen oder die Bezugspersonen bei der Bearbeitung der Materialien möglichst aktiv sein. Bitten Sie den Jugendlichen und die Bezugspersonen, die Materialien in einem Ordner abzuheften, und erstellen Sie zu Zwecken der Dokumentation Kopien von den wichtigsten Materialien.

2.1 Phase 1: Screening der Eingangsbeschwerden, Beziehungsaufbau und Informationsvermittlung

Inhalt und Ziele

Die ersten Sitzungen dienen dem Beziehungsaufbau zum Jugendlichen und den Bezugspersonen. Dabei werden Stärken, Fertigkeiten und Ressourcen fokussiert. Der Vorstellungsanlass und die Lebenssituation des Jugendlichen werden exploriert. Informationen zu Rahmenbedingungen, dem Ablauf der Behandlung sowie der Rolle des Therapeuten werden vermittelt.

Anzahl der Sitzungen

In der Regel zwischen ein und drei Sitzungen

Materialien/Instrumente

- G01 Explorationsschema für Jugendliche und deren Eltern – SELBST-EX (vgl. CD-ROM)
- G02 Schweigepflichtsentbindung (vgl. CD-ROM)

Ablauf der Phase

1. Beziehungsaufbau, Exploration von Lebenssituation und Ressourcen
2. Exploration des Vorstellungsanlasses und der Eingangsbeschwerden
3. Informationsvermittlung
4. Ausgeben von Fragebögen an den Jugendlichen, Eltern und ggf. Lehrer

JOB der Woche

- Vorbefunde mitbringen
- Eingangsdiagnostik bearbeiten
- Ordner für Therapiematerialien anlegen

Mögliche Schwierigkeiten in Phase 1

- Der Jugendliche gibt an, keine Behandlungsmotivation zu haben.
- Der Jugendliche traut sich nicht, mit dem Therapeuten zu sprechen.
- Der Jugendliche weicht Fragen zu seinem Erleben und Verhalten aus.
- Der Jugendliche externalisiert oder bagatellisiert die Gleichaltrigenprobleme.
- Der Jugendliche zeigt geringe Veränderungsmotivation bei Rückzug und gleichzeitig exzessivem Medienkonsum.
- Neben Gleichaltrigenproblemen besteht störungsspezifische Symptomatik.

2.1.1 Inhalt und Ziele

In der initialen Behandlungsphase soll dem Jugendlichen ein Beziehungsangebot gemacht werden, das ihm die Aufnahme der Behandlung erleichtert. Die therapeutische Beziehungsgestaltung sollte sich, wie in Kapitel 1.9 beschrieben, an den Empfehlungen zur motivierenden Gesprächsführung (Miller & Rollnick, 2002) orientieren und die Erfüllung emotionaler Grundbedürfnisse (Grawe, 2004; Young et al., 2008) fokussieren. Weiterhin dient die erste Phase der Informationsvermittlung. Dem Jugendlichen und den Eltern werden Vorgehensweise und Rahmenbedingungen der Behandlung erläutert. Das Behandlungskonzept wird transparent gemacht, Fragen des Jugendlichen und der Eltern werden beantwortet. Zudem werden erste Informationen über den Vorstellungsanlass und die aktuelle Lebenssituation des Jugendlichen gesammelt. Neben der Erfassung der Hauptprobleme mit Gleichaltrigen sowie begleitender Probleme steht vor allem die Exploration von Ressourcen und Kompetenzen im Zentrum der initialen Behandlungsphase.

2.1.2 Ablauf der Phase

1. Beziehungsaufbau, Exploration von Lebenssituation und Ressourcen

Beginnen Sie die erste Sitzung, indem Sie den Jugendlichen ansprechen und ihn entscheiden lassen, wer an dem Gespräch teilnehmen soll. Erklären Sie, dass der erste Termin dem gegenseitigen Kennenlernen dient. Lassen Sie den Jugendlichen entscheiden, ob er frei von sich und dem Vorstellungsanlass erzählen möchte, oder ob Sie Fragen stellen sollen. Geben Sie ihm zudem die Möglichkeit, bei einem gemeinsamen Gespräch zu bestimmen, wer die Fragen beantwortet. Geben Sie kurze Informationen zu Ihrer Person und Ihrer Arbeitsweise. Sie können sich an den grundlegenden Empfehlungen zur Beziehungsgestaltung aus Kapitel 1.9 orientieren.

Würdigen Sie zu Beginn und im Laufe des Gesprächs die Bereitschaft des Jugendlichen, überhaupt zu dem Termin zu kommen. Wenn Sie mit dem Jugendlichen über schwierige Themen sprechen, tun Sie es mit seinem Einverständnis und respektieren Sie seine Grenzen. Explorieren Sie für den Jugendlichen „gesichtswahrend".

Falls die Eltern die Vielzahl der Probleme des Jugendlichen aufzählen, verweisen Sie darauf, dass Sie sich in einem Elterngespräch Zeit nehmen werden, die Perspektive der Eltern und ihre Sorgen kennenzulernen.

Machen Sie deutlich, dass das Hauptziel der Behandlung sein soll, den Jugendlichen in die Lage zu versetzen, eigene Ziele bezogen auf die Gleichaltrigenprobleme zu entwickeln und ihn bei deren Umsetzung zu unterstützen. Indem Sie ihm Entscheidungsfreiheit geben, unterstützen Sie die Autonomie des Jugendlichen. Verstärken Sie den Jugendlichen für Offenheit und den Mut, über schwierige Themen zu sprechen. Achten Sie auf Äußerungen, die Hinweise auf nicht erfüllte emotionale Bedürfnisse des Jugendlichen geben (vgl. Tabelle 2 im Kapitel 1.3.2 und Arbeitsblatt *GP-TH-3 Interpersonale Schemata bei Gleichaltrigenproblemen*).

2. Exploration des Vorstellungsanlasses und der Eingangsbeschwerden

Kanfer und Mitarbeiter (2012) vergleichen die Erhebung von Informationen mit dem Erstellen einer ersten Skizze der individuellen Probleme, die im Laufe der ersten Sitzungen vervollständigt und im weiteren Behandlungsverlauf immer wieder überarbeitet wird. Ziel dieses Prozesses ist es, aus zunächst allgemeinen Informationen zunehmend konkretere Punkte zu extrahieren und schließlich therapeutische Ansatzpunkte zu identifizieren. Allgemeine Informationen über die Lebenssituation des Jugendlichen können Sie mithilfe des Explorationsschemas *G01 SELBST-EX* erheben. Fragen Sie zunächst allgemein nach Abläufen im Alltag, Freizeitaktivitäten, Interessen und Hobbys. Gehen Sie mit dem Einverständnis des Jugendlichen zu schwierigeren Themen über. Geben Sie dem Jugendlichen positives Feedback zu seiner Bereitschaft, mit Ihnen – und sei es nur in Ansätzen – über seine Probleme zu sprechen. Fragen Sie bei der Exploration des Vorstellungsanlasses und der Schwierigkeiten explizit nach bisherigen Bewältigungsversuchen und Lösungsansätzen, und würdigen Sie die diesbezüglichen Anstrengungen des Jugendlichen. Durch Ihre Art der Exploration können Sie bereits einen ersten Schritt von einer automatisierten Informationsverarbeitung (z. B. „Die anderen sind immer gemein zu mir und ich bin hilflos!") zu einer kontrollierten Informationsverarbeitung (z. B. „Ich weiß noch nicht, wie ich mich wehren und durchsetzen kann!") ermöglichen.

Erfassen Sie zudem die Erwartungen des Jugendlichen und der Eltern bezogen auf die Therapie. Dies dient dazu, um bereits zu diesem frühen Zeitpunkt den Fokus der Beteiligten von Problemen und Beschwerden auf Ziele und Veränderungsmöglichkeiten zu richten.

Bezüglich der Therapieerwartungen des Patienten unterscheiden Kanfer et al. (2012, S. 149) zwischen fünf Arten:

- Rollenerwartungen: Was ist meine Rolle, was ist die Rolle des Therapeuten?
- Prognostische Erfolgserwartungen: Was wird im positiven Fall durch die Therapie erreicht werden?
- Inhaltliche Erwartungen: Womit werden wir uns beschäftigen?
- Ablauferwartungen: Wie wird die Behandlung ablaufen?
- Erwartungen aufgrund subjektiver Krankheitsüberzeugungen: Was kann man an den Schwierigkeiten, so wie ich sie verstehe, verändern?

Die Fragen dienen als Strukturierungshilfe für den Therapeuten. Bei der Bearbeitung von Phase 1 bis Phase 4 empfiehlt es sich, wiederholt nach den Therapieerwartungen zu fragen. Vor allem die prognostischen Erwartungen (z. B. „Wie soll deine Situation am Ende der Therapie sein, damit du sagen kannst, dass es gut war, die Therapie zu machen?") und die subjektiven Krankheitserwartungen sollten erfragt werden (z. B. „Was denkst du, woher die Schwierigkeiten kommen? Warum gibt es die Probleme? Ist es möglich, etwas an den Problemen zu ändern?"). Jugendlichen kann die Beantwortung der Fragen zu Therapieerwartungen eher schwerfallen. Demgegenüber können die Eltern in der Regel ihre Erwartungen bezogen auf die Behandlung klarer formulieren. Erwartungen der Eltern spiegeln deren Störungsmodell wider und geben auch Hinweise darauf, inwiefern die Eltern die Bedürfnisse des Jugendlichen wahrnehmen und wie sie ihren eigenen Anteil an der Problematik sehen.

Neben der Exploration des Jugendlichen und der Eltern können gerade bezogen auf Gleichaltrigenprobleme auch die Lehrer wichtige Informationen geben, wenn die Probleme auch im schulischen Kontext auftreten. Es ist daher empfehlenswert, wenn Sie bei Indikation möglichst früh im Behandlungsprozess eine Schweigepflichtsentbindung (eine Vorlage finden Sie auf der CD-ROM, vgl. G02) vom Jugendlichen und den Bezugspersonen erhalten, um mit der Schule Kontakt aufnehmen zu können.

3. Informationsvermittlung

Ein weiteres Ziel in Phase 1 ist, durch klare Definition der Rollen und Information über den Behandlungsprozess eine Basis für Arbeitsorientierung und Motivation beim Jugendlichen und den Eltern herzustellen. Die Informationen zum Behandlungsverlauf sollten Sie mit dem Jugendlichen und den Eltern gemeinsam besprechen. Geben Sie klare Informationen über den Ablauf der Behandlung und die Rahmenbedingen. Verweisen Sie dabei auch explizit auf die therapeutische Schweigepflicht spätestens ab einem Alter von 14 Jahren. Machen Sie zudem deutlich, dass die Schweigepflicht gegenüber den Eltern nicht für Situationen gilt, in denen eine Selbst- oder Fremdgefährdung vorliegt.

Beschreiben Sie, dass Patient und Bezugspersonen eine aktive Rolle haben, zu der gehört, dass Informationen gegeben, Unterlagen mitgebracht, Vereinbarungen über Ablauf und Therapieaufgaben (JOBs der Woche) eingehalten werden. Ermutigen Sie den Jugendlichen und die Eltern dazu, eigene Ideen in den Behandlungsverlauf einzubringen. Erläutern Sie, dass die Behandlung in eine Diagnostik- und eine Interventionsphase aufgeteilt ist. Vermitteln Sie den Eltern, dass in der Therapie von Jugendlichen eine gründliche Problem- und Zielanalyse aus der Sicht aller Beteiligten notwendig ist, um eine ausreichende Behandlungsmotivation aufzubauen. Machen Sie deutlich, dass der Therapeut nicht die Aufträge der Eltern umsetzen, sondern gemeinsam mit allen Beteiligten Behandlungsziele erarbeiten wird, wobei der Jugendliche die Hauptperson ist.

Erklären Sie, dass die Dauer von Therapien individuell variiert. Sie können den Hinweis geben, dass Therapeuten dazu verpflichtet sind, Therapien in einem ökonomischen Umfang durchzuführen. Beugen Sie den Befürchtungen des Jugendlichen vor, sich auf sehr lange Zeiträume festlegen zu müssen. Machen Sie aber gleichzeitig deutlich, dass bei einer Entscheidung für eine Behandlung eine verbindliche Vereinbarung zur Zusammenarbeit für eine bestimmte Anzahl an Sitzungen getroffen wird.

Erläutern Sie das ressourcen- und lösungsorientierte Vorgehen und weisen Sie den Jugendlichen und die Eltern darauf hin, dass zu einer guten Zusammenarbeit in der Behandlung auch die Erledigung der Therapiehausaufgaben gehört. Erarbeiten Sie mit dem Jugendlichen und den Eltern, dass Veränderungen innerhalb der Sitzungen angestoßen werden können, dass aber die Umsetzung im Alltag durch die Therapieaufgaben notwendig ist, um nachhaltige Veränderungen zu erreichen.

Weisen Sie darauf hin, dass es Ihre Aufgabe ist, angemessene, konkrete und umsetzbare Therapieaufgaben zu definieren und den Jugendlichen dabei zu unterstützen, aber es die Verantwortung des Jugendlichen und seiner Eltern ist, diese Aufgaben tatsächlich umzusetzen.

Wenn die Eltern an den ersten Sitzungen teilnehmen, weisen Sie diese darauf hin, dass Probleme in den folgenden Behandlungsphasen eingehend analysiert werden und dabei genügend Zeit eingeplant wird, um die Sicht der Eltern und ihre Befürchtungen und Erwartungen zu erfassen. Erläutern Sie dem Jugendlichen, dass Sie recht früh einen Termin mit den Eltern alleine vereinbaren möchten, um deren Sicht der aktuellen Situation kennenzulernen und die Entwicklungsanamnese zu erheben. Verdeutlichen Sie dem Jugendlichen, dass es sich dabei um ein Standardvorgehen handelt und betonen Sie nochmals die Schweigepflicht. Verdeutlichen Sie dem Jugendlichen, dass Sie vor allem seine Ziele und seine Entwicklung im Fokus haben und wie ein Anwalt auf seiner Seite stehen. Gleichzeitig möchten Sie alle Beteiligten hören, um sich ein eigenes Bild von den Gleichaltrigenproblemen zu machen. Sie machen deutlich, dass es nicht Ihre Aufgabe ist, Aufträge der Eltern zu erfüllen. Dennoch zeigen Sie auf, dass es sehr hilfreich ist, die Eltern in die Behandlung einzubeziehen.

4. Ausgeben von Fragebögen an Jugendliche, Eltern und ggf. Lehrer

Es ist sinnvoll, dem Jugendlichen und seinen Eltern nach einer der ersten Sitzungen die Fragebogendiagnostik mitzugeben, so dass Sie die Ergebnisse im Rahmen der multimodalen Diagnostik nutzen können, um eine vertiefte Exploration durchführen zu können. Zudem ist es in vielen Fällen sinnvoll, Kontakt zur Schule aufzunehmen und den Lehrer zu bitten, ebenfalls Fragebogendiagnostik zu beantworten. In Kapitel 2.2 finden Sie eine Übersicht der Fragebögen, die zur Diagnostik von Gleichaltrigenproblemen eingesetzt werden können.

2.1.3 JOB der Woche

Beginnen Sie in Phase 1 mit leicht bewältigbaren Aufgaben, wenn Sie den Eindruck haben, dass die Behandlungsmotivation bereits ausreichend ist. Sie sollten nur in Ausnahmefällen darauf verzichten, dem Jugendlichen eine Wochenaufgabe zu geben, so dass es von Beginn der Behandlung an „normal" ist, zwischen den Sitzungen etwas für die Therapie zu tun. Der Jugendlichen kann z. B. Vorbefunde mitbringen, Fragebogendiagnostik beantworten und einen Ordner für Therapiematerialien anlegen. Verstärken Sie die Jugendlichen für die Mitarbeit. Grundsätzlich sollten die Therapieaufgaben mit ausreichend zeitlichem Vorlauf geplant werden. Auch sollten Sie sicherstellen, dass die Erfolgserwartung der Beteiligten ausreichend hoch ist.

2.1.4 Mögliche Schwierigkeiten in Phase 1

Wenn der Jugendliche angibt, keine Behandlungsmotivation zu haben, erklären Sie ihm, dass Sie seine Offenheit zu schätzen wissen. Geben Sie ihm einige kurze Informationen zu Ihrer allgemeinen Arbeitsweise mit Jugendlichen. Ermöglichen Sie dem Jugendlichen gesichtswahrend mit Ihnen ins Gespräch zu kommen. Bieten Sie an, dass der Patient zunächst einige Termine wahrnehmen kann, um dann später über den Fortgang der Therapie zu entscheiden. Fragen Sie den Jugendlichen, ob er sich vorstellen kann, noch einmal wiederzukommen.

Der Umgang mit weiteren allgemeinen Schwierigkeiten in den ersten Sitzungen ist ausführlich im Band *SELBST-Grundlagen* beschrieben. An dieser Stelle wird auf Schwierigkeiten bei Jugendlichen mit Gleichaltrigenproblemen eingegangen.

Der Jugendliche traut sich nicht, mit dem Therapeuten zu sprechen. Bei starker sozialer Angst kann es dem Jugendlichen nicht gelingen, im Erstkontakt ein Gespräch mit dem Therapeuten zu führen. Geben Sie dem Jugendlichen positives Feedback dafür, dass er zum Ersttermin erschienen ist. Nutzen Sie gemeinsame Aktivitäten, z. B. etwas spielen oder Kickern, um in Kontakt zu kommen. Bieten Sie einen nächsten Termin an und schlagen Sie vor, dass Fragen schriftlich beantwortet werden können.

Der Jugendliche weicht Fragen zu seinem Erleben und Verhalten aus. Häufig geben Kinder oder Jugendliche in der Exploration an, nicht zu wissen, wie sie schwierige Situationen erleben oder wie sie sich in solchen verhalten. Insistieren Sie nicht, sondern nehmen Sie sich Zeit für den Beziehungsaufbau und fokussieren Sie zunächst die Ressourcen des Jugendlichen. Zeigen Sie Verständnis dafür, dass es schwierig ist, sich gegenüber einer fremden Person zu öffnen und über Probleme zu sprechen. Versichern Sie dem Jugendlichen, dass Sie Ihre Patienten weder manipulieren noch zu etwas zwingen. Vereinbaren Sie mehrere Termine, in denen der Jugendliche testen kann, ob er sich auf die Behandlung einlassen möchte.

Der Jugendliche externalisiert oder bagatellisiert die Gleichaltrigenprobleme. Jugendliche, die von Viktimisierung betroffen sind, aber auch expansive Jugendliche, die selbst Konflikte verursachen, tendieren häufig dazu, Gleichaltrigenprobleme zu externalisieren oder zu bagatellisieren. Eigene Anteile an der Problematik werden verneint oder minimiert, wodurch die Behandlungsmotivation gering bleibt. Beschreiben Sie, dass Sie den Jugendlichen unterstützen möchten, die Situation besser bewältigen zu können bzw. dauerhafte Freundschaften aufzubauen. Zeigen Sie auf, dass es Ihr Ziel ist, den Jugendlichen handlungsfähig zu machen, so dass er seine Beziehungen zu Gleichaltrigen langfristig gestalten und Entscheidungen treffen kann. Erarbeiten Sie in den nächsten Phasen ausführlich Vor- und Nachteile des Problemverhaltens.

Der Jugendliche zeigt geringe Veränderungsmotivation bei Rückzug und gleichzeitigem exzessiven Medienkonsum. Zudem kann die Veränderungsmotivation gering sein, wenn Jugendliche mit sozialem Rückzug den Mangel an Kontakten mit sehr hohem Medienkonsum oder Online-Kontakten kompensieren. Prüfen Sie hier, ob exzessiver Medienkonsum mit Suchtcharakter vorliegt und leiten Sie gegebenenfalls entsprechende Interventionen ein. Stellen Sie die Vor- und Nachteile von Kontakten in der virtuellen Welt mit den Vor- und Nachteilen von Kontakten in der realen Welt gegenüber. Zeigen Sie auf, dass Sie dem Jugendlichen ermöglichen wollen, Interaktionen in beiden Welten kompetent zu meistern.

Neben den Gleichaltrigenproblemen besteht störungsspezifische Symptomatik. Liegt neben den Gleichaltrigenproblemen weitere Symptomatik vor, die eine spezifische Behandlung erforderlich macht, z. B. eine Zwangsstörung oder Essstörung, wird SELBST zunächst nicht angewandt. Einzelne Bausteine, z. B. das Fertigkeitentraining können aber in eine störungsspezifische Behandlung integriert werden, wenn der Jugendliche sich bezüglich der Primärstörung ausreichend stabilisiert hat.

2.2 Phase 2: Multimodale Diagnostik – Erfassung individueller Probleme und Kompetenzen sowie von Belastungen und Ressourcen im Umfeld

Inhalt und Ziele

Der Beziehungsaufbau steht in Phase 2 weiter im Zentrum. Die Kompetenzen und Ressourcen werden erfasst. Informationen zur sozialen Situation des Jugendlichen, seinen Erfahrungen und seinen sozialen Fertigkeiten werden in der Exploration sowie durch diagnostische Materialien und Instrumente erhoben. Dabei werden der Jugendliche und die Bezugspersonen befragt. Die Probleme werden schrittweise konkretisiert. Das Vorgehen ist im SELSBT-Grundlagenband ausführlich beschrieben und wird hier speziell auf Gleichaltrigenprobleme angewendet.

Anzahl der Sitzungen

In der Regel zwischen zwei und fünf Sitzungen

Materialien/Instrumente

- G01 Explorationsschema für Jugendliche und deren Eltern – SELBST-EX (vgl. CD-ROM)
- GP-D-1 SELBST-Explorationsschema-Gleichaltrigenprobleme (vgl. CD-ROM)
- GP-D-2.1 Mitschüler – Soziogramm Schule (vgl. CD-ROM)
- GP-D-2.2 Freundeskreis – Soziogramm allgemein (vgl. CD-ROM)
- GP-D-3 Überzeugungen über andere und über mich ... (vgl. CD-ROM)
- GP-D-4 SELBST-Checkliste-Gleichaltrigenprobleme (vgl. CD-ROM)
- GP-D-5 Situationen mit anderen Jugendlichen (vgl. CD-ROM)
- G03 Fragebogen Jugendliche – SELSBT-JF-6M (vgl. CD-ROM)
- G05 Fragebogen Eltern – SELBST-EF-6M (vgl. CD-ROM)
- G07 Fragebogen Lehrer – SELBST-LF-6M (vgl. CD-ROM)
- Diagnostische Verfahren, wie z. B. CBCL/6-18R, TRF/6-18R, YSR/11-18R, DISYPS-III, FAVK, FESKA, SPAIK, DAF, FEEL-KJ, DIKJ, KANN, YSQ-S3R, DISC
- Bildkarten „Schematherapie mit Kindern, Jugendlichen und Erwachsenen“ (Graaf, 2016)
- G12 Tagebuch Aktivitäten (vgl. CD-ROM)
- GP-TH-1 Soziale Situationen und soziale Stile – Übersicht Problemsituationen (vgl. CD-ROM)
- GP-TH-2 Ergebnisse der Diagnostik (vgl. CD-ROM)

Ablauf der Phase

1. Vertiefende Exploration der Beteiligten gemeinsam und getrennt
2. Bearbeitung der Fragebögen und kriteriumsorientierte Diagnostik
3. Nachexploration der Diagnostik und erste Hypothesenbildung durch den Therapeuten
4. Psychoedukation zur Veränderbarkeit von Gleichaltrigenproblemen

JOB der Woche

- Ausfüllen der Fragebögen
- Bearbeiten der Arbeitsblätter „Mitschüler – Soziogramm Schule“ (GP-D-2.1) und „Freundeskreis – Soziogramm allgemein“ (GP-D-2.2)

Mögliche Schwierigkeiten in Phase 2

- Der Jugendliche dissimuliert/externalisiert die Gleichaltrigenprobleme.
- Der Jugendliche möchte nicht, dass die Eltern von der Intensität der Gleichaltrigenprobleme erfahren.
- Eine starke eigene Belastung der Eltern wird deutlich.
- Die Fragebögen werden nicht ausgefüllt.

2.2.1 Inhalt und Ziele

Sie arbeiten weiter am Aufbau einer tragfähigen Beziehung zum Jugendlichen und den Bezugspersonen. Sie fokussieren in der Exploration Kompetenzen des Jugendlichen und Ressourcen in der Familie. Sie vermitteln dem Jugendlichen, dass Sie „seine Welt" und seine Sicht der Situation kennenlernen möchten. Durch Exploration und Fragebögen sammeln Sie Informationen zum sozialen Umfeld und dem Verhalten des Jugendlichen in sozialen Situationen. Auch die Perspektive der Bezugspersonen wird erfasst. Durch die vertiefende Exploration werden die Probleme des Jugendlichen konkretisiert, die Problemskizze ausgearbeitet, so dass die Beteiligten und der Therapeut ein klareres Bild erhalten. Sie können erste Hypothesen generieren, die Sie in den folgenden Phasen konkretisieren und prüfen werden. Sie geben abschließend Feedback zur Veränderbarkeit von Gleichaltrigenproblemen. Sie unterstützen den Jugendlichen, seine Ressourcen wahrzunehmen und eine positive Vorstellung bezüglich der langfristigen Veränderung einiger seiner Probleme zu entwickeln.

2.2.2 Ablauf der Phase

1. Vertiefende Exploration der Beteiligten gemeinsam und getrennt

Mithilfe des Explorationsschemas *G01 SELBST-EX* arbeiten Sie weiter und vertiefend an der Sammlung von Informationen. In Phase 1 haben Sie bereits Teil 1 (Grundinformationen/Screening der Eingangsbeschwerden) eingesetzt. In Phase 2 bearbeiten Sie den restlichen Teil des Explorationsschemas *G01 SELBST-EX* und erheben die Anamnese. Im Grundlagenband ist das Explorationsschema *G01 SELBST-EX* detailliert beschrieben. Folgende Themen werden von Teil 2 abgedeckt: Familiärer Hintergrund, Schule/Ausbildung, Gleichaltrigenkontakte, Selbstwert, Aktivität und Stimmung, Eltern, Entwicklungsgeschichte des Jugendlichen, Einstellungen zur Therapie, Verhaltens- und Interaktionsauffälligkeiten während der Exploration/Untersuchung und psychopathologische Beurteilung. Sie können die Themen in der vorgegebenen Reihenfolge bearbeiten, aber auch davon abweichen. Erfragen Sie bei jedem Themenbereich das Einverständnis des Jugendlichen, darüber zu sprechen, und bestärken Sie den Jugendlichen für Offenheit.

Dabei vereinbaren Sie mit dem Jugendlichen und den Eltern, welche Themen einzeln und welche gemeinsam exploriert werden sollen. Bei gänzlich getrennter Exploration befragen Sie die Eltern ebenfalls zu relevanten Themen, z.B. wie häufig sich der Jugendliche verabredet und wie intensiv die Eltern die Freundschaften des Jugendlichen erleben. Explorieren Sie, wie die Eltern das Klima in der Familie erleben und was ihnen in der Beziehung zu ihrem Sohn/ihrer Tochter wichtig ist.

Zur gezielten Erfassung der Gleichaltrigenprobleme können Sie das *GP-D-1 SELBST-Explorationsschema-Gleichaltrigenprobleme* einsetzen. Eine Beschreibung der Skalen finden Sie in Kapitel 1.8. Sie führen die Exploration mit dem Jugendlichen größtenteils alleine durch. Sie befragen den Jugendlichen intensiver zu seinen sozialen Kontakten und seiner Position in der Gleichaltrigengruppe. Der Umgang mit Freizeitgestaltung und Jugendthemen wird erfasst. Weiterhin explorieren Sie auch wichtige Übergänge in der sozialen Entwicklung, z.B. Eintritt in den Kindergarten, die Einschulung und den Wechsel auf die weiterführende Schule. Viele Jugendliche mit Gleichaltrigenproblemen berichten, dass sie bereits als Kinder erste Schwierigkeiten in sozialen Situationen hatten. Wichtig ist, dass Sie eine möglichst detaillierte Vorstellung von der sozialen Entwicklungsgeschichte des Jugendlichen bekommen. Sie können erfragen, welche wichtigen Erfahrungen der Jugendliche mit Gleichaltrigen gemacht hat und welche Überzeugungen er aus diesen Erfahrungen gewonnen hat. Dadurch erhalten Sie Anhaltspunkte, welche Grundannahmen er über Freundschaften und seine eigenen sozialen Fertigkeiten entwickelt hat. Abschließend erfragen Sie aktuelle Kontaktwünsche und Konflikte mit Gleichaltrigen.

Mit den Eltern führen Sie in Phase 2 ein Gespräch zur Entwicklungsanamnese ohne den Jugendlichen. Dabei explorieren Sie die Eltern auch zu relevanten Belastungen, zur Beziehung zum Jugendlichen und bezüglich ihrer Erziehung. Befragen Sie die Bezugspersonen zusätzlich anhand von *GP-D-1 SELBST-Explorationsschema-Gleichaltrigenprobleme* zur sozialen Entwicklung und zu aktuellen Kontakten und Aktivitäten des Jugendlichen mit den Gleichaltrigen und zu seiner Integration in die Gleichaltrigengruppe.

Sie können in Phase 2 mit dem Einverständnis des Jugendlichen und der Eltern telefonisch Kontakt mit einem Lehrer aufnehmen, der die Gleichaltrigenprobleme möglichst gut beurteilen kann. Meist kann Ihnen der Klassenlehrer Auskunft geben, aber auch Vertrauenslehrer oder Schulsozialarbeiter können hilfreiche Ansprechpartner sein.

2. Bearbeitung der Fragebögen und kriteriumsorientierte Diagnostik

Fragebögen. Die Fragenbögen geben Sie beim Übergang von Phase 1 zu Phase 2 aus. Eine Untersuchung der intellektuellen Fähigkeiten ist dann indiziert, wenn der Jugendliche parallel zu den Gleichaltrigenproblemen auch unter Leistungsproblemen leidet bzw. der Verdacht auf eine schulische Über- oder Unterforderungssituation oder eine Teilleistungsstörung besteht. Tabelle 8 gibt eine Übersicht über die empfohlenen Fragebögen, die zu Beginn der Behandlung und auch zum Abschluss in Phase 7 eingesetzt werden können. Die standardisierten und nicht standardisierten Fragebögen sind in Kapitel 1.8 ausführlich beschrieben.

Soziogramm. Es stehen zwei Arbeitsblätter für Soziogramme zur Verfügung (vgl. *GP-D-2.1 Mitschüler - Soziogramm Schule* und *GP-D-2.2 Freundeskreis - Soziogramm allgemein*). Diese lassen Sie den Jugendlichen

Tabelle 8: Übersicht über Breitband- und problemspezifische Fragebögen bei Gleichaltrigenproblemen

Abkürzung	Name des Verfahrens	Quelle
YSR/11-18R	Fragebogen für Jugendliche	Döpfner, Plück, Kinnen & Arbeitsgruppe Deutsche Child Behavior Checklist, 2014
CBCL/6-18R	Elternfragebogen über das Verhalten von Kindern und Jugendlichen	Döpfner, Plück, Kinnen & Arbeitsgruppe Deutsche Child Behavior Checklist, 2014
TRF/ 6-18R	Lehrerfragebogen über das Verhalten von Kindern und Jugendlichen	Döpfner, Plück, Kinnen & Arbeitsgruppe Deutsche Child Behavior Checklist, 2014
SELBST-JF-6M	SELBST-Bogen Jugendliche (G03)	Walter et al., 2007; vgl. CD-ROM
SELBST-EF-6M	SELBST-Bogen Eltern (G05)	Walter et al., 2007; vgl. CD-ROM
SELBST-LF-6M	SELBST-Bogen Lehrer (G07)	Walter et al., 2007; vgl. CD-ROM
DISYPS-III	Diagnostik-System für psychische Störungen nach ICD-10 und DSM-5 für Kinder und Jugendliche – III	Döpfner & Görtz-Dorten, 2017
SPAIK	Sozialphobie- und Angstinventar für Kinder	Melfsen, Florin & Warnke, 2001
DAF	Differentieller Aggressionsfragebogen	Petermann & Beckers, 2014
FEEL-KJ	Fragebogen zur Erhebung der Emotionsregulation bei Kindern und Jugendlichen (2., aktualisierte und ergänzte Auflage)	Grob & Smolenski, 2009
FAVK	Fragebogen zum aggressiven Verhalten von Kindern	Görtz-Dorten & Döpfner, 2010
FESKA	Fragebogen zur Erfassung störungsaufrechterhaltender Komponenten sozialer Angst bei Kindern und Jugendlichen	Görtz-Dorten, Perri & Döpfner, 2018
DIKJ	Depressionsinventar für Kinder und Jugendliche (3., überarbeitete und neu normierte Auflage)	Stiensmeier-Pelster, Braune-Krickau, Schürmann & Duda, 2014
KANN	Kompetenzanalyseverfahren – Fremdbeurteilung beobachtbarer personaler Ressourcen bei Kindern und Jugendlichen	Petermann, Schmidt & Suing, 2012
YSQ-S3R	Young Schema-Questionnaire	Young, Brown, Zarbock, Baumann-Frankenberger, Grutschpalk & Berbalk 2003, 2010
DISC	Düsseldorf Illustrated Schema Questionnaire for Children	Loose, Meyer & Pietrowsky, 2018

in der Regel als JOB der Woche bearbeiten. Wenn Sie den Eindruck haben, dass die Visualisierung den Jugendlichen belasten könnte, bearbeiten Sie die Arbeitsblätter gemeinsam während einer Sitzung. Den jeweiligen Fragenkatalog händigen Sie dem Jugendlichen nicht aus. Diesen nutzen Sie in den folgenden Sitzungen zur Nachexploration. Die Fragen beziehen sich auf die Nähe und Qualität der Beziehungen, auf die Struktur der Gruppen und soziale Normen („ungeschriebene Gesetze“). Problematische Interaktionspartner und Veränderungswünsche bezogen auf die soziale Position werden identifiziert. Weiterhin können Sie erfragen, wie der Jugendliche sein „Image“ bei den Gleichaltrigen wahrnimmt. Wenn Sie den Eindruck haben, dass deutliche Diskrepanzen zwischen der Wahrnehmung des Jugendlichen und der Fremdwahrnehmung durch die Gleichaltrigengruppe bestehen, bitten Sie die Bezugspersonen (Eltern, Lehrer, Geschwister), Ihnen die soziale Position des Jugendlichen zu beschreiben.

Erste Erfassung dysfunktionaler Kognitionen. Sie können die Aussagenliste *GP-D-3 Überzeugungen über andere und über mich ...* einsetzen, insofern der Jugendliche nach Ihrer Einschätzung bereits jetzt bereit ist, diese Liste zu beantworten. Wenn es dem Jugendlichen zu Beginn der Behandlung schwerfällt, die Liste zu bearbeiten, können Sie diese auch erst dann ausgeben, wenn Sie Interventionen aus dem Baustein 2 Kognitionen Jugendlicher (vgl. Kapitel 2.5.2) einsetzen.

GP-D-3 Überzeugungen über andere und über mich ...
(in Anlehnung an Young et al., 2003, 2010; McKay et al., 2013)

Name: Emma Datum: 05.09.19

Wie sehr trifft der Gedanke auf dich zu?	gar nicht	ein wenig	weitgehend	besonders	völlig
1. Andere sind nicht so für mich da, wie ich es bräuchte.			X		
2. Andere tun mir weh, benutzen oder verletzen mich.		X			
3. Andere finden mich peinlich.		X			
4. Andere finden mich seltsam oder wollen nichts mit mir zu tun haben.				X	
5. Niemand glaubt an mich.	X				
6. Andere wollen, dass ich mich anpasse.					X
7. Andere halten mich für einen Versager.	X				
8. Andere sollen immer auf meine Wünsche eingehen.		X			
9. Andere müssen tun, was ich sage.	X				
10. Es geht zuerst um das, was andere brauchen oder wollen.	X				
11. Die anderen bestimmen immer, was passiert.				X	
12. Man kann sich auf niemanden verlassen.				X	
13. Ich kann mir nicht sicher sein, ob mich jemand mag.				X	
14. Ich werde bestimmt (wieder) verletzt, ausgenutzt, verraten.			X		
15. Ich werde nicht genug beachtet, gemocht, verstanden, unterstützt.				X	
16. Ich bin nicht gut genug, ich bin nicht liebenswert.	X				
17. Ich bin anders als die anderen. Ich gehöre nicht dazu.					X
18. Ich schaffe nichts alleine. Ich bin zu schwach.	X				
19. Ich kann nichts.	X				
20. Ich darf mich über Regeln hinwegsetzen, die für alle gelten.	X				
21. Ich muss mich anderen unterordnen. Ich zähle nicht. Ich darf mich nicht wehren.	X				
22. Ich muss für andere da sein.		X			
23. Ich werde nur gemocht, wenn ich tue, was andere erwarten.				X	

Abbildung 13: Ausgefülltes Arbeitsblatt GP-D-3 Überzeugungen über andere und über mich ...)

Bildkarten „Schematherapie mit Kindern, Jugendlichen und Erwachsenen“. Bei der Anwendung von SELBST-Gleichaltrigenprobleme können die Karten aus dem Kartenset von Graaf (2016) eingesetzt werden, um wiederkehrende emotionale Reaktionen und Verhaltensmuster in schwierigen Situationen mit Gleichaltrigen zu erfassen. Sie bitten den Jugendlichen, aus dem Set die Karten auszuwählen, die am besten abbilden, wie er sich in problematischen Situationen mit Gleichaltrigen fühlt oder verhält. Dadurch können sowohl die äußerlich sichtbaren Reaktionen als auch die inneren Reaktionen und mögliche Ambivalenzen dargestellt werden. Therapeuten, die weiterführend mit einem Modus-Modell arbeiten möchten, finden Anregungen dazu im Kapitel 1.4 und im Kapitel 2.6.

Checkliste und Klinisches Urteil. Weiterhin wird die *GP-D-4 SELBST-Checkliste-Gleichaltrigenprobleme* als Explorationshilfe zur Erfassung spezifischer Probleme und Symptome des Jugendlichen eingesetzt. Die Checkliste sollte mit dem Jugendlichen alleine und mit den Eltern bearbeitet werden. Nutzen Sie die Checkliste als orientierendes Instrument, um relevante Bausteine zu identifizieren, abhängig davon, auf welchen Skalen sich die höchsten Werte ergeben. Eine Übersicht über die Skalen finden Sie in Kapitel 1.8.

Mit den Eltern sollten in jedem Fall die beiden Skalen *C Kognitionen Eltern* und *F Verstärkerbedingungen Eltern* bearbeitet werden. Die Items der übrigen Skalen können Eltern teilweise nicht beantworten. Auf der Skala *B Kognitionen Jugendlicher* werden dysfunktionale Grundannahmen erfragt, die interpersonalen Schemata zugeordnet werden können. Zu diesem frühen Zeitpunkt der Behandlung fällt es Jugendlichen selbst oft noch schwer, ihre dysfunktionalen Grundannahmen zu verbalisieren. Teils sind die Grundannahmen nicht bewusst, teils ist es den Jugendlichen peinlich, dass sie irrationale Gedanken haben. Beschreiben Sie, dass alle Menschen Gedanken haben, die nicht rational sind, aber immer wieder auftreten und geben Sie Beispiele (z. B. „Manche Jugendliche denken, sie müssten zu den Beliebtesten in der Klasse gehören, und sind frustriert, wenn sie das nicht erreichen.“). Fragen Sie, ob der Jugendliche solche Gedanken von sich kennt. Auch bezogen auf die Skalen *D Emotionsregulation* sowie *E Problemlösen und Fertigkeiten* ist es empfehlenswert, Beispiele zu geben, in denen Sie impulsive Reaktionen (z.B. „Manche Jugendliche fühlen sich sofort provoziert, wenn jemand sie mal ärgert, und fangen dann Streit an."), Vermeidung (z.B. „Manche Jugendliche sind unsicher und fragen deshalb nie, ob jemand was mit ihnen unternehmen will.") oder ineffektives Verhalten (z.B. „Manche Jugendliche wollen die komplette Freizeit mit einem Freund verbringen, das kann dann zu viel werden.") beschreiben. In der Zusammenschau der unterschiedlichen Explorationen (Jugendlicher/Eltern) können Sie relevante Problembereiche identifizieren. Prüfen Sie im Folgenden, ob sich hier therapeutische Ansatzpunkte ergeben, die eine Definition als Behandlungsziel zulassen. Dies bedeutet, dass die Probleme veränderbar sind und der Jugendliche ausreichende Motivation aufbringt, sich damit auseinanderzusetzen. Dies werden Sie in Phase 3 gemeinsam mit dem Jugendlichen und den Eltern weiter analysieren.

GP-D-4 SELBST-Checkliste-Gleichaltrigenprobleme 1/2

Patient: Linus Alter: 17 Datum: 27.07.19 Untersucher/in: Dresbach Beurteilungsbasis: ☒ Patient ☐ Eltern ☐ Lehrkraft

Wie sehr trifft die Aussage zu?
Bei verschiedenen Beispielen das Zutreffende markieren.

A. Informationsverarbeitung	nicht	wenig	ziemlich	völlig	unbekannt
Erwartet von Gleichaltrigen schlecht behandelt zu werden (nicht beachtet/abgelehnt/geärgert/ausgenutzt/provoziert/übergangen) zu werden und sucht nach ‚Beweisen' dafür.	0	1	X	3	9
Sucht nach „Beweisen" für die Annahme, dass die Gleichaltrigen unreif/seltsam/keine potenziellen Freunde sind.	0	1	X	3	9
Bewertet selbstsicheres Verhalten anderer als aggressiv/unsicher.	0	1	X	3	9
Erwartet, sich vor Gleichaltrigen zu blamieren, sich peinlich oder ungeschickt zu verhalten. Gedanken kreisen um mögliche negative Situationsausgänge.	X	1	2	3	9
Gibt sich selbst die „Schuld" an den Gleichaltrigenproblemen, macht sich Vorwürfe.	X	1	2	3	9
Unterschätzt eigene soziale Fertigkeiten/soziale Attraktivität.	0	X	2	3	9
Gibt den Gleichaltrigen die „Schuld" an den Problemen, macht Vorwürfe (offen oder verdeckt).	0	1	2	X	9
Bewertet eigenes Verhalten nach Situationen negativ, Gedanken kreisen um subjektive „Fehler"/mögliche negative Bewertungen.	0	X	2	3	9
Unterschätzt eigene Möglichkeiten, Interaktionen zu initiieren/zu beeinflussen.	0	X	2	3	9
Mittelwert Rohwert-Summe: 12 **/9 bedeutsam ab -0,6**	1,33				

B. Kognitionen Jugendlicher	nicht	wenig	ziemlich	völlig	unbekannt
In Aussagen werden regelmäßig dysfunktionale Grundannahmen deutlich.	0	1	2	X	9
Denkt, er/sie sei anders als die anderen/gehöre nicht dazu.	0	X	2	3	9
Denkt, dass man sich auf niemanden verlassen kann.	0	1	2	X	9
Denkt, dass man (fast) niemandem vertrauen kann.	0	1	2	X	9
Denkt, er/sie sei nicht gut genug, um Freunde zu haben.	0	X	2	3	9

B. Kognitionen Jugendlicher – Fortsetzung	nicht	wenig	ziemlich	völlig	unbekannt
Denkt, dass er/sie sich unterordnen muss/tun muss, was andere wollen.	X	1	2	3	9
Denkt, dass andere sich ihm/ihr unterordnen müssen.	0	1	X	3	9
Stellt überhöhte Anforderungen an das eigene Verhalten (alles richtig machen/es allen recht machen müssen/niemanden enttäuschen dürfen).	X	1	2	3	9
Hat unrealistische soziale Ziele, denkt z.B. er/sie müsste zu den beliebtesten Jugendlichen in der Klasse gehören.	0	X	2	3	9
Denkt, dass Regeln für ihn nicht gelten.	0	X	2	3	9
Stellt überhöhte Anforderungen an andere (Aufmerksamkeit/Nähe/keine Kritik/keine Konflikte).	0	X	2	3	9
Mittelwert Rohwert-Summe: 16 **/11 bedeutsam ab -0,5**	1,45				

C. Kognitionen Eltern (mind. ein Elternteil)	nicht	wenig	ziemlich	völlig	unbekannt
Werten altersangemessenes Verhalten Jugendlicher ab.	0	1	X	3	9
Katastrophisierende Gedanken bzgl. der Entwicklung ihres Kindes.	0	1	X	3	9
Rechtfertigen unsicheres/aggressives Verhalten des Jugendlichen.	0	1	2	X	9
Betrachten sich selbst/eigene Familie als „anders".	0	X	2	3	9
Betrachten den Jugendlichen als „Opfer" der Gleichaltrigen.	0	X	2	3	9
Stellen überhöhte Anforderungen an eigenes Verhalten gegenüber anderen Menschen.	X	1	2	3	9
Stellen überhöhte Anforderungen an andere Menschen.	0	X	2	3	9
Geben dysfunktionale Überzeugungen an den Jugendlichen weiter (man kann sich nicht verlassen/ (fast) niemandem vertrauen/wird nicht fair behandelt/sich wehren ist zwecklos/man darf sich nichts gefallen lassen/man wird immer enttäuscht).	0	1	X	3	9
Mittelwert Rohwert-Summe: 12 **/8 bedeutsam ab -0,5**	1,50				

Aus Dresbach und Döpfner: Gleichaltrigenprobleme im Jugendalter. © 2020 Hogrefe Verlag, Göttingen. selbst Gleichaltrigenprobleme

GP-D-4 SELBST-Checkliste-Gleichaltrigenprobleme 2/2

Patient: Linus Alter: 17 Datum: 27.07.19 Untersucher/in: Dresbach Beurteilungsbasis: ☒ Patient ☐ Eltern ☐ Lehrkraft

Wie sehr trifft die Aussage zu?
Bei verschiedenen Beispielen das Zutreffende markieren.

D. Emotionsregulation	nicht	wenig	ziemlich	völlig	unbekannt
Reagiert in Situationen gegenüber Gleichaltrigen regelmäßig gekränkt und zieht sich zurück.	0	X	2	3	9
Reagiert gegenüber Gleichaltrigen regelmäßig mit Angst und vermeidet Kontakte/Auseinandersetzungen.	X	1	2	3	9
Fühlt sich abgelehnt/einsam und zieht sich zurück.	0	1	X	3	9
Distanziert sich emotional statt Bedürfnisse auszudrücken.	0	1	2	X	9
Reagiert gegenüber Gleichaltrigen impulsiv.	0	1	2	X	9
Wird regelmäßig aggressiv (verbal/handgreiflich).	0	1	X	3	9
Hat regelmäßig Fantasien, dass er/sie besonders beliebt/wichtig ist, wenn er/sie sich einsam fühlt.	0	X	2	3	9
Hat regelmäßig Fantasien, dass er/sie andere fertigmacht, wenn er/sie sich gekränkt fühlt.	0	1	X	3	9
Gibt den Gleichaltrigen die „Schuld" an den Problemen, macht Vorwürfe (offen oder verdeckt).	0	1	X	3	9
Setzt regelmäßig Selbstberuhigung ein (Medien/Essen/ Substanzkonsum/Sexualität), um sich von Problemen abzulenken.	0	1	X	3	9
Setzt als Reaktion auf Gleichaltrigenprobleme selbstgefährdendes Verhalten ein (Risikoverhalten/Selbstverletzung).	0	X	2	3	9
Mittelwert Rohwert-Summe: 19 **/11 bedeutsam ab -0,6**	1,72				

E. Soziales Problemlösen und Verhaltensfertigkeiten	nicht	wenig	ziemlich	völlig	unbekannt
Findet keine angemessenen sozialen Problemlösungen.	0	X	2	3	9
Kann nicht angemessen Kontakte aufbauen.	X	1	2	3	9
Pflegt Freundschaften nicht.	X	1	2	3	9
Kann seine Meinung nicht vertreten.	X	1	2	3	9
Hält grundlegende Kommunikationsregeln nicht ein.	0	X	2	3	9

E. Soziales Problemlösen und Verhaltensfertigkeiten – Fortsetzung	nicht	wenig	ziemlich	völlig	unbekannt
Kann Gefühle und Bedürfnisse nicht angemessen kommunizieren.	0	1	X	3	9
Kennt sich mit Jugendthemen nicht aus.	X	1	2	3	9
Verhält sich überangepasst.	X	1	2	3	9
Behauptet sich nicht/grenzt sich nicht ab.	X	1	2	3	9
Verhält sich nicht authentisch, baut eine Fassade auf.	0	X	2	3	9
Versucht, Gleichaltrige zu manipulieren.	0	X	2	3	9
Schüchtert Gleichaltrige ein/schikaniert Gleichaltrige.	X	1	2	3	9
Verhält sich abhängig, klammert sich an Gleichaltrige.	0	X	2	3	9
Kann Konflikte nicht angemessen bewältigen.	0	1	2	X	9
Ignoriert Meinung/Wünsche anderer.	0	X	2	3	9
Mittelwert Rohwert-Summe: 11 **/15 bedeutsam ab -0,6**	0,73				

F. Verstärkerbedingungen Eltern	nicht	wenig	ziemlich	völlig	unbekannt
Sind Modell für unsicheres/aggressives Verhalten.	0	X	2	3	9
Regeln und Grenzen behindern Selbstständigkeit/Kontakte.	X	1	2	3	9
Unzureichende Grenzen.	0	1	X	3	9
Verstärken Vermeidung/Klagen.	X	1	2	3	9
Verstärken unsicheres/aggressives/sozial ineffektives Verhalten.	0	1	X	3	9
Unzureichende Unterstützung und Ermutigung.	0	1	2	X	9
Mittelwert Rohwert-Summe: 8 **/6 bedeutsam ab -0,6**	1,33				

G. Soziale Verstärkerbedingungen	nicht	wenig	ziemlich	völlig	unbekannt
Erfährt Viktimisierung durch Gleichaltrige.	X	1	2	3	9
Nimmt trotz Interventionen in der Klasse/am Ausbildungsplatz eine chronische Außenseiterposition ein.	X	1	2	3	9
Ist nicht in prosoziale Gruppen integriert.	0	1	X	3	9
Mittelwert Rohwert-Summe: 2 **/3 bedeutsam ab -0,6**	0,66				

Aus Dresbach und Döpfner: Gleichaltrigenprobleme im Jugendalter. © 2020 Hogrefe Verlag, Göttingen. selbst Gleichaltrigenprobleme

Abbildung 14: Ausgefüllte SELBST-Checkliste-Gleichaltrigenprobleme (GP-D-4)

3. Nachexploration der Diagnostik und erste Hypothesenbildung durch den Therapeuten

Das Arbeitsblatt *GP-TH-1 Soziale Situationen und soziale Stile – Übersicht Problemsituationen* kann vom Therapeuten genutzt werden, um sich einen Überblick über die relevanten Verhaltensfertigkeiten und Defizite zu verschaffen. Auf dem Arbeitsblatt *GP-TH-2 Ergebnisse der Diagnostik* können Sie die bisherigen Befunde der Exploration und Fragebogendiagnostik zusammenfassen. Wenn sich in der Zusammenschau Widersprüche ergeben oder bestimmte Angaben nicht eindeutig beurteilbar sind, werden diese nachexploriert. Stellen Sie nun erste Hypothesen auf, die in Phase 3 in Ihr Störungsmodell einfließen werden. Zum Abschluss von Phase 2 erstellen Sie zudem einen Befund anhand grundlegender psychopathologischer Dimensionen (vgl. *G01 SELBST-EX*). Am Ende von Phase 2 können Sie nach Auswertung der Diagnostik und in der Zusammenschau der Befunde feststellen, mit welcher Störung die Gleichaltrigenprobleme in Zusammenhang stehen, die entsprechende Diagnose stellen, Differenzialdiagnosen ausschließen sowie Komorbiditäten beachten.

4. Psychoedukation zur Veränderbarkeit von Gleichaltrigenproblemen

Parallel zur Erhebung der Symptome und Probleme mit Gleichaltrigen erfassen Sie im Rahmen der Fragebogendiagnostik und der Exploration auch die Ressourcen und Kompetenzen des Jugendlichen. Geben Sie dem Jugendlichen dazu Feedback und weisen Sie explizit auf vorhandene soziale Fertigkeiten hin, z. B. sich durchsetzen oder Freunde unterstützen können.

Erklären Sie dem Jugendlichen, dass sich Gleichaltrigenprobleme durch verschiedene Interventionen verändern lassen, die aber Zeit brauchen. Vermitteln Sie dem Jugendlichen eine positive Haltung gegenüber den anstehenden Veränderungsschritten. Machen Sie transparent, was die anstehenden Behandlungsschritte sein werden, und beziehen Sie den Jugendlichen kontinuierlich in Entscheidungen ein. So erhöhen Sie seine Wahrnehmung von Kontrolle und Freiwilligkeit in der Behandlung.

2.2.3 JOB der Woche

In Phase 2 besteht die Therapiehausaufgabe zum einen im Ausfüllen der Fragebögen, was in den meisten Fällen ohne Unterstützung möglich sein wird. Zudem erstellt der Jugendliche Soziogramme mit den Arbeitsblättern *GP-D-2.1 Mitschüler – Soziogramm Schule* und *GP-D-2.2 Freundeskreis – Soziogramm allgemein*. Ein weiterer JOB der Woche kann sein, dass der Jugendliche eine oder mehrere Wochen lang das *G12 Tagebuch Aktivitäten* ausfüllt. Dieses Arbeitsblatt ist für den Einsatz in allen Bereichen von SELSBT verfasst, Sie können den Jugendlichen bei der Behandlung im Rahmen von SELBST-Gleichaltrigenprobleme bitten, alle Kontakte mit Gleichaltrigen, z. B. Verabredungen, aber auch gemeinsame Aktivitäten in Vereinen, Kommunikation über soziale Medien etc. zu notieren. Manche Jugendlichen geben in den ersten Gesprächen an, Freunde zu haben und sich zu verabreden, verbringen aber de facto sehr viel Zeit alleine und ziehen sich zurück. Daher ist eine Erfassung durch Selbstbeobachtung des Freizeitverhaltens oder der freien Zeit im Schulalltag (Pausen, Freistunden) zur Objektivierung sehr sinnvoll.

2.2.4 Mögliche Schwierigkeiten in Phase 2

Grundsätzliche Schwierigkeiten in der Exploration werden im SELBST-Grundlagenband beschrieben. Im Zusammenhang mit Gleichaltrigenproblemen können die folgenden Schwierigkeiten in Phase 2 auftreten.

Der Jugendliche dissimuliert die Gleichaltrigenprobleme. Für viele Jugendliche sind Gleichaltrigenprobleme schambesetzt. So kann ein Patient in den initialen Kontakten angeben, „genügend" Freunde zu haben, oder er beschreibt die Freundschaften als intensiver als diese tatsächlich sind. Demgegenüber berichten Eltern und Lehrer, dass der Jugendliche sehr wenig Kontakt hat, sich zurückzieht oder viele Konflikte erlebt. Konfrontieren Sie den Jugendlichen nicht direkt, sondern fragen Sie, ob er sich zu den „bestehenden" Kontakten oder Freundschaften noch weitere wünscht oder ob es Gleichaltrige gibt, mit denen er mehr Kontakt haben möchte. So geben Sie dem Jugendlichen die Möglichkeit, sein Gesicht zu wahren und gleichzeitig einen Veränderungswunsch zu äußern. Wenn sich die therapeutische Beziehung gefestigt hat, können Sie das Verhalten des Jugendlichen auf der Metaebene besprechen. Durch das Erfragen von Veränderungswünschen können Sie einen ersten Eindruck bekommen, ob der Jugendliche tatsächlich ein Bedürfnis nach mehr Kontakt hat und ob Leidensdruck wegen der Gleichaltrigenprobleme besteht. Wenn dies nicht der Fall sein sollte, empfehlen wir, differenzialdiagnostisch zu betrachten, ob möglicherweise eine Störung des autistischen Formenkreises vorliegt.

Der Jugendliche externalisiert die Gleichaltrigenprobleme. Jugendliche mit expansiver Problematik, aber auch Opfer von Viktimisierung beschreiben ihre Probleme mit Gleichaltrigen meist als Probleme *der* Gleichaltrigen. Dies kann als Selbstschutzverhalten oder als Reaktion auf starke Kränkung eingeordnet werden. Die Jugendlichen schildern, dass die anderen Fehler machen, provozieren oder Regeln nicht einhalten oder eben durch Viktimisierung die Grenzen des Jugendlichen überschreiten und missachten. Häufig werden die Gleichaltrigen als „langweilig", „kindisch" oder auch als „Opfer" beschrieben. In der Exploration wird gleichzeitig deutlich, dass der Jugendliche zu Konflikten beiträgt oder sich selbst in eine Opferrolle begibt. In diesem Fall sollte im Verlauf an der Fähigkeit zur kognitiven und emotionalen Perspektivenübernahme gearbeitet werden. Validieren Sie die Gefühle des Jugendlichen, wenn sich dessen Gleichaltrige unfair oder grenzüberschreitend verhalten. Wenn Jugendliche glaubhaft massive Viktimisierung durch Gleichaltrige beschreiben und einen hohen Leidensdruck zeigen, sollten Sie in dieser frühen Phase der Behandlung thematisieren, dass eine Neuplatzierung hilfreich und notwendig sein kann. Wenn die persönlichen Grenzen des Jugendlichen massiv verletzt werden, dann braucht dieser zunächst Schutz. Wenn eine Veränderung der Situation erreicht werden konnte, können mit dem Jugendlichen eigene Anteile an der Problematik erarbeitet und verändert werden.

Der Jugendliche möchte nicht, dass die Eltern von der Intensität der Gleichaltrigenprobleme erfahren. Manche Jugendlichen wollen ihre Eltern nicht belasten oder haben nur wenig Vertrauen in unterstützende Reaktionen der Eltern. Belastungen der Eltern-Jugendlichen-Beziehung können dazu führen, dass der Jugendliche es vermeidet, den Eltern von den Gleichaltrigenproblemen zu berichten. Die Eltern dieser Jugendlichen können meist den Leidensdruck wahrnehmen, wissen aber nichts von den konkreten Problemen und können daher ihre Kinder nicht ausreichend unterstützen. Eruieren Sie, inwieweit die Eltern-Jugendlichen-Beziehung belastet ist und versuchen Sie Erklärungen des Jugendlichen für sein Schweigen zu identifizieren (z. B. „Meine Eltern würde sich zu viele Sorgen machen."). Sollten Sie die Eltern als grundsätzlich unterstützend und belastbar erleben, motivieren Sie den Jugendlichen, die Probleme gegenüber den Eltern offenzulegen und bieten Sie ihm dabei Ihre Unterstützung an, z. B. im Rahmen eines Familiengesprächs. Eruieren Sie im Verlauf, ob interpersonale Schemata, z. B. emotionale Entbehrung, das Verhalten des Jugendlichen erklären können.

Eine starke eigene Belastung der Eltern wird deutlich. Vermitteln Sie, dass Sie das Vertrauen der Eltern zu schätzen wissen, und machen Sie deutlich, dass Sie die Belastung in der Behandlungsplanung berücksichtigen werden. Geben Sie dem Elternteil empathisch und klar Rückmeldung, wie Sie deren eigene Belastung wahrnehmen und erfragen Sie, ob die Mutter/der Vater Unterstützung oder professionelle Hilfe hat. Informieren Sie gegebenenfalls, wie der Elternteil professionelle Hilfe erhalten kann. Versuchen Sie, beide Eltern aktiv in die Behandlung einzubeziehen und beide Eltern soweit wie möglich Aufgaben übernehmen zu lassen. Dabei ist auf eine Balance zwischen Einbindung und Aktivierung von Ressourcen des belasteten Elternteils und Schutz und Unterstützung für den Jugendlichen zu achten. Prüfen Sie im Verlauf immer wieder, ob weitere Maßnahmen, z. B. ambulante Jugendhilfe, indiziert sind.

Die Fragebögen werden nicht ausgefüllt. Eruieren Sie, ob es sprachliche oder Verständnisbarrieren gibt. Sollten sich keine Anhaltspunkte dafür bieten, explorieren Sie, ob der Jugendliche Schwierigkeiten mit der selbstständigen Bearbeitung von Aufgaben hat, z. B. in Zusammenhang mit einer Aufmerksamkeitsstörung. Unterstützen Sie in diesem Fall das Ausfüllen der Fragebögen, indem Sie sie in einzelne „Pakete" unterteilen, und machen Sie zeitliche Vorgaben. Gegebenenfalls bitten Sie den Jugendlichen, früher zu einem Termin zu erscheinen oder nach der Sitzung zu bleiben, so dass er die Bögen im Wartezimmer ausfüllen kann. Dies ermöglicht auch, dass Verständnisfragen unmittelbar danach geklärt werden können. Sollte das Verhalten jedoch als Widerstand gegen die Behandlung eingeordnet werden, sollten Sie die Behandlungsmotivation erfragen. Erklären Sie, dass Sie gerne bei der Veränderung unterstützen möchten, aber auf die Mithilfe des Jugendlichen angewiesen sind und die Informationen aus den Fragebögen dazu sehr hilfreich sind, auch weil sie einen normativen Vergleich erlauben. Erklären Sie, dass Sie die Ergebnisse der Fragebögen mit ihm besprechen werden und erfragen Sie, ob der Jugendliche einverstanden ist, dass die Eltern die Ergebnisse seiner Fragebögen erfahren. Weiterhin können in solchen Situationen Hinweise zum Umgang mit Widerstand aus Phase 6 hilfreich sein.

2.3 Phase 3: Problemanalyse und Erarbeitung eines Störungskonzeptes

Inhalt und Ziele

In Phase 3 werden die Gleichaltrigenprobleme mit dem Jugendlichen und den Bezugspersonen analysiert, dabei werden die subjektiven Erklärungsmodelle erfasst. Vor- und Nachteile des Problemverhaltens werden erarbeitet. Im nächsten Schritt werden die individuellen Erklärungsmodelle in ein gemeinsames Störungskonzept integriert. Dabei wird eine erste Psychoedukation zur Entstehung und Aufrechterhaltung von Gleichaltrigenproblemen gegeben. Das Vorgehen ist im SELBST-Grundlagenband detailliert beschrieben und wird hier auf Gleichaltrigenprobleme angewendet.

Anzahl der Sitzungen

In der Regel zwischen drei und fünf Sitzungen

Materialien/Instrumente

- G14 Was ist das Problem? (vgl. CD-ROM)
- GP-D-6 Was immer wieder passiert ... (Verhaltensanalyse, vgl. CD-ROM)
- G16 Mein Problem: Vorteile & Nachteile (vgl. CD-ROM)
- G17 Was denken die anderen? (vgl. CD-ROM)
- G18 Woher kommen die Probleme? Individuelles Modell (vgl. CD-ROM)
- G19 Störungsmodell – Therapeut (vgl. CD-ROM)
- GP-D-7 Beziehungsprogramme, die es leicht machen ... (vgl. CD-ROM)
- GP-D-8 Beziehungsprogramme, die es schwer machen ... (vgl. CD-ROM)
- GP-D-9 Gedanken, Gefühle, Reaktionen (vgl. CD-ROM)
- GP-TH-3 Interpersonale Schemata bei Gleichaltrigenproblemen (vgl. CD-ROM)
- GP-TH-4 Störungsmodell – Therapeut (vgl. CD-ROM)
- G20 Woher kommen die Probleme? Gemeinsames Modell (vgl. CD-ROM)

Ablauf der Phase

1. Herausarbeiten der aktuellen Gleichaltrigenprobleme
2. Analyse der Gleichaltrigenprobleme
3. Erarbeitung von Vor- und Nachteilen des Verhaltens gegenüber Gleichaltrigen
4. Perspektivenübernahme und Psychoedukation zu Gleichaltrigenproblemen
5. Erarbeitung eines gemeinsamen Störungskonzeptes

JOB der Woche

- Problemdefinitionen formulieren und Vor- und Nachteile des eigenen Verhaltens gegenüber Gleichaltrigen notieren
- Überlegungen zu möglichen ursächlichen oder aufrechterhaltenden Faktoren sowie zu Therapiezielen notieren

Mögliche Schwierigkeiten in Phase 3

- Einzelnen Beteiligten fällt es schwer, auslösende und aufrechterhaltende Faktoren nachzuvollziehen, die andere Beteiligte einbringen.
- Den Beteiligten fällt es schwer, vom Therapeuten als wichtig erkannte ursächliche Faktoren anzunehmen.
- Die Eltern können eigene Anteile an der Problematik nicht nachvollziehen.
- Der Jugendliche möchte familiäre Faktoren nicht in das Störungsmodell aufnehmen.
- Nicht alle relevanten Faktoren können gemeinsam besprochen werden.
- Die Beziehung zwischen Schule und Familie ist deutlich beeinträchtigt.
- Ein konstruktiver Austausch in den Familiensitzungen ist nicht möglich.

2.3.1 Inhalt und Ziele

Die wichtigsten Gleichaltrigenprobleme werden analysiert und ein gemeinsames Störungskonzept wird entwickelt, welches als Grundlage zur Definition von Therapiezielen in Phase 4 dient.

Zunächst werden Bewertungen und Reaktionen des Jugendlichen in einigen typischen Problemsituationen analysiert und Verstärkerbedingungen identifiziert. Auch mit den Bezugspersonen werden die Hauptprobleme mit Gleichaltrigen analysiert. Weiterhin dient der Baustein der Entwicklung eines gemeinsamen Erklärungsmodells. Dabei werden prädisponierende und aufrechterhaltende Faktoren sowie die kurz- und langfristigen Konsequenzen erfasst. In der Regel finden die Beteiligten unterschiedliche Erklärungen für die Problematik. Daher erarbeiten Sie zunächst die subjektiven Erklärungsmodelle der einzelnen Beteiligten und führen diese in einer Familiensitzung zu einem gemeinsamen Störungsmodell zusammen. In SELBST-Grundlagen (Walter et al., 2007) finden Sie eine ausführliche Darstellung des Vorgehens, das hier auf Gleichaltrigenprobleme bezogen wird. Sowohl Jugendliche als auch Eltern erklären in dieser frühen Phase die Gleichaltrigenprobleme häufig mit dem negativen Verhalten der anderen oder sie verarbeiten eigene Anteile an der Problematik selbstwertabträglich. Die Erklärungen können dem Selbstschutz oder der Distanzierung dienen, aber auch Selbstvorwürfe auslösen. Daher erfolgt nach der Erarbeitung der typischen Problemsituation eine Perspektivenübernahme und erste Psychoedukation. Die Reaktionen der Gleichaltrigen werden als Gruppenprozesse eingeordnet, dabei können Vernachlässigung, Ablehnung oder Formen von Viktimisierung identifiziert werden. Dem Jugendlichen und den Eltern wird in der Psychoedukation vermittelt, wie soziale Kompetenzen und Schemata das Verhalten in Situationen mit Gleichaltrigen bedingen. Der Fokus wird schließlich auf veränderbare Überzeugungen, Reaktionstendenzen und das Verhalten des Jugendlichen gerichtet.

Damit soll ermöglicht werden, individuell veränderbare Variablen in das gemeinsame Störungsmodell aufzunehmen und auf die Zieldefinition in Phase 4 vorzubereiten. Dem Jugendlichen und den Eltern soll damit erleichtert werden, Ideen zu konkreten Behandlungszielen zu entwickeln und die eigenen Möglichkeiten zum Erreichen der Ziele tendenziell positiv einzuschätzen.

Phase 3 dient außerdem dazu, nach Abschluss der Diagnostik zu prüfen, ob Gleichaltrigenprobleme den Problemschwerpunkt oder einen der wichtigsten Problemschwerpunkte darstellen. An dieser Stelle kann entschieden werden, ob weiter schwerpunktmäßig an Gleichaltrigenproblemen gearbeitet werden soll, oder ob im ersten Schritt andere Module des SELBST-Programms eingesetzt werden sollen.

2.3.2 Ablauf der Phase

1. Herausarbeiten der aktuellen Gleichaltrigenprobleme

Auf Grundlage der Informationen aus Phase 1 und Phase 2 erarbeiten Sie nun mit dem Jugendlichen und den Eltern zunächst getrennt und dann schließlich gemeinsam die aktuellen Gleichaltrigenprobleme. Geben Sie zusammenfassend Rückmeldung zu den Ergebnissen der Diagnostikphase. Lassen Sie gegebenenfalls die Sicht der Lehrer mit einfließen. Bitten Sie den Jugendlichen bzw. die Eltern, die subjektiv wichtigsten Probleme z. B. auf Moderationskarten zu notieren, oder erstellen Sie eine Übersicht in digitaler Form, die weiter überarbeitet werden kann. Unterstützen Sie gegebenenfalls bei der Konkretisierung der Formulierungen, um möglichst klar definierte Probleme zu erfassen (z. B. „Ich verabrede mich nicht und gehe nicht hin, wenn ich eingeladen werde." statt „Ich bin alleine."). Bitten Sie den Jugendlichen bzw. die Eltern, die relevantesten Probleme auszuwählen, fokussieren Sie dabei maximal vier Probleme, die so konkret wie möglich beschrieben werden. Diese Probleme werden vertiefend exploriert. Dazu können Sie das Arbeitsblatt *G14 Was ist das Problem?* nutzen. Beispiele und Formulierungshilfen für Problembeschreibungen bei Gleichaltrigenproblemen sind in Kasten 4 aufgeführt.

Kasten 4: Häufige Gleichaltrigenprobleme

- Wenig intensiver Kontakt mit Gleichaltrigen, Verabredungen einmal in mehreren Wochen/Monaten.
- Von Mitschülern geärgert oder nicht beachtet werden.
- Andere häufig und grundlos provozieren.
- Häufig in Konflikte mit Gleichaltrigen geraten.
- Immer wieder von Freunden enttäuscht werden.
- Keine gemeinsamen Interessen mit Gleichaltrigen, sich anders fühlen.
- Kontakt mit Gleichaltrigen nur über Online-Spiele, keine Verabredungen und gemeinsamen Aktivitäten.
- Sich gar nicht/erfolglos gegen Angriffe von Gleichaltrigen wehren.

2. Analyse der Gleichaltrigenprobleme

Kanfer et al. (2012) empfehlen, sich bei der vertiefenden Exploration an den im Kasten 5 aufgeführten Fragen zu orientieren, um die subjektiven Erklärungsmodelle zu erfassen. Diese Fragen können Sie auf die Analyse der Gleichaltrigenprobleme anpassen.

Kasten 5: Fragen zur vertiefenden Exploration der Verhaltensprobleme nach Kanfer et al. (2012, S. 208)

- Unter welchen Umständen hat sich das problematische Verhalten ursprünglich entwickelt?
- Waren zum Zeitpunkt des Entstehens besondere Bedingungen oder Umstände vorhanden?
- Welche Bedingungen oder Umstände sind heute noch vorhanden oder noch funktionell relevant?
- Gibt es im zeitlichen Verlauf deutlich kovariierende Bedingungen?
- Gibt es Hinweise auf Lernen am Modell?
- Kann das problematische Verhalten als missglückter subjektiver Lösungsversuch für andere Probleme interpretiert werden?
- Welche Schlussfolgerungen werden aus den Erklärungen gezogen (Selbstkontrollversuche, Änderungsversuche, Kontrollverlust, Aufgabe von Lösungsversuchen und Resignation, Delegation der Verantwortung an andere)?

GP-D-6 Was immer wieder passiert …

Name: Emma Datum: 25.09.19

Situation:
Die Mitschülerinnen hören auf zu sprechen, sobald ich in der Nähe bin.

Erfahrungen, Überzeugungen und meine Art zu reagieren: Schon in der Grundschule bin ich wegen meines Gewichts gehänselt worden. Ich erwarte, dass andere nicht nett zu mir sind. Es fällt mir schwer, cool zu bleiben.

Gedanken:
„Was haben die denn jetzt schon wieder?! Ich tue denen doch nichts!"

Gefühle:
Ärger (körperliche Anspannung)

Verhalten:
Ich frage: „Was ist los?!"

Reaktion der Gleichaltrigen:
Eine Mitschülerin sagt „Emma, du nervst!". Die Gruppe lästert laut über mich.

Folgen:
Kurzfristig: Ich spüre noch mehr Ärger und fühle mich schlecht. Abends bin ich niedergeschlagen und erzähle meiner Mutter von der Situation. Diese sagt, dass diese Mädchen einfach zu „unreif" seien.
Langfristig: In einer weiteren Konfliktsituation sage ich den Mitschülerinnen, diese seien „total kindisch".

Abbildung 15: Beispiel für ein ausgefülltes Arbeitsblatt GP-D-6 Was immer wieder passiert …

Im nächsten Schritt führen Sie für eines oder mehrere Probleme eine Verhaltensanalyse durch. Lassen Sie sich eine Situation genau beschreiben, in der das Problem typischerweise auftritt und halten Sie auf dem Arbeitsblatt *GP-D-6 Was immer wieder passiert …* die einzelnen Aspekte der Verhaltensanalyse fest. Lassen Sie zunächst das Feld „Erfahrungen, Überzeugungen und meine Art zu reagieren" frei. Erfassen Sie die Reaktion des Jugendlichen bezüglich der Gedanken, Gefühle und seines Verhaltens. Sie notieren bei der Verhaltensanalyse auch die kurz- und langfristigen Konsequenzen des problematischen Verhaltens. Als Folgen des Verhaltens sollten in jedem Fall auch die Reaktionen der Gleichaltrigen und die Auswirkungen auf die soziale Position des Jugendlichen in der Gruppe erfasst werden. Ein Beispiel für ein ausgefülltes Arbeitsblatt GP-D-6 ist in Abbildung 15 zu sehen.

Im nächsten Schritt greifen Sie die Entwicklungsgeschichte des Jugendlichen bezogen auf die Gleichaltrigenprobleme wieder auf (vgl. *GP-D-1 SELBST-Explorationsschema-Gleichaltrigenprobleme*). Halten Sie zunächst fest, ob die Beteiligten bestimmte Temperamentsmerkmale des Jugendlichen benennen können, die das Problemverhalten begünstigen, z. B. Schüchternheit oder Impulsivität. Erfragen Sie weiterhin explizit, wie lange und aus welchen früheren Situationen der Jugendliche und die Eltern die beschriebenen Probleme bereits kennen. Achten Sie dabei gerade in der Exploration des Jugendlichen und der Eltern darauf, dass diese nicht einfach „erzählen", was schwierig war, sondern gehen Sie auf die Ebene der emotionalen Reaktionen und der kognitiven Bewertungen der Schwierigkeiten ein. Unterstützen Sie den Jugendlichen oder die Eltern durch Fragen, von der deskriptiven Oberflächenstruktur der Problematik in die Tiefenstruktur „abzutauchen" und in Kontakt mit zugrundeliegenden Annahmen und Gefühlen zu kommen. Explorieren Sie vertiefend bedeutsame Erfahrungen mit Gleichaltrigen (z. B. Konflikte, Verluste, Enttäuschungen) und explorieren Sie, welche Annahmen der Jugendlichen dadurch über Freundschaften und die eigene soziale Position entwickelt hat. Indem Sie die Analyse für mehrere Problemsituationen durchführen, können Sie mit den Beteiligten erarbeiten, welche Faktoren von bestimmten Interaktionspartnern unabhängig sind. Diese Hinweise auf prädisponierende Faktoren können Sie unter „Erfahrungen, Überzeugungen und meine Art zu reagieren" auf dem Arbeitsblatt *GP-D-6 Was immer wieder passiert …* festhalten.

3. Erarbeitung von Vor- und Nachteilen des aktuellen Verhaltens gegenüber Gleichaltrigen

Im nächsten Schritt werden die Vor- und Nachteile des Problemverhaltens erarbeitet, um Veränderungsmotivation aufzubauen. Sie nutzen die Methoden motivierender Gesprächsführung (vgl. Kasten 6; Miller & Rollnick, 2002; siehe auch Walter et al., 2007).

Kasten 6: Methoden der motivierenden Gesprächsführung nach Miller und Rollnick (2002)

- Formulierung offener Fragen.
- Reflektives Zuhören.
- Zuwendung, Unterstützung und Bestätigung des Patienten.
- Zusammenfassen des Gesprächsinhaltes.
- Unterstützung von Veränderungsäußerungen.

Beachten Sie im Gespräch über die Vor- und Nachteile des Problemverhaltens Möglichkeiten, den Jugendlichen bei Veränderungsäußerungen zu unterstützen (Walter et al., 2007). Stellen Sie Fragen zu

- Nachteilen/Belastungen durch die aktuelle Situation (z. B. „Was könnte passieren, wenn du nichts an der Situation mit den Mitschülern veränderst? Was würde dich daran stören?"),
- Vorteilen einer Verhaltensänderung (z. B. „Was wäre gut daran, wenn du mehr Kontakte hättest?"),
- einer optimistischen Beurteilung einer Verhaltensänderung (z. B. „Was könnte dir dabei helfen, dich besser zu behaupten?"),
- Änderungsbereitschaft (z. B. „Zu welchen Veränderungen wärst du bereit? Was möchtest du in den nächsten Wochen tun, um seltener in Streit zu geraten?"),
- der Situation vor Auftreten der Probleme, insofern diese Situation besser war (z. B. „Wie war es mit Freunden, bevor du diese schlechten Erfahrungen in der 5. Klasse gemacht hast?"),
- der Zukunft (z. B. „Wenn du etwas gegen die Angst tun könntest, abgelehnt zu werden, wie könnten deine Freundschaften und Beziehungen dann sein?").

Diese Fragen können in Phase 3 und Phase 4 wiederholt eingesetzt werden. Verstärken Sie in jedem Fall positive Änderungsäußerungen. Sollten diese nicht authentisch wirken, geben Sie dem Jugendlichen empathisch Rückmeldung dazu. Weisen Sie darauf hin, dass es vor allem am Anfang einer Therapie normal ist, dass man sich nicht völlig sicher ist und dass er ehrlich sagen kann, wie er zu den Veränderungen steht.

Mit dem Jugendlichen werden für jedes einzelne Problem die Vor- und Nachteile des konkreten Verhaltens herausgearbeitet. Sie haben einige Verhaltenskonsequenzen bereits im Rahmen der Verhaltensanalyse erfasst. Diese werden nun weiter reflektiert, so dass auch kurzfristige positive Konsequenzen und langfristige negative Konsequenzen deutlich werden. Wenn möglich, beziehen Sie die erfassten Vor- und Nachteile bereits an dieser Stelle auf Grundüberzeugungen und Fertigkeiten des Jugendlichen, um auf die Entwicklung des Störungsmodells vorzubereiten. Weiterhin erfolgt eine Bewertung der Konsequenzen. Auf dem Arbeitsblatt *G16 Mein Problem: Vorteile & Nachteile* werden zu jedem Problem die kurz- und langfristigen Vor- und Nachteile festgehalten. Explorieren Sie, welche der Folgen den Jugendlichen besonders belasten können. Wenn der Jugendliche einen Grund für eine Verhaltensänderung nennt, sollte dieser vertiefend exploriert werden, um eine elaborierte Auseinandersetzung damit zu ermöglichen.

Auch Ambivalenz bezüglich einer Verhaltensänderung wird erfasst. Besprechen Sie mit dem Jugendlichen und den Eltern, dass es immer „gute Gründe" für das Verhalten in den schwierigen Situationen gibt, obwohl es langfristig mit negativen Folgen verbunden ist.

Erarbeiten Sie die Funktion des Problemverhaltens – meist *Vermeidung negativer Gefühle* – und die negativen Folgen, die Gleichaltrigenprobleme erzeugen. Fokussieren Sie Möglichkeiten zur Entwicklung, die durch das Problemverhalten nicht genutzt werden (z. B. „Durch Vermeidung bleibt die Selbstständigkeit eingeschränkt."). Beschreiben Sie, wie andere Jugendliche ähnliche Probleme verändern konnten, indem sie eine gewisse Zeit unangenehme Gefühle und Anstrengung in Kauf genommen haben. Fokussieren Sie Ansatzpunkte für Veränderungen. Bezüglich der Relevanz einer Veränderung und der Einschätzung der Selbstwirksamkeitserwartung können Sie eine Zielerreichungsskalierung einsetzen (z. B. „Auf einer Skala von 1 bis 10, wie wichtig ist es für dich, weniger Angst vor Bewertungen durch andere zu haben?").

4. Perspektivenübernahme und Psychoedukation zu Gleichaltrigenproblemen

Perspektive des Jugendlichen und der Eltern. Jugendliche und Eltern beschreiben in psychotherapeutischer Diagnostik häufig unterschiedliche Sichtweisen und Erklärungen der Problematik. Bei der Arbeit an Gleichaltrigenproblemen können diese Unterschiede schwächer sein als z. B. bei Leistungs- oder Familienproblemen. Dennoch ist es sinnvoll, in Vorbereitung auf die Erstellung des gemeinsamen Störungsmodells den Jugendlichen und die Eltern zu bitten, dass diese die Perspektive des jeweils anderen einnehmen. Lassen Sie den Jugendlichen und die Eltern wiedergeben, wie der andere die Probleme aus seiner eigenen Sicht betrachten würde, und erfassen Sie dabei Unterschiede in den jeweiligen Sichtweisen. Neben Unterschieden in den subjektiven Störungsmodellen können auch gegenseitige Verstärkungen deutlich werden. Beispielsweise können der Jugendliche und die Eltern eine dysfunktionale Sichtweise teilen und das Problem hauptsächlich bei den Gleichaltrigen sehen, wobei der Anteil des Jugendlichen an der Problematik vernachlässigt wird.

Perspektive der Gleichaltrigen. Neben der wechselseitigen Perspektivenübernahme zwischen Jugendlichem und Eltern ist es wichtig, die Perspektive der Gleichaltrigen bzw. die Wirkung des Jugendlichen auf Gleichaltrige zu betrachten. Den meisten Jugendlichen wird es zu diesem frühen Zeitpunkt der Behandlung wahrscheinlich schwerfallen, sich auf eine Perspektivenübernahme einzulassen. Die Bereitschaft dazu – insofern die Fähigkeit vorliegt – entwickelt sich meist erst im Laufe der nächsten Behandlungsschritte. Wenn Jugendliche Viktimisierung erfahren, machen Sie deutlich, dass Sie das Verhalten der Gleichaltrigen als unfair bewerten. Wenn ein Jugendlicher häufig in Konflikte mit Gleichaltrigen gerät, vermitteln Sie, dass Sie auch den Anteil der anderen sehen. Betonen Sie in beiden Fällen, dass Sie herausfinden möchten, was der Jugendliche selbst ändern kann.

Geben Sie dem Jugendlichen und den Eltern eine erste Psychoedukation zu Häufigkeit von Gleichaltrigenproblemen und den Risikofaktoren, die zur Entstehung von Gleichaltrigenproblemen führen können, z. B. emotionale Belastungen, unsicheres Verhalten oder Impulsivität. Besprechen Sie, dass Sie dennoch gemeinsam mit dem Jugendlichen überlegen möchten, wie sein Verhalten auf Gleichaltrige wirken kann und was der Jugendliche verändern kann, um von den Gleichaltrigen anders wahrgenommen zu werden. Bitten Sie den Jugendlichen, sich vorzustellen, ein Freund verhalte sich genauso wie er. Fragen Sie dann, ob er dieses Verhalten seines Freundes selbstsicher fände oder ob er dem Freund vorschlagen würde, etwas zu verändern. Sie können auch einen Perspektivwechsel anregen, indem Sie die Frage stellen, was dem Jugendlichen in Freundschaften prinzipiell wichtig ist und was er sich für seine späteren Beziehungen als Erwachsener wünscht. Anhand der Antworten können Anhaltspunkte für Bedürfnisse des Jugendlichen und Vorläufer von Werten erfasst werden. Verdeutlichen Sie, dass sich durch die Therapie nicht nur die aktuellen Beziehungen positiv verändern sollen, sondern auch in Zukunft balancierte Beziehungen (z. B. „..., die dich zufrieden machen.“) ermöglicht werden sollen.

5. Erarbeitung eines gemeinsamen Störungskonzeptes

Sie arbeiten zunächst mit dem Jugendlichen und den Eltern getrennt. Fassen Sie gemeinsam mit dem Jugendlichen bzw. den Eltern die Ergebnisse der Diagnostik und der Verhaltensanalyse zusammen. Zur Visualisierung des Erklärungsmodells können Sie das Arbeitsblatt *G18 Woher kommen die Probleme? Individuelles Modell* aus SELBST-Grundlagen benutzen (vgl. Abbildung 16). Sie können das Arbeitsblatt vorbereiten, indem Sie die Felder mit Überschriften versehen, die bei der Strukturierung des Modells hilfreich sein können.

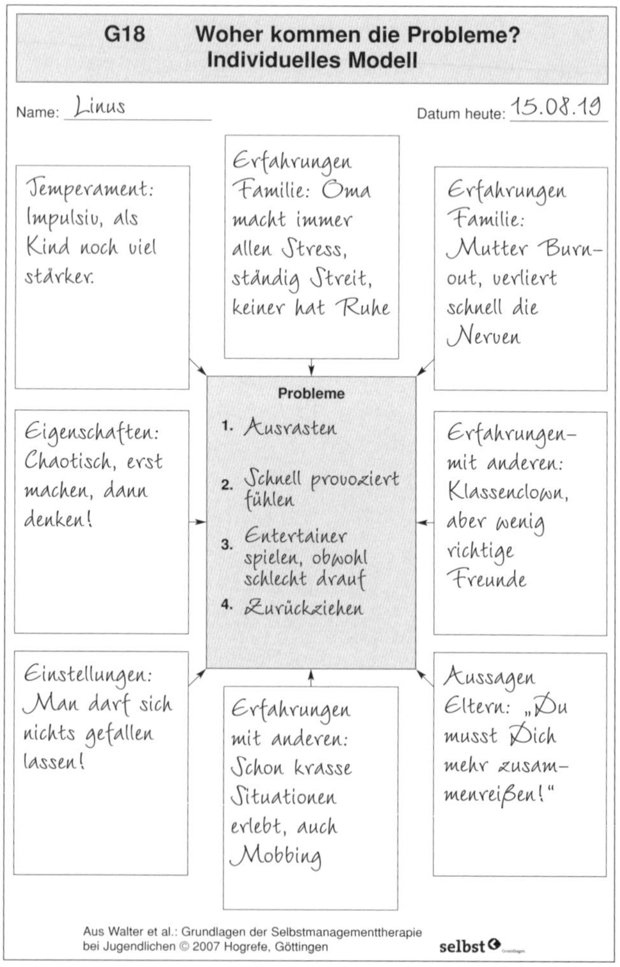

Abbildung 16: Beispiel für ein ausgefülltes Arbeitsblatt G18 Woher kommen die Probleme? Individuelles Modell

Fragen Sie den Jugendlichen und auch die Eltern nach Temperament oder Eigenschaften des Jugendlichen, die das Problemverhalten begünstigen können.

Auch sollten besondere Belastungen der Familie (z.B. Paarkonflikte, finanzielle Probleme, Krankheit, psychische Störung eines Elternteils) oder des sozialen Umfeldes (z.B. Unruhe, häufige Konflikte, raues Klima in der Klasse) berücksichtigt werden. Weiterhin erfragen Sie explizit Einstellungen der Beteiligten zu Freundschaften sowie zu Erfahrungen in sozialen Situationen und Erwartungen bezüglich des Verhaltens der Interaktionspartner. Die Beziehungserfahrungen in der Familie, offene und verdeckte Botschaften der Eltern zu Beziehungen und deren Modellverhalten kommen als Quelle interpersonaler Schemata und dysfunktionaler Grundannahmen infrage. Die Punkte werden auf dem Arbeitsblatt *G18 Woher kommen die Probleme? Individuelles Modell* festgehalten.

Im Gespräch mit dem Jugendlichen und den Eltern sollten Sie die individuellen Vermutungen oder bisherigen Erklärungsversuche des Jugendlichen und der Eltern eruieren. Diese subjektiven Theorien über die Problematik können Kausalattributionen („Was sind die Ursachen der Gleichaltrigenprobleme?") und Kontrollattributionen („Inwieweit kann ich das Problem beeinflussen oder verändern?") umfassen. Diese beiden Aspekte sollten Sie explizit erfragen. Prüfen Sie, ob das Modell eines Beteiligten Hypothesen über eine Unveränderbarkeit der Probleme beinhaltet.

Prüfen Sie weiterhin, welche Möglichkeiten bestehen, das subjektive Erklärungsmodell des Jugendlichen zum Positiven zu verändern, d.h. eine neue Perspektive zu entwickeln, welche die Ressourcen und den Handlungsspielraum des Jugendlichen bezüglich einer Bewältigung realistischer abbildet. Gerade mit dem Jugendlichen ist die Arbeit am Erklärungsmodell ein wichtiger Schritt zum Aufbau der Veränderungsmotivation, wenn der Jugendliche z.B. durch Ihre Fragen entdecken kann, dass seine geringen Kontrollüberzeugungen (z.B. „Ich kann nichts daran ändern, dass die anderen mich ausgrenzen!") mögliche Lösungen unberücksichtigt lassen (z.B. „Ich wehre mich nicht!") und er seine Einflussmöglichkeiten nicht völlig ausschöpft. Sowohl die Kausalattributionen als auch die Kontrollattributionen der Beteiligten sind von großer Bedeutung. Erfassen Sie in jedem Fall auch Selbstkontrollversuche des Jugendlichen und deren Folgen (z.B. „Ich reiße mich kurz zusammen, explodiere aber dann später und beleidige andere."). Fragen Sie dabei auch nach einer kurzfristigen Verbesserung, keiner Veränderung oder einer Verschlechterung der Gleichaltrigenprobleme. So können Sie nachvollziehen, warum der Jugendliche bestimmte Dinge versucht oder aufgegeben hat. Explorieren Sie zudem, welche Versuche bisher noch gar nicht unternommen wurden. Sowohl erfolgreiche als auch erfolglose Ansätze zur Bewältigung können auf Ressourcen des Jugendlichen hinweisen. Betrachten Sie alle bisherigen Anstrengungen des Jugendlichen und würdigen Sie diese. Lenken Sie den Fokus des Jugendlichen auf die vorhandenen Ressourcen. Analog gehen Sie in der Arbeit mit den Eltern vor. In der Entwicklung eines Erklärungsmodells sollten nach Möglichkeit beide Eltern einbezogen werden.

Zur Vorbereitung der Familiensitzung ist zu empfehlen, dass Sie selbst ein Erklärungsmodell erstellen und Ihre Überlegungen schriftlich fixieren. Dazu steht das offen gehaltene Arbeitsblatt *G19 Störungsmodell – Therapeut* aus SELBST-Grundlagen zur Verfügung. Wenn Sie sich an dem in Kapitel 1.3 beschriebenen Störungsmodell der Gleichaltrigenprobleme orientieren möchten, können Sie das Arbeitsblatt *GP-TH-4 Störungsmodell – Therapeut* aus SELBST-Gleichaltrigenprobleme einsetzen.

Sie formulieren Ihre Hypothesen zur Entstehung und Aufrechterhaltung der Gleichaltrigenprobleme. Stellen Sie auch Überlegungen dazu an, welche Möglichkeiten der Jugendliche zur Entwicklung sozialer Fertigkeiten hatte oder nicht hatte. Bedenken Sie auch die soziale Integration der Familie und das soziale Modellverhalten der Eltern. Versuchen Sie dabei, sich nicht in einer Erfassung möglichst vieler Einflussfaktoren zu verlieren, sondern die funktionalen Bedingungen möglichst gut zu erfassen. Mit Ihren Überlegungen sollten Sie versuchen, folgende Fragen zu beantworten:

- Warum hat der Jugendliche genau diese Gleichaltrigenprobleme (Erfahrungen, Botschaften, Grundannahmen, Schemata, Emotionsregulation, Integration, Fertigkeiten)?
- Welche Veränderungen sind nötig, um die Probleme soweit wie möglich zu reduzieren?
- Wozu ist der Jugendliche, sind die Eltern motiviert?
- Welche Ressourcen stehen dazu zur Verfügung?
- Welche Barrieren sind zu erwarten?

Im Störungsmodell werden die Zusammenhänge zwischen Erfahrungen in der Familie, daraus entstandenen Grundüberzeugungen und Strategien zum Umgang mit Emotionen und dem Verhalten in der Interaktion mit Gleichaltrigen hergeleitet. Dies kann zu interpersonalen Schemata in Bezug gesetzt werden.

Die Übersicht im Arbeitsblatt *GP-TH-3 Interpersonale Schemata bei Gleichaltrigenproblemen* (vgl. hierzu auch Tabelle 9) dient dem Therapeuten als Orientierungshilfe. Die Tabelle ersetzt selbstverständlich keine Fragebogendiagnostik, sondern soll eingesetzt werden, um die verschiedenen Arten von Bewältigungsverhalten den interpersonalen Schemata zuzuordnen.

Tabelle 9: Interpersonale Schemata bei Gleichaltrigenproblemen (modifiziert nach McKay et al., 2013 sowie Young et al., 2008; vgl. GP-TH-3)

Schema (und frustriertes Grundbedürfnis)	Erfahrung	Gedanke über mich	Gedanke über andere	Coping Aushalten	Coping Vermeiden	Coping Kämpfen
Verlassenheit/ Instabilität *Bindung*	Wichtige Menschen waren oder sind nicht zuverlässig und stabil für dich da.	Ich kann mich nicht auf andere verlassen, ich kann mir nicht sicher sein, ob mich jemand mag.	Man kann sich auf niemanden verlassen!	Freundschaften oder Beziehung führen, in denen du keine Sicherheit bekommst.	Engere Freundschaften oder Liebesbeziehungen vermeiden.	Dich stark an andere klammern, fordernd werden, sobald du unsicher wirst.
Misstrauen/ Missbrauch *Bindung*	Menschen, denen du vertraut hast, haben dich vernachlässigt, dir geschadet oder deine Grenzen verletzt.	Ich werde bestimmt (wieder) verletzt, ausgenutzt, verraten.	Andere tun mir weh, benutzen oder verletzen mich!	Misstrauisch sein, aber dich nicht wehren, wenn andere dich verletzen oder mobben.	Engere Freundschaften oder Liebesbeziehungen vermeiden, anderen nicht vertrauen.	Andere verletzen oder mobben. Anderen vorspielen, dass man dir absolut vertrauen kann, auch wenn du es nicht so meinst.
Emotionale Entbehrung (Mangel an Zuwendung) *Bindung*	Wichtige Menschen können dir nicht geben, was du brauchst: Aufmerksamkeit/Verständnis/ Anleitung und Unterstützung.	Ich werde nicht genug beachtet, gemocht, verstanden, unterstützt.	Andere sind nicht so für mich da, wie ich es bräuchte!	Dich immer an andere anpassen. Trotz Ablehnung weiter zu Freundschaft/Beziehung bereit sein. Nicht sagen, was du brauchst. Nicht um Unterstützung bitten.	Dich zurückziehen, versuchen, mit allem alleine zurechtzukommen.	Von anderen aggressiv fordern, dass sie (mehr oder immer) für dich da sein sollen.
Unzulänglichkeit/ Scham *Bindung*	Menschen haben dir das Gefühl gegeben, nicht gut genug oder nicht liebenswert zu sein.	Ich bin nicht gut genug, ich bin nicht liebenswert.	Andere finden mich peinlich/doof/nicht gut genug.	Dich nicht wehren, wenn andere sich über dich lustig machen. Selbst sagen, was du nicht gut kannst.	Dich zurückziehen, Kontakt vermeiden, um nicht bewertet zu werden. Nicht sagen, was du denkst oder fühlst, weil andere das bewerten könnten.	Dich über andere lustig machen, sie ärgern, um dich überlegen zu fühlen. So tun, als ob du perfekt wärst.

Tabelle 9: Fortsetzung

Schema (und frustriertes Grundbedürfnis)	Erfahrung	Gedanke über mich	Gedanke über andere	Coping Aushalten	Coping Vermeiden	Coping Kämpfen
Soziale Isolation/ Entfremdung *Bindung*	Andere haben deiner Familie oder dir das Gefühl gegeben, anders zu sein und nicht dazuzugehören.	Ich bin anders als die anderen. Ich gehöre nicht dazu.	Andere finden mich seltsam oder wollen nichts mit mir zu tun haben.	Darauf achten, ob jemand dich seltsam oder anders findet. Interessen oder Hobbys haben, die ungewöhnlich sind. Wenig tun, um dich zu integrieren.	Oberflächliche Kontakte. Keine engeren Freundschaften haben. Viel Zeit alleine verbringen.	Ständig versuchen, Leute kennen zu lernen, in Gruppen „reinzukommen", dich aufdrängen. Dich nicht zeigen, wie du bist, um dazuzugehören. Dabei sein, aber dich anders fühlen.
Abhängigkeit/ Inkompetenz *Autonomie*	Wichtige Menschen trauen dir nicht zu, alleine zurechtzukommen.	Ich schaffe nichts alleine. Ich bin zu schwach.	Niemand glaubt an mich!	Dich an andere klammern, immer wieder nach Bestätigung und Unterstützung fragen. Anderen Entscheidungen überlassen.	Passiv sein, keine Entscheidungen treffen, keine Meinung haben, keine Verantwortung für deine Angelegenheiten und für Freundschaften übernehmen.	Dir nicht helfen lassen, obwohl es passend wäre. Zu viel Verantwortung – für andere – übernehmen und dich selbst damit überfordern.
Versagen *Autonomie*	Menschen haben dir das Gefühl gegeben, dass deine Leistungen und Anstrengungen nicht ausreichen und du nichts erreichen wirst.	Ich kann nichts.	Andere halten mich für einen Versager.	Befürchten, dass andere dich als Versager bewerten. Betonen, dass du etwas nicht so gut kannst, wie andere. Nur dann etwas machen, wenn du sicher bist, dass es klappt, und dich dadurch einschränken.	Situationen vermeiden, in denen andere deine Leistung bewerten könnten.	Immer wieder anderen beweisen, dass du etwas kannst. Dich unter Druck setzen. Alles richtig machen wollen. Die Leistungen anderer abwerten.

Tabelle 9: Fortsetzung

Schema (und frustriertes Grundbedürfnis)	Erfahrung	Gedanke über mich	Gedanke über andere	Coping Aushalten	Coping Vermeiden	Coping Kämpfen
Anspruchshaltung *Struktur, Orientierung und Grenzen*	Du hast von wichtigen Menschen erfahren, dass du jemand besonderes bist und daher auch besondere Regeln für dich gelten sollten.	Ich darf das! Ich muss das nicht machen!	Andere sollen immer auf meine Wünsche eingehen.	Dich über allgemeine Regeln hinwegsetzen, andere abwerten. Dir „schwächere" Freunde suchen. *Hier klingt „Aushalten" falsch. Es ist aber gemeint, dass man sich so verhält, wie es dem Schema entspricht.*	Situationen vermeiden, in denen du behandelt wirst wie alle anderen und dich an Regeln halten musst.	Besonders bescheiden sein; anderen immer wieder und auf übertriebene Weise sagen, wie sehr du sie bewunderst, übertriebene Komplimente machen.
Unterwerfung *Selbstwert*	Wichtige Menschen fordern viel von dir, setzen dich unter Druck und erwarten von dir, dass du tust, was sie sagen.	Ich muss mich anderen unterordnen. Ich zähle nicht. Ich darf mich nicht wehren.	Die anderen bestimmen, was passiert.	Dich anderen unterordnen, ihnen Entscheidungen überlassen. „Überlegene" Freunde suchen.	Keine Position beziehen, wenn es etwas zu entscheiden gibt oder es um deine Wünsche geht.	Dich aggressiv für deine Rechte einsetzen, ohne Grund kämpferisch sein. *Oder:* In deiner Vorstellung „Kämpfe ausfechten" oder rebellieren. *Oder:* andere durch Ignorieren bestrafen, wenn deine Wünsche nicht beachtet werden.

Tabelle 9: Fortsetzung

Schema (und frustriertes Grundbedürfnis)	Erfahrung	Gedanke über mich	Gedanke über andere	Coping Aushalten	Coping Vermeiden	Coping Kämpfen
Selbstaufopferung *Selbstwert*	Wichtige Menschen, die eigentlich für dich sorgen sollten, hatten selbst Hilfe nötig. Du warst für Menschen da, die für dich sorgen sollten.	Ich muss für andere da sein.	Es geht zuerst um das, was andere brauchen oder wollen. Die anderen sind wichtiger als ich.	Immer für andere da sein. Verantwortung übernehmen. Dich ausnutzen lassen. Nicht „Nein“ sagen können.	Enge Beziehungen vermeiden, damit du nicht für andere da sein musst.	Innere „Buchführung“, wer wieviel für wen getan hat. Dann Vorwürfe, wenn die Bilanz für dich schlechter ausfällt. Nur auf deine eigenen Wünsche und Ziele achten. Nicht auf andere achten. Dich nicht festlegen, z.B. keine festen Verabredungen. „Hintertür offenhalten“.
Überhöhte Standards/übertrieben kritische Haltung *Lustgewinn und Selbstausdruck*	Wichtige Menschen kritisieren dich, wenn du ihre hohen Erwartungen nicht erfüllst.	Ich werde nur gemocht, wenn ich tue, was andere erwarten.	Die anderen kritisieren mich, wenn ich etwas falsch mache.	Dich selbst vor anderen immer wieder kritisieren, dich rechtfertigen oder entschuldigen. Andere kritisieren.	Dich zurückziehen, passiv bleiben, Ausreden erfinden, warum du etwas gerade nicht machen kannst.	Nur das tun, wozu du Lust hast, dabei weder auf deine eigentlichen Ziele noch auf andere achten.

Wenn Schemata als Bedingungsfaktoren in das Störungsmodell aufgenommen werden, ermöglicht dies dem Jugendlichen, die Diskrepanz zwischen seinen Zielen und seinen Reaktionen unter Schemaaktivierung zu verstehen. Diese Perspektive wird von vielen Jugendlichen als entlastend und motivierend erlebt.

Dem Jugendlichen können interpersonale Schemata als Beziehungsprogramme erklärt werden.

Für die Psychoedukation zu Schemata können Sie das Arbeitsblatt *GP-D-7 Beziehungsprogramme, die es leicht machen ...* und das Arbeitsblatt *GP-D-8 Beziehungspro-*

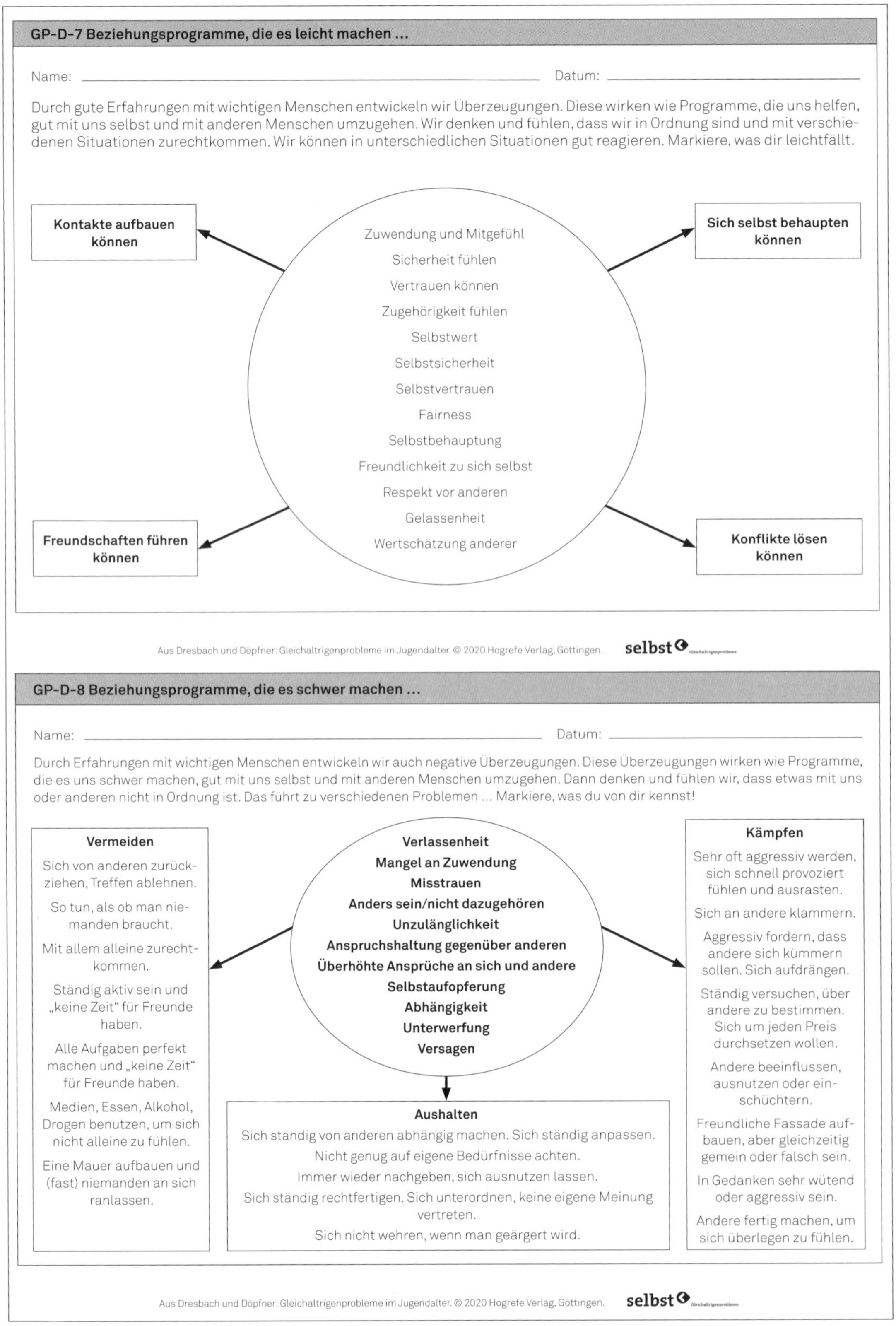

GP-D-7 Beziehungsprogramme, die es leicht machen ...

Name: __________ Datum: __________

Durch gute Erfahrungen mit wichtigen Menschen entwickeln wir Überzeugungen. Diese wirken wie Programme, die uns helfen, gut mit uns selbst und mit anderen Menschen umzugehen. Wir denken und fühlen, dass wir in Ordnung sind und mit verschiedenen Situationen zurechtkommen. Wir können in unterschiedlichen Situationen gut reagieren. Markiere, was dir leichtfällt.

Zuwendung und Mitgefühl
Sicherheit fühlen
Vertrauen können
Zugehörigkeit fühlen
Selbstwert
Selbstsicherheit
Selbstvertrauen
Fairness
Selbstbehauptung
Freundlichkeit zu sich selbst
Respekt vor anderen
Gelassenheit
Wertschätzung anderer

Kontakte aufbauen können

Sich selbst behaupten können

Freundschaften führen können

Konflikte lösen können

 selbst

GP-D-8 Beziehungsprogramme, die es schwer machen ...

Name: __________ Datum: __________

Durch Erfahrungen mit wichtigen Menschen entwickeln wir auch negative Überzeugungen. Diese Überzeugungen wirken wie Programme, die es uns schwer machen, gut mit uns selbst und mit anderen Menschen umzugehen. Dann denken und fühlen wir, dass etwas mit uns oder anderen nicht in Ordnung ist. Das führt zu verschiedenen Problemen ... Markiere, was du von dir kennst!

Verlassenheit
Mangel an Zuwendung
Misstrauen
Anders sein/nicht dazugehören
Unzulänglichkeit
Anspruchshaltung gegenüber anderen
Überhöhte Ansprüche an sich und andere
Selbstaufopferung
Abhängigkeit
Unterwerfung
Versagen

Vermeiden

Sich von anderen zurückziehen, Treffen ablehnen.

So tun, als ob man niemanden braucht.

Mit allem alleine zurechtkommen.

Ständig aktiv sein und „keine Zeit" für Freunde haben.

Alle Aufgaben perfekt machen und „keine Zeit" für Freunde haben.

Medien, Essen, Alkohol, Drogen benutzen, um sich nicht alleine zu fühlen.

Eine Mauer aufbauen und (fast) niemanden an sich ranlassen.

Aushalten

Sich ständig von anderen abhängig machen. Sich ständig anpassen.

Nicht genug auf eigene Bedürfnisse achten.

Immer wieder nachgeben, sich ausnutzen lassen.

Sich ständig rechtfertigen. Sich unterordnen, keine eigene Meinung vertreten.

Sich nicht wehren, wenn man geärgert wird.

Kämpfen

Sehr oft aggressiv werden, sich schnell provoziert fühlen und ausrasten.

Sich an andere klammern.

Aggressiv fordern, dass andere sich kümmern sollen. Sich aufdrängen.

Ständig versuchen, über andere zu bestimmen. Sich um jeden Preis durchsetzen wollen.

Andere beeinflussen, ausnutzen oder einschüchtern.

Freundliche Fassade aufbauen, aber gleichzeitig gemein oder falsch sein.

In Gedanken sehr wütend oder aggressiv sein.

Andere fertig machen, um sich überlegen zu fühlen.

 selbst

Abbildung 17: Arbeitsblatt GP-D-7 Beziehungsprogramme, die es leicht machen ... und Arbeitsblatt GP-D-8 Beziehungsprogramme, die es schwer machen ...

gramme, die es schwer machen ... nutzen (vgl. Abbildung 17). Der Jugendliche kann sich das Schema als Programm vorstellen, das seine Wahrnehmung, Gedanken, Gefühle und – unterschiedliche – Reaktionen steuert. Beziehungsprogramme werden als Überzeugungen und damit verbundenen Gefühlen und Handlungstendenzen beschrieben. Es sind „Programmierungen", die jeder Mensch hat und die durch bestimmte Erfahrungen entstanden sind. Diese können positiv sein und dabei helfen, gute Beziehungen zu anderen aufzubauen, zu führen und Konflikte zu bewältigen. Positive Programmierungen ermöglichen, dass wir lernen, uns in vielen verschiedenen Situationen sozial kompetent zu verhalten. Zum Beispiel ermöglicht das Beziehungsprogramm Vertrauen, dass wir offen auf andere zugehen oder bei Streit nach Lösungen suchen können.

Die Programmierungen können aufgrund schwieriger Erfahrungen auch negativ sein. Solche negativen Beziehungsprogramme, z. B. Verlassenheit, führen zu negativen Bewertungen und Gefühlen. Wenn die negativen Beziehungsprogramme aktiviert werden, führt dies zu automatischen Reaktionen, die dazu dienen, Stress zu reduzieren. So passiert es, dass sich Menschen in schwierigen Situationen oft anders verhalten, als sie eigentlich wollen. Die automatischen Reaktionen lassen sich in die Gruppen „Aushalten", „Vermeiden" und „Kämpfen" einordnen, stellen aber kein sozial kompetentes Verhalten dar.

Im nächsten Schritt erklären Sie dem Jugendlichen bzw. den Eltern, dass Beziehungsprogramme sich in Gedanken, Gefühlen und Reaktionen zeigen, die sich gegenseitig verstärken. Dazu kann das Arbeitsblatt *GP-D-9 Gedanken, Gefühle, Reaktionen* genutzt werden. Das Einbeziehen von Schemata in das Störungsmodell bietet die Option, dass sie die Arbeit an Informationsverarbeitung, Kognitionen, Emotionen und Verhalten auf ein gemeinsames Konstrukt beziehen können. Dieser integrierende Aspekt des Modells sowie die entpathologisierende Einordnung der Verhaltensprobleme – da jeder Mensch Schemata hat und Bewältigungsverhalten zeigt – werden als Vorteile betrachtet.

Das individuelle Störungsmodell erarbeiten Sie mit den Materialien aus dem Grundlagenband (vgl. auch *G18 Woher kommen die Probleme? Individuelles Modell*). Wenn Sie mit dem Jugendlichen und den Eltern deren individuelle Modelle erstellt haben, planen Sie eine Familiensitzung. Sie besprechen die einzelnen Modelle und führen diese zu einem gemeinsamen Erklärungsmodell zusammen. Dabei bitten Sie zunächst den Jugendlichen und dann die Eltern, das eigene Modell vorzustellen. Vielen Jugendlichen fällt es schwer, über ihr Modell zu sprechen, in diesen Fällen sollten Sie dabei unterstützen, das Modell zu erklären (vgl. schwierige Therapiesituationen in diesem Kapitel). Sie unterstützen sowohl den Jugendlichen als auch die Eltern darin, Wertschätzung für die Sicht der anderen Beteiligten zum Ausdruck zu bringen. Auch geben Sie Informationen über die Perspektive des Lehrers weiter. Erarbeiten Sie Schritt für Schritt alle relevanten Faktoren und fassen Sie (gegebenenfalls in einer nächsten Sitzung) die Modelle der Beteiligten zusammen. Daraus entwickeln Sie ein gemeinsames Erklärungsmodell mit dem Jugendlichen und den Eltern. Dies sollte folgende Faktoren umfassen: Belastungen des Jugendlichen und des familiären Umfeldes, Eigenschaften, Erfahrungen, Erwartungen des Jugendlichen und die Reaktionen des Umfeldes. Gerade bei Gleichaltrigenproblemen sollte zwischen Reaktionen der Peers und der erwachsenen Bezugspersonen differenziert werden. Erfragen Sie dabei immer wieder, ob die Beteiligten nachvollziehen können, warum der jeweilige Faktor in das Modell aufgenommen wurde. Dies veranschaulichen Sie auf dem Arbeitsblatt *G20 Woher kommen die Probleme? Gemeinsames Modell*. Bitten Sie danach den Jugendlichen, das Modell nochmals zu erklären und gehen Sie auf Fragen oder Unsicherheiten ein.

Beispiel: Psychoedukation zu Interpersonalen Schemata

Th.: Wir haben ja in der letzten Woche aufgeschrieben, was alles dazu beigetragen hat, dass sich bei dir die Probleme mit den Gleichaltrigen entwickelt haben. Und hier haben wir ein Feld freigelassen [*Zeigt auf Erfahrungen, Überzeugungen und meine Art zu reagieren ... im Störungsmodell*]. Bevor wir das ausfüllen, würde ich dir gerne etwas erklären über Reaktionen, die wir gegenüber anderen immer wieder zeigen. Es geht darum, dass wir uns manchmal anders verhalten, als wir es eigentlich wollen. Zum Beispiel, dass man sich schnell provoziert fühlt und ärgerlich wird oder dass man sich schnell abgelehnt fühlt und sich zurückzieht ... Kennst du sowas?

Marie: Ja, schon ... Das mit dem abgelehnt fühlen ... Ich weiß auch nicht, warum das immer so ist, aber ich denke das oft.

Th.: Wir können uns mal die beiden Blätter anschauen [*GP-D-7 Beziehungsprogramme, die es leicht machen ... und GP-D-8 Beziehungsprogramme, die es schwer machen ...*]. Als Kinder machen wir Erfahrungen in der Familie und mit anderen Kindern. Wir lernen etwas darüber wie Beziehungen funktionieren und wie wir mit anderen umgehen können. Durch gute Erfahrungen entstehen Überzeugungen und Gefühle, die helfen mit anderen gut zurecht zu kommen. Hier siehst du Beispiele. Wir können das auch Beziehungsprogramme nennen. Wenn wir zum Beispiel gelernt haben, dass man anderen vertrauen kann, dann hilft die Überzeugung, Kontakt zu anderen aufzubauen. Und wenn wir gelernt haben, Respekt zu haben, dann hilft uns das, uns fair zu verhalten. Du kannst dir das wie ein Programm oder eine App vorstellen, die wir nutzen können, wenn wir sie brauchen.

Marie: Aber warum gibt es denn dann die Probleme?

Th.: Weil es in jeder Familie und jeder Gruppe von Kindern auch Schwierigkeiten gibt. Deshalb macht jedes Kind auch Erfahrungen mit anderen, die zu schwierigen Überzeugungen führen. Zum Beispiel wenn ein Kind häufig von anderen abgelehnt wurde und dabei keine Hilfe hatte, dann kann es so eine Überzeugung entwickeln, wie „Ich bin nicht gut genug, um Freunde zu haben." So kann sich so ein Beziehungsprogramm entwickeln, das es schwer macht, gut mit anderen zurechtzukommen. Das funktioniert auch wie eine App. Allerdings ohne, dass wir selbst entscheiden, sie zu nutzen. Sondern sie aktiviert sich von selbst. Die bleibt quasi im Hintergrund aktiv und ist schwer zu steuern. Und sie stört die anderen Apps, die vielleicht auch da sind und besser funktionieren würden.

Marie: Hab ich sowas auch?

Th.: Jeder von uns hat solche Apps, also „Beziehungsprogramme". Sowohl hilfreiche als auch schwierige.

Marie: Und was passiert, wenn die aktiv werden?

Th.: Wenn ein Jugendlicher zum Beispiel ein Programm wie „Unzulänglichkeit" hat, dann wird er immer wieder nach Hinweisen dafür suchen, dass andere ihn nicht gut finden. Und er wird Angst davor haben oder erwarten, dass andere ihn nicht gut finden oder ablehnen. Dann bekommt der Jugendliche automatisch ein schlechtes Gefühl. Man kann sich das so vorstellen, dass das Programm für Unzulänglichkeit die anderen – die guten Programme – vorübergehend blockiert. Und dann reagiert der Jugendliche nicht mehr, wie er will, sondern er versucht, mit dem schlechten Gefühl und dem Stress umzugehen. Dazu gibt es drei Wege: Aushalten, Vermeiden und Kämpfen. Hier siehst du in der Mitte Beispiele für die Programme und an den Seiten Beispiele, wie man damit umgehen kann. „Aushalten" bedeutet, dass man dem Programm folgt und dann zulässt, dass Situationen nicht gut laufen. „Vermeiden" bedeutet, dass man etwas tut, damit das Programm nicht mehr aktiv ist und man sich nicht schlecht fühlt. „Kämpfen" bedeutet, dass man versucht, gegen das Programm anzukämpfen. Das macht man, um sich besser zu fühlen oder zu beweisen, dass man kein Problem hat. Das können wir uns jetzt mal in Ruhe anschauen ...

Marie, nachdem sie gelesen hat und ein Beispiel besprochen wurde: Ich glaube, bei mir ist das auch sowas. Das mit dem komischen Gefühl, was ich immer habe, wenn die anderen sich gut verstehen und Spaß haben, und ich dann denke, dass die mich nicht mögen, obwohl keiner was zu mir gesagt hat ... Und dann mache ich auch so ein paar Sachen, die da stehen ... Hier „zurückziehen" und „so tun, als ob man niemanden braucht". Hinterher denke ich oft, dass das bescheuert war, wie ich mich verhalten habe. Und wenn jemand einfach nett zu mir ist, das ist sogar manchmal noch schlimmer. Ich bin einfach komisch.

Th.: Nein, du bist nicht komisch. Die Beziehungsprogramme haben eben noch eine Funktion, die es nicht so ganz leicht macht, sie zu verändern. Das kann man sich wie einen Abwehrsystem vorstellen. Wenn wir etwas erleben, oder jemand etwas sagt, was gegen die Überzeugung spricht, dann meldet das Programm, dass das ja nicht sein kann. Es wehrt also Informationen ab, die der Überzeugung widersprechen.

Marie: Spooky!

Th.: Das liegt daran, dass die Überzeugungen in den Beziehungsprogrammen ein Teil von unserem Selbstbild sind. Wenn jemand eine Überzeugung hat wie du, dass andere ihn nicht cool finden, was denkt die Person, wenn jemand nett zu ihr ist oder ein Kompliment macht?

Marie: Dass der andere es nicht ernst meint! Oder dass er irgendwas will, also zum Beispiel, dass der nur nett ist, um die Hausaufgaben zu bekommen.

Th.: Ja, so ist das meistens. Aber, muss das auch stimmen?

Marie: Ähm, nein ... Ach so ...!

Th.: Ja, genau, das war gerade ein Beispiel dafür, dass du Informationen, die deiner Überzeugung widersprechen, abgewehrt hast.
Marie: Aber dann kommt man doch da nie raus, oder?
Th.: Du hast recht, das ist wirklich nicht so leicht. Man kann sich vorstellen, dass es wirklich trickreich programmiert ist und dadurch nicht einfach so zu deinstallieren. Aber man kann auch lernen, das Beziehungsprogramm zu erkennen. Und du kannst lernen, mit dem schwierigen Beziehungsprogramm umzugehen. Man kann auch lernen, dass man so reagiert, wie man es eigentlich möchte, obwohl die Beziehungsprogramme da sind. Das Ziel ist dabei, dass das Beziehungsprogramm nicht automatisch abläuft, sondern, dass du dein Ding machen kannst, also quasi andere Apps bewusst aktivierst. Und dann kann man auch noch versuchen, die Überzeugungen ein wenig zu verändern, also das „Beziehungsprogramm" umzuschreiben oder zu ergänzen.
Marie, ironisch: Das mit dem Verändern klingt jetzt so, als ob Sie eine Gehirnwäsche mit mir machen wollten!
Th.: Nein. Das kann ich nicht und das würde ich auch nicht wollen. Aber du kannst lernen, wie man Überzeugungen überprüft und sie verändert, dass sie dir mehr nutzen als schaden.
Marie: Das kann man lernen?
Th.: Es ist nicht immer leicht, aber das geht. Dazu werden wir über die Überzeugungen reden und ein paar Sachen im Alltag ausprobieren.
Marie: Das klingt alles abgefahren. Ich kann mir nicht vorstellen, dass ich irgendwann was anderes denken soll.
Th.: Das glaub ich dir. Wir schreiben das jetzt heute auf und am Ende der Therapie reden wir nochmal darüber, ob das möglich ist oder nicht.
Marie: O.k.!

Das Störungsmodell ist ein wichtiges Werkzeug, um im Behandlungsverlauf wiederholt die eigenen therapeutischen Hypothesen zu überprüfen oder um gemeinsam mit den Beteiligten das Verständnis für die Problematik zu vertiefen. Fragen Sie sich bei der Erstellung ihrer Hypothesen immer wieder, welche emotionalen Grundbedürfnisse des Jugendlichen durch das Problem an sich sowie durch allgemeine Belastungen und Begleitumstände nicht erfüllt werden. Stellen Sie sich zudem die Frage, welche Entwicklungsaufgaben des Jugendlichen durch die Problematik behindert werden und berücksichtigen Sie diese Aspekte in Phase 4 bei der Erarbeitung von Behandlungszielen.

2.3.3 JOB der Woche

Als Therapieaufgabe und in Vorbereitung der Entwicklung eines Erklärungsmodells können der Jugendliche und die Eltern notieren, welche Gleichaltrigenprobleme für sie jeweils im Zentrum stehen. Sie können auch den Jugendlichen bitten, Vor- und Nachteile der Probleme zu notieren, eventuell auch in Verbindung mit einer Beobachtungsaufgabe, z.B. was passiert, wenn der Jugendliche vermeidet. Dazu können Sie das Arbeitsblatt *G14 Was ist das Problem?* und das Arbeitsblatt *G17 Was denken die anderen?* als JOB der Woche mitgeben. Wenn die Motivation ausreichend ist, können Sie zudem die Beteiligten bitten, zu notieren, auf welche Ursachen sie Gleichaltrigenprobleme zurückführen und wodurch die Probleme ihrer Meinung nach stabil bleiben. Hierzu können Sie das Arbeitsblatt *G18 Woher kommen die Probleme? Individuelles Modell* ausfüllen lassen. Beim Übergang zu Phase 4 können Sie den Jugendlichen und die Eltern bitten, jeweils die wichtigsten Ziele für eine Behandlung zu notieren.

2.3.4 Mögliche Schwierigkeiten in Phase 3

Einzelnen Beteiligten fällt es schwer, auslösende und aufrechterhaltende Faktoren nachzuvollziehen, die andere Beteiligte einbringen. Beispielsweise können die Eltern die Gleichaltrigenprobleme mit hohem Medienkonsum in Verbindung bringen, der Jugendliche dagegen betrachtet Online-Spiele als Möglichkeit, Kontakt zu Gleichaltrigen zu haben. Vertiefen Sie die Exploration und arbeiten Sie gegebenenfalls Befürchtungen und Sorgen heraus, die mit den jeweiligen Sichtweisen verbunden sind und ein zugrunde liegendes Thema darstellen. Regen Sie die Beteiligten zur Perspektivenübernahme an und benennen Sie das zugrundeliegende Thema, z.B. Vertrauen oder Autonomie, als ein wichtiges Bedürfnis, das im Behandlungsverlauf beachtet werden soll. Betrachten Sie zunächst den „kleinsten gemeinsamen Nenner" der Problemdefinition und versuchen Sie dazu, ein gemeinsames Erklärungsmodell und Interventionsziele zu entwickeln.

Möglicherweise lehnen der Jugendliche oder die Eltern einen Faktor ab, weil er oder sie spüren, dass dies mit unangenehmen Veränderungen verknüpft sein könnte (z.B. „Mit dem Zocken darf das nichts zu tun haben, das will ich auf gar keinen Fall aufgeben!“). Explorieren Sie, ob ein Beteiligter persönliche Ziele oder Wünsche durch eventuelle Veränderungsziele der anderen bedroht sieht.

Den Beteiligten fällt es schwer, vom Therapeuten als wichtig erkannte ursächliche Faktoren anzunehmen. Die Hypothesen und Erklärungen des Therapeuten können den subjektiven Erklärungsmodellen widersprechen oder für die Beteiligten mit Ängsten und Sorgen verbunden sein. Zudem können Scham- oder Schuldgefühle eine Rolle spielen. Die Hypothesen können z. B. das Interaktionsverhalten oder die psychische Gesundheit der Eltern betreffen oder das dysfunktionale soziale Verhalten des Jugendlichen. Die Beteiligten sind noch nicht bereit, den eigenen Anteil an der Problematik zu sehen, oder haben noch nicht genug Vertrauen aufgebaut, um sich gegenüber dem Therapeuten verletzlich zu zeigen. Validieren Sie die Gefühle und erarbeiten Sie im Einzelsetting alternative Bewertungen der Faktoren im Störungsmodell. Wenn Ihre Hypothesen Sorgen oder Befürchtungen der Eltern triggern, reflektieren Sie gemeinsam, ob es sich dabei um realistische Bewertungen handelt.

Die Eltern können eigene Anteile an der Problematik nicht nachvollziehen. Bei der Behandlung von Gleichaltrigenproblemen ist es für Eltern häufig nicht intuitiv einleuchtend, dass die Symptomatik auch mit ihrer Beziehung zum Jugendlichen in Zusammenhang steht. In der Psychoedukation zu Gleichaltrigenproblemen erarbeiten Sie auch mit den Eltern, wie sich Beziehungserfahrungen innerhalb von Familien auf Interaktionen mit anderen Menschen auswirken. Auf diesem Wege können Sie die Notwendigkeit von Interventionen mit den Eltern oder der gesamten Familie erarbeiten und die Motivation der Eltern zur Mitarbeit aufbauen. Auch hierbei können Sie das Arbeitsblatt *GP-D-7 Beziehungsprogramme, die es leicht machen ...* und das Arbeitsblatt *GP-D-8 Beziehungsprogramme, die es schwer machen ...* nutzen. Achten Sie dabei darauf, eine transgenerationale Perspektive einzunehmen, um schuldhafte Verarbeitung auf Seiten der Eltern zu verhindern.

Der Jugendliche möchte familiäre Faktoren nicht in das Störungsmodell aufnehmen. Aufgrund von Loyalitätsgefühlen fällt es Jugendlichen meist schwer, dysfunktionale Botschaften, Verhaltensweisen oder Belastungen ihrer Eltern als solche einzuordnen. Häufig sind die Jugendlichen erst im Laufe der Behandlung bereit, sich mit diesen Zusammenhängen auseinanderzusetzen. Hier kann in der Psychoedukation vermittelt werden, dass die Reflexion familiärer Faktoren keine Schuldzuweisung an die Eltern bedeutet. Sie können erklären, dass Sie die emotionalen Bedürfnisse des Jugendlichen ernst nehmen und daher auch Zusammenhänge mit dem Verhalten der Eltern betrachten möchten, um langfristig positive Interaktionen in der Familie zu unterstützen. Bei Anhalt für dysfunktionales Verhalten der Eltern, z. B. vor dem Hintergrund von Persönlichkeitsstörungen, sollte jedoch mit dem Jugendlichen im Behandlungsverlauf daran gearbeitet werden, diese Muster zu erkennen und sich abzugrenzen. Wenn das elterliche Verhalten das Kindeswohl gefährdet, muss selbstverständlich Schutz hergestellt werden.

Nicht alle relevanten Faktoren können gemeinsam besprochen werden. In manchen Fällen tragen Faktoren zur Problematik bei, die sehr schambesetzt sind und die der Jugendliche oder die Eltern nicht im Beisein des anderen besprechen möchten. Respektieren Sie dieses Bedürfnis nach Privatsphäre, wenn damit keine Gefährdung für den Jugendlichen verbunden ist. Besprechen Sie die Faktoren mit dem Beteiligten einzeln und würdigen Sie die Bereitschaft, dieses Problem Ihnen gegenüber preiszugeben. Schätzen Sie im Einzelfall ab, welche Folgen es hätte, wenn sich die Beteiligten doch darüber austauschen könnten. Versuchen Sie gegebenenfalls zu mehr Transparenz innerhalb der Familie zu motivieren, insofern daraus keine Gefährdung oder starke emotionale Belastung für den Jugendlichen entstehen kann.

Die Beziehung zwischen dem Lehrer bzw. der Schule und der Familie ist deutlich beeinträchtigt. Gerade im Zusammenhang mit Viktimisierung durch Gleichaltrige kommt es nicht selten zu Enttäuschung auf Seiten des Jugendlichen und der Eltern, da von der Schule Lösungen für das Problem erwartet werden. Wenn Jugendliche andere Mitschüler viktimisieren oder Konflikte provozieren, kann umgekehrt von Seiten der Schule erwartet werden, dass die Eltern dies unterbinden. Dies kann auch zu Spannungen zwischen Eltern und Lehrern führen, wobei beide Seiten versuchen, sich die Verantwortung für das Problem zu übertragen. Versuchen Sie, im Kontakt mit der Schule ein differenziertes Bild vom Informationsstand und bisherigen Lösungsversuchen zu bekommen. Prüfen Sie die weiteren Möglichkeiten einer Kooperation und einer Veränderung der sozialen Position des Jugendlichen bei einem Verbleib in der Klasse oder auf der Schule. Holen Sie falls nötig eine Aufklärung der Lehrer über die Problematik nach. Geben Sie der Familie Feedback zur Perspektive der Schule. Versuchen Sie, die Eltern und einen oder zwei Lehrer zu einem runden Tisch einzuladen. Sollte keine Kooperation mit der Schule möglich sein, kann es sinnvoll sein, mit dem Jugendlichen und den Eltern eine Neuplatzierung zu planen.

Ein konstruktiver Austausch der Beteiligten in den Familiensitzungen ist nicht möglich. Auch wenn Gleichaltrigenprobleme selten der Grund für Konflikte mit den Eltern sind, können andere Konfliktthemen die Interaktion zwischen den Beteiligten belasten. In diesen Fällen achten Sie darauf, das Gespräch klar zu strukturieren und die Beteiligten moderierend zu unterstützen. Machen Sie dabei deutlich, dass Sie den Perspektiven der Beteiligten offen gegenüberstehen. Dennoch sollten Sie bezüglich Überforderung des Jugendlichen durch die Eltern oder bei wenig respektvollem Verhalten des Jugendlichen gegenüber den Eltern dafür sorgen, dass bestimmte Kommunikationsregeln in Ihren Therapiesitzungen eingehalten werden. Falls sich bereits im Vorfeld deutliche Diskrepanzen abzeichnen, sollten Sie mit dem Jugendlichen und den Eltern die gemeinsame Sitzung intensiv vorbereiten und Gesprächsregeln festlegen. Sollten sich deutliche Konfliktthemen neben den Gleichaltrigenproblemen darstellen, sind möglicherweise Interventionen aus *SELBST-Familienproblemen* (Rademacher & Döpfner, in Vorb.) indiziert.

2.4 Phase 4: Zielanalyse, Stärkung der Änderungsmotivation, Interventionsplanung

Inhalt und Ziele

In Phase 4 werden gemeinsam mit dem Jugendlichen und den Eltern die Ziele der Behandlung definiert. Analog zur Entwicklung des Erklärungsmodells arbeiten Sie auch hier zunächst mit den Beteiligten getrennt und dann gemeinsam, so dass am Ende von Phase 4 gemeinsame Behandlungsziele feststehen. Ausgehend davon entwickeln Sie den Behandlungsplan, definieren individuelle Schwerpunkte der Interventionen und wählen die entsprechenden Bausteine für Phase 5 aus.

Anzahl der Sitzungen

In der Regel zwischen drei und fünf Sitzungen

Materialien/Instrumente

- GP-D-10 Gedanken, Gefühle, Reaktionen und unsere Ziele (vgl. CD-ROM)
- GP-D-11 Your time! (Aktivitäten Selbstfürsorge) (vgl. CD-ROM)
- G21 Wo geht's hin? (vgl. CD-ROM)
- G22 Mein Ziel: Vorteile & Nachteile (vgl. CD-ROM)
- G23 What to do? (vgl. CD-ROM)
- G24 Zusammenfassung von Problemen & Zielen (vgl. CD-ROM)
- G25 So wird's gemacht! (vgl. CD-ROM)
- G26 Veränderungsplan (vgl. CD-ROM)
- G27 Familiäre Belastungen (vgl. CD-ROM)
- G10 Problemliste (vgl. CD-ROM)
- G11 Zielliste (vgl. CD-ROM)
- G28 Therapieplanung – Therapeut (vgl. CD-ROM)
- Bildkarten „Akzeptanz- und Commitmenttherapie" (Erarbeiten von Werten und Zielen; Harris, 2016)
- GP-TH-5 Behandlungsplan (vgl. CD-ROM)

Ablauf der Phase

1. Erarbeitung und Definition von individuellen Therapiezielen
2. Stärkung der Änderungsmotivation
3. Gemeinsame Festlegung verbindlicher Therapieziele
4. Erstellung der Problem- oder Zielliste
5. Planung der weiteren Interventionsschritte

JOB der Woche

- Zusammenfassung eigener Probleme und Ziele, Notieren möglicher Therapieziele
- Gewichtung von Vor- und Nachteilen eigener Therapieziele und der Therapieziele der anderen Beteiligten
- Entwicklung von Möglichkeiten zur Verringerung zusätzlicher familiärer Belastungen (Eltern)

Mögliche Schwierigkeiten in Phase 4

- Einzelne Ziele des Jugendlichen und der Eltern lassen sich nicht miteinander vereinbaren.
- Jugendlicher oder Eltern formulieren unrealistische Therapieziele.
- Jugendlicher oder Eltern lehnen einzelne Therapieziele ab.
- Einzelne Interventionen werden von den jeweiligen Beteiligten abgelehnt.
- Die Eltern drängen auf Therapieziele, die der Jugendliche ablehnt.

2.4.1 Inhalt und Ziele

In Phase 4 werden die Ziele der Behandlung festgelegt und die weiteren Interventionen geplant. Die Veränderungsziele des Jugendlichen, der Eltern und bei Bedarf auch des Lehrers werden erarbeitet und strukturiert. Veränderungsmotivation wird aufgebaut. Analog zur Problemdefinition (Phase 3) werden dazu Einzelgespräche geführt. Unterschiedliche Ziele und Schwerpunkte werden besprochen und in eine gemeinsame Zieldefinition integriert, daraus wird der Behandlungsplan entwickelt. Dabei werden Therapieziele definiert, um die aktuellen Gleichaltrigenprobleme deutlich zu verringern und dem Jugendlichen eine positive soziale Entwicklung im Erwachsenenalter zu ermöglichen. Als transdiagnostische Probleme bei Jugendlichen mit Gleichaltrigenproblemen sind im Modell (vgl. Kapitel 1.3) Schemata und unzureichende soziale Kompetenzen definiert worden. Auf diese beiden Faktoren beziehen sich die Interventionen in SELBST-Gleichaltrigenprobleme. Die Interventionen in Phase 5 dienen dem Aufbau sozialer Fertigkeiten und der Entwicklung positiver interpersonaler Schemata. Daher ist neben der Erfassung der Veränderungsziele der Beteiligten eine vertiefende Psychoedukation zur Veränderbarkeit der Gleichaltrigenprobleme wichtig. Dabei soll eine Balance zwischen den individuellen Veränderungswünschen der Beteiligten und den aus therapeutischer Sicht realisierbaren Zielen gefunden werden. In der Erwachsenentherapie werden Behandlungsziele mit den allgemeinen Werten und Lebenszielen des Patienten abgeglichen. Jugendliche haben meist Ideale und Zukunftswünsche, die sich noch nicht zu konkreten Werten und Zielen entwickelt haben. Sie unterstützen den Jugendlichen dabei, sich an seinen Idealen und Zukunftswünschen zu orientieren, um Behandlungsziele so zu formulieren, dass eine gute Bewältigung der aktuellen und anstehenden Entwicklungsaufgaben ermöglicht wird.

2.4.2 Ablauf der Phase

Hilfreiche Punkte zur Vorbereitung auf die kommenden Sitzungen

Sie *operationalisieren* oder *konkretisieren* Veränderungswünsche und Zielvorstellungen und ordnen diese den Faktoren im Störungsmodell zu. Definieren Sie, welche Veränderungen auf Verhaltensebene und welche Veränderung bezogen auf zugrundeliegende Variablen relevant und möglich sind. Sie differenzieren zwischen *Verhaltensdefiziten* und *Verhaltensexzessen*. Meist kann ein spezifisches Problemverhalten je nach Betrachtungsweise als Verhaltensexzess oder als Verhaltensdefizit beschrieben werden, z. B. wenn sich ein Jugendlicher mit Selbstwertproblemen zurückzieht, sich nicht mehr verabredet und in der Freizeit kaum das Haus verlässt (Verhaltensdefizit), dabei mehrere Stunden am Tag mit Online-Spielen beschäftigt ist (Verhaltensexzess). Beim Erstellen des Behandlungsplans ist es hilfreich, wenn Sie bezogen auf die Hauptprobleme jeweils bestimmen, welcher Aspekt des Problemverhaltens ein Verhaltensdefizit und welcher Aspekt einen Verhaltensexzess darstellt. Eine positive Zieldefinition im Sinne einer Kompensation von Verhaltensdefiziten, z. B. mehr Verabredungen mit anderen Jugendlichen, erleichtert in der Regel den Aufbau von Veränderungsmotivation.

Prüfen Sie zudem die Veränderungswünsche des Patienten und der Bezugspersonen dahingehend, ob dadurch relevante *Entwicklungsaufgaben* unterstützt werden, z. B. ob die Autonomieentwicklung gefördert wird. Ihre eigenen Überlegungen zu relevanten Zielen sollten Sie dahingehend prüfen, ob dabei das *Weltbild* und die *Wertvorstellungen* der Familie tangiert werden. Wenn Sie beispielsweise mit Jugendlichen am Aufbau von Kontakten und Aktivitäten mit Gleichaltrigen arbeiten, sollten die spezifischen Normen der Familie vor dem kulturellen oder weltanschaulichen Hintergrund bei der Zieldefinition berücksichtigt werden.

Überprüfen Sie die *Realisierbarkeit* der Veränderungswünsche und Zielvorstellungen. Dabei berücksichtigen Sie die allgemeine Veränderbarkeit der Probleme mit den Ihnen zur Verfügung stehenden therapeutischen Interventionen. Beurteilen Sie die *Ressourcen* des Jugendlichen und des Umfeldes zum Erreichen der potenziellen Ziele. Sie bewerten, ob die Veränderungen im aktuellen Setting möglich erscheinen oder ob zusätzliche Hilfsmaßnahmen (z. B. Jugendhilfe) mit einbezogen werden müssen. Dies kann die Familie oder die Schule betreffen.

Die Ergebnisse der Überlegungen können Sie auf dem Arbeitsblatt *GP-TH-5 Behandlungsplan* festhalten. Auf der Basis dieser Vorbereitungen erarbeiten Sie mit den Beteiligten zunächst getrennt und dann gemeinsam die Behandlungsziele.

1. Erarbeitung und Definition von individuellen Therapiezielen

Sie erarbeiten mit dem Jugendlichen und den Bezugspersonen zunächst einzeln deren individuelle Zieldefinitionen. Jugendliche formulieren häufig Behandlungsziele auf der sozialen Ebene, z. B. „mehr Freunde haben“ oder „weniger geärgert werden“. Diese können durch eine Behandlung im Einzelsetting nur indirekt beeinflusst werden. Fokussieren Sie mit dem Jugendlichen die Möglichkeiten, sein eigenes Verhalten zu verändern, um infolge bessere Beziehungen zu Gleichaltrigen zu haben. Dabei kann eine angemessene oder konkretere Zieldefinition sein „lernen, mich zu wehren“ oder „mich mehr verabreden und mehr mit anderen Jugendlichen unternehmen“.

Der Fokus der Eltern wird häufiger auf die Reduktion dysfunktionaler Verhaltensweisen gerichtet sein. Fokussieren Sie auch hier die Veränderung des Verhaltens des Jugendlichen und reflektieren Sie mit den Eltern deren Möglichkeiten, diese Entwicklung positiv zu beeinflussen, z. B. durch validierende Kommunikation oder die Förderung selbstständigen Problemlösens. Arbeiten Sie mit den Eltern ausgehend vom gemeinsamen Störungsmodell daran, welche Veränderungen im Erziehungsverhalten und in der Beziehung, der Kommunikation und dem Umgang mit Emotionen für eine erfolgreiche Behandlung der Gleichaltrigenprobleme erforderlich oder hilfreich sind. Hier kann auch die Schaffung geeigneter Rahmenbedingungen relevant sein, z. B. indem die Eltern mehr Autonomie ermöglichen, damit der Jugendliche an Aktivitäten mit Gleichaltrigen teilnehmen kann. Erarbeiten Sie im Elterngespräch auch allgemeine Belastungen der Familie, dazu kann das Arbeitsblatt *G27 Familiäre Belastungen* genutzt werden. Versuchen Sie, falls möglich, Lösungsansätze bezogen auf die familiären Belastungen zu erarbeiten und treffen Sie mit den Eltern Vereinbarungen, welche Maßnahmen dazu ergriffen werden sollen, z. B. Aktivierung sozialer Unterstützung im Umfeld, Aufnahme einer eigenen Behandlung der Eltern oder Kontakt zu Beratungsstellen. Zudem sollten Sie mit den Beteiligten die Veränderbarkeit der soziometrischen Position des Jugendlichen im aktuellen Setting reflektieren.

Durch Psychoedukation sollten der Jugendliche und die Bezugspersonen eine Vorstellung davon erhalten, welche Veränderungen mit den therapeutischen Methoden erreicht werden können.

Sie können das Arbeitsblatt *GP-D-10 Gedanken, Gefühle, Reaktionen und unsere Ziele* (vgl. Abbildung 18) nutzen, um die möglichen Ziele ausgehend vom kognitiven Modell aufzuzeigen und erste Ideen zu sammeln. Erklären Sie anhand des Störungsmodells, welche Variablen durch die Therapie beeinflusst werden können und welche nicht. Differenzieren Sie dabei auch zwischen direkter und indirekter Veränderbarkeit. Es bietet sich an, in das gemeinsame Störungsmodell einzutragen, an welchen Variablen Sie ansetzen können und welche Möglichkeiten zur Verfügung stehen, z. B. Training sozialer Fertigkeiten. Weiterhin können Sie dem Jugendlichen und den Eltern Ideen für mögliche Behandlungsziele nennen, die der *Bewältigung von Entwicklungsaufgaben* dienen, z. B. Aufbau von Autonomie und Reduktion der Abhängigkeit von den Eltern. Auch ein anderer Umgang mit den „Beziehungsprogrammen“, im Sinne von mehr Selbstbestimmung und weniger automatischen Reaktionen, kann als mögliches Veränderungsziel dargestellt werden.

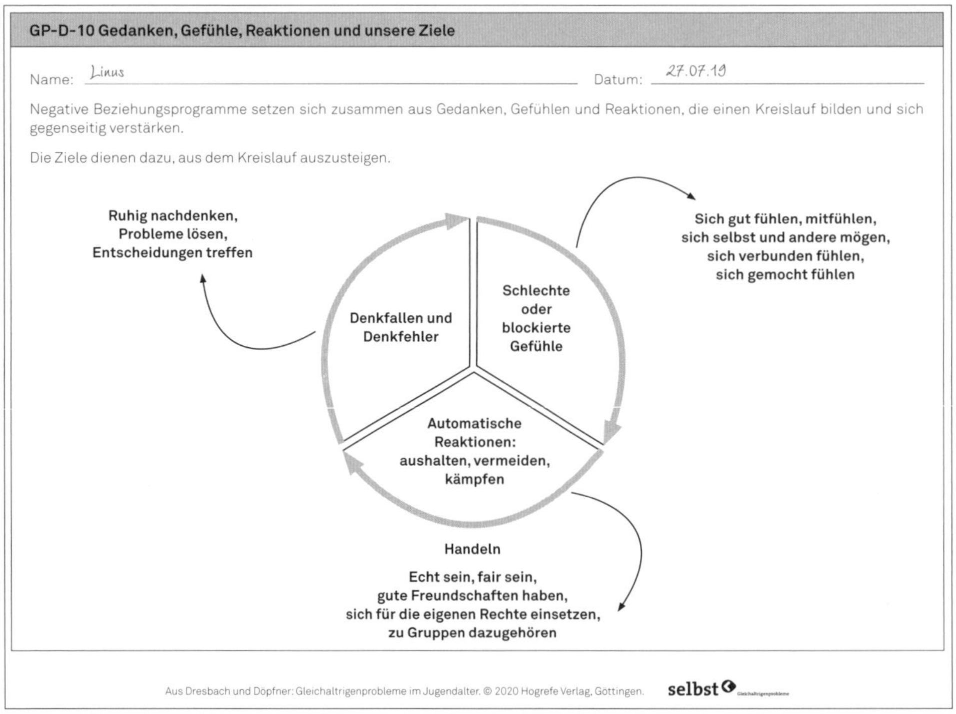

Abbildung 18:
Arbeitsblatt GP-D-10 Gedanken, Gefühle, Reaktionen und unsere Ziele

Es ist möglich, die Psychoedukation in den Einzelsitzungen oder in einer Familiensitzung durchzuführen. Das Vorgehen ist direktiv, da Sie den Rahmen vorgeben, innerhalb dessen Sie arbeiten und Aufträge annehmen können, gleichzeitig erleichtert es die Definition realistischer Ziele. Versuchen Sie, die Variablen allgemein zu besprechen, so dass der Jugendliche und die Bezugspersonen innerhalb dieses Rahmens frei wählen können.

Zur Erarbeitung der Zieldefinitionen können Sie in den Einzelsitzungen das Arbeitsblatt *G21 Wo geht's hin?* nutzen und zu den jeweiligen konkreten Problemsituationen erst allgemeine und dann spezifische Teilziele definieren. Für jedes relevante Problem werden ein allgemeines Behandlungsziel und relevante Teilschritte festgelegt. Bei den konkreten Teilschritten empfiehlt es sich, festzulegen, gegenüber welchen Gleichaltrigen oder Gruppen der Jugendliche sein Verhalten ändern möchte. Dann überlegen Sie mit dem Jugendlichen oder den Eltern, welche Schritte zur Erreichung der Ziele relevant sind. Eine Problem- und Zieldefinition mit dem Lehrer kann im Rahmen eines Telefonats erfolgen.

Versuchen Sie bereits in den Einzelgesprächen die Perspektive der übrigen Beteiligten mit einzubringen, indem Sie erfragen, wie die Eltern und der Jugendliche zu dieser Zieldefinition stehen würden. Es kann notwendig sein, die Ziele zu konkretisieren oder Kompromisse bei Zielkonflikten zu finden. Die Ergebnisse fassen Sie dann jeweils für den Jugendlichen und für die Eltern auf dem Arbeitsblatt *G24 Zusammenfassung von Problemen & Zielen* zusammen. Beispiele für konkrete Zieldefinitionen bezogen auf den Aufbau sozialer Fertigkeiten und den Aufbau positiver interpersonaler Schemata sind in Kasten 7 und Kasten 8 aufgelistet. Diese oder ähnliche Ziele können auch bei der Arbeit an dem Problemschwerpunkt Selbstwertprobleme bei Jugendlichen relevant sein, da sich beide Problemschwerpunkte häufig gegenseitig bedingen.

Kasten 7: Beispiele für Ziele und Teilziele zum Aufbau sozialer Fertigkeiten

- *Kontakte knüpfen:* Hallo sagen, sich vorstellen, mit fremden Jugendlichen sprechen.
- *Kontakte aufbauen:* In der Pause mit Mitschülern sprechen, sich Gruppen anschließen, bei Aktivitäten mitmachen.
- *Echt sein:* Die eigene Meinung sagen, sich nicht rechtfertigen, sich nicht verstellen, zu den eigenen Stärken und Schwächen stehen.
- *Sich behaupten:* Für die eigenen Rechte einstehen, sich wehren.
- *Freunde treffen:* Sich verabreden, etwas mit Freunden unternehmen, dazu beitragen, dass es Spaß macht, zusammen zu sein.
- *Freunde unterstützen:* Praktische Hilfe anbieten, zuhören, für einen Freund eintreten, der unfair behandelt wird.
- *Regelmäßige Kontakte:* Freizeitaktivitäten mit Gleichaltrigen (z.B. Sportverein, Band, Chor, AG), sich mindestens zweimal im Monat mit Gleichaltrigen verabreden.
- *Fair bleiben:* Bei Auseinandersetzungen mit Gleichaltrigen nicht provozieren, nicht eskalieren, andere nicht grundlos angreifen, Konflikte „gewaltfrei" lösen.

Kasten 8: Beispiele für Ziele zum Aufbau positiver interpersonaler Schemata

- Lernen, dass es andere gibt, die mich mögen und auf die ich mich verlassen kann.
- Lernen, dass es andere gibt, denen ich vertrauen kann und die mich gut behandeln.
- Wahrnehmen, dass es andere gibt, von denen ich beachtet, gemocht, verstanden und unterstützt werde.
- Akzeptieren, dass es andere gibt, die mich mögen.
- Wahrnehmen, dass es Gruppen gibt, zu denen ich dazugehören kann.
- Akzeptieren, dass mein Verhalten und meine Leistungen in Ordnung sind.
- Lernen, freundlich und fair zu mir selbst zu sein.
- Wahrnehmen, dass ich die gleichen Rechte habe wie andere Menschen.
- Akzeptieren, dass ich in Ordnung bin.
- Akzeptieren, dass andere die gleichen Rechte haben wie ich.

2. Stärkung der Änderungsmotivation

Im nächsten Schritt arbeiten Sie am Aufbau von Änderungsmotivation. Der Jugendliche soll eine positive Vorstellung davon entwickeln können, wie er seine Ziele umsetzen kann. Dazu können Sie zum einen eine differenzierte Betrachtung von *Vor- und Nachteilen des Problem- und Zielverhaltens* vornehmen. Nutzen Sie hierzu das Arbeitsblatt *G22 Mein Ziel: Vorteile & Nachteile* und erarbeiten Sie dabei kurzfristige und langfristige Vor- und Nachteile.

Häufig befürchten Jugendliche hohe „Kosten" einer Verhaltensänderung. Machen Sie die Kosten der therapeutischen Interventionen transparent, z.B. Anstrengung, Auseinandersetzung mit Gefühlen wie Angst oder Wut. Vermitteln Sie gleichzeitig, dass die Nachteile einer Verhaltensänderung in der Regel deutlich geringer sind, als es der Jugendliche erwartet. Hilfreich kann auch ein Ausblick auf Verhaltensexperimente in Phase 5 sein, bei denen der Jugendliche die Verhaltensänderung auf Probe durchführt. Nach einer Probephase kann er beurteilen, ob die tatsächlichen Kosten den erwarteten Kosten entsprechen und ob die tatsächlichen Kosten „tragbar“ sind. Erläutern Sie, dass bei Bedarf weitere Teilziele oder kleinere Schritte festgelegt werden können. Besprechen Sie mit dem Jugendlichen zudem Vorteile und Kosten oder Verluste bei einer Beibehaltung des problematischen Verhaltens. Die Ergebnisse der Bilanzierung können Sie auf dem Arbeitsblatt *G23 What to do?* festhalten. Dabei werden die Vor- und Nachteile eines Problems und des darauf bezogenen Ziels einander gegenübergestellt.

Weiterhin können *Bild- bzw. Wertekarten* mit kurzen Beschreibungen und Darstellungen relevanter Werte (Harris, 2016) als Orientierungshilfe bei der Zieldefinition und dem Aufbau von Änderungsmotivation genutzt werden. Damit kann der Jugendliche wählen, was ihm für seine Zukunft wichtig ist.

Sie können zudem *Imagination* nutzen, um Veränderungsmotivation aufbauen. Dazu können verschiedene Vorstellungen hilfreich sein. Leiten Sie den Jugendlichen z. B. an, sich vorzustellen, dass seine Probleme mit Gleichaltrigen nicht mehr existierten und zu beschreiben, was dies in seinem Alltag bedeuten würde. So können positive Konsequenzen möglicher Verhaltensänderungen erfahrbar gemacht werden. Oder bitten Sie den Jugendlichen, sich eine Szene vorzustellen, die zeigt, wie seine Beziehungen und Freundschaften als Erwachsener sein sollten. Somit können Anstrengungen und Herausforderungen der Therapie als Investition für die Person gesehen werden, die der Jugendliche als Erwachsener sein wird. Aus dieser Vorstellung können im Folgenden Fertigkeiten abgeleitet werden, über welche dieser zukünftige junge Erwachsene verfügen sollte.

Vermitteln Sie dem Jugendlichen, dass Sie ihm die notwendigen Schritte zur Veränderung der Problematik und eine positive Entwicklung zutrauen. Besprechen Sie in jedem Fall in Phase 4 mit den Eltern, dass eine optimistische Haltung gegenüber den Veränderungsmöglichkeiten des Jugendlichen bedeutsam ist.

Wir empfehlen, den Jugendlichen in Phase 4 zu allgemeiner Selbstfürsorge anzuleiten. Besprechen Sie mit dem Jugendlichen, dass er bereits jetzt Verhaltensweisen einsetzen oder verändern kann, um möglichst gute Voraussetzungen für die Therapie zu schaffen. Dazu können Sie das Arbeitsblatt *GP-D-11 Your time!* nutzen, auf dem dargestellt wird, welche Verhaltensweisen förderlich sind. Erklären Sie dem Jugendlichen, wie sich vor allem Schlaf, Sport und Achtsamkeit auf unsere Gefühle auswirken. Wenn keine Symptomatik vorliegt, bei der eine dieser Funktionen (z. B. Schlafstörung bei Depression) beeinträchtigt ist, können Sie den Jugendlichen motivieren, in Phase 3 und 4 zu beobachten, ob er genug schläft, Sport macht oder sich mit positiven Aktivitäten beschäftigt. Weiterhin kann der Jugendliche bei ausreichender Motivation versuchen, erste Veränderungen vorzunehmen, z. B. häufiger Sport zu machen. In Phase 5 werden ebenfalls achtsamkeitsbasierte Techniken, wie das achtsame Beobachten der eigenen Gedanken und Emotionen sowie des eigenen Verhaltens und des Verhaltens des Gleichaltrigen, genutzt. Sie können dem Jugendlichen einfache Übungen zeigen, die dazu dienen, Achtsamkeit aufzubauen (z. B. einige Minuten den Atem beobachten, den Körper entspannen, einige Minuten die Umgebung beobachten). Diese Übungen ermöglichen dem Jugendlichen, bereits zu diesem Zeitpunkt der Behandlung etwas *zu tun*, und können so seine Selbstwirksamkeitserwartung fördern. Entwickeln Sie mit dem Jugendlichen bereits zu diesem Zeitpunkt der Behandlung eine Haltung, die auf Entwicklung und auf den Prozess fokussiert ist, weniger auf Ergebnisse. Fokussieren Sie sowohl mit dem Jugendlichen als auch mit den Eltern die individuellen Stärken und Kompetenzen, die der Zielerreichung dienen können. Um die Motivation zu steigern, können Sie Entwicklungswege und Zwischenziele aufzeigen.

3. Gemeinsame Festlegung verbindlicher Therapieziele

In einem gemeinsamen Termin mit dem Jugendlichen und den Eltern werden die individuellen Ziele besprochen, verbindliche gemeinsame Therapieziele und deren Abfolge im Behandlungsverlauf werden festgelegt. Es werden maximal vier Behandlungsziele definiert. Dabei sollten möglichst alle Behandlungsziele des Jugendlichen berücksichtigt werden. Unterstützen Sie die Familie dabei, sich konstruktiv über die Ziele zu unterhalten. In der Vorbereitung der Sitzung haben Sie dazu die Überschneidungen und Differenzen in der Zielsetzung zusammengefasst. Bei einigen Zielen kann es sinnvoll sein, Kompromisse auszuhandeln, z. B. wenn ein Behandlungsziel der Eltern ist, dass der Jugendliche weniger Online-Spiele spielt und sich häufiger verabredet, und es ein Ziel des Jugendlichen ist, weniger von den Eltern „kontrolliert“ zu werden. Hier könnte ein Kompromiss sein, dass der Jugendliche eine bestimmte Medienzeit einhält (mit dem indirekten Ziel, in der Freizeit häufiger an direkten Aktivitäten mit Gleichaltrigen teilzunehmen) und dass die Eltern sich bei Einhaltung der Medienzeiten dazu verpflichten, nicht zu anderen Aktivitäten aufzufordern und das Thema Freizeitgestaltung dem Jugendlichen zu überlassen. Lassen Sie im gemeinsamen Gespräch gegebenenfalls auch die Perspektive des Lehrers mit einfließen.

Legen Sie gemeinsam die Reihenfolge der Behandlungsziele fest. Die Therapieziele des Jugendlichen und der Eltern werden auf dem Arbeitsblatt *G25 So wird's gemacht!* notiert. Dabei werden in den Spalten auf der linken Seite die individuellen Ziele der Beteiligten notiert, in den Spalten auf der rechten Seite die jeweils vereinbarten konkreten Therapieziele, auf die sich alle geeinigt haben.

Wählen Sie dabei als erstes ein Ziel, das erreichbar ist und möglichst eine Entlastung für den Jugendlichen darstellt. Wenn die Ziele definiert sind, erarbeiten Sie mit den Beteiligten die notwendigen Schritte (vgl. Arbeitsblatt *G26 Veränderungsplan*). Dabei wird auch festgehalten, welche Unterstützung durch die Bezugspersonen gegeben wird und wie Hindernisse bewältigt werden können. Besprechen Sie an dieser Stelle die Anstrengungen, welche erforderlich sind, um das Ziel zu erreichen. Versuchen Sie in jedem Fall, gute Marker für die Zielerreichung zu finden (z. B. „Ich verabrede mich regelmäßig.“), dabei sollten Sie das Ziel (mindestens dreimal pro Monat) und die Zwischenschritte (mindestens einmal pro Monat) berücksichtigen. Geleitet von der Sorge um die zukünftige Entwicklung des Jugendlichen kann es Eltern schwerfallen, Veränderungen wahrzunehmen und positiv zu bestärken. Die Beachtung von Zwischenzielen dient nicht nur dem Jugendlichen zur Motivationssteigerung, sondern auch den Eltern. Auch die Zwischenziele werden auf dem Arbeitsblatt *G26 Veränderungsplan* festgehalten.

4. Erstellung der Problem- oder Zielliste

Abschließend erstellen Sie für den Jugendlichen und die Eltern eine individuelle Problemliste oder Zielliste. Die Probleme oder Ziele sollten dabei möglichst konkret und präzise formuliert werden. Gegebenenfalls können Sie auch für den Lehrer eine Problem- oder Zielliste erstellen, die dieser in größeren Abständen bearbeiten kann. Dazu können das Arbeitsblatt *G10 Problemliste* (vgl. Abbildung 19) und das Arbeitsblatt *G11 Zielliste* genutzt werden. Mithilfe dieser Materialien können die Beteiligten im Verlauf die Entwicklung der Probleme und die Zielerreichung beurteilen. Der Jugendliche beurteilt die Probleme oder Ziele anhand der Liste in jeder wöchentlichen Sitzung, die Eltern in jedem Elterngespräch, d. h. in der Regel im Abstand von vier Wochen. Die Problem- oder Zielliste sollte im Verlauf der Behandlung nur dann angepasst werden, wenn sich Situationen deutlich verändern und eine Anpassung der Ziele erforderlich ist.

5. Planung der weiteren Interventionsschritte

Zum Abschluss von Phase 4 können Sie die spezifischen Interventionen zur Behandlung der Gleichalt-

G10 Problemliste

für: Linus

Beurteiler: Linus Datum: 13.03.19

Beurteilung der vergangenen Woche:
1. Wie häufig ist das beschriebene Problemverhalten aufgetreten?
2. Wie belastend oder beeinträchtigend war das Problemverhalten?

Problemverhalten	wie häufig trat das Problemverhalten auf? (nie, einmal, 2–3-mal, täglich, mehrm. tägl., ständig)	wie belastend war das Problem? (kein Problem … es hätte nicht schlimmer sein können)
1 Ich tue so, als ob ich gut drauf wäre, mache den Entertainer für alle, obwohl ich gar nicht gut drauf bin.	0 1 2 3 ~~4~~ 5	0 1 2 ~~3~~ 4 5 6 7 8 9
2 Ich denke, dass andere mich provozieren oder lächerlich machen wollen und greife direkt mit Worten an.	0 1 2 ~~3~~ 4 5	0 1 2 3 4 5 ~~6~~ 7 8 9
3 Wenn ich mich nicht gut fühle, blocke ich meine Freunde ab und zocke stundenlang, ohne richtig Spaß zu haben.	0 1 ~~2~~ 3 4 5	0 1 2 ~~3~~ 4 5 6 7 8 9
4 In einem Konflikt, raste ich aus und werde handgreiflich.	0 ~~1~~ 2 3 4 5	0 1 2 3 4 5 6 7 ~~8~~ 9
5 Wie problematisch war die letzte Woche insgesamt? (bitte alle Schwierigkeiten berücksichtigen)		0 1 2 3 4 ~~5~~ 6 7 8 9

Aus Walter et al.: Grundlagen der Selbstmanagementtherapie bei Jugendlichen © 2007 Hogrefe, Göttingen selbst

Abbildung 19: Ausgefülltes Arbeitsblatt G10 Problemliste

rigenprobleme detailliert planen, wenn nach der Erhebung aller Informationen, der Entwicklung des Störungskonzeptes und der Festlegung der Behandlungsziele eine klare Indikation für den Einsatz von SELBST-Gleichaltrigenprobleme vorliegt. Prüfen Sie an dieser Stelle nochmals mögliche Kontraindikationen. Berücksichtigen Sie bei der Behandlungsplanung auch, ob ergänzende Interventionen oder Maßnahmen erforderlich sind, z. B. medikamentöse Behandlung oder eigene Behandlung der Eltern (vgl. Kapitel 1.4). Legen Sie fest, welche ergänzenden Maßnahmen initiiert werden können.

Für jeden Jugendlichen erstellen Sie aus den Therapiebausteinen in Phase 5 (vgl. Kapitel 2.5) einen individuellen Behandlungsplan. Dazu können Sie das Arbeitsblatt *G28 Therapieplanung – Therapeut* nutzen, auf dem Sie die individuellen Behandlungsziele und die dazu erforderlichen Bausteine notieren können. Erfassen Sie dabei auch, welche Kompetenzen der Beteiligten dazu hilfreich sein können. Setzen Sie zu Beginn der Behandlung Bausteine ein, bei deren Bearbeitung Sie einen hohen Erfolg erwarten.

2.4.3 JOB der Woche

Der Jugendliche und die Eltern können als JOB der Woche eigene Formulierungen zu Zielen und Teilzielen bezogen auf die Hauptprobleme entwickeln. Auch können Sie die Beteiligten bitten, Vor- und Nachteile der eigenen Ziele und die der anderen zu notieren. In Vorbereitung auf das Gespräch mit den Eltern können Sie diese bitten, problemunabhängige Belastungen oder Themen zu konkretisieren und dazu Veränderungsziele zu formulieren. Diese Therapieaufgaben können Sie bei guter Motivation des Jugendlichen und der Eltern einsetzen, dabei können die Beteiligten die Arbeitsblätter G21 bis G24 sowie G26 und G27 benutzen.

2.4.4 Mögliche Schwierigkeiten in Phase 4

Einzelne Ziele des Jugendlichen und der Eltern lassen sich nicht miteinander vereinbaren. Wenn bezüglich eines oder mehrerer Therapieziele kein Konsens gefunden werden kann, vereinbaren Sie zunächst einen „kleinsten gemeinsamen Nenner“ oder stellen Sie die Besprechung einiger Ziele wieder zurück, während Sie mit dem Ziel beginnen, bei dem sich die Beteiligten einig sind. Alternativ können Sie versuchen, Teilziele zu finden, auf die sich die Beteiligten einigen können. Falls dies nicht gelingt, vereinbaren sie als Experiment, dass Sie das erste Ziel festlegen und alle Beteiligten nach wenigen Wochen nochmal besprechen, ob weiter an diesem gearbeitet werden soll und welche zusätzlichen Ziele vereinbart werden können.

Jugendlicher oder Eltern formulieren unrealistische Therapieziele. Die Eltern oder der Jugendliche können Ziele formulieren, die nicht erreichbar sind, z. B. aus einer isolierten Position zu einem der beliebtesten Mitschüler in der Klasse zu werden. Explorieren Sie vertiefend, welche Erwartungen der Jugendliche an sich selbst und andere hat. Zudem sollten Sie dem Jugendlichen und den Eltern ehrliches Feedback und eine realistischere Einschätzung anbieten. Besprechen Sie, welche Nachteile daraus entstünden, ein unrealistisches Therapieziel zu verfolgen. Unterstützen Sie die Beteiligten dabei, erreichbare Ziele zu finden. Validieren Sie den Veränderungswunsch und das zugrunde liegende Bedürfnis, z. B. nach Anerkennung oder nach Selbstwert. Versuchen Sie, Zielformulierungen zu finden, die auf die Erfüllung dieses Bedürfnisses und den Aufbau damit verbundener positiver interpersonaler Schemata abzielen (vgl. Kasten 8). Nutzen Sie dazu gegebenenfalls auch imaginative Techniken zum Aufbau von Behandlungsmotivation (z. B. Imagination, wie die Situation mit Freunden/Beziehungen in einigen Jahren sein soll).

Jugendlicher oder Eltern lehnen einzelne Therapieziele der anderen Beteiligten ab. Versuchen Sie zu erfassen, ob dies aufgrund mangelnder Erfolgserwartung geschieht oder ob der Widerstand durch die familiären Beziehungsstrukturen zu erklären ist. Arbeiten Sie heraus, welche Bedürfnisse oder Wünsche des Jugendlichen oder der Eltern durch die Arbeit an dem Behandlungsziel möglicherweise frustriert werden. Prüfen Sie, ob Belastungen der Eltern-Jugendlichen-Beziehung vorliegen, die eine Indikation für SELBST-Familienprobleme (Rademacher & Döpfner, in Vorb.) darstellen.

Einzelne Interventionen werden von den jeweiligen Beteiligten abgelehnt. Erfragen Sie, welche Befürchtungen mit einer Umsetzung der Interventionen verbunden sind. Validieren Sie Gefühle des Jugendlichen. Eruieren Sie äußere und innere Barrieren und verstärken Sie den Jugendlichen für offene Antworten. Gegebenenfalls kann es notwendig sein, das Störungsmodell erneut zu besprechen. Machen Sie deutlich, wie Sie den Jugendlichen oder die Eltern bei der Bearbeitung der einzelnen Ziele unterstützen werden.

Die Eltern drängen auf Therapieziele, die der Jugendliche ablehnt. Wiederholen Sie Psychoedukation zu Zielen des Selbstmanagement-Ansatzes. Reflektieren Sie mit den Eltern, welche Konsequenzen es hätte, wenn der Jugendliche sich auf Ziele einlässt, für die er sich nicht selbst entschieden hat. Dazu können Sie auch Beispiele aus dem Erwachsenenleben nutzen. Verdeutlichen Sie, dass der Jugendliche bei einem Erfolg der Interventionen in dem Dilemma steckt, dass er die Interventionen nicht selbst wollte, und daher in der Regel den Erfolg nicht auf sich selbst attribuieren wird. Bei natürlichen „Durststrecken“ oder anstrengenden Situationen im Therapieverlauf haben Jugendliche, die sich nicht selbst für die Therapie entschieden haben, eher die Tendenz, die Behandlung abzubrechen. Vermitteln Sie den Eltern, dass Sie aus diesen Gründen solche Aufträge nicht annehmen. Bieten Sie an, über die Motive und Befürchtungen der Eltern zu sprechen. Dazu können Interventionen aus *Baustein 3 Kognitionen Eltern* (vgl. Kapitel 2.5.3) genutzt werden.

2.5 Phase 5: Durchführung von Interventionen

Die Phase 5 umfasst 7 Bausteine mit problemspezifischen Interventionen, die in den folgenden Kapiteln vorgestellt werden. Die Durchführung des Bausteins und die Materialien werden jeweils detailliert beschrieben. Es werden Empfehlungen zum Umgang mit möglichen Schwierigkeiten gegeben. Tabelle 10 gibt eine Übersicht über die Therapiebausteine in Phase 5.

Bausteinübergreifende Behandlungsstrategien

In allen Modulen des SELBST-Programms werden neben den einzelnen Bausteinen zudem übergreifende Behandlungsstrategien eingesetzt (Walter et al., 2007; Walter & Döpfner, 2009). Diese umfassen eine ressourcenorientiere Arbeit am Selbstbild, den Einsatz von Selbstverstärkung, Verstärkerpläne, den Einsatz von Therapieaufgaben (JOB der Woche), die Einbindung der Eltern sowie die Arbeit an der Eltern-Jugendlichen-Beziehung.

Ressourcenorientierte Arbeit am Selbstbild

In allen Bausteinen, die mit dem Jugendlichen bearbeitet werden, ist das Ziel, ein positives Selbstbild zu stärken. Dazu dient zum einen die Fokussierung auf Stärken und Kompetenzen und der Aufbau von Regulationsstrategien und Fertigkeiten, welche sich positiv auf die Selbstwirksamkeitserwartung des Jugend-

Tabelle 10: Übersicht über die Therapiebausteine in Phase 5

Baustein	Indikation	Kapitel
Baustein 1: Soziale Informationsverarbeitung und soziales Selbstbild	• Negativ verzerrte soziale Informationsverarbeitung • Denkfehler in der Bewertung der Gleichaltrigen, der Interaktionen, der eigenen sozialen Fertigkeiten und des eigenen Handlungsspielraums	2.5.1
Baustein 2: Kognitionen Jugendlicher	• Dysfunktionale Grundannahmen beeinflussen Informationsverarbeitung und soziales Verhalten • Dysfunktionale kognitive Prozesse und Inhalte	2.5.2
Baustein 3: Kognitionen Eltern	• Dysfunktionale Überzeugungen und Botschaften der Eltern beeinträchtigen die Erfüllung emotionaler Bedürfnisse des Jugendlichen • Dysfunktionale Überzeugungen und Botschaften erschweren den Aufbau sozial kompetenten Verhaltens	2.5.3
Baustein 4: Emotionsregulation	• Schwierigkeiten, die Emotionen in der Interaktion mit Gleichaltrigen zu regulieren • Starke Emotionen überlagern soziale Fertigkeiten und führen zu sozial ineffektivem Verhalten • Negative Erfahrungen mit Gleichaltrigen lösen regelmäßig starke Emotionen aus	2.5.4
Baustein 5: Soziales Problemlösen und soziale Fertigkeiten	• Geringe soziale Problemlösekompetenz • Defizite bezüglich sozialer Fertigkeiten (Kontakte aufbauen, Beziehungen aufrechterhalten, Selbstbehauptung, Fairness) • Probleme bzgl. der Integration	2.5.5
Baustein 6: Verstärkerbedingungen Eltern	• Eltern geraten mit dem Jugendlichen in Interaktionsfallen und verstärken sozial inkompetentes/ineffektives Verhalten • Eltern sind Modell für sozial inkompetentes Verhalten	2.5.6
Baustein 7: Soziale Verstärkerbedingungen und Neuplatzierung	• Verfestigte Opfer- oder Täterrolle • Persistierende Rollenzuschreibungen trotz einer Veränderung des Verhaltens des Jugendlichen	2.5.7

lichen auswirken. Zudem dienen diese Interventionen dem Aufbau fairer Selbstbewertungen und der Entwicklung von Selbstmitgefühl. Ziel im gesamten Behandlungsverlauf ist, dass der Jugendliche lernt, seine Stärken wahrzunehmen und zu nutzen, sich mit seinen Schwierigkeiten zu akzeptieren und fair und freundlich mit sich selbst umzugehen.

Einsatz von Selbstverstärkung

In allen Bausteinen werden positive Selbstverbalisation und Selbstverstärkung eingesetzt. Als Therapeut reflektieren Sie kontinuierlich die Bemühungen und Erfolge des Jugendlichen und geben positives Feedback. Beim Training sozialer Fertigkeiten werden kleine und kleinste Ansätze für sozial kompetentes Verhalten verstärkt. Durch Verinnerlichung des positiven Feedbacks des Therapeuten wird das Kompetenzgefühl des Jugendlichen gestärkt und die positive Selbstverbalisation erleichtert.

Sie erarbeiten mit dem Jugendlichen, wie er sich selbst verbal „auf die Schulter klopfen" kann, und motivieren dazu, dies bei der Durchführung des JOBs der Woche zu nutzen. Sie können dem Jugendlichen erklären, dass er durch den Einsatz von Selbstverstärkung unabhängiger von dem Feedback der erwachsenen Bezugspersonen oder der Gleichaltrigen wird. Allerdings sollten Jugendliche, die durch ihre Bezugspersonen wenig emotionale Unterstützung erhalten haben, zunächst den Therapeuten als Modell für Verstärkung erleben und Unterstützung von diesem erfahren. Erarbeiten Sie konkrete Sätze zur verbalen Selbstverstärkung. Dazu können Sie das Bild des wohlwollenden Begleiters (vgl. Baustein 1 in Kapitel 2.5.1) nutzen. Besprechen Sie mit dem Jugendlichen, dass es außerdem hilfreich ist, sich selbst auch durch positive Aktivitäten oder materielle Belohnungen zu verstärken und sich selbst eine Freude zu machen. Überlegen Sie, wie Gleichaltrige oder Erwachsene, zu denen der Jugendliche eine gute Beziehung hat, diesem eine Freude machen oder ihn belohnen würden. Beschreiben Sie, dass viele Erwachsene solche Strategien für sich nutzen, um sich zu motivieren und sich gut zu fühlen, wenn sie etwas erreicht haben. Besprechen Sie mit dem Jugendlichen, dass es zum Erwachsenwerden dazu gehört, auch das Sich-Motivieren und Belohnen selbst zu übernehmen. Sammeln Sie gemeinsam Möglichkeiten zur Selbstbelohnung durch Aktivitäten oder materielle Verstärker, die auch im Alltag umsetzbar sind. Die Strategien zur Selbstbelohnung sollen auch bei den weiteren Bausteinen genutzt werden.

Verstärkerpläne

Bei jüngeren Patienten zwischen 13 und 15 Jahren können altersentsprechende Verstärkersysteme eingesetzt werden. Walter und Döpfner (2009) beschreiben ausführlich den Einsatz von Verstärkerplänen und bieten für Jugendliche passende Materialien an (z. B. L04/1 Punkte für mich! und L05/1 Hol dir die Sau!, L05/2 Hol dir die Sau – Spielplan). Auch wenn das Verhalten gegenüber Gleichaltrigen von den Bezugspersonen weniger direkt beobachtbar ist, bieten sich bei der Behandlung von Gleichaltrigenproblemen verschiedene Möglichkeiten zum Einsatz von Verstärkerplänen. Beispielsweise kann die Frequenz von Aktivitäten mit Gleichaltrigen (Teilnahme an Gruppenaktivitäten in einem Verein, Verabredungen etc.) beobachtet und verstärkt werden. Auch kann in Zusammenarbeit mit der Schule das Ausbleiben aggressiven Verhaltens gegenüber Mitschülern verstärkt werden. Es ist darauf zu achten, dass ein konkretes Verhalten verstärkt wird und dies in einem zuvor festgelegten Zeitraum erfolgt. Problematisch ist bei Gleichaltrigenproblemen, dass die Frequenz der Problemsituationen geringer sein kann und die Beobachtung daher über einen längeren Zeitraum erfolgen muss. Daher ist bei der Auswahl der Verstärker darauf zu achten, dass dennoch möglichst hohe Kontingenzen zwischen Verhalten und Konsequenz gegeben sind. Beim Einsatz von Verstärkerentzugssystemen sollte zuvor eine Baseline des zu verändernden Verhaltens bestimmt werden, z. B. wie häufig pro Woche verbringt der Jugendliche seine Freizeit alleine ohne direkte Kontakte; wie häufig pro Woche/pro Monat gerät er in Auseinandersetzungen mit Gleichaltrigen.

Stellenwert von Therapieaufgaben

Der Transfer der Inhalte der Sitzungen auf den Alltag ist für die Wirksamkeit der Behandlung von zentraler Bedeutung. In jedem Baustein werden Therapiehausaufgaben als JOB der Woche eingesetzt. Dazu stehen einige bausteinübergreifende Arbeitsblätter zur Verfügung, die auf unterschiedliche Problemstellungen bezogen werden können:

- Das Arbeitsblatt *JOB der Woche – Check it!* dient der Beobachtung von Situationen mit Gleichaltrigen. Es kann sowohl zur Selbstbeobachtung als auch zur Fremdbeobachtung genutzt werden. Dabei können verschiedene Schwerpunkte definiert werden, z. B. kann der Jugendlichen beobachten, welche automatischen Gedanken in bestimmten Situationen auftreten oder welche Gleichaltrigen sich freundlich und fair verhalten.

- Das Arbeitsblatt *JOB der Woche – Test it!* kann zur Durchführung von Verhaltensexperimenten eingesetzt werden. Dabei wird eine bestimmte Strategie oder ein bestimmtes Verhalten definiert, das der Jugendliche in konkreten Situationen testen wird. Dies kann beispielsweise die Anwendung von Problemlösestrategien oder Selbstregulation bei Emotionen sein.
- Mit dem Arbeitsblatt *JOB der Woche – Do it!* können Handlungsalternativen, die beispielsweise im Rollenspiel eingeübt wurden, auf den Alltag übertragen werden. Der Jugendliche kann dokumentieren, wie er sich verhalten hat und wie zufrieden er mit dem eigenen Verhalten war.
- Der Jugendliche kann mit dem Arbeitsblatt *JOB der Woche – Think!* den Einsatz hilfreicher Kognitionen trainieren und den Situationsausgang festhalten.
- In der Arbeit mit den Eltern kann das Arbeitsblatt *JOB der Woche – Eltern* genutzt werden. Dabei können die Eltern konkrete Verhaltensweisen oder Kommunikationsstrategien testen, beispielsweise die Vermittlung hilfreicher Botschaften an den Jugendlichen oder die Verstärkung sozial kompetenten Verhaltens.

Zudem liegen für die einzelnen Bausteine spezifische Arbeitsblätter vor, die sich auf Themen des Bausteins beziehen und entsprechend nummeriert sind.

Oft stellt es eine Herausforderung für den Therapeuten dar, den Jugendlichen zur Bearbeitung der Therapieaufgaben zu motivieren. Bei der Behandlung von Gleichaltrigenproblemen ist der Jugendliche z. B. gefordert, sein eigenes Verhalten zu beobachten oder sich mit schwierigen Situationen zu konfrontieren. Auch bei grundsätzlicher Veränderungsmotivation können Jugendliche deutliche Schwierigkeiten in der Umsetzung der Therapieaufgaben haben.

Sie können folgenden Strategien nutzen, um eine möglichst hohe Motivation beim Jugendlichen aufzubauen:

- Verdeutlichen Sie, dass die Therapieaufgaben der entscheidende Schritt zur Erreichung seiner Behandlungsziele sind.
- Sorgen Sie dafür, dass die Therapieaufgaben so angepasst sind, dass die Stärken des Patienten und der Bezugspersonen möglichst gut genutzt werden und die Beteiligten durch die Aufgaben nicht überfordert sind.
- Definieren Sie die Aufgaben während der Sitzungen so konkret wie möglich und halten Sie diese auf dem Arbeitsblatt *G13 JOB der Woche – Protokoll* fest.
- Versuchen Sie, bereits bei der Planung der Sitzung und auch gemeinsam mit den Beteiligten mögliche Hindernisse zu identifizieren. Seien Sie ehrlich, was die „emotionalen Kosten" der Veränderung betrifft. Versuchen Sie bereits in den Sitzungen Bewältigungsstrategien für mögliche Schwierigkeiten zu entwickeln.
- Sorgen Sie dafür, dass die Anstrengung des Jugendlichen durch Selbst- und Fremdverstärkung belohnt wird.

Wenn der Jugendliche dennoch Schwierigkeiten mit der Umsetzung der Therapieaufgaben hat, analysieren Sie innere oder äußere Barrieren, beachten Sie dabei die kurzfristigen negativen Konsequenzen und allgemeine Überzeugungen oder Reaktionstendenzen des Jugendlichen. Es kann hilfreich sein, dazu nochmals das gemeinsame Störungsmodell zu besprechen. Weitere Details zum Umgang mit Problemen in der Behandlungsmotivation finden Sie in der Beschreibung von Phase 4 (Zielanalyse, Stärkung der Änderungsmotivation und Interventionsplanung, vgl. Kapitel 2.4) sowie Phase 6 (Zwischenevaluation und Zielanalyse, vgl. Kapitel 2.6). Eine unterstützende therapeutische Haltung ist hier wichtig. Meist ist es hilfreich, Interventionen als „Experimente" und „auf Probe" zu vereinbaren, damit der Jugendliche sich einer überschaubaren Aufgabe gegenübersieht. Die genannten Punkte sind auch auf den Umgang mit Motivationsproblemen der Bezugspersonen übertragbar.

Zusammenarbeit mit den Eltern

In der Regel werden die wichtigsten erwachsenen Bezugspersonen (Eltern oder Betreuer) in die Behandlung einbezogen. Vor allem zu Beginn der Behandlung ist es relevant, die Problematik auch aus der Perspektive der Bezugspersonen zu erfassen und ergänzende Informationen zu erhalten (Phase 1 und 2). Bei der Definition der Probleme, der Entwicklung des Störungsmodells (Phase 3) und der Ziele (Phase 4) ist die elterliche Perspektive relevant. Auch bei der Anwendung der Interventionen ist die Arbeit mit den Bezugspersonen bedeutsam, da diese die Interventionen mit dem Jugendlichen unterstützen können. Weiterhin wird mit den Bezugspersonen auch erarbeitet, inwieweit sie durch ihre Reaktionen oder Bewertungen die Gleichaltrigenprobleme mit aufrechterhalten. Gerade bei der Behandlung von Gleichaltrigenproblemen ist es wahrscheinlich, dass Sie in bestimmten Phasen sehr intensiv mit dem Jugendlichen arbeiten und die Eltern nicht direkt involviert sind. Auch während dieser Phasen sollte ein möglichst regelmäßiger Austausch mit den Eltern stattfinden.

Die Belastung der Eltern-Jugendlichen-Beziehung durch die Gleichaltrigenprobleme des Jugendlichen kann stark variieren. Bei Jugendlichen mit sozialen Ängsten, Rückzug oder aggressivem Verhalten können die Eltern durch deren Schwierigkeiten direkt oder indirekt belastet sein, die Verhaltensprobleme des Jugendlichen können zu Konflikten mit den Eltern führen.

Weiterhin kann es den Eltern aufgrund eigener psychischer Probleme schwerfallen, die Stärken des Jugendlichen zu sehen und ihm positive Rückmeldungen zu geben. Dysfunktionale elterliche Annahmen (z. B. überhöhte Standards bzgl. Leistungen oder sozialen Verhaltens) können sich negativ auf das Selbstbild des Jugendlichen und dessen soziale Fertigkeiten auswirken. Oder das elterliche Verhalten (z. B. durch eine emotional fordernde Haltung) belastet den Jugendlichen und erschwert die Entwicklung eines sozial kompetenten Verhaltens.

Parallel zur ressourcenorientierten Arbeit am Selbstbild des Jugendlichen arbeiten Sie auch mit den Eltern daran, die Stärken des Jugendlichen zu fokussieren, ihm positive Rückmeldung zu geben. Im Rahmen der Therapiehausaufgaben können die Eltern gezielt positive Verhaltensweisen des Jugendlichen beobachten und diese durch Rückmeldung verstärken. Reflektieren Sie mit den Eltern, dass durch regelmäßige positive Rückmeldungen an den Jugendlichen dessen Selbstwertgefühl gestärkt wird und ihn dies beim Aufbau selbstsicheren Verhaltens unterstützt.

Manchen Eltern fällt es schwer, positives Feedback zu geben. Grund kann die Annahme sein, die Jugendlichen würden dadurch ständig Bestätigung für Selbstverständlichkeiten erwarten oder eine realistische Selbsteinschätzung verlieren. Ebenso können Gründe in eigenen Erfahrungen als Kind oder Jugendlicher liegen, beispielsweise wenn auch die Eltern wenig positive Rückmeldung erhalten oder negative Erfahrungen gemacht haben. Versuchen Sie, die Barrieren zu identifizieren. Beschreiben Sie den Eltern, dass bisher keine unerwünschten „Nebenwirkungen" eines angemessenen Lobens festgestellt wurden. Ermutigen Sie die Eltern zu einem Versuch, in einzelnen Situationen kurze positive Rückmeldungen zu geben.

In anderen Fällen können Eltern durchaus regelmäßig loben, aber kaum realistisches Feedback oder kein angemessenes Feedback zu problematischem Verhalten geben. Auch dieses Verhalten kann durch eigene Erfahrungen motiviert sein. Der Jugendliche lernt dabei nicht, mit angemessener Kritik und Feedback umzugehen. Dies sollte gemeinsam mit den Eltern reflektiert werden. Hier leiten Sie die Eltern an, angemessenes Feedback zu geben. Dem Jugendlichen gegenüber sollte transparent gemacht werden, warum die Eltern beginnen, auch zu problematischem Verhalten Feedback zu geben.

Ein gesundes Maß positiver Aktivitäten zwischen Eltern und Jugendlichen ist hilfreich, um die Beziehung zwischen den Eltern und dem Jugendlichen zu fördern. Günstig sind flexible gemeinsame Aktivitäten, die ein Elternteil mit dem Jugendlichen unternimmt, wie z. B. zusammen Sport machen, Kochen, Ausflüge, etwas zusammen bauen. Auch Familienaktivitäten, gemeinsame Mahlzeiten oder gemeinsame Spiele sollten regelmäßig erfolgen. Dabei sollten Sie mit den Eltern besprechen, das Autonomiebedürfnis des Jugendlichen zu beachten und die Angebote möglichst flexibel zu gestalten. Wenn die Eltern beispielsweise sehr häufig auf gemeinsamen Familienaktivitäten bestehen, sollten Sie das Bedürfnis nach Autonomie thematisieren. Sie können mit den Eltern daran arbeiten, offenere Angebote zu machen und dem Jugendlichen mehr Freiräume zuzugestehen (vgl. Baustein 6 in Kapitel 2.5.6).

Bei Familien mit hoher Kohäsion und wenig Kontakten nach außen sollten die gemeinsamen Aktivitäten nicht zu sehr betont werden. Fördern Sie in diesem Fall die Kontakte des Jugendlichen außerhalb der Familie.

Wenn der Jugendliche jedoch zu wenig positive Zeit mit den Eltern oder Geschwistern verbringen kann, sollten Sie gemeinsam mit der Familie daran arbeiten, dies mehr in den Alltag zu integrieren. Manche Eltern betonen Autonomie und Selbstverantwortung im Familienleben, so dass sie wenig Struktur und regelmäßige gemeinsame Zeit anbieten. Bei diesen Familien kann ein Phänomen beobachtet werden, dass wir – in Anlehnung an den Begriff der Parentifizierung – als „Peerifizierung" bezeichnen möchten. Es besteht keine Rollenumkehr, aber der Jugendliche befindet sich eher in der Rolle eines Freundes, Kumpels oder Partners gegenüber einem oder beiden Elternteilen. Die Familie lebt eher wie eine Wohngemeinschaft zusammen, die Grenzen zwischen Eltern und Jugendlichen sind aufgeweicht und die Eltern übertragen dem Jugendlichen mehr Selbstverantwortung, als er bereits übernehmen kann. Hier sollten die Bedürfnisse der Jugendlichen nach Bindung und Orientierung reflektiert werden. Mehrere gemeinsame Aktivitäten pro Woche (einschließlich Mahlzeiten) sollten in den Alltag implementiert werden.

Wenn Jugendliche parentifiziert werden, sollte mit den Eltern erarbeitet werden, dass dies eine deutliche emotionale Überforderung darstellt. Hier können Bedürfnisse nach Bindung, Selbstwert und Autonomie betroffen sein. In dieser Konstellation können die Eltern aufgrund eigener Belastung die

Behandlung des Jugendlichen häufig nicht ausreichend unterstützen. Mit der Familie sollte an einer Entlastung des Jugendlichen gearbeitet werden, indem die Eltern oder der belastete Elternteil andere erwachsene Ansprechpartner und Unterstützer findet. Dies kann auch in Form einer eigenen Behandlung des Elternteils erreicht werden. Weitere Hinweise dazu werden im Baustein 3 und im Baustein 6 (vgl. Kapitel 2.5.3 und Kapitel 2.5.6) gegeben.

In Familien, denen es grundsätzlich schwerfällt, eine Struktur im Alltag mit gemeinsamen Aktivitäten aufzubauen und einzuhalten, ist das Bedürfnis nach Orientierung und Grenzen nicht ausreichend erfüllt. In diesen Fällen kann an einem Aufbau von Familienregeln gearbeitet werden, bei einem deutlichen Ausmaß sollten Maßnahmen der ambulanten Familienhilfe vorgeschlagen werden. Reflektieren Sie mit ungeduldigen Eltern, dass Jugendliche in der Regel Zeit brauchen, um sich öffnen zu können. Wenn die Kommunikation innerhalb der Familie belastet ist, können weitere Interventionen aus dem Band SELBST-Familienprobleme (Rademacher & Döpfner, in Vorb.) eingesetzt werden.

Zusammenarbeit mit der Schule

Bei verschiedenen Gleichaltrigenproblemen ist eine Zusammenarbeit mit der Schule sinnvoll. In jedem Fall ist ein Austausch mit den Lehrern zur Informationssammlung hilfreich. Bestimmen Sie gemeinsam mit dem Jugendlichen und den Eltern einen Ansprechpartner in der Schule. Ideal ist es, Kontakt zum Klassenlehrer aufzunehmen und diesen zu bitten, Informationen durch die Fachlehrer zu erfragen bzw. therapiebezogene Informationen an diese weiterzugeben. Persönliche Kontakte zu den Lehrern im Rahmen gemeinsamer Sitzungen sind in der Regel hilfreich, wenn auch organisatorisch nicht immer gut umsetzbar.

In den ersten Behandlungsphasen (Phase 1 bis 4) nutzen Sie die Kontakte zum schulischen Ansprechpartner, um Informationen über die Verhaltensprobleme des Jugendlichen und seine Position in der Klasse zu erhalten und die Perspektive des Lehrers bezüglich des Störungsmodells und der Ziele berücksichtigen zu können. In Phase 5 können in der Schule folgende Interventionen zum Einsatz kommen:

- Beobachtung des sozialen Verhaltens des Schülers.
- Einzelgespräche zwischen Lehrer und Jugendlichem, z. B. Feedback zum Verhalten des Jugendlichen oder Vereinbarung von Regeln.
- Gespräche des Lehrers mit einzelnen Mitschülern oder Klassengespräche bei ungünstiger sozialer Konstellation.
- Verstärkerpläne für sozial kompetentes Verhalten, z. B. Gruppenarbeit, Konflikte bewältigen.
- Unterstützung durch Mitschüler aktivieren.

Explorieren Sie weiterhin, wie der Lehrer die Interaktion mit diesem Schüler bzw. mit dieser Schülerin erlebt. Wenn es Hinweise darauf gibt, dass der Lehrer gegenüber dem Schüler bzw. der Schülerin Reaktionen zeigt, die Ausgrenzung gegebenenfalls begünstigen (z. B. sehr oft aufrufen, Leistungen oder angepasstes Verhalten besonders hervorheben), dann bitten Sie den Lehrer, dies nach Möglichkeit zu reduzieren. Arbeitsblätter aus dem SELBST-Grundlagenband (Walter et al., 2007) oder aus dem Band SELBST-Leistungsprobleme (Walter & Döpfner, 2009) können bei Interventionen mit den Lehrern eingesetzt werden. Weiterhin umfasst der Baustein 7 (vgl. Kapitel 2.5.7) Interventionen, die in Zusammenarbeit mit den Lehrern durchgeführt werden können.

Abstimmung von Interventionen mit den Beteiligten

Bei komplexen Gleichaltrigenproblemen, vor allem bei Viktimisierung, ist eine gute Kooperation und Abstimmung der Beteiligten für die Entwicklung hilfreicher Strategien äußerst wichtig. Zuweilen kann bei chronifizierten Konflikten und gegenseitigem Zuschreiben der Verantwortlichkeit die Beziehung zwischen dem Jugendlichen und den Bezugspersonen deutlich belastet sein. Versuchen Sie hier, soweit noch möglich, zu vermitteln, indem Sie mit den Beteiligten einzeln über die Ziele zur Verbesserung der Situation des Jugendlichen sprechen und Strategien erarbeiten, wie jeder der Beteiligten dazu beitragen kann. Versuchen Sie, durch gemeinsame Gespräche in größeren Abständen Abstimmung und Kooperation der Beteiligten zu ermöglichen.

2.5.1 Baustein 1 – Soziale Informationsverarbeitung und soziales Selbstbild

Indikation

Bei nahezu allen Formen von Gleichaltrigenproblemen ist die soziale Informationsverarbeitung ursächlich oder infolge von Interaktionserfahrungen negativ verzerrt. Daraus resultieren negative Bewertungen der Gleichaltrigen, der Interaktionen mit Gleichaltrigen sowie der eigenen sozialen Fertigkeiten und des eigenen Handlungsspielraums. Meist können dysfunktionale Grundannahmen und Emotionen als Barrieren einer adäquaten und selbstwertdienlichen Informationsverarbeitung identifiziert werden.

Inhalt und Ziele

Faire und selbstwertdienliche Selbst- und Fremdbewertungen sollen aufgebaut werden. Die Wahrnehmung sozialer Interaktionen und das Selbstbild werden analysiert. Bewertungen sozialer Situationen und Selbstbewertungen werden reflektiert und dysfunktionale Kognitionen identifiziert. Diese werden als „Denkfehler“ beschrieben. Positive kognitive Strategien - achtsames Beobachten, Perspektivenübernahme, Problemlösen - werden eingeübt. Alternative, faire Selbst- und Fremdbewertungen werden entwickelt. Selbstmitgefühl wird durch die Perspektive eines guten Freundes aufgebaut. Durch erste Psychoedukation zu sozial kompetentem Verhalten soll die Wahrnehmung sozialer Situationen differenziert werden. In der Selbstbeobachtung wird eigenes prosoziales Verhalten fokussiert.

Anzahl der Sitzungen

In der Regel zwischen fünf und sieben Sitzungen

Materialien

- GP-I-J1 Was denkst du? (vgl. CD-ROM)
- GP-I-J2 Wie fühlst du dich? (vgl. CD-ROM)
- GP-I-J3 Checkliste Denkfehler (vgl. CD-ROM)
- GP-I-J4 Das Denken steuern lernen (vgl. CD-ROM)
- GP-I-J5 Keep calm and use your mind! - Positive Strategien (vgl. CD-ROM)
- GP-I-J6 YBFE - Your best friend ever (vgl. CD-ROM)
- GP-I-J7 Denken wie ein Freund (vgl. CD-ROM)
- GP-I-J8 Was gute Freunde können ... (vgl. CD-ROM)
- GP-I-J9 Meine Schokoladenseite (vgl. CD-ROM)
- GP-TH-6 Keep calm and use your mind! Beschreibung der Strategien (vgl. CD-ROM)

Ablauf des Therapiebausteins

1. Erfassung und Reflexion sozialer Kognitionen des Jugendlichen
2. Psychoedukation zu kognitiven Verzerrungen
3. Aufbau positiver kognitiver Strategien
4. Psychoedukation zu selbstsicherem Verhalten
5. Ressourcenorientierte Arbeit am sozialen Selbstbild

JOB der Woche

- JdW I1 Was ich mit anderen gut mache (vgl. CD-ROM)
- JdW I2 Ärgert der noch oder mobbt der schon? (vgl. CD-ROM)
- JdW I3 Ist es so ... oder so? (vgl. CD-ROM)
- JdW I4 Schokoladenseite zeigen (vgl. CD-ROM)
- JdW Check it! (vgl. CD-ROM)

Mögliche Schwierigkeiten bei der Durchführung des Therapiebausteins

- Der Jugendliche hat massive Selbstwertprobleme.
- Externaler Attributionsstil lässt sich schwer verändern.
- Der Jugendliche hat geringe Empathiefähigkeit.
- Eltern unterstützen verzerrte Wahrnehmung.

Bevor es losgeht: Es kann hilfreich sein, zuerst Kapitel 1.3.2 zu lesen. Dort werden die Zusammenhänge zwischen Schemata, Grundannahmen und automatischen Gedanken beschrieben.

2.5.1.1 Indikation

Der Baustein dient dazu, Verzerrungen in der sozialen Informationsverarbeitung und im sozialen Selbstbild des Jugendlichen zu identifizieren und zu korrigieren. Die Verzerrungen können sich auf die Interaktionen mit Gleichaltrigen, die eigenen sozialen Fertigkeiten oder die eigene soziale Position beziehen. Dysfunktionale Grundannahmen und Schemata des Jugendlichen beeinflussen seine soziale Informationsverarbeitung sowie seine Selbstwahrnehmung und die Wahrnehmung der Gleichaltrigen.

Die verzerrte Informationsverarbeitung bedingt u. a. Fehlinterpretationen des Verhaltens der Gleichaltrigen. Dies ist abhängig von der Grundsymptomatik, z. B. kann alltägliches Ärgern durch Gleichaltrige als feindselig oder als Ablehnung interpretiert werden. Die Jugendlichen reagieren aggressiv oder ziehen sich zurück. Jugendliche mit internaler Symptomatik reagieren auf Auslöser, die negative Bewertung, drohende Zurückweisung oder Viktimisierung signalisieren können. Demgegenüber reagieren Jugendliche mit externaler Symptomatik auf Auslöser, die als Provokation, feindselige Haltung oder Ungerechtigkeit interpretiert werden können. Bei nahezu allen Jugendlichen mit Gleichaltrigenproblemen kann eine dieser Verzerrungen der Informationsverarbeitung beobachtet werden und als Folge dysfunktionaler sozialer Kognitionen oder interpersonaler Schemata erklärt werden. Besonders in Zusammenhang mit Viktimisierungserfahrungen weisen Jugendliche eine erhöhte Ablehnungssensitivität auf und nehmen Reaktionen von Gleichaltrigen häufiger als negativ wahr (Marston et al., 2010).

Die Interventionen werden auch eingesetzt, wenn die eigenen sozialen Fertigkeiten oder die eigene Wirkung auf andere Jugendliche negativ verzerrt wahrgenommen werden. Solche negativ verzerrten Selbstbewertungen werden ebenfalls von Jugendlichen mit internaler als auch mit externaler Symptomatik beschrieben und gehen mit einem geringen Selbstwertgefühl einher.

2.5.1.2 Inhalt und Ziele

Eine faire Fremd- und Selbstbewertung soll aufgebaut werden. Selbst- und Fremdbewertungen werden erfasst und vertiefend exploriert. Dabei werden dysfunktionale kognitive Prozesse identifiziert. Diese werden in der Psychoedukation als *Denkfehler* beschrieben. Sie erarbeiten mit dem Jugendlichen, dass alle Menschen bestimmte dysfunktionale kognitive Prozesse zeigen. Im nächsten Schritt wird eine beobachtende Perspektive entwickelt. Sie geben Psychoedukation zu kognitiven Prozessen und leiten dazu an, positive kognitive Strategien wie achtsames Beobachten, Perspektivenübernahme und Problemlösen zu nutzen. Dazu werden Beobachtungsaufgaben als *JOB der Woch*e eingesetzt, mit dem Ziel, eine achtsame Wahrnehmung der Interaktionen aufzubauen, und langfristig den Einfluss von dysfunktionalen Kognitionen zu minimieren. Mit dem Konzept des „wohlwollenden Begleiters" (vgl. Potreck-Rose, 2018) soll eine faire innere Selbstbewertung aufgebaut werden, die der Wahrnehmung eines guten Freundes entsprechen soll. Dieser sieht den anderen mit Stärken und Schwächen, konzentriert sich aber auf die Stärken und guten Eigenschaften des anderen. Er mag ihn so, wie er ist, und tritt ihm positiv gegenüber. Dabei können dysfunktionale selbstbezogene Gedanken als „unfairer" Umgang mit sich selbst eingeordnet werden. Dem Jugendlichen kann bewusst werden, dass er sich selbst abwertet, verunsichert oder zu dysfunktionalem Verhalten motiviert. Demgegenüber soll durch die Perspektive des guten Freundes ermöglicht werden, mit sich selbst verständnisvoll, mitfühlend und positiv motivierend umzugehen.

Um dem Jugendlichen darüber hinaus eine Orientierung zu geben, welches Verhalten als sozial kompetent eingeordnet werden kann, ist eine erste Psychoedukation zu sozial kompetentem Verhalten hilfreich. Diese erleichtert eine Identifikation verzerrter Selbstbewertungen, und dient – bei tatsächlichen Fertigkeitendefiziten – der Vorbereitung auf die Interventionen zum Aufbau sozialer Fertigkeiten (vgl. Baustein 5 in Kapitel 2.5.5). Der Jugendliche lernt, sein eigenes und das Verhalten der Gleichaltrigen einzuordnen. Hierbei kann der Jugendliche im Rahmen der Wochenaufgabe beobachten, in welchen Situationen er sich sozial kompetent verhält und wie er das Verhalten der Gleichaltrigen bewertet. Zudem wird ressourcenorientiert am sozialen Selbstbild gearbeitet, indem Stärken und bereits vorhandene soziale Kompetenzen fokussiert werden.

2.5.1.3 Ablauf des Therapiebausteins

1. Erfassung und Reflexion sozialer Kognitionen des Jugendlichen

Lassen Sie den Jugendlichen seine aktuelle soziale Position und seine Veränderungswünsche schildern.

Häufig beschreiben Jugendliche ihre Gleichaltrigenprobleme zu Beginn der Behandlung als weniger belastend als nach der Phase des Beziehungsaufbaus. Daher sind wiederholte vertiefende Explorationen im Prozess sehr sinnvoll.

Ausgehend davon werden die Fremd- und Selbstbewertungen in den individuellen Problemsituationen erfasst (vgl. Arbeitsblatt *GP-I-J1 Was denkst du?*). Sie erarbeiten mit dem Jugendlichen, was er in den Problemsituationen über sich selbst, die Gleichaltrigen und deren Bewertungen denkt und wie er gerne über die Situationen denken würde. Weiterhin werden auf dem Arbeitsblatt *GP-I-J2 Wie fühlst du dich?* die emotionalen Reaktionen auf die Selbst- und Fremdbewertungen sowie emotionale Bedürfnisse des Jugendlichen erfasst. Ausgehend davon können Sie mit dem Jugendlichen reflektieren, ob seine Bewertungen hilfreich sind oder Spannungen und Frustration zur Folge haben.

Sie können Jugendliche, die sich leicht provoziert oder schlecht behandelt fühlen, als JOB der Woche beobachten lassen, ob das Verhalten der Gleichaltrigen tatsächlich so provozierend, ablehnend, abwertend oder unfair ist, wie sie denken (vgl. *JdW I2 Ärgert der noch oder mobbt der schon?*). Leiten Sie den Jugendlichen dabei zur Perspektivenübernahme an. Jugendliche, die eigenes provozierendes, ablehnendes oder abwertendes Verhalten als Spaß darstellen, können den JOB der Woche ebenfalls bearbeiten und das eigene Verhalten bewerten. Bei der zweiten Gruppe ist mit einer geringeren Motivation zu rechnen. Es empfiehlt sich, das Arbeitsblatt zunächst für eine Situation gemeinsam zu bearbeiten.

Bei anderen Problemschwerpunkten können Sie die Beobachtungsaufgabe ebenfalls durchführen. Dazu liegt das Arbeitsblatt *JdW I3 Ist es so … oder so?* als „Blanko“ vor. Zum Beispiel können unsichere Jugendliche bewerten, ob sich jemand fair verhält oder versucht, sie zu manipulieren oder unter Druck zu setzen (z. B. „Ist der noch fair oder trickst der schon?“ oder „Ist der noch fair oder pusht der schon?“).

Es ist möglich, dass sich dysfunktionale Kognitionen aus der negativen Verarbeitung einer real belastenden Situation entwickelt haben. Hat ein Jugendlicher keine engen Freunde und ist in seiner Klasse Opfer von Viktimisierung, kann der Gedanke „Niemand in der Klasse will mit mir befreundet sein“ durchaus der Realität entsprechen. Ist der Jugendliche jedoch zudem der generalisierten Überzeugung „Niemand will mit mir befreundet sein und ich kann gar nichts daran ändern.“, können Sie die Generalisierung und den Aspekt der subjektiven Hilflosigkeit gegenüber der real belastenden Situation bearbeiten. Bilden die Kognitionen auf adäquate Weise reale Belastungen des Jugendlichen ab, sind im nächsten Schritt Interventionen aus den Bausteinen 5 und 7 (vgl. Kapitel 2.5.5 und Kapitel 2.5.7) indiziert.

2. Psychoedukation zu kognitiven Verzerrungen

Bezugnehmend auf das Modell *GP-D-9 Gedanken, Gefühle, Reaktionen* aus Phase 3 können Sie dem Jugendlichen vermitteln, dass negative Beziehungsprogramme wie Filter oder Brillen wirken, durch die wir uns, andere Menschen und die Welt betrachten (vgl. Loose et al., 2013).

Daran knüpfen Sie eine Psychoedukation zu kognitiven Verzerrungen und Beurteilungsfehlern nach Beck (2013) an. Diese werden für den Jugendlichen als *Denkfehler* bezeichnet (vgl. Arbeitsblatt *GP-I-J3 Checkliste Denkfehler* und Abbildung 20).

Sie erläutern anhand von Beispielen, dass wir alle Denkfehler machen, häufig auch, wenn ein „Beziehungsprogramm“ aktiviert wird. Wenn man Denkfehler macht, führt dies dazu, dass Missverständnisse

GP-I-J3 Checkliste Denkfehler

Name: Marie   Datum: 20.09.18

Hier sind Beispiele für Denkfehler. Kreuze an, welche Denkfehler du kennst.	Kenne ich!
Wahrsagen: Du denkst, dass du weißt, was in der Zukunft passieren wird (z. B. „Ich werde nie Freunde finden.“).	
Gedankenlesen: Du denkst, dass du weißt, was der andere denkt, wie er dich oder eine Situation findet (z. B. „Der will bestimmt nicht mit mir befreundet sein.“ oder „Der will mich provozieren!“). Wenn andere miteinander reden und Spaß haben … Dass sie mich ignorieren wollen.	X
Abstempeln: Du denkst etwas Schlechtes über dich oder andere (z. B. „Ich bin langweilig“ oder „Die anderen wollen mich immer provozieren.“). Über mich, dass ich zu langweilig bin und keiner mit mir befreundet sein will!	X
Schwarzsehen: Nur auf das Schlechte achten, das Gute gar nicht mehr sehen (z. B. „Die sind *alle* unfair!“).	
Unfaire Vergleiche: Du vergleichst dich nur mit Jugendlichen, bei denen es besser läuft (z. B. „Die anderen sind alle beliebter, hübscher, sportlicher, schlauer… als ich.“).	
Katastrophen ausmalen: Du denkst, dass etwas so schlimm sein wird, dass du es nicht aushalten wirst (z. B. „Wenn bei meinem Referat jemand lacht oder einen Kommentar macht, dann werde ich nicht weitermachen können und mich total blamieren.“).	
Das Gute kleinmachen: Wenn du etwas geschafft hast oder jemand nett war, findest du eine Ausrede, warum das gar nicht so gut ist (z. B. „Es war Zufall, dass ich eingeladen wurde, ich glaube sie wollte einfach viele Leute auf ihrer Party haben.“).	X
Schwarz-Weiß-Denken: Du denkst extrem, also dass etwas immer nur gut oder eben nur schlecht sein soll (z. B. „Alle sind gegen mich, ich werde nie Freunde finden.“ oder „Wenn ich Schwäche zeige, dann habe ich sofort verloren!“).	
Übertreiben: Wenn etwas Schlechtes passiert, denkst du, dass das ständig sein wird (z. B. „Ich werde immer wieder geärgert werden.“).	
Sich selbst die Schuld geben: Du denkst, dass es an dir liegt, wenn etwas nicht gut läuft (z. B. „Ich bin einfach zu peinlich, deshalb haben sie mich nicht beachtet.“).	
Anderen die Schuld geben: Du denkst, dass alles an den anderen liegt, wenn etwas nicht gut läuft (z. B. „Die fangen immer an, ich wehre mich nur.“ oder „Ist nicht mein Problem, wenn er keinen Spaß versteht!“).	X
Keine Chance für andere Gedanken: Du lehnst alles ab, was gegen deine Gedanken spricht (z. B. „Sie können mir jetzt sagen, dass ich was ändern kann, aber ich glaube es einfach nicht.“).	X

Abbildung 20: Ausgefülltes Arbeitsblatt GP-I-J3 Checkliste Denkfehler

entstehen, man schätzt die Situation falsch ein und findet keine guten Problemlösungen. Erarbeiten Sie mit dem Jugendlichen, dass Denkfehler meist mit negativen Gefühlen verbunden sind. Einerseits können Denkfehler infolge emotionaler Aktivierung entstehen, andererseits führen Denkfehler zu negativen Emotionen. Reflektieren Sie mit dem Jugendlichen, worin der Denkfehler tatsächlich besteht und wie er sich selbst und andere fairer bewerten könnte. Zudem werden die vermuteten Bewertungen der Gleichaltrigen erfragt und erfasst, wie der Jugendliche lieber wahrgenommen werden möchte. Erfragen Sie alternativ, wie eine neutrale Person und jemand, der den Jugendlichen mag, die Reaktion der Gleichaltrigen und das Verhalten des Jugendlichen bewerten würde.

GP-I-J5 Keep calm and use your mind! – Positive Strategien

Name: Marie Datum: 04.09.19

Wie du dein Denken für dich nutzen kannst ...	Wann kannst du das ausprobieren?
Beobachten, was du denkst.	Wenn ich das Gefühl habe, die anderen wollen mich ärgern ...
Darauf achten, wie du mit anderen redest.	Wenn ich zu der Gruppe dazukomme.
Darauf achten, wie du in schwierigen Situationen reagierst.	Bei der Gruppenarbeit, wenn Mia wieder alles bestimmen will.
Beobachten, was du gut machst oder was gut klappt.	Wenn ich mit Marie unterwegs bin.
Genau zuhören, was andere sagen und wie sie es sagen.	Wenn ich zu der Gruppe dazukomme und die anderen sich unterhalten.
Beobachten, wer freundlich und fair ist.	In der Pause und nach der Schule in der Bahn.
Beobachten, wem du vertraust und mit wem du Spaß hast.	In der Pause. Beim Tanztraining.
Überlegen, wie die Situation für den anderen ist, was der andere denkt und wie er sich fühlt.	Wenn Emma rumnervt ... Die will halt auch dazugehören und fühlt sich abgewiesen ...
Über Möglichkeiten nachdenken.	Wenn ich mich verabreden möchte, erst mal überlegen, was ich vorschlagen kann.
Lösungen finden.	Wenn es wieder Ärger wegen der Gruppenarbeit gibt ...
Dir einen Plan machen.	Bevor ich sage, dass es unfair ist, wenn die anderen nichts für die Präsentation machen.

Wähle eine oder mehrere Übungen, die du in den nächsten drei Wochen ausprobieren wirst!

Abbildung 21: Ausgefülltes Arbeitsblatt GP-I-J5 Keep calm and use your mind! – Positive Strategien

3. Aufbau positiver kognitiver Strategien

Die positiven kognitiven Strategien sollen es dem Jugendlichen ermöglichen, seine Gedanken und Denkfehler wahrzunehmen, statt immer wieder in den Kreislauf automatischer Gedanken, Gefühle und problematischer Reaktionen zu geraten. Diese Strategien können im Laufe der Behandlung immer wieder genutzt werden, z. B. um Emotionen wahrzunehmen und zu regulieren sowie die Perspektivenübernahme zu fördern.

Auf dem Arbeitsblatt *GP-I-J4 Das Denken steuern lernen* wird anhand der Metapher des Fahrradfahrens vermittelt, dass man lernen kann, das eigene Denken zu beobachten und zu steuern. Mit der Metapher wird erklärt, dass das Denken gesteuert und zum Erreichen der eigenen Ziele genutzt werden kann.

Auf der Übersicht *GP-TH-6 Keep calm and use your mind! Beschreibung der Strategien* sind verschiedene Strategien zum achtsamen Beobachten und Problemlösen sowie jugendlichengerechte Erklärungen zusammengefasst. Anhand des Arbeitsblattes *GP-I-J5 Keep calm and use your mind! - Positive Strategien* können Sie diese Strategien konkret besprechen und gemeinsam mit dem Jugendlichen entscheiden, welche er nutzen kann (vgl. Abbildung 21). Hier ist wichtig, die Strategien vorzustellen, ohne einzelne „anzupreisen“. Dies könnte sonst als Versuch der Beeinflussung bewertet und daher abgelehnt werden (vgl. Kapitel 1.9).

Die Strategien sollten in den Sitzungen geübt werden und auf den Alltag übertragen werden. Unter anderem wird das achtsame Beobachten der Interaktion mit Gleichaltrigen als Strategie vorgeschlagen, die im Therapieprozess geübt und zur Stabilisierung der therapeutischen Beziehung genutzt werden kann. Sie können mit dem Jugendlichen wiederholt während der Sitzungen üben, die Interaktion zwischen Ihnen beiden achtsam wahrzunehmen. Fragen Sie, wie der Jugendliche sich im Kontakt mit Ihnen fühlt, und unterstützen Sie ihn dabei, seine Gefühle und Wahrnehmung auszudrücken. Beschreiben Sie wertschätzend, wie der Jugendliche wirkt und wie Sie seine Kontaktgestaltung wahrnehmen. Bedanken Sie sich für Vertrauen, wenn der Jugendliche sich öffnet, und verstärken Sie den Mut, sich authentisch zu zeigen. Nachdem Sie im Rahmen der Sitzungen das achtsame Beobachten von Interaktionen geübt haben, lassen Sie den Jugendlichen im Rahmen des JOBs der Woche Situationen mit Gleichaltrigen beobachten. Dazu kann das Arbeitsblatt *JdW Check it!* genutzt werden.

Als weitere positive Strategie kann das Konzept eines „wohlwollenden Begleiters“ eingeführt werden. Das Arbeitsblatt *GP-I-J6 YBFE - Your best friend ever* kann genutzt werden, um eine Vorstellung eines wohlwollenden Begleiters zu entwickeln, der dem Jugendlichen zur Seite steht. Auf der kognitiven Ebene können damit selbstwertdienliche Bewertungen erarbeitet werden.

GP-I-J6 YBFE – Your best friend ever

Name: ______________________ Datum: ______________

Stell dir vor, du hast einen Freund, der genauso ist, wie dein allerbester Freund sein soll. Oder eine Freundin, die so ist, wie deine allerbeste Freundin sein soll.

Dieser Freund oder diese Freundin

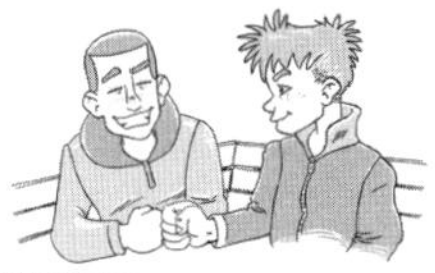

© Klaus Gehrmann

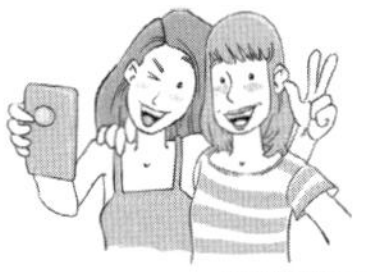

© Klaus Gehrmann

- mag dich, so wie du bist,
- tröstet dich, wenn du traurig bist,
- macht dir Mut, wenn etwas schlecht gelaufen ist,
- hält dich davon ab, dich selbst in Schwierigkeiten zu bringen,
- beruhigt dich, wenn du sauer oder wütend bist,
- hält zu dir, wenn es Stress gibt,
- gönnt es dir, Spaß zu haben,
- passt auf dich auf,
- will wissen, wie es dir wirklich geht,
- ist ehrlich zu dir,
- hilft dir, Probleme zu lösen,
- freut sich mit dir,
- glaubt an dich.

Wie fühlt es sich an, wenn du dir diesen Freund/diese Freundin vorstellst?

Würde dieser Freund/diese Freundin genauso über dich und die Probleme denken, wie du über dich und die Probleme denkst?

Was würde dieser Freund/diese Freundin sagen, um dir Mut zu machen?

Abbildung 22: Arbeitsblatt GP-I-J6 YBFE – Your best friend ever

Beispiel: YBFE – Erarbeitung der Perspektive eines wohlwollenden Begleiters

Th.: Wir haben beim letzten Mal über Denkfehler gesprochen, die zu Problemen mit anderen führen. Hast du was beobachtet in der Woche?

Linus: Weiß nicht genau, ob das so was ist. Ich fühle mich immer so schnell provoziert und dann hab ich wieder so einen Hals und dann, na ja, Sie wissen ja, wie ich dann drauf bin. Das war wieder knapp am Freitag ... Als wir nachts nach Hause wollten, waren da plötzlich so zwei Typen, die haben die Mädchen angemacht und dann hätten wir uns fast geprügelt, wenn Jackie nicht dazwischen gegangen wäre ...

Th.: Ist es richtig eskaliert?

Linus: Nein, diesmal nicht.

Th.: Dann habt ihr es dieses Mal zusammen geschafft, dass sich niemand geprügelt hat. Das ist wirklich gut! Ich möchte dir zu der Situation ein paar Fragen stellen.

Linus: O.k. ...

Th.: Die Situation passt ganz gut zu dem, was ich für heute vorhabe ... Du hast ja gesagt, dass Jackie dazwischen gegangen ist. Sie hat also verhindert, dass es eskaliert.

Linus: Kann man so sagen ... Wenn sie nichts gemacht hätte, dann ...

Th.: Was denkst du, warum hat sie das gemacht?

Linus: Weil sie nicht wollte, dass es Stress gibt ...

Th.: Wer war ihr dabei wichtig?

Linus: Keine Ahnung ... sie selbst?

Th.: Ja, wahrscheinlich wollte sie auch selbst keinen Stress. Aber dann hätte sie auch weggehen können. Was könnte ein weiterer Grund sein, dass sie versucht hat, euch zu stoppen?

Linus: Ja, auch damit ich nicht wieder Scheiße baue, sie weiß ja, dass ich sonst aus der Wohngruppe fliege, wenn so was noch mal passiert.

Th.: Kann man annehmen, dass sie das wahrscheinlich auch für dich gemacht hat?

Linus: Kann man ...

Th.: Jackie ist deine beste Freundin, soweit ich weiß.

Linus: Ja, eigentlich ist die der einzige Mensch, dem ich was erzähle. Wir waren ja zusammen in der Klinik ...

Th.: Kannst du ihr vertrauen?

Linus: Wenn ich überhaupt jemandem vertrauen kann, dann ihr ...

Th.: Wahrscheinlich könnt ihr euch auch mal auf die Nerven gehen. Aber, kannst du davon ausgehen, dass sie es grundsätzlich gut mit dir meint?

Linus: Ja, schon.

Th.: Und dass du dich auf sie verlassen kannst, wenn du ein Problem hast?

Linus: Ja.

Th.: Das ist gut! Du weißt also, was ein guter Freund dir sagen würde. Jetzt kommen wir noch mal zu den Denkfehlern vom letzten Mal, das ist ja das, was du dir selbst sagst.

Linus: Manchmal weiß ich wirklich nicht, worüber Sie reden wollen ...?!

Th.: Über beides, die Denkfehler und was ein richtig guter Freund dazu sagen würden. Wir fangen mal mit den Denkfehlern an. Letzte Woche haben wir darüber gesprochen, dass du oft denkst, andere wollen dich ständig provozieren.

Linus: Ja. Das war ja am Wochenende auch wieder so.

Th.: Und dann noch ein zweiter Gedanke, den du häufiger hast „Wenn ich Schwäche zeige, dann habe ich verloren!“.

Linus: Ja, das ist ja auch so. Und dann wird es unentspannt ...
Th.: Wäre es auch ein Zeichen von Schwäche, wegzugehen?
Linus: Ja, schon, dann denkt der andere, dass ich zu feige bin, mich zu wehren.
Th.: Was würde Jackie oder jemand, der ein so guter Freund ist wie Jackie, über die Situation sagen?
Linus: Gute Frage.
Th.: Was hat sie denn am Samstag gesagt?
Linus: Dass ich mitkommen soll, dass das nichts bringt ...
Th.: Hat sie das gesagt, weil sie denkt, dass du schwach oder feige bist?
Linus: Nein, sie wollte nicht, dass ich Ärger kriege und fliege ... Sie weiß ja, dass die Betreuer es ernst meinen.
Th.: Würde ein richtig guter Freund über dich denken, dass du schwach oder feige bist, weil du dafür sorgst, dass es *nicht* eskaliert?
Linus: Nein ...
Th.: Wenn du mit einem Kumpel unterwegs wärst und der würde so provoziert werden ...
Linus: Ja, dann würde ich auch sagen: „Komm, Alter, das ist es nicht wert ...!" So wie Jackie ...
Th.: Du könntest mal versuchen, über dich selbst so zu denken, als ob du dein eigener bester Kumpel wärst.
Linus: Schwierig!
Th.: Ich weiß, das muss man trainieren. Aber damit wärst du zu dir selbst fairer als jetzt.
Linus: Wie jetzt?
Th.: Zum Beispiel, wenn du provoziert wirst, dann sagst du dir selbst, *„Ich muss mich wehren, sonst heißt das, ich bin feige oder schwach!"* Würdest du so mit deinem besten Kumpel reden?
Linus: Nee ...
Th.: Warum nicht?
Linus: Weil das Scheiße wäre, das hilft dem nicht.
Th.: Genau. Und wie ist es mit dir selbst?
Linus: Keine Ahnung ... Das ist was anderes.
Th.: Du sagst dir also, dass du schwach oder feige bist, wenn du weggehst.
Linus: Ja.
Th.: Ehrlich gesagt, das klingt für mich so, als würdest du dich selbst provozieren.
Linus: Was????
Th.: Stell dir mal vor, das würde ein anderer sagen, der in dem Moment neben dir steht. Das fände ich nicht fair, weil er genau weiß, dass das nur noch mehr Ärger gibt.
Linus: Stimmt ...
Th.: Das meine ich, wenn ich sage, dass du dich selbst provozierst. So was haben fast alle Menschen manchmal. Manche provozieren sich selbst, andere verunsichern sich selbst, manche werten sich ab. Aber man kann lernen, fairer mit sich selbst zu sein. Wenn du trainierst, so zu denken, wie ein richtig guter Freund, wirst du Probleme besser lösen können.
Linus: Und wie soll das gehen?
Th.: Du kannst dir vorstellen, dass du so einen Freund hättest, zusätzlich zu Jackie. Der wäre so, wie das hier beschrieben ist *[GP-I-J6 Your best friend ever]*. Und dann kannst du dir vorstellen, welche Sätze dieser Freund sagen würde.
Linus: O.k., und das soll helfen, dass ich weniger Stress habe?
Th.: Das ist der erste Schritt. Mir ist wichtig, dass du trainierst, dich fair zu bewerten. Damit du mehr Möglichkeiten hast, mit den schwierigen Situationen umzugehen. Was würdest du dir sagen, wenn du mit dir redest wie ein guter Kumpel?
Linus: O.k., dann würde ich auch so was zu mir sagen ... So ... „Komm, Alter, das ist es nicht wert!"
Th.: Genau. Und was könntest du dann machen?
Linus: Ja, ich könnte gehen ...
Th.: Und dann?
Linus: Keine Prügelei, und ich fliege nicht raus.
Th.: Wie wäre das?
Linus: Ja, o.k. Das wäre schon besser ...
Th.: Versuch bis zum nächsten Mal, dir immer mal wieder vorzustellen, was so ein richtig guter Freund dir sagen würde. Und dann schau mal, ob du was anders machst als sonst.
Linus: Schon wieder so was zum Testen! Na gut ...

Wenn Sie stärker emotionsaktivierend arbeiten möchten, lassen Sie den Jugendlichen eine Figur imaginieren, die den guten Freund darstellt und explorieren Sie die damit verbundenen Gefühle. Der wohlwollende Begleiter kann eine reale Person oder eine Figur aus einem Film, einer Serie oder einem Buch sein. Wenn der Jugendliche einen wohlwollenden Begleiter für sich finden kann, können Sie im Behandlungsverlauf immer wieder Bezug darauf nehmen und fragen, was der wohlwollende Begleiter zu bestimmten Situationen sagen würde.

Bitten Sie den Jugendlichen, sich vorzustellen, wie der wohlwollende Begleiter die problematischen Situationen bewerten würde. Dazu können Sie die Anleitung auf dem Arbeitsblatt *GP-TH-7 Imagine* aus dem Baustein 4 (vgl. Kapitel 2.5.4) nutzen. Dort finden Sie eine Kurzanleitung zur Imagination eines Helfers. Vor dem ersten Einsatz imaginativer Techniken müssen Sie analog der Anleitung im Baustein Emotionsregulation Kontraindikationen ausschließen und prüfen, ob eine Dissoziationsneigung vorliegt und ob der Jugendliche generell mit Vorstellungen arbeiten kann.

Auf dem Arbeitsblatt *GP-I-J7 Denken wie ein Freund* werden alternative Bewertungen zu einer typischen Problemsituation (mit Fokus Fremd- oder Selbstbewertung) entwickelt. Dabei wird gefragt, wie er selbst die Situationen bewerten würde und wie ein guter Freund diese bewerten würde. Auch hier leiten Sie den Jugendlichen zum Perspektivenwechsel an und entwickeln hilfreiche Bewertungen. Finden Sie mit dem Jugendlichen eine Möglichkeit, wie er die alternativen Bewertungen im Alltag nutzen kann, z. B. als Smartphone-Memo zu bestimmten Uhrzeiten anzeigen lassen, Sprachmemo in Therapiesitzung aufnehmen und täglich anhören, Postkarte an einem Platz, der häufiger angeschaut wird. Die Bewertungen des wohlwollenden Begleiters sollten zunächst in weniger fordernden und später in stärker belastenden Situationen eingesetzt werden.

Manche Jugendliche wählen ein Symbol, einen Glücksbringer oder ein kleines Stofftier als Repräsentation des wohlwollenden Begleiters, welches sie bei sich tragen können. Bei hoher Motivation können Sie dem Jugendlichen als JOB der Woche ein Tagebuch führen lassen, indem die Fragen des Arbeitsblattes *GP-I-J7 Denken wie ein Freund* möglichst mehrfach pro Woche bewertet werden.

4. Psychoedukation zu selbstsicherem Verhalten und Wahrnehmungs-Differenzierung

Führen Sie das Konzept sozial kompetenten Verhaltens ein, indem Sie mit dem Jugendlichen das Arbeitsblatt *GP-I-J8 Was gute Freunde können ...* besprechen. Darauf ist sozial kompetentes Verhalten den Bereichen *Kontakte aufbauen*, *Freundschaften pflegen*, *Sich behaupten* und *Fair bleiben* zugeordnet. Besprechen Sie zunächst Beispiele zu sozial kompetentem Verhalten und fragen Sie auch den Jugendlichen nach Beispielen.

Machen Sie deutlich, dass sozial kompetentes Verhalten durch Erfahrungen und Übung geprägt wird. Erklären Sie dem Jugendlichen, dass die nächsten Behandlungsschritte dazu dienen werden, sozial kompetentes Verhalten aufzubauen, indem der Jugendliche zuerst im geschützten Rahmen üben und dann durch Verhaltensexperimente neue Erfahrungen sammeln kann. Sie können die Psychoedukation zu sozialen Kompetenzen auch nutzen, um den Jugendlichen das Verhalten der Gleichaltrigen neu bewerten zu lassen. Dabei können Sie das Arbeitsblatt *GP-I-J7 Denken wie ein Freund* auch nutzen, um die Perspektivenübernahme zu fördern sowie fairere Fremd- und Selbstbewertungen aufzubauen.

5. Ressourcenorientierte Arbeit am sozialen Selbstbild

Auf dem Arbeitsblatt *GP-I-J9 Meine Schokoladenseite* werden Ressourcen und Fertigkeiten notiert, die der Jugendliche bei sich selbst wahrnimmt oder die ihm zurückgemeldet werden. Dabei sollten soziale Fertigkeiten besonders berücksichtigt werden. Vermitteln Sie dem Jugendlichen, dass es zunächst wichtig ist, Situationen genau zu beobachten und sozial kompetentes Verhalten zu erkennen. Identifizieren Sie Situationen, in denen der Jugendliche sich – zumindest ansatzweise – sozial kompetent verhält.

Im *JOB der Woche* kann der Jugendliche beobachten, wie er seine Stärken und Kompetenzen gezeigt hat, dazu wird das Arbeitsblatt *JdW I4 Schokoladenseite zeigen* genutzt.

2.5.1.4 JOB der Woche

Lassen Sie den Jugendlichen beobachten, in welchen Situationen und gegenüber welchen Interaktionspartnern er sich sozial kompetent verhält. Das Arbeitsblatt *JdW I1 Was ich mit anderen gut mache* wird genutzt, um positive Interaktionen zu erfassen.

Lassen Sie den Jugendlichen das Verhalten der Gleichaltrigen beobachten und vor dem Hintergrund der Psychoedukation bewerten. Das Arbeitsblatt *JdW I2 Ärgert der noch oder mobbt der schon?* wird zur Wahrnehmungsdifferenzierung genutzt. Dabei kann bezogen auf das Verhalten der Gleichaltrigen oder das eigene Verhalten unterschieden werden, ob es sich um alltägliches Ärgern oder eine massivere Provokation handelt.

Der Einsatz positiver Strategien, z. B. achtsames Beobachten sollte trainiert werden, dazu kann das Arbeitsblatt *JdW Check it!* eingesetzt werden.

Neue Bewertungen werden eingeübt, indem der Jugendliche das Arbeitsblatt *GP-I-J7 Denken wie ein Freund* mehrfach pro Woche ausfüllt.

Sie erarbeiten zudem Möglichkeiten, eigene Stärken häufiger zu zeigen, dies kann der Jugendliche als Therapieaufgabe üben (vgl. *Arbeitsblatt JdW I4 Schokoladenseite zeigen*).

2.5.1.5 Mögliche Schwierigkeiten bei der Durchführung des Therapiebausteins

Der Jugendliche hat massive Selbstwertprobleme. Wenn ausgeprägte und stark chronifizierte Selbstwertprobleme vorliegen und es dem Jugendlichen nicht möglich ist, eigene Stärken oder Ressourcen zu identifizieren, oder wenn selbst eine minimale Veränderung negativer Bewertung nicht möglich ist, sind Interventionen aus dem Modul SELBST-Selbstwertprobleme (Schreiter & Döpfner, in Vorb.) oder störungsspezifische Ansätze zur Behandlung von depressiven Störungen indiziert.

Externaler Attributionsstil lässt sich schwer verändern. Wenn der Jugendliche keine Bereitschaft zeigt, die Perspektive anderer zu übernehmen oder die eigene Position vehement verteidigt, kann dies Hinweis auf dysfunktionale Grundannahmen geben, die eine zentrale Rolle im Selbstbild des Jugendlichen einnehmen. Erfragen Sie die Begründungen des Jugendlichen und nutzen Sie die Interventionen aus dem Baustein 2 (Kognitionen Jugendlicher, vgl. Kapitel 2.5.2).

Der Jugendliche hat geringe Empathiefähigkeit. Im Laufe der Behandlung können Defizite in der Empathiefähigkeit offensichtlich werden, die in der diagnostischen Phase weniger deutlich werden. Wenn differenzialdiagnostisch eine Störung aus dem autistischen Spektrum, eine Persönlichkeitsakzentuierung oder eine Störung als Reaktion auf Belastung oder Traumatisierung ausgeschlossen wird, ist davon auszugehen, dass der Jugendliche grundsätzlich dazu in der Lage ist, sich in andere hineinzuversetzen. In diesen Fällen kann der Jugendliche aufgrund chronifizierter Gleichaltrigenprobleme nicht dazu bereit sein, die Perspektive der Gleichaltrigen einzunehmen. Möglich ist auch, dass der Jugendliche nicht bereit ist, mit anderen mitzufühlen, um durch „kalte“ Aggression ein Gefühl von Überlegenheit zu sichern.

In diesem Falle sollte in Beobachtungsaufgaben zur Wahrnehmungsdifferenzierung die Perspektive der Interaktionspartner erfasst werden. Ergänzend können Sie Rollenspiele einsetzen und den Jugendlichen die Rolle des Interaktionspartners einnehmen lassen. Eine ausführliche Anleitung zu Rollenspielen erfolgt in Baustein 5 (Soziales Problemlösen und soziale Fertigkeiten, vgl. Kapitel 2.5.5). In der weiteren Behandlung sollten bei den Interventionen aus dem Baustein 2 (Kognitionen Jugendlicher, vgl. Kapitel 2.5.2) Hinweise auf dysfunktionale Annahmen beachtet werden, die eine geringe Bereitschaft zur Perspektivenübernahme begünstigen, z.B. Misstrauen oder Grandiosität. Erarbeiten Sie in jedem Fall, dass ein Entziehen des Mitgefühls den Aufbau zufriedenstellender Freundschaften verhindert.

Weiterhin sollte eruiert werden, ob der Jugendliche emotionale Verletzungen erfahren hat, die er nicht anders verarbeiten kann, als den Gleichaltrigen das Mitgefühl zu entziehen. In diesem Fall sollten Interventionen aus dem Baustein 4 (Emotionsregulation, vgl. Kapitel 2.5.4) eingesetzt werden.

Eltern unterstützen negative Bewertungen. Vielfach werden Jugendliche durch Kommentare der Eltern bezüglich der Gleichaltrigenprobleme in ihren dysfunktionalen Annahmen unterstützt. Besonders Eltern von Jugendlichen mit Viktimisierungserfahrungen bestätigen nicht selten in der wohlmeinenden Absicht, ihr Kind zu schützen, die verzerrten Wahrnehmungen des Jugendlichen. Aber auch die verzerrte Informationsverarbeitung von Jugendlichen mit einem aggressiven sozialen Stil wird nicht selten durch Kommentare der Eltern bezüglich Fairness und Durchsetzungsvermögen bestärkt. In diesen Fällen sind Interventionen aus dem Baustein 3 (Kognitionen Eltern, vgl. Kapitel 2.5.3) und aus dem Baustein 6 (Verstärkerbedingungen, vgl. Kapitel 2.5.6) indiziert.

2.5.2 Baustein 2 – Kognitionen Jugendlicher

Indikation

Dieser Baustein wird eingesetzt, wenn einer verzerrten Informationsverarbeitung des Jugendlichen dysfunktionale Grundüberzeugungen zugrunde liegen. Deren Aktivierung resultiert in bedingten Annahmen (Einstellungen, Regeln, Grundsätze), automatischen dysfunktionalen Kognitionen, Emotionen und Bewältigungsreaktionen. Die dysfunktionalen Grundannahmen können als absolutistische Bewertungen und Forderungen an sich selbst, an Gleichaltrige oder an Beziehungen auftreten und verhindern sozial kompetentes Verhalten gegenüber Gleichaltrigen. Bei Jugendlichen, denen eine Arbeit an Kognitionen schwerfällt, können zunächst die stärker aktivierenden Interventionen aus den Bausteinen 4 und 5 eingesetzt werden.

Inhalt und Ziele

Die Inhalte der dysfunktionalen Überzeugungen sollen verändert werden, um faire Selbst- und Fremdbewertungen und sozial kompetentes Verhalten zu ermöglichen. In der Psychoedukation wird der Einfluss der Grundannahmen auf die automatischen Gedanken, Gefühle und das Verhalten in sozialen Situationen verdeutlicht. Entstehungsbedingungen von Grundannahmen werden erarbeitet. Die automatischen Reaktionen auf Aktivierung der Grundannahmen werden als Reaktionskette dargestellt, die immer wieder auftritt und bestimmte Konsequenzen hat. Die langfristigen negativen Konsequenzen werden den kurzfristigen positiven Folgen gegenübergestellt. In der Disputation werden die zentralen dysfunktionalen Grundannahmen hinterfragt und alternative Annahmen entwickelt. Dabei kann zwischen logischer, hedonistischer und bedürfnisorientierter Disputation gewählt werden. Verhaltensexperimente werden genutzt, um die Anwendbarkeit der neuen Annahmen zu prüfen und die Motivation für die Bearbeitung emotionaler Reaktionen aufzubauen.

Anzahl der Sitzungen

In der Regel zwischen fünf und sechs Sitzungen

Materialien/Instrumente

- GP-K-J1 Glaube nicht alles, was du denkst!
- GP-K-J2 Wie Denkfallen entstehen
- GP-K-J3 Tief in der Denkfalle
- GP-K-J4 Woher kommen die Gedanken?
- GP-K-J5 Alles auf Autopilot! – Automatische Reaktionen
- GP-K-J6 Gedankencheck!
- GP-K-J7 Faire Gedanken
- GP-K-J8 Raus aus der Denkfalle!
- GP-TH-9 Talking to chairs

Ablauf des Therapiebausteins

1. Psychoedukation zu Kognitionen und dysfunktionalen Grundannahmen
2. Identifikation dysfunktionaler Grundannahmen
3. Erarbeitung von Entstehungsbedingungen der dysfunktionalen Grundannahmen sowie individueller Auslöser und Folgen
4. Analyse dysfunktionaler Grundannahmen und Umstrukturierung durch logische/hedonistische/bedürfnisorientierte Disputation, Rollenspiele und Stuhldialoge
5. Erarbeitung hilfreicher Kognitionen und Alltagstransfer

JOB der Woche

- JdW Check it!
- JdW Think!
- JdW Test it!

Mögliche Schwierigkeiten bei der Durchführung des Therapiebausteins
• Der Jugendliche empfindet Interventionen als zu theoretisch. • Der Jugendliche zeigt geringe Compliance bei Selbstbeobachtung. • Der Jugendliche hat starke Selbstwertprobleme.

Bevor es losgeht: Es kann hilfreich sein, zuerst Kapitel 1.3.2 zu lesen. Dort werden Schemata, Grundannahmen und automatische Gedanken beschrieben. In Phase 3 (vgl. Kapitel 2.3) ist in einem Beispieldialog Psychoedukation zu Schemata und automatischen Kognitionen beschrieben.

2.5.2.1 Indikation

Häufig werden sozial inkompetente Reaktionstendenzen – und damit die Beziehungsprobleme mit Gleichaltrigen – durch dysfunktionale Grundannahmen verursacht oder aufrechterhalten. Wenn sich in der Diagnostik oder bei Bearbeitung des Bausteins 1 (vgl. Kapitel 2.5.1) Anhalt für dysfunktionale Grundannahmen ergeben hat, wird Baustein 2 eingesetzt. Dies wird bei einem Großteil der Patienten der Fall sein. Der Baustein kann vor allem für Jugendliche relevant sein, die in ihren Familien oder in Situationen mit Gleichaltrigen stark überfordernde, stark belastende, kränkende oder verletzende Erfahrungen gemacht haben. Diese Gruppe hat ein höheres Risiko Schemadispositionen oder Schemata zu entwickeln.

Die Inhalte der dysfunktionalen Grundannahmen können globale negative Selbst- und Fremdbewertungen, absolutistische Forderungen an sich selbst, die Gleichaltrigen oder Beziehungen umfassen. Forderungen an sich selbst können sich in überhöhten sozialen und emotionalen Standards ausdrücken (z.B. „Mach es immer allen recht!"), aber auch in Misstrauen (z.B. „Du darfst niemanden zu nah an dich ranlassen!") oder im Streben nach Dominanz (z.B. „Du darfst dir nichts gefallen lassen!"). Forderungen an andere werden als überhöhte Ansprüche und rigide Erwartungen an Gleichaltrige erfasst (z.B. „Man muss immer und jedem die Wahrheit sagen!" oder „Für mich gelten besondere Regeln."). Solche Erwartungen können sich auch speziell auf Gleichaltrige beziehen, zu denen der Jugendliche eine Beziehung hat (z.B. „Meine Freunde dürfen mich nie kritisieren!"). Überhöhte Ansprüche können sich im Sinne unrealistischer Forderungen auch auf die eigene Position in der Gleichaltrigengruppe beziehen (z.B. „Ich muss zu den Beliebtesten der Klasse gehören!"). Neben unrealistischen Forderungen können auch dysfunktionale Überzeugungen im Sinne von Abwertung vorliegen. Der Jugendliche kann die eigene soziale Attraktivität oder die eigenen sozialen Fertigkeiten und Möglichkeiten abwerten (z.B. „Egal, was ich mache, ich werde nie Freunde haben."). Auch Abwertungen der Gleichaltrigen (z.B. „Die sind alle Opfer!") oder der Bedeutung von Freundschaften (z.B. „Ich brauche niemanden!") können vorliegen.

Forderungen an sich selbst, an andere oder an Beziehungen können auf interpersonale Schemata zurückgehen, wenn sie durch negative Beziehungserfahrungen mit Bedürfnisfrustration (Jacob & Arntz, 2015; Young et al., 2008) entstanden sind (vgl. Kapitel 1.3). Weiterhin können direkte und indirekte Lernerfahrungen vorhandene Schemata oder Schemadispositionen verfestigen. Dysfunktionale Überzeugungen können auch durch Lernerfahrungen ohne Bedürfnisfrustration entstanden sein und sind somit nicht zwingend auf interpersonale Schemata bezogen. Durch implizite Schlussfolgerungen, die ein Kind oder Jugendlicher aus relevanten Erfahrungen zieht, entstehen Überzeugungen über sich selbst, andere Menschen und Beziehungen.

Wenn die Grundannahmen (in Zusammenschau von Fragebogenurteil und biografischer Anamnese, v.a. bezogen auf die Frustration oder Verletzung emotionaler Bedürfnisse) interpersonalen Schemata zugeordnet werden, empfehlen wir eine bedürfnisorientierte Disputation und den Einsatz von Interventionen aus dem Baustein 4 (vgl. Kapitel 2.5.4).

Sollte die emotionale Aktivierung in individuellen Problemsituationen zu stark sein, können zunächst Interventionen aus dem Baustein 4 (Emotionsregulation, vgl. Kapitel 2.5.4) genutzt werden. Wenn Fertigkeitendefizite die Umsetzung von Verhaltensexperimenten erschweren, können zunächst Interventionen aus dem Baustein 5 (Soziales Problemlösen und soziale Fertigkeiten, vgl. Kapitel 2.5.5) eingesetzt werden. Die Bearbeitung des Bausteins 3 (Kognitionen Eltern, vgl. Kapitel 2.5.3) sollte möglichst parallel erfolgen.

2.5.2.2 Inhalt und Ziele

Ziele dieses Bausteins sind, die Inhalte dysfunktionaler Grundannahmen mit Bezug zu Gleichaltrigenproblemen sowie weiterhin dysfunktionale kognitive Prozesse zu verändern. Funktionale, positive Grundannahmen bezüglich Freundschaften, der eigenen sozialen Fertigkeiten und der sozialen Attraktivität sollen entwickelt werden. Außerdem sollen positive kognitive Prozesse weiter aufgebaut werden, so dass der Jugendliche das Denken nutzen kann, um Problemlösungen zu entwickeln und sich und seine Gleichaltrigen besser zu verstehen.

Die Inhalte dysfunktionaler Grundannahmen des Jugendlichen und die damit verbundenen Reaktionen werden analysiert. In der Psychoedukation wird das Konzept der Denkfallen als Inhalte dysfunktionaler Grundannahmen eingeführt und anhand von Beispielen verdeutlicht. Dabei sollten Sie prüfen, ob es sich bei den Kognitionen tatsächlich um dysfunktionale Grundannahmen oder um realistische Bewertungen belastender Situationen handelt. Wenn der Jugendliche z. B. denkt „Keiner hält zu mir!" kann dies bei chronifizierter Viktimisierung eine realistische Bewertung der Situation sein. Wird der Gedanke ergänzt um „und niemand kann daran etwas ändern", enthält sie einen dysfunktionalen Teil, der bearbeitet werden kann.

Nachdem das Konzept der Denkfallen eingeführt wurde, wird die Entstehung der dysfunktionalen Überzeugungen erarbeitet. Der Jugendliche soll eine Erklärung finden, woher seine Gedanken kommen, und erkennen, dass sie eine bestimmte Funktion haben. Bezüglich der Entstehung berücksichtigen Sie folgende Quellen:

1. *Persönliche Erfahrungen.* Hier betrachten Sie mit dem Jugendlichen, wie das, was er in der Familie oder in früheren Beziehungen mit Gleichaltrigen über Beziehungen und Freundschaften erfahren und gelernt hat, zu Überzeugungen geführt hat. In beiden Kontexten können dysfunktionale Grundannahmen entstanden sein, die in aktuellen Situationen mit Gleichaltrigen getriggert werden. Wenn die Erfahrungen mit einer chronischen oder massiven Frustration emotionaler Bedürfnisse verbunden waren, können interpersonale Schemata entstanden sein. Dabei können auch Schemata und Grundannahmen, die im familiären Kontext entstanden sind, negative Effekte auf die Beziehungen zu Gleichaltrigen haben. Beispielsweise unterschätzt ein Jugendlicher, der durch Erfahrungen in seiner Familie ein Schema der Unzulänglichkeit entwickelt hat, seine Möglichkeiten, sich gegen Gleichaltrige zu behaupten und gerät leichter in eine Opferposition (Calvete et al., 2013).
   Neben Erfahrungen in der Familie werden auch frühere Erfahrungen mit Gleichaltrigen als Entstehungsbedingungen dysfunktionaler Grundannahmen herausgearbeitet. Viele der betroffenen Jugendlichen haben bereits in der Kindergarten- oder Grundschulzeit eine schwierige Rolle in der Gleichaltrigengruppe eingenommen oder bereits manifeste Gleichaltrigenprobleme erlebt. Wenn es zu sehr belastenden Erfahrungen mit Gleichaltrigen gekommen ist und dabei keine ausreichende Unterstützung der Bezugspersonen verfügbar war, können interpersonale Schemata entstanden sein.
2. *Stellvertretende Erfahrungen.* Nicht nur die eigenen negativen Erfahrungen, sondern auch die Beobachtung von Situationen, in denen andere Jugendliche (Geschwister, Freunde, Mitschüler) Probleme mit Gleichaltrigen hatten, können zur Entwicklung dysfunktionaler Annahmen beitragen und Schemata bestärken. Auch werden durch stellvertretende Erfahrungen nicht selten Einschätzungen über Bewältigungsmöglichkeiten entwickelt und Situationen z. B. als nicht veränderbar eingeschätzt.
3. *Botschaften relevanter Bezugspersonen.* Bewertungen und Haltungen von Eltern, Lehrern und anderen erwachsenen Bezugspersonen können über direkte und indirekte Botschaften zur Entstehung dysfunktionaler Grundannahmen und zur Aufrechterhaltung interpersoneller Schemata führen (z. B. „Lass dir von den anderen nichts gefallen!" oder „Man muss immer vorsichtig sein, wem man vertraut!"). Solche Aussagen geben zudem Hinweise auf eigene dysfunktionale Annahmen der Eltern und werden in Baustein 3 bearbeitet. Auch im Kontakt mit Gleichaltrigen können deren direkte oder indirekte Botschaften übernommen werden. Die Botschaften von Eltern und Peers können sich gegenseitig verstärken, aber auch in Konflikt stehen.
4. *Externe Informationsquellen.* Auch Informationen aus Medien, v. a. aus sozialen Medien, können zur Entstehung und Aufrechterhaltung dysfunktionaler Grundannahmen beitragen oder interpersonale Schemata verstärken. Jugendliche erfahren z. B. von Viktimisierung oder Gewalt an Schulen, oder von Cybermobbing, wodurch z. B. Ängste, Wut oder Gefühle der Hilflosigkeit weiter verstärkt werden können.

Mit dem Jugendlichen wird erarbeitet, dass eine Aktivierung dysfunktionaler Annahmen neben automatischen Kognitionen auch Emotionen und bestimmte Verhaltensreaktionen auslösen.

Wenn die dysfunktionalen Grundannahmen als zentrale Annahmen eines Schemas eingeordnet werden, kann erneut oder erstmalig Psychoedukation zu „Beziehungsprogrammen" eingesetzt werden (vgl. Phase 3). Neben der Darstellung automatischer Reaktionen werden alternative Reaktionen durch bewusste Entscheidungen erarbeitet. Dabei können Sie das Konzept des „Augenblicks der Wahl" einführen (Harris, 2009; McKay et al., 2013). Verdeutlichen Sie dem Jugendlichen, dass er seinen Grundannahmen nicht „ausgeliefert" ist, sondern sich trotzdem für eine andere, hilfreiche Bewertung und ein anderes Verhalten entscheiden kann.

Durch Disputation werden im Folgenden neue, funktionalere Grundannahmen erarbeitet. Dabei kann eine logische Disputation eingesetzt werden, wobei die Grundannahmen des Jugendlichen dahingehend geprüft werden, ob sie den Tatsachen entsprechen. Dieses Vorgehen hat sich bewährt, wenn Jugendliche bereits eine gewisse Distanz zu ihren Annahmen aufbauen konnten. Sind die dysfunktionalen Grundannahmen sehr ich-synton oder die Reflexionsfähigkeit des Patienten noch nicht ausgereift, wird eine logische Disputation erschwert. Weiterhin kann es Jugendlichen schwerfallen, sich durch logische Disputation von Schemakognitionen zu distanzieren, die durch Frustration emotionaler Bedürfnisse entstanden sind. Dabei geben die Patienten häufig an, dass sie die Kognition theoretisch als dysfunktional einordnen können, aber dennoch davon überzeugt sind. Wir empfehlen daher, besonders in der Arbeit mit Schemakognitionen, eine bedürfnis- oder werteorientierte Disputation, welche die Frage erörtert, ob die Grundannahme dem Jugendlichen hilft, zu bekommen, was er braucht oder zu erreichen, was er sich als Ziel gesetzt hat.

Da sich dysfunktionale Grundannahmen mit höherer Wahrscheinlichkeit verändern lassen, wenn sie aktiviert sind, schlagen wir Techniken vor, um die dysfunktionalen Grundannahmen auch in den Sitzungen zu aktivieren. Dazu können Rollenspiele oder Stuhldialoge (vgl. *GP-TH-9 Talking to chairs*) genutzt werden (Jacob & Arntz, 2015; Young et al., 2008). Durch Rollenwechsel wird dabei die Distanzierung von den dysfunktionalen Grundannahmen unterstützt. In der Reflexion auf der Metaebene können Perspektivenübernahme und Selbstmitgefühl aufgebaut werden, was die Entwicklung hilfreicher Kognitionen erleichtert. Nicht immer sind Jugendliche an diesem Punkt der Behandlung dazu bereit, dysfunktionale Grundannahmen aufzugeben. Unter Umständen kann die Veränderung dysfunktionaler Überzeugungen auch einen Loyalitätskonflikt auslösen, wenn die Eltern die dysfunktionalen Überzeugungen verstärken. Um den Jugendlichen nicht zu überfordern, können Sie in diesem Fall daran arbeiten, dass der Jugendliche versucht, trotz der dysfunktionalen Überzeugung an einer Änderung seiner Reaktionen zu arbeiten, damit er seinen Zielen näherkommt. Weitere Arbeit mit dem Konzept des wohlwollenden Begleiters dient dazu, das Selbstmitgefühl des Jugendlichen zu stärken und hilfreiche, förderliche Kognitionen zu entwickeln. Ausgehend von diesen Überlegungen erarbeiten Sie gemeinsam hilfreiche Kognitionen. Über Gedankenprotokolle und Verhaltensexperimente wird der Transfer auf den Alltag hergestellt.

2.5.2.3 Ablauf des Therapiebausteins

1. Psychoedukation zu Kognitionen

Der Jugendliche kennt in der Regel bereits das Konzept Denkfehler sowie Möglichkeiten, mit Denkfehlern umzugehen (vgl. Kapitel 2.5.1). Nun führen Sie das Konzept der dysfunktionale Grundannahmen – Denkfallen – ein. Als „Denkfehler" wurden dysfunktionale kognitive Prozesse beschrieben. Hier werden dysfunktionale Inhalte dargestellt. Der Jugendliche soll erfahren, dass wir Überzeugungen haben, die uns und unseren Beziehungen nicht guttun. Dabei machen Sie deutlich, dass diese Gedanken nicht zutreffen, auch wenn wir Menschen davon überzeugt sind. Dies können Sie auch auf die Psychoedukation zu interpersonalen Schemata aus Phase 3 (vgl. Arbeitsblatt *GP-D-8 Beziehungsprogramme, die es schwer machen ...*) beziehen. Weiterhin wird erklärt, dass die Überzeugungen veränderbar sind. Die wichtigsten Punkte der Psychoedukation haben wir auf dem Infoblatt *GP-K-J1 Glaube nicht alles, was du denkst!* zusammengefasst.

Sie unterstützen den Jugendlichen im nächsten Schritt bei der Differenzierung zwischen hilfreichen und dys-

GP-K-J2 Wie Denkfallen entstehen

Max ist 14. Er wird oft geärgert. Vor allem von Linus. Obwohl er sich darüber ärgert und sich schlecht fühlt, tut er nichts. Er denkt, dass es nichts bringt, wenn er sich wehren würde.

Seine Überzeugungen: „Ich kann das nicht ändern, *egal, was ich tue!* Ich werde *immer* fertig gemacht. Ich bin hilflos ... und auch irgendwie selbst schuld."

Das ist eine *Denkfalle*, denn geärgert zu werden, bedeutet nicht, dass es gar keinen Weg gibt, etwas daran zu ändern! Und es gibt keinen Grund, dass Max daran „schuld" sein sollte. Aber er denkt so.

Denkfallen können folgendermaßen entstehen

Man hat früher bestimmte Erfahrungen gemacht. Man hat Situationen erlebt, die schwierig waren, z.B. ist Max in der Grundschule oft von Nico verprügelt worden, der einfach viel stärker war. Immer wenn er versucht hat, sich durchzusetzen, gab es noch mehr Stress.

Man hat beobachtet oder erfahren, was anderen passiert ist. Wenn man beobachtet hat, dass andere ähnliche Schwierigkeiten haben, dann kann das die Überzeugung verstärken. Max hat z.B. mitbekommen, dass seine ältere Schwester oft geärgert wurde und sich nicht gut wehren konnte.

Man lernt bestimmte Einstellungen von Erwachsenen oder Gleichaltrigen. Eltern oder Lehrer sagen was dazu, z.B. sagen Max' Eltern oft „Man prügelt sich nicht". Seine Eltern wussten gar nichts von Nico. Max' Papa hat immer über den unverschämten Chef geschimpft, aber gesagt, dass man „nichts machen kann". Nico hat immer wieder gesagt: „Du bist selbst schuld!".

Man hört oder liest darüber, dass viele Leute dieses Problem haben. Max liest im Internet, dass viele Schüler gemobbt werden und hat Angst, dass die Sache mit Linus noch schlimmer werden könnte.

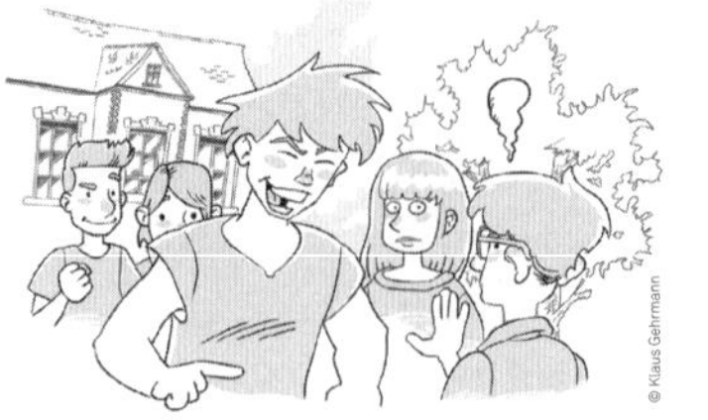

Die Tatsache: Max wurde und wird geärgert und was er bisher versucht hat, hat nichts gebracht.

Der Denkfehler: „Ich kann das nicht ändern, *egal, was ich tue!* Ich werde immer fertiggemacht."

Die Denkfalle: „Ich bin hilflos. Ich bin selbst schuld!"

Abbildung 23: Infoblatt GP-K-J2 Wie Denkfallen entstehen

funktionalen Überzeugungen. Sie erklären, dass dysfunktionale Grundannahmen sich durch bestimmte Merkmale auszeichnen (Wilken, 2015):

- Absolute Forderungen,
- Globale negative Selbst- und Fremdbewertungen,
- Katastrophendenken,
- Unbewältigbarkeitsannahme.

Das Infoblatt *GP-K-J2 Wie Denkfallen entstehen* wird genutzt, um Entstehungsbedingungen zu erarbeiten (vgl. Abbildung 23). Dabei werden die oben aufgeführten Entstehungsbedingungen berücksichtigt und anhand eines Beispiels verdeutlicht.

Als *JOB der Woche* kann der Jugendliche automatische Gedanken in Problemsituationen beobachten. Dazu werden die Strategien aus dem Baustein 1 (Soziale Informationsverarbeitung und soziales Selbstbild, vgl. Kapitel 2.5.1) weiter genutzt und vertieft. Bitten Sie den Jugendlichen, in den nächsten ein bis zwei Wochen als JOB der Woche zu beobachten, welche Gedanken in schwierigen Situationen mit Gleichaltrigen auftreten. Auf diesem Wege lassen sich weitere dysfunktionale Kognitionen erfassen.

2. Identifikation dysfunktionaler Grundannahmen

Der Jugendliche soll angeleitet werden, dysfunktionale Grundannahmen zu erkennen und infrage zu stellen. Besprechen Sie nochmals die Situationsanalyse aus Phase 3 (vgl. Kapitel 2.3) und die automatischen Gedanken in den individuellen Problemsituationen.

Mit Arbeitsblatt *GP-K-J3 Tief in der Denkfalle* werden die individuellen dysfunktionalen Überzeugungen erfasst (vgl. Abbildung 24). Versuchen Sie bei Kognitionen kurze *„Andere-Aussagen"* oder *„Ich-Aussagen"* für den Jugendlichen zu formulieren, die das Kernthema (z. B. Selbstabwertung oder überhöhte Anforderungen an andere) darstellen. Sie können sich dabei an Aussagen auf dem Arbeitsblatt *GP-D-3 Überzeugungen über andere und über mich …* orientieren. Damit erfassen Sie globale Selbst- und Fremdbewertungen sowie absolute Forderungen. Dadurch wird später die Entwicklung hilfreicher Kognitionen erleichtert.

Gerade bei Jugendlichen, denen die kognitive Arbeit weniger leichtfällt, können Rollenspiele von großem Nutzen sein. Um Kognitionen im Rollenspiel deutlich zu machen, können Sie die Technik des „Daneben-Redens" (vgl. Baustein 5 in Kapitel 2.5.5) einsetzen. Dabei wendet sich der Spieler für einen kurzen Moment vom Rollenspielpartner ab und spricht seine Gedanken und Bewertungen der Situation aus. Die Technik findet als Stilmittel in Filmen oder Serien häufig Anwendung, so dass die meisten Jugendlichen damit vertraut sind. Wenn Sie in Phase 2 (vgl. Kapitel 2.2) mit Moduskarten (Graaf, 2016) gearbeitet haben und gegebenenfalls Modi identifiziert haben, können Sie hier bestimmte dysfunktionale Kognitionen den verschiedenen Modi zuordnen. Dies ermöglicht, innere Ambivalenz abzubilden und als normales menschliches Phänomen zu verstehen. Der Jugendliche erfährt, dass seine unterschiedlichen Bewertungen in entspannten Situationen (z. B. „Ich kann lernen, mich zu wehren.") und seine Bewertungen

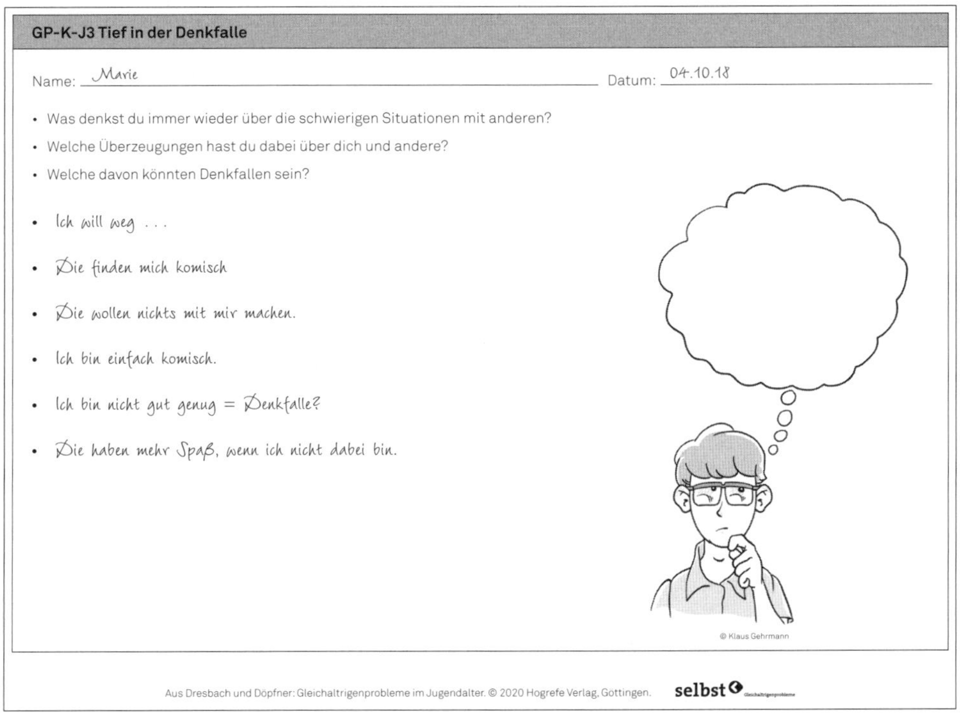
GP-K-J3 Tief in der Denkfalle

Name: Marie Datum: 04.10.18

- Was denkst du immer wieder über die schwierigen Situationen mit anderen?
- Welche Überzeugungen hast du dabei über dich und andere?
- Welche davon könnten Denkfallen sein?

- Ich will weg …
- Die finden mich komisch
- Die wollen nichts mit mir machen.
- Ich bin einfach komisch.
- Ich bin nicht gut genug = Denkfalle?
- Die haben mehr Spaß, wenn ich nicht dabei bin.

© Klaus Gehrmann

Aus Dresbach und Döpfner: Gleichaltrigenprobleme im Jugendalter. © 2020 Hogrefe Verlag, Göttingen. selbst

Abbildung 24: Ausgefülltes Arbeitsblatt GP-K-J3 Tief in der Denkfalle

bei emotionaler Aktivierung (z. B. „Ich bin völlig hilflos gegenüber anderen.") etwas „normales" sind. Zudem kann die Arbeit mit Moduskarten eine erste Distanzierung von dysfunktionalen Kognitionen erleichtern (z. B. „Diese Seite von dir denkt, dass du hilflos bist. Aber diese andere Seite weiß, dass du etwas verändern kannst.").

Weiterhin können den dysfunktionalen Gedanken auch Namen gegeben werden, z. B. *Miss-Perfect-Gedanken, Queen-of-Chaos-Gedanken, Bodyguard-Gedanken* usw. Durch die Technik der Defusion kann ebenfalls eine Distanzierung gefördert werden (Greco & Hayes, 2011), die eine Neubewertung erleichtert.

3. Erarbeitung individueller Entstehungsbedingungen der Grundannahmen sowie individueller Auslöser und Folgen

Auf dem Arbeitsblatt *GP-K-J4 Woher kommen die Gedanken?* können Sie die individuellen Bedingungsfaktoren der dysfunktionalen Grundannahme zusammentragen (vgl. Abbildung 25). Erfragen Sie dabei konkrete eigene Erfahrungen, stellvertretende Erfahrungen, Aussagen der Bezugspersonen und der Gleichaltrigen sowie mögliche andere Informationsquellen.

Folgende Fragen können genutzt werden:
- Seit wann denkst du so?
- Gibt es bestimmte Momente, an die du dich erinnerst, in denen du diesen Gedanken hattest?
- Wer denkt ähnlich wie du?
- Wer hat so was oder Ähnliches einmal oder häufiger zu dir gesagt?
- Was hast du erlebt, was deinen Gedanken bestätigt hat?

Hierbei können Sie mit *älteren Jugendlichen* (wir empfehlen dies bei Patienten ab circa 16 Jahren) die dysfunktionalen Grundannahmen dahingehend analysieren, aus welcher „Quelle" diese stammen.

Wenn die Grundannahmen durch Botschaften von Erwachsenen oder Erfahrungen mit Erwachsenen bedingt sind, sollte die damalige Situation des Erwachsenen reflektiert werden. Dadurch sollen die Botschaften in einen neuen Bezugsrahmen gesetzt werden, der es dem Jugendlichen ermöglicht, sich von dem dysfunktionalen Teil der Botschaft zu distanzieren. Dabei soll das Verhalten des Erwachsenen nicht gerechtfertigt werden. Es soll dem nun älteren Jugendlichen ermöglicht werden, die Motive des Erwachsenen nachzuvollziehen oder dessen Reaktion oder Kompetenz zu bewerten. Wenn z. B. ein Kind regelmäßig abwertenden Kommentaren seiner Grundschullehrerin ausgesetzt war und dies verinnerlicht hat, kann besprochen werden, wie kompetent der Jugendliche heute das Verhalten der Lehrerin bewerten würde (z. B. „Wie findest du es, wenn ein Erwachsener so mit einem Kind umgeht, das unruhig ist und sich nicht gut konzentrieren kann?").

Bezüglich dysfunktionaler Botschaften durch Eltern ist ein Balanceakt nötig, um bei dem Jugendlichen keinen Loyalitätskonflikt zu provozieren. Es sollte betont werden, dass der Elternteil es „nicht besser

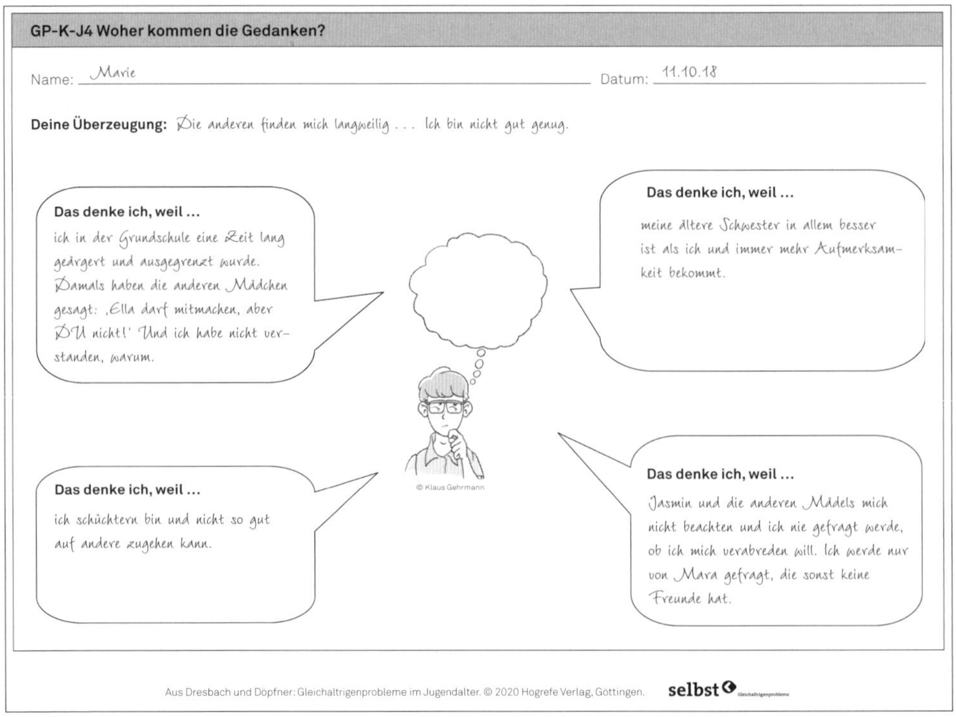
GP-K-J4 Woher kommen die Gedanken?

Name: Marie Datum: 11.10.18

Deine Überzeugung: Die anderen finden mich langweilig . . . Ich bin nicht gut genug.

Das denke ich, weil ... ich in der Grundschule eine Zeit lang geärgert und ausgegrenzt wurde. Damals haben die anderen Mädchen gesagt: ‚Ella darf mitmachen, aber DU nicht!' Und ich habe nicht verstanden, warum.

Das denke ich, weil ... meine ältere Schwester in allem besser ist als ich und immer mehr Aufmerksamkeit bekommt.

Das denke ich, weil ... ich schüchtern bin und nicht so gut auf andere zugehen kann.

Das denke ich, weil ... Jasmin und die anderen Mädels mich nicht beachten und ich nie gefragt werde, ob ich mich verabreden will. Ich werde nur von Mara gefragt, die sonst keine Freunde hat.

© Klaus Gehrmann

Abbildung 25: Ausgefülltes Arbeitsblatt GP-K-J4 Woher kommen die Gedanken?

konnte“ und dass es dafür Gründe gibt. Gleichzeitig machen Sie deutlich, dass das, was gesagt oder getan wurde, das Kind verletzt oder überfordert hat und deshalb nicht in Ordnung war. Arbeiten Sie heraus, dass die übernommene Botschaft nicht hilfreich ist. Sie weisen die Botschaft zurück, was aber auf keinen Fall bedeutet, dass Sie den Elternteil verurteilen oder beschuldigen (z. B. „Obwohl sie ihre Kinder lieben, so gut sie können, machen alle Eltern Fehler. Es passiert ihnen, dass sie Dinge sagen oder machen, die für das Kind nicht gut sind. Dann kann das Kind nur denken, dass das so stimmt und fühlt sich schlecht.“). Sind Botschaften nicht toxisch, kann es auch sinnvoll sein, die guten Absichten des Elternteils herauszuarbeiten, um eine versöhnlichere Haltung aufzubauen, z. B. wenn vermittelt wurde, dass man immer Rücksicht nehmen soll (z. B. „Deine Eltern wollten dir vermitteln, dass man rücksichtsvoll mit anderen umgehen soll. Das war eine gute Absicht. Aber sie haben dir nicht genug gezeigt, dass man sich im Leben auch behaupten muss. Das hast du so aufgenommen, dass man immer Rücksicht nehmen muss. Dadurch kommst du aber heute immer wieder zu kurz.“).

Wenn der Jugendliche aber massive Abwertung durch einen Elternteil erfährt oder traumatisierende Erfahrungen gemacht hat, sollten unbedingt Maßnahmen zum Schutz des Jugendlichen und zur klaren Distanzierung ergriffen werden, *bevor* an dysfunktionalen Grundannahmen gearbeitet wird, die durch die schädigenden Botschaften entstanden sind.

Wenn die dysfunktionalen Grundannahmen durch Botschaften oder Erfahrungen mit Gleichaltrigen entstanden sind, sollten Beurteilungskompetenz und die Motive der Gleichaltrigen eingeordnet werden. Sie können reflektieren, wie alt die Gleichaltrigen waren, welche Ziele diese verfolgt haben und ob das Verhalten der Gleichaltrigen fair war. Es ist für viele Jugendliche hilfreich, zu reflektieren, dass die Grundannahmen durch die Aussagen von Kindern entstanden sind, die das Ziel hatten, andere zu ärgern. Oder durch andere Jugendliche, die eigene Probleme haben und dies an anderen auslassen. Lassen Sie den Jugendlichen dazu von den Gleichaltrigen, die ihn eingeschüchtert oder abgewertet haben, erzählen. Erfragen sie emotionale oder Verhaltensprobleme der Gleichaltrigen (z. B. „Mia, die über dich gelästert hat, war sie ein entspanntes Kind?“). In der Regel werden von den Jugendlichen retrospektiv emotionale oder Verhaltensprobleme der Peers beschrieben. Ausgehend von dieser Perspektive können die Erfahrungen neu bewertet werden.

Weiterhin können Sie mit älteren Jugendlichen gemeinsam reflektieren, in welchem Alter sie die jeweilige Überzeugung entwickelt haben. Weisen Sie darauf hin, dass Kinder die Aussagen von Erwachsenen, aber auch von dominanten Gleichaltrigen oft als „absolute Wahrheiten“ auffassen. Wenn eine 8-Jährige ihre Mutter sagen hört, dass man sich auf niemanden verlassen kann, stellt sie die Aussage in der Regel nicht infrage. Wenn einem unsicheren 11-Jährigen von einer Gruppe dominanter Mitschüler gesagt wird, er sei nichts wert, dann fehlt ihm das Selbstbewusstsein, diesen Angriff nach außen und innerlich zurückzuweisen.

Sie können dem Jugendlichen erklären, dass er die Aussage einer Bezugsperson oder eines Gleichaltrigen mit den „Ohren eines Kindes gehört“ hat, dass er mit dem „Verstand eines Kindes“ seine Schlüsse daraus gezogen hat und mit den „Gefühlen eines Kindes“ darauf reagiert hat. Das sollte anhand von Beispielen verdeutlicht werden.

Dann weisen Sie darauf hin, dass der Jugendliche heute lernen kann, anders über diese Erfahrungen und die Botschaften nachzudenken, und andere Gefühle haben kann. Vielen Jugendlichen erleichtert es, sich von Grundannahmen zu distanzieren, wenn sie erkennen, dass diese Schlussfolgerung auf der Logik

GP-K-J5 Alles auf Autopilot! – Automatische Reaktionen

Name: Marie Datum: 18.10.19

Wenn du in einer Denkfalle steckst, dann steuerst du deine Gedanken nicht mehr. Du fühlst dich nicht gut und entscheidest nicht mehr, was du tun willst. Du reagierst einfach automatisch ...

Situation	Linus soll mit mir die Präsentation vorbereiten, tut aber fast gar nichts und schiebt mir fast alle Aufgaben zu.
Überzeugung – tief in der Denkfalle	Die anderen bestimmen alles, ich zähle nicht.
Gedanke	Jetzt soll ich alles machen! Das ist nicht fair! Wenn ich mich beschwere, dann gibt es Streit. Das will ich nicht, der lässt sich eh nichts von mir sagen.
Gefühl	Ärger. Frustriert. Unsicherheit.
Meine Reaktion	Ich sage nichts und mache alles. Denke aber weiter, dass es unfair ist und schimpfe zu Hause über Linus.
Reaktion der anderen	Linus macht weiterhin fast nichts und behandelt mich von oben herab. Meine Mutter und Lina regen sich über Linus auf.
Gibt es etwas Gutes daran, wie es läuft?	Es gibt keinen Streit mit Linus.
Was ist nicht gut daran, wie es läuft?	Ich werde ausgenutzt, muss die meiste Arbeit machen und habe weniger Freizeit.

Könnte die Denkfalle zu einem Beziehungsprogramm gehören?

selbst

Abbildung 26: Ausgefülltes Arbeitsblatt GP-K-J5 Alles auf Autopilot! – Automatische Reaktionen

und den emotionalen Kompetenzen eines Grundschülers basieren. Mit diesen Analysen können Sie bei älteren Jugendlichen eine Abgrenzung gegenüber dysfunktionalen Botschaften aufbauen.

Erarbeiten Sie im nächsten Schritt Situationen, in denen die dysfunktionalen Grundannahmen des Jugendlichen aktiviert sind. Wie im Baustein 1 (vgl. Kapitel 2.5.1) muss selbstverständlich auch hier zwischen adäquaten Bewertungen der Gleichaltrigeninteraktionen (wenn der Jugendlichen deutliche Belastungen erlebt) und dysfunktional verzerrten Kognitionen unterschieden werden. Mit dem Arbeitsblatt *GP-K-J5 Alles auf Autopilot! - Automatische Reaktionen* werden die automatischen Bewältigungsreaktionen bei Aktivierung dysfunktionaler Grundannahmen erarbeitet.

Dabei wird dem Jugendlichen verdeutlicht, dass die Aktivierung dysfunktionaler Grundannahmen eine Kaskade von Bewältigungsreaktionen auslöst. Sie erklären, dass wir Situationen durch den Filter der dysfunktionalen Grundannahmen wahrnehmen und mit automatischen Gedanken und negativen Emotionen reagieren. Daraus resultiert ein Verhalten, das uns unseren Zielen nicht näherbringt oder negative Reaktionen der anderen zur Folge hat.

Hier können Sie folgende Fragen nutzen, um eine funktionale Analyse der dysfunktionalen Überzeugungen durchzuführen:

- Was bewirkt die Überzeugung?
- Welche Folgen hat deine Überzeugung auf deine Beziehungen mit Gleichaltrigen (Konsequenzen kurzfristig und langfristig)?
- Wozu ist die Überzeugung gut?
- Was bringt es dir, so zu denken?

Diese Konsequenzen werden auf dem Arbeitsblatt *GP-K-J5 Alles auf Autopilot! - Automatische Reaktionen* festgehalten. Dabei reflektieren Sie mit dem Jugendlichen, ob die Ergebnisse der Situation mit seinen Zielen (vgl. Zieldefinition Phase 4 in Kapitel 2.4) übereinstimmen, um auf die Disputation vorzubereiten.

Parallel zu diesen Sitzungen lassen Sie den Jugendlichen weiterhin im JOB der Woche achtsames Beobachten der eigenen Gedanken üben (vgl. JOB der Woche Check it!).

4. Analyse dysfunktionaler Grundannahmen und Umstrukturierung durch logische/hedonistische/bedürfnisorientierte Disputation, Rollenspiele und Stuhldialoge

Im Folgenden unterstützen Sie den Jugendlichen dabei, die dysfunktionalen Grundannahmen bezüglich der Generalisierbarkeit, Stabilität und Beeinflussbarkeit zu überprüfen. Es ist hilfreich, wenn der Jugendliche zumindest einen der Aspekte infrage stellen kann (z. B. „Ich werde viel geärgert, aber ich kann vielleicht doch etwas daran ändern.“ Oder: „Ich habe oft Streit, aber ich kann es auch manchmal schaffen, cool zu bleiben.“). Nutzen Sie dazu das Arbeitsblatt *GP-K-J6 Gedankencheck* (vgl. Abbildung 27).

Folgende Fragen können zur Disputation genutzt werden:

GP-K-J6 Gedankencheck

Name: Marie Datum: 25.10.18

Mein Gedanke: Die anderen finden mich komisch. Ich bin nicht gut genug.

Ist das logisch? Wie sehr trifft der Gedanke tatsächlich zu?	Hilft dir der Gedanke? Bringt der Gedanke dich deinen Zielen näher?	Bist du zu dir und anderen freundlich und fair, wenn du so denkst? Bekommst du so, was du brauchst?
Vielleicht nicht immer. Ich habe ein paar Freunde, die finden mich ok. Trifft nicht immer zu, aber das sind meine Freunde.	Eigentlich nicht, weil ich dann nicht mehr rede/nichts mache. Ist in dem Moment leichter, hilft mir aber nicht, dazuzugehören.	Nicht wirklich. Würde es nicht zu meinen Freunden sagen.

Abbildung 27: Ausgefülltes Arbeitsblatt GP-K-J6 Gedankencheck

Logisch:
- Trifft die Überzeugung immer, in allen Situationen zu?
- Was spricht gegen deine Überzeugung?

Hedonistisch:
- Hilft dir die Überzeugung, damit es dir gut geht? Wenn du diese Überzeugung behältst, bekommst du dann, was du willst?
- Hilft dir die Überzeugung, dein Ziel zu erreichen?
- Wenn du die Überzeugung behältst, bekommst du dann das, was du brauchst, um dich gut zu fühlen?

Bedürfnisorientiert:
- Ist die Überzeugung fair? Ist die Überzeugung freundlich? (gegenüber anderen oder dir selbst)
- Würdest du das Gleiche auch über einen Freund denken?
- Würde ein guter Freund das Gleiche über dich denken?
- Würdest du das Gleiche auch über einen kleinen Jungen/ein kleines Mädchen denken, den/das du magst?

Sie können individuell entscheiden, welche Art (logisch, hedonistisch, bedürfnisorientiert) für den Jugendlichen sinnvoll ist. Möglich ist auch, in mehreren Sitzungen verschiedene Disputationen durchzuführen. Wenn Sie mit der *bedürfnisorientierten Disputation* an selbstbezogenen Grundannahmen arbeiten, können Sie den Jugendlichen bitten, zu dem Termin ein Kinderfoto von sich selbst mitzubringen. Dies sollte möglichst aus der Zeit stammen, in der die Überzeugungen durch negative Erfahrungen entstanden sind. In der Arbeit an dysfunktionalen selbstbezogenen Grundannahmen können Sie das Foto nutzen und den Jugendlichen fragen, ob es fair ist, wenn jemand dies zu dem Jungen oder dem Mädchen auf dem Foto sagen würde. Sie können die dysfunktionalen Annahmen auch aussprechen, als ob sie dies zu einem Kind sagen würden, und fragen, ob das o.k. wäre. Häufig gelingt es Jugendlichen, durch diese Übung Distanz zu den dysfunktionalen Grundannahmen zu bekommen und Selbstmitgefühl aufzubauen.

Wenn Sie mit aggressiven Jugendlichen an dysfunktionalen, abwertenden Grundannahmen über andere arbeiten, bitten Sie den Jugendlichen, sich vorzustellen, dass eine Person, die er mag (Freunde, jüngere Geschwister) auf diese Art bewertet würde.

Beispiel: Disputation und Erarbeitung alternativer Gedanken

Th.: Du hast mir gesagt, dass du überzeugt bist, dass andere dich seltsam finden und nicht mit dir befreundet sein wollen. Letzte Woche haben wir herausgefunden, wie es dazu gekommen ist, dass du immer wieder so über dich denkst. Du weißt ja schon, was Denkfallen sind. Und ich möchte heute gerne mit dir zusammen prüfen, ob das auch eine Denkfalle sein kann.

Marie: Aber das ist wirklich so. Die anderen finden mich komisch.

Th.: Ich weiß, dass du davon überzeugt bist. Lass uns trotzdem mal ein paar Punkte prüfen ...

Marie: O.k., wenn Sie meinen ...

Th.: Hier auf dem Arbeitsblatt *[GP-K-J6 Gedankencheck]* sind drei Spalten. Mich interessiert, ob der Gedanke immer zutrifft. Dann möchte ich rausfinden, ob der Gedanke dir hilft, deine Ziele zu erreichen. Und, was mich am meisten interessiert ist, ob der Gedanke fair und freundlich ist. Wir werden heute und auch noch in anderen Terminen darüber reden. Und immer, wenn wir etwas überprüft haben, können wir es hier aufschreiben.

Marie: Ich glaube nicht, dass das was bringt ...

Logische Disputation

Th.: Wir versuchen es mal. Wenn der Gedanke absolut stimmen würde, dann müsste er doch immer in allen Situationen zutreffen. Dann dürfte es keine Ausnahmen geben... Was meinst du, trifft der Gedanke immer zu?

Marie: Ja. Ich glaube schon ...

Th.: O.k., gibt es vielleicht doch ein paar Ausnahmen? Du hast ja auch Freunde, denken die auch, dass du seltsam bist?

Marie: Na ja, die kennen mich halt, die wissen, dass ich komisch bin. Die stört das nicht.

Th.: Mögen dich deine Freunde?

Marie: Ja, sonst wären sie ja nicht meine Freunde ...

Th.: Denken deine Freunde, dass du seltsam bist und sie deshalb nicht mit dir zu tun haben wollen?

Marie: Also, sie wollen schon mit mir zu tun haben ...

Th.: Wenn deine Freunde mit dir zu tun haben wollen, stimmt der Gedanke dann in jeder Situation mit allen Menschen?

Marie: Nein, aber, das sind halt meine Freunde. Meine Mutter mag mich auch, aber die ist halt meine Mutter. Und meine Freunde sind meine Freunde ... Das ist was anderes ...

Th.: Kannst du sagen, warum das was anderes für dich ist?

Marie: Die mögen mich halt. Und deshalb denken sie nicht so über mich. Aber die anderen schon. Und ich bin ja auch seltsam.

Th.: Du denkst über dich, dass andere nichts mit dir zu tun haben wollen, obwohl es Menschen gibt, die das offensichtlich wollen?

Marie: Das ist jetzt ... Aber ich denke das trotzdem! Da können Sie jetzt so viel sagen, wie Sie wollen!
Th.: Es gibt wahrscheinlich niemanden, der seine Überzeugungen gerne überprüft. Ich selbst auch nicht. Danke, dass du das mitgemacht hast, ich weiß, es ist nicht leicht. Wir werden beim nächsten Mal weiter überlegen.
Marie: Wenn es sein muss ... Na gut ...

Hedonistische Disputation – weitere Sitzung
Marie: ... und dann hab ich das wieder gedacht, dass sie nichts mit mir zu tun haben wollen.
Th.: In dem Moment war wieder deine Überzeugung aktiviert. Ich frage mich, ob dir die Überzeugung weiterhilft. Ob sie dazu führt, dass es dir gutgeht. Und ob du mit der Überzeugung deine Ziele verfolgen kannst.
Marie: Wie?
Th.: Ich möchte dir ein paar Fragen stellen, um das rauszufinden. Die Überzeugung ist ja ein Gedanke, den du für richtig hältst. Und sie steuert deine Reaktionen.
Marie: Ja.
Th.: Wie sind die Reaktionen?
Marie: Na ja, ich ziehe mich zurück. Ich denke ja, die wollen nichts mit mir machen. Und ich weiß, dass das nicht immer so ist. Und bei manchen Freunden ist das ja auch so ... Ich weiß, das sind meine komischen Gedanken, aber ich denke das einfach ...
Th.: Wie fühlst du dich dabei?
Marie: Nicht gut, das wissen Sie doch.
Th.: Wozu ist es gut, dass du dich zurückziehst?
Marie: Damit ich nicht weiter das Gefühl habe, die wollen mich nicht dabeihaben.
Th.: Was ist die Folge davon, dass du dich zurückziehst?
Marie: Ich bin alleine.
Th.: Und was passiert mit den anderen?
Marie: Die finden mich noch blöder ...
Th.: Am Ende fühlst du dich alleine und die anderen können nicht verstehen, warum du dich zurückziehst.
Marie: Ja, irgendwie ist das auch doof.
Th.: Hilft dir die Überzeugung, dass es dir gutgeht? Wenn du diese Überzeugung behältst, bekommst du dann, was du willst?
Marie: Nee ... Jetzt machen Sie schon wieder sowas wie letztes Mal! Sie stellen immer so komische Fragen.
Th.: Wir alle haben solche Überzeugungen, die uns nicht helfen, unsere Ziele zu erreichen. Die uns im Gegenteil Stress machen.
Marie: Aber was soll man denn da machen?
Th.: Man kann sich entscheiden, die Überzeugung aufzugeben, zumindest mal probeweise – einfach mit seiner Überzeugung herumexperimentieren. Wir sind nicht dazu gezwungen, eine Überzeugung zu haben, die uns nicht weiterhilft ... Wir haben die Wahl. Das ist nicht leicht, aber man kann das lernen, sich für seine Ziele zu entscheiden.
Marie: Wie soll das denn gehen?
Th.: Man kann ausprobieren, was passiert, wenn man der Überzeugung nicht folgt. Bei dir wäre das so: Obwohl du in einem Moment denkst, dass die anderen nichts mit dir zu tun haben wollen, ziehst du dich nicht sofort zurück, hörst nicht sofort auf zu reden oder wirst abweisend. Sondern du beobachtest einfach noch ein bisschen. Damit könntest du die Überzeugung prüfen. Und du hast die Chance, dein Ziel zu verfolgen.
Marie: Ich weiß nicht, ob ich das schaffe ...
Th.: Wir können zusammen überlegen, was du genau machen kannst. Das können wir auch mal üben. Und dann ist es wie ein Experiment.

Bedürfnisorientierte Disputation – weitere Sitzung
Marie: Einmal hab ich das versucht, als Lina und Helena über die Party von Sarah geredet haben. Ich hab weiter mitgeredet. Aber das war schwer ...
Th.: Super, dass du das probiert hast! Welche Folge hatte es noch, dass du der Überzeugung nicht gefolgt bist?
Marie: Ich habe mich weiter mit den beiden unterhalten ...
Th.: Hast du dich alleine gefühlt?
Marie: Ein bisschen.
Th.: War das Gefühl so stark wie in anderen Situationen, als du der Überzeugung gefolgt bist?
Marie: Nein ... nicht so ganz ... aber ich denke immer noch, dass ich komisch bin und die meisten bestimmt nichts mit mir zu tun haben wollen.
Th.: Ich habe noch eine andere Frage zu der Überzeugung ...
Marie: Schon wieder .... Na gut ...
Th.: Wenn du so über dich denkst, bist du dann fair und freundlich zu dir selbst?
Marie: Ich weiß nicht, freundlich ist es nicht. Aber wenn es doch so ist.
Th.: Würdest das Gleiche auch über einen Freund denken, den du wirklich magst?
Marie: Nein, natürlich nicht. Ich mag meine Freunde.

Th.: Sind deine Freunde perfekt oder haben die auch manchmal Schwierigkeiten? Oder machen die manchmal was, was du gerne anders hättest.
Marie: Nee, die sind nicht perfekt ...
Th.: Und du bist bereit, deine Freunde trotzdem zu mögen, so wie die sind?
Marie: Ja.
Th.: Das finde ich fair und freundlich. Wir alle wollen akzeptiert werden, mit unseren Schwächen oder Schwierigkeiten. Alle Menschen brauchen das.
Marie: O.k.
Th.: Wir haben doch überlegt, wie die Überzeugung entstanden ist. Das war in der Grundschule, als du ausgeschlossen wurdest.
Marie: Ja, das war richtig schlimm.
Th.: Als Kind hast du das geglaubt, was die anderen gesagt haben. Wenn du jetzt mit einem Kind reden würdest, dem das Gleiche passiert, was würdest du dem Kind sagen?
Marie: Dass es sich wehren soll oder dass jemand helfen soll.
Th.: Was hättest du damals gebraucht?
Marie: Dass mir jemand hilft und mich verteidigt.
Th.: Das würde ich auch sagen. Und was hätte diese Person damals gesagt?
Marie: Dass die aufhören sollen. Und dass das nicht fair ist.
Th.: Und was hätte die Person zu dir gesagt? Hätte sie gesagt, dass du komisch bist?
Marie: Nein ...
Th.: Was hätte die Person stattdessen sagen können?
Marie: Dass ich o.k. ... Oh, das ist voll seltsam ...
Th.: Ich weiß, ... Aber das wäre ein fairer Satz: Du bist in Ordnung! Wenn man sich so was sagt, dann kann man fairer und freundlicher mit sich umgehen ... Was würde passieren, wenn du in den schwierigen Momenten denken würdest „Ich bin in Ordnung!“? Wie würdest du dann reagieren?
Marie: ... dann würde ich mehr mit anderen reden ... Das ist voll verwirrend ...
Th.: Du prüfst gerade eine Überzeugung, das kann verwirrend sein ... Du hast lange fest daran geglaubt. Und jetzt merkst du, dass die Überzeugung nicht immer zutrifft, dass sie dir nicht hilft, deine Ziele zu erreichen. Und dass du damit nicht fair und freundlich zu dir selbst bist.
Marie: Ja, vielleicht ist das ja wirklich nicht so gut ... Aber oft denke ich noch so ...
Th.: Du kannst versuchen, Gedanken zu finden, die fairer und freundlicher sind als deine Überzeugung. Du kannst ausprobieren, was passiert, wenn du dir häufiger sagst, dass du in Ordnung bist ...
Marie: Aber ich denke nicht so. Dann würde ich mir ja selbst was einreden ...?!
Th.: Deshalb schlage ich dir auch vor, dass du es ausprobierst und beobachtest, wie es dir dann geht. Du sollst dir nichts einreden oder vormachen. Es geht darum, dass du fair mit dir selbst umgehst. Und dazu können bestimmte Gedanken hilfreich sein. Das kannst du testen.
Marie: Auch wenn ich mir was sage, was ich nicht immer glaube?
Th.: Ja, auch dann. Du kannst es ausprobieren, wie ein Wissenschaftler, der ein Experiment macht. Ein Wissenschaftler probiert etwas aus und beobachtet, was passiert. Das kannst du mit den Gedanken machen. Dazu ist nicht notwendig, dass du immer glaubst, dass der Gedanke zutrifft. Und der andere Gedanke, dass du komisch bist, da haben wir ja auch schon herausgefunden, dass der nicht immer stimmt! Finde mal heraus, was passiert, wenn du dir sagst „Ich bin in Ordnung!“.
Marie: Das ist schon ein bisschen seltsam, aber ich versuch das mal ...
Th.: Gut! Mach dir Notizen, was passiert, wenn du den fairen Gedanken einsetzt. Dazu kannst du das Arbeitsblatt *[JOB der Woche Test it!]* benutzen.

Neben der klassischen Disputation in Form des direkten Dialogs empfehlen wir, Rollenspiele oder Stuhldialoge (Jacob & Arntz, 2015) einzusetzen. Rollenspiele können so gestaltet werden, dass der Jugendliche erst seine Überzeugung „spielt“ und Sie einen alternativen Gedanken „spielen“. Dabei soll jeder so spielen, als ob es keine andere mögliche Sichtweise gäbe. Dann werden die Rollen getauscht und der Therapeut „spielt“ die dysfunktionale Grundannahme, der Patient soll den alternativen Gedanken „spielen“. So kann zum einen die emotionale Aktivierung unterstützt werden, zum anderen kann durch den Rollentausch eine Distanzierung gefördert werden. Auch können Sie den Jugendlichen bitten, die Rollen seines allerbesten Freundes oder seiner allerbesten Freundin im Sinne des wohlwollenden Begleiters zu übernehmen und aus dieser Position gegen die dysfunktionale Grundannahme zu argumentieren.

Stuhldialoge ermöglichen bei *älteren Jugendlichen* eine stärkere emotionale Aktivierung und Bearbeitung der inneren Ambivalenz (vgl. Abbildung 28). Dies empfiehlt sich, wenn die dysfunktionalen Grundannahmen interpersonalen Schemata zugeordnet werden können. Das Vorgehen ist eine leichte Modifikation schematherapeutischer Stuhldialoge zwischen einem Elternmodus/Peermodus und dem kompetenten Modus. Dabei wird an dieser Stelle nicht von Modus gesprochen, sondern von „Seiten“. Das hier beschriebene Vorgehen kann, muss aber nicht in einen schematherapeutischen Behandlungsansatz mit Erstellung eines Modusmodells integriert sein. Eine Anleitung finden Sie auf dem Arbeitsblatt *GP-TH-9 Talking to chairs.*

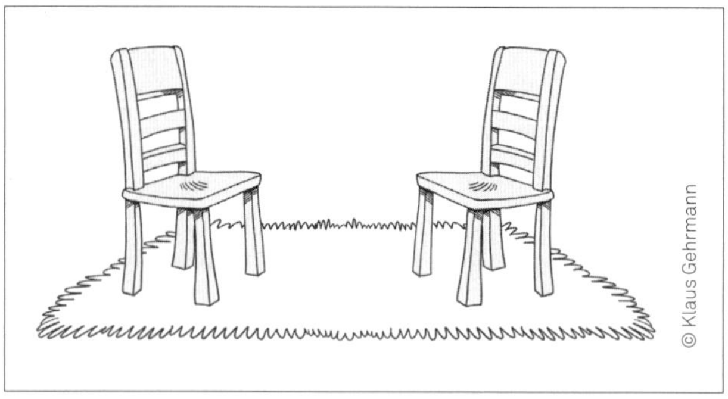

Abbildung 28: Illustration Stuhldialog aus dem Arbeitsblatt GP-TH-9 Talking to chairs.

Wenn der Jugendliche trotz der Disputation und der aktivierenden Techniken noch nicht bereit ist oder in seinem aktuellen Kontext mit der Veränderung überfordert ist, z.B. aufgrund eines Loyalitätskonfliktes, arbeiten Sie mit dem Jugendlichen an folgenden Fragen:

- Wärst du bereit, die Überzeugung zu haben und trotzdem so zu handeln, wie es dein Ziel ist?
- Könntest du die Überzeugung mal loslassen, als Test?

An dieser Stelle können Sie das Konzept des „Augenblicks der Wahl“ (Harris, 2009; McKay et al., 2013) nutzen. Sie erklären dem Jugendlichen, dass wir trotz der Beziehungsprogramme und der Denkfallen die Möglichkeit haben, uns anders zu verhalten. Auf diese Weise können Sie mit dem Jugendlichen an Strategien arbeiten, wie er seinen Zielen näherkommen kann, auch wenn sich seine Grundüberzeugung noch nicht verändert oder aufgelöst hat.

5. Erarbeitung hilfreicher Kognitionen und Grundannahmen

Im letzten Schritt erarbeiten Sie mit dem Jugendlichen hilfreiche Kognitionen. Diese können entweder auf die veränderten Überzeugungen bezogen sein oder auf eine Strategie, trotz der Überzeugungen die eigenen Ziele zu verfolgen.

Erfragen Sie auch hier regelmäßig positive Erlebnisse während der Woche und lassen Sie den Jugendlichen ein Protokoll zu positiven Selbstaussagen führen. Sammeln Sie weitere positive Anhaltspunkte dafür, dass die dysfunktionalen Überzeugungen nicht zutreffen.

Das Arbeitsblatt *GP-K-J7 Faire Gedanken* enthält eine Liste positiver Überzeugungen. Anhand derer können Sie mit dem Jugendlichen Ideen erarbeiten, wie er fairer über sich und andere denken könnte. Dabei werden absolute Forderungen und realistische Anforderungen gegenübergestellt. Positive Selbst- und Fremdbewertungen werden formuliert, die einen fairen und liebevollen Umgang mit anderen und mit sich selbst ermöglichen. Diese können sich auf die Veränderbarkeit und Bewältigbarkeit von Situationen mit Gleichaltrigen, Annahmen über Beziehung, die Gleichaltrigen oder sich selbst beziehen.

Auf dem Arbeitsblatt *GP-K-J8 Raus aus der Denkfalle!* können Sie individuelle hilfreiche Gedanken festhalten, die entweder neuen alternativen Überzeugungen entsprechen oder Selbstinstruktionen zum Aufbau eines anderen Verhaltens trotz bestehender Überzeugungen darstellen.

Sie leiten den Jugendlichen dazu an, die alternativen Kognitionen oder Strategien im Alltag einzusetzen und in Form von Verhaltensexperimenten zu testen. Dies wird im Rahmen des JOBs der Woche umgesetzt.

2.5.2.4 JOB der Woche

Mit dem Arbeitsblatt *JdW Check it!* kann beobachtet werden, wann ein automatischer Gedanke auftaucht und welche Konsequenzen folgen. Üben Sie das Protokollieren in den Therapiesitzungen anhand von Beispielen. Sollte sich der Jugendliche dennoch mit der Therapieaufgabe überfordert fühlen, bestärken Sie ihn darin, zumindest die schwierigen Situationen zu notieren und ergänzen Sie die kognitiven, affektiven und behavioralen Reaktionen in den folgenden Sitzungen. Wenn es dem Jugendlichen noch immer schwerfällt, ergänzen Sie die Besprechung der Situationen gegebenenfalls durch Rollenspiele.

Das Arbeitsblatt *JdW Think!* wird genutzt, damit der Jugendliche üben kann, positive, hilfreiche Kognitionen, die in der Disputation erarbeitet wurden, auf den Alltag zu übertragen.

Im JOB der Woche *JdW Test it!* werden die hilfreichen Gedanken im Rahmen von Verhaltensexperimenten überprüft. Das Ziel ist, den Jugendlichen dazu zu motivieren, Situationen mit einer offeneren Haltung gegenüber zu treten. Besprechen Sie mit dem Jugendlichen, dass es darum geht, Alternativen auszuprobieren. Selbstbewusster aufzutreten, ist zu diesem Zeitpunkt der Therapie noch nicht das Ziel, kann aber ein positiver Nebeneffekt sein.

2.5.2.5 Mögliche Schwierigkeiten bei der Durchführung des Therapiebausteins

Der Jugendliche empfindet Interventionen als zu theoretisch. Die Beispiele sind so konzipiert, dass sie für Jugendliche mit einer durchschnittlichen Begabung gut nachvollziehbar sein sollten. Bei jüngeren Jugendlichen oder solchen, denen es schwerfällt, abstrakter zu denken, sollte für die Erarbeitung und für Wiederholungen mehr Zeit eingeplant werden. Zudem sollten bei dieser Zielgruppe die kognitiven Interventionen durch Rollenspiele, durch den Einsatz von Moduskarten oder durch die Arbeit mit Stühlen erfahrbarer gemacht werden.

Der Jugendliche zeigt geringe Compliance bei Selbstbeobachtung. Gerade bei kognitiven Interventionen sind Schwierigkeiten bei der Durchführung der Wochenaufgabe zu erwarten. Versuchen Sie, bei geringer Compliance Teilschritte festzulegen und bestärken Sie den Jugendlichen auch, wenn die Wochenaufgabe nur im Ansatz bearbeitet wurde, z. B. wenn statt der gesamten Beschreibung von Situation und Reaktionen lediglich die Situation genannt wurde. Trainieren Sie die Selbstbeobachtung in den Sitzungen.

Der Jugendliche hat starke Selbstwertprobleme. Auch wenn die Behandlung der Gleichaltrigenprobleme in der Diagnostik sowie Problem- und Zielanalyse als zentraler Behandlungsauftrag formuliert wird, kann die Behandlungsbedürftigkeit der Selbstwertprobleme des Jugendlichen im Laufe der Behandlung zunehmend deutlicher werden. Wenn Sie bereits Interventionen zur ressourcenorientierten Arbeit am Selbstbild im Baustein 1 (Soziale Informationsverarbeitung und soziales Selbstbild, vgl. Kapitel 2.5.1) und Interventionen aus dem hier beschriebenen Baustein durchgeführt haben und der Jugendlichen trotz guter Kooperation noch immer unter deutlichen Selbstwertproblemen und damit verbundenen negativen Affekten leidet, ist eine Behandlung mit Interventionen aus dem Band SELBST-Selbstwertprobleme (Schreiter & Döpfner, in Vorb.) indiziert.

2.5.3 Baustein 3 – Kognitionen Eltern

Indikation

Der Baustein wird eingesetzt, wenn dysfunktionale Überzeugungen und Reaktionen der Eltern als beziehungsrelevante Botschaften an den Jugendlichen weitergegeben werden. Diese Botschaften werden direkt, durch Aussagen, oder indirekt, durch Modellverhalten, vermittelt. Die Botschaften können sich auf Qualitäten von Beziehungen (z.B. Vertrauen, Stabilität), auf Verhaltensnormen (z.B. emotionale Anforderungen bezüglich Selbstausdruck, Umgang mit Konflikten, Fairness), aber auch auf die konkrete Situation des Jugendlichen und dessen Fertigkeiten oder auf die Gleichaltrigen beziehen. Solche Botschaften und entsprechende Reaktionen der Eltern können die Erfüllung emotionaler Bedürfnisse des Jugendlichen beeinträchtigen. Weiterhin können die Botschaften den Aufbau adäquater Fertigkeiten zum sozial kompetenten Umgang mit Gleichaltrigen erschweren.

Inhalt und Ziele

Im ersten Schritt werden die positiven Aspekte der Eltern-Jugendlichen-Beziehung fokussiert. Der Einfluss der Eltern auf die Gleichaltrigenbeziehungen des Jugendlichen über direkte oder indirekte Botschaften der Eltern wird erarbeitet. Aktuelle oder frühere dysfunktionale Überzeugungen der Eltern werden identifiziert und in den biografischen Kontext der Eltern eingeordnet. In einer auf den Jugendlichen bezogenen bedürfnisorientierten Disputation werden diese Überzeugungen und die damit verbundenen elterlichen Botschaften überprüft. Mit den Eltern werden Möglichkeiten erarbeitet, die emotionalen Bedürfnisse des Jugendlichen stärker zu validieren und hilfreiche Botschaften zu formulieren. Dies kann im Kommunikationstraining geübt und in einer Familiensitzung angewendet werden.

Anzahl der Sitzungen

In der Regel etwa fünf bis acht Sitzungen mit möglichst beiden Eltern ohne den Jugendlichen

Materialien/Instrumente

- GP-K-E1 Was läuft gut bei uns? (vgl. CD-ROM)
- GP-K-E2 Einstellungen und Botschaften in der Familie (vgl. CD-ROM)
- GP-K-E3 Einstellungen der Eltern – Analyse (vgl. CD-ROM)
- GP-K-E4 Bedürfnisse und Botschaften (vgl. CD-ROM)
- GP-K-E5 Gute Gedanken für meinen Sohn/meine Tochter (vgl. CD-ROM)
- GP-K-E6 Wie sage ich es meinem Kind? (vgl. CD-ROM)

Ablauf des Therapiebausteins

1. Ressourcenorientierte Arbeit an der Eltern-Jugendlichen-Beziehung
2. Psychoedukation zu beziehungsrelevanten Botschaften
3. Erarbeitung beziehungsrelevanter Einstellungen der Eltern und Einordnung in den biografischen Kontext
4. Bedürfnisorientierte Disputation der elterlichen Botschaften
5. Erarbeitung positiver, hilfreicher elterlicher Botschaften
6. Kommunikationstraining bezogen auf hilfreiche elterliche Botschaften und Familiensitzung

JOB der Woche

- JdW Eltern (vgl. CD-ROM)

Mögliche Schwierigkeiten bei der Durchführung des Therapiebausteins

- Erarbeitung der dysfunktionalen Kognitionen löst starke negative Emotionen aus.
- Entwicklung hilfreicher Botschaften ist aufgrund starker eigener Belastung der Eltern nicht hinreichend möglich.
- Ein Elternteil wertet den Jugendlichen ab oder ist nicht ausreichend in der Lage, auf dessen Bedürfnisse einzugehen.

Bevor es losgeht: Es kann sinnvoll sein, zuerst Kapitel 1.3.2 zu lesen. Dort werden die Schemata, Grundannahmen und automatischen Gedanken beschrieben. In der Einleitung zu Kapitel 2.5 sind Hinweise zur Zusammenarbeit mit den Eltern zusammengefasst.

2.5.3.1 Indikation

Vor dem Hintergrund eigener dysfunktionaler Grundüberzeugungen oder Schemata geben die Eltern beziehungsrelevante Botschaften an den Jugendlichen weiter. Die Botschaften können konstruktiv (z.B. „Man kann über alles reden.") und entwicklungsfördernd, aber auch destruktiv sein (z.B. „Du sollst immer unsere Erwartungen erfüllen."). Weiterhin können Botschaften auch doppeldeutig sein, wenn Aussagen und Reaktionen der Eltern nicht kongruent sind (z.B. „Du kannst mit uns über alles reden – solange du unsere Erwartungen nicht enttäuschst.") Der Baustein wird eingesetzt, wenn sich aufgrund der Diagnostik, Exploration und Interaktionsbeobachtung ein Anhalt für destruktive Botschaften oder Doppelbotschaften ergibt, die sich auf das Interaktionsverhalten des Jugendlichen und sein Selbstwertgefühl auswirken. Weiterhin können Sie bei der Entwicklung des gemeinsamen Störungsmodells Hinweise auf dysfunktionale Überzeugungen erhalten.

Beziehungsrelevante elterliche Botschaften können die Qualitäten von Beziehungen betreffen, z.B. Vertrauen (z.B. „Letztendlich kann man niemandem vertrauen!") oder Zugehörigkeit (z.B. „Wir sind eben anders als die anderen!"). Weiterhin werden durch offene oder indirekte Botschaften auch emotionale Anforderungen und soziale Normen an den Jugendlichen gerichtet (z.B. „Man muss es anderen immer recht machen!" oder „Man darf sich nichts gefallen lassen!" oder „Man muss sich durchsetzen!"). Von Kindern werden elterliche Botschaften als „absolute Wahrheiten" übernommen und auch von Jugendlichen werden sie selten infrage gestellt. Die Eltern vermitteln die Botschaften durch direkte Kommunikation im Sinne von Aussagen, Ratschlägen, Forderungen, aber auch durch ihr Modellverhalten und ihre Beziehungsgestaltung zum Jugendlichen. Die elterlichen Botschaften können beim Jugendlichen die Entstehung eigener dysfunktionaler Grundüberzeugungen und Schemata begünstigen. Daher arbeiten Sie nicht nur an den dysfunktionalen Grundannahmen des Jugendlichen, sondern auch an den diesbezüglichen beziehungsrelevanten Botschaften der Eltern.

Destruktive elterliche Botschaften oder Doppelbotschaften können sich zudem direkt verhaltenssteuernd auf die Interaktionen mit Gleichaltrigen auswirken. Eltern können durch ihre Haltung sozial unsicheres oder aggressives Verhalten des Jugendlichen begünstigen oder die Ablehnung der Gleichaltrigengruppe verstärken (z.B. „Diese Mitschüler sind einfach furchtbar, wie soll sie in dieser Klasse Anschluss finden!"). Auf diesem Wege wirken die dysfunktionalen elterlichen Botschaften auch aufrechterhaltend auf die Gleichaltrigenprobleme des Jugendlichen.

2.5.3.2 Inhalt und Ziele

Zum Einstieg in die Arbeit mit den Eltern fokussieren Sie die positiven Aspekte der Eltern-Jugendlichen-Beziehung. Im nächsten Schritt stellen Sie die Zusammenhänge zwischen Beziehungsmustern und Botschaften innerhalb der Familie und Gleichaltrigenbeziehungen des Jugendlichen her. Die Botschaften beziehen sich häufig auf folgende Themen:

- Vertrauen,
- Zugehörigkeit,
- Nähe,
- Autonomie und Kompetenz,
- Subjektive soziale Normen und Regeln.

Der Einfluss der elterlichen Überzeugungen wird anhand einer individuellen Problemsituation des Jugendlichen reflektiert. Dabei wird auch betrachtet, welche Bewertungsmaßstäbe bezüglich des Sozialverhaltens an den Jugendlichen weitergegeben werden. Um die beziehungsrelevanten elterlichen Überzeugungen in den biografischen Kontext einzuordnen, wird ein Genogramm bezüglich der Herkunftsfamilien erstellt. Dabei gehen Sie validierend auf erlebte Belastungen (z.B. chronische intrafamiliäre Konflikte) und unerfüllte emotionale Bedürfnisse der Eltern des Patienten (z.B. erfahrene Ablehnung durch die eigenen Eltern) ein.

Im nächsten Schritt erarbeiten Sie, welche Botschaften bezüglich des Themas Beziehungen die Eltern nun selbst weitergeben. Die Vor- und Nachteile der Botschaften werden erarbeitet. Die Botschaften werden in einer bedürfnisorientierten Disputation überprüft. Dabei wird eruiert, ob die Botschaften förderlich oder hinderlich für die Erfüllung dysfunktionaler Grundbedürfnisse sind.

Ausgehend von den konkreten Zielen zur Verhaltensänderung und den emotionalen Bedürfnissen des Jugendlichen werden hilfreiche Botschaften erarbeitet. Im Rahmen eines Kommunikationstrainings wird geübt, wie diese hilfreichen Botschaften gegenüber dem Jugendlichen formuliert werden können.

Da die elterlichen dysfunktionalen Kognitionen einen deutlichen Einfluss auf dysfunktionale Annahmen des Jugendlichen haben können, sollten die kognitiven Interventionen mit den Eltern zeitlich parallel zu den Interventionen mit dem Jugendlichen (vgl. Baustein 2 in Kapitel 2.5.2) stattfinden.

2.5.3.3 Ablauf des Therapiebausteins

1. Ressourcenorientierte Arbeit an der Eltern-Jugendlichen-Beziehung

Sie fokussieren zunächst positive Aspekte der Eltern-Jugendlichen-Beziehung und erste positive Veränderungen durch bisherige Interventionen. Positive Beziehungsaspekte können auf dem Arbeitsblatt *GP-K-E1 Was läuft gut bei uns?* festgehalten werden. Zur Überleitung auf die Psychoedukation können Sie erfragen, was die Eltern dem Jugendlichen bezogen auf Beziehungen vermitteln möchten.

2. Psychoedukation zu beziehungsrelevanten Botschaften

Sie besprechen, dass alle Eltern direkte oder indirekte Botschaften über Beziehungen weitergeben, und erarbeiten eigene *beziehungsrelevante Überzeugungen* der Eltern. Dazu können Sie verschiedene Quellen explorieren:

- *Botschaften der eigenen Eltern bezüglich Beziehungen und sozialer Normen:* Explorieren Sie, was die Eltern des Patienten von ihren eigenen Eltern übernommen haben oder was sie in der Erziehung der eigenen Kinder ganz anders machen möchten.
- *Eigene Erfahrungen mit Gleichaltrigen während der Kindheit, Jugend und im jungen Erwachsenenalter:* Lassen Sie sich von den Eltern schildern, wie Sie selbst Kontakte zu Gleichaltrigen während der Jugendzeit und im jungen Erwachsenenalter erlebt haben. Erfragen Sie positive und negative Erfahrungen und explorieren Sie, ob es Erfahrungen gibt, die ein Elternteil dem Jugendlichen gerne ersparen würde.
- *Aktuelle Kontakte zu Freunden und Bekannten:* Gehen Sie auch auf die aktuellen sozialen Kontakte beider Eltern ein. Explorieren Sie, ob die Eltern jeweils mit ihren sozialen Kontakten zufrieden sind.
- *Einstellungen zu sozialen Beziehungen und individuelle Normen der Eltern:* Erfragen Sie, wie beide Elternteile zu Freundschaften stehen und versuchen Sie, einen Eindruck von deren persönlichen sozialen Normen zu bekommen.
- *Erfahrungen mit dem Jugendlichen im Laufe der Entwicklung:* Eruieren Sie, wie frühere Probleme des Jugendlichen mit Gleichaltrigen von den Eltern bewertet wurden.
- *Stellvertretende Erfahrungen:* Erfragen Sie stellvertretende Erfahrungen, wie Berichte über negative Entwicklungsverläufe bei anderen Jugendlichen, Medienberichte, die zu katastrophisierenden Annahmen von Eltern beigetragen haben.
- *Externe Bewertungen:* Gehen Sie auch auf Bewertungen des Jugendlichen durch andere Personen, z.B. Lehrer, Verwandte, Freunde der Eltern ein.

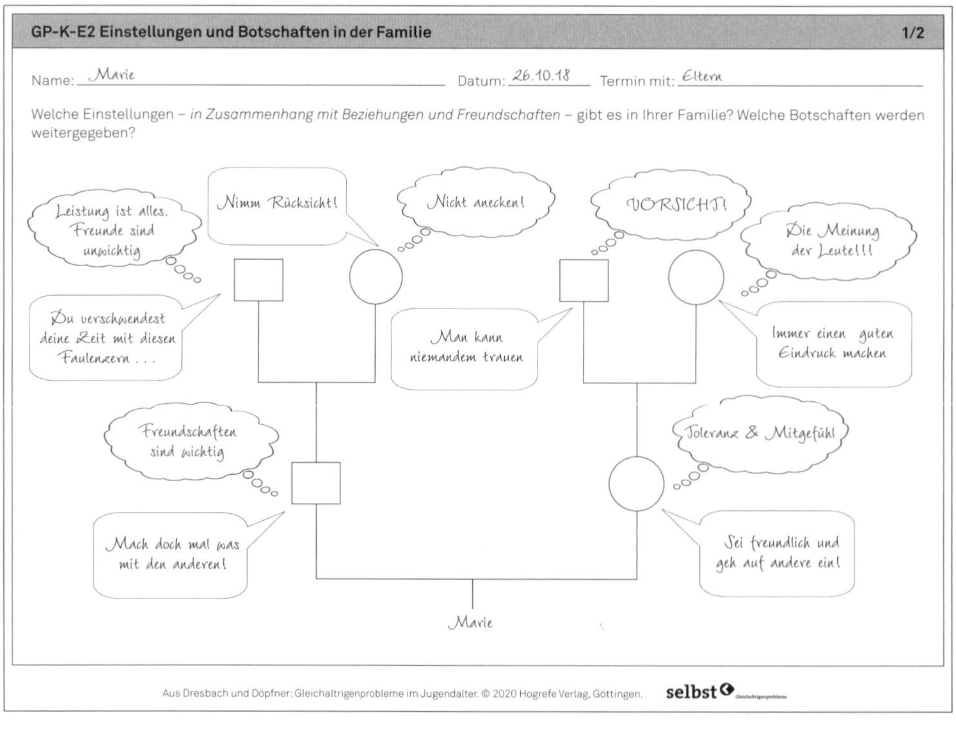

Abbildung 29:
Ausgefülltes Arbeitsblatt GP-K-E2 Einstellungen und Botschaften in der Familie

Negative Entwicklungsprognosen oder negative Aussagen zum Potenzial des Jugendlichen können verunsichernd wirken, unter Druck setzen und dazu führen, dass die Eltern ihre Erziehungskompetenz infrage stellen oder eine Verteidigungshaltung einnehmen.

Diese Einflüsse können zu dysfunktionalen Annahmen der Eltern und zu entsprechenden beziehungsrelevanten Botschaften führen. Als zentral werden dabei Erfahrungen und Botschaften in der eigenen Herkunftsfamilie betrachtet.

Auf dem Arbeitsblatt *GP-K-E2 Einstellungen und Botschaften in der Familie* ist ein Genogramm mit Sprechblasen und Gedankenblasen abgebildet (vgl. Abbildung 29). Sie können im Genogramm die Botschaften notieren, welche die Eltern selbst in ihrer Herkunftsfamilie zum Thema Beziehungen erhalten haben. Diese sollten in möglichst einfachen Sätzen formuliert werden. Als Formulierungshilfe sind auf der zweiten Seite häufige Einstellungen und Botschaften in einer Tabelle zusammengefasst. Gehen Sie in der Bearbeitung validierend auf eigene frustrierte Grundbedürfnisse der Eltern ein und bieten Sie bei Bedarf an, die Eltern bei der Suche eines eigenen Therapeuten zu unterstützen. Werden Scham- oder Schuldgefühle deutlich, können Sie besprechen, dass Menschen, die selbst keine glückliche Kindheit hatten, ebenso gute Eltern sein können, wie Menschen, für die als Kind liebevoll gesorgt wurde. Erklären Sie, dass nicht die Erfahrungen entscheidend sind, sondern ob diese integriert werden konnten. Auch mit den Eltern können Sie reflektieren, dass diese entscheiden können, was sie dem Jugendlichen vermitteln. Die Aussagenliste kann auch genutzt werden, um dysfunktionale Überzeugungen zu eruieren, die in anderen Kontexten entstanden sind.

3. Erarbeitung beziehungsrelevanter Botschaften der Eltern und bedürfnisorientierte Disputation

Im nächsten Schritt werden die Botschaften der Eltern an den Jugendlichen erarbeitet. Reflektieren Sie, über welche Kanäle diese Botschaften vermittelt werden, z. B. direkte Kommunikation, Umgang mit Gefühlen innerhalb der Familie, Umgang mit Konflikten etc. Wenn beziehungsrelevante Botschaften identifiziert wurden, können Sie diese mithilfe von Arbeitsblatt *GP-K-E3 Einstellungen der Eltern – Analyse* untersucht werden. Dabei können Sie die Funktion (z. B. Wozu dient diese Einstellung? Wozu ist sie gut? Wie kann die Einstellung zu Problemen führen?) sowie das Ziel (z. B. Was möchte ich meinem Sohn/meiner Tochter vermitteln?) fokussieren.

Beispiel: Erarbeitung dysfunktionaler Botschaften

Th.: Schön, dass Sie es beide einrichten konnten! Wir wollen weiter besprechen, wie Sie Marie unterstützen können, gegenüber Gleichaltrigen selbstsicherer zu werden. Das kann natürlich nur indirekt passieren, da Sie in den Situationen nicht dabei sind. Aber manchmal unterschätzen wir Erwachsenen auch unseren Einfluss. Zum Beispiel geben wir unsere Einstellungen über Beziehungen an Kinder und Jugendliche weiter. Meist haben wir Erwachsenen dabei gute Absichten, aber wir können dabei auch in Fallen tappen. Und ich möchte mit Ihnen zusammen herausfinden, welche Einstellungen Sie möglicherweise unbewusst an Marie weitergeben.

Mu.: Das ist bestimmt gut, man ist sich ja nie sicher, ob man das alles richtig macht.

Va.: Mmh.

Th.: Was mich vor allem interessiert, ist, wie Sie darauf reagieren, wenn Marie von den Schwierigkeiten mit Gleichaltrigen erzählt.

Mu.: Ich versuche immer, ihr zu sagen, dass wir auf ihrer Seite stehen und dass sie mit uns darüber reden kann. Seit wir das letzte Mal hier waren, erzählt sie auch etwas häufiger was.

Th.: Wie reagieren Sie, wenn Marie etwas erzählt? Vielleicht haben Sie ein Beispiel?

Mu.: Letzte Woche war sie wieder traurig, weil eine Mitschülerin gesagt hat, sie würde „nerven". Ich habe Marie gesagt, dass ich dieses Mädchen schon immer ziemlich überheblich und unreif fand. Jasmin ist auch keine gute Schülerin, wahrscheinlich ist sie einfach eifersüchtig auf Marie. Ich sage ihr immer wieder, sie soll diese Mädchen-Clique einfach nicht beachten. Aber so ein richtiges Gespräch kommt immer noch nicht oft zustande. Außer, wenn es ihr ganz schlecht geht.

Th.: Was sagen Sie ihr über das Verhalten der anderen Mädchen?

Mu.: Ich rege mich auf … das ist einfach nicht in Ordnung! Marie tut diesen Mädchen nichts und sie lassen sie einfach nicht in Ruhe. Manchmal erzähle ich ihr dann auch von Enttäuschungen, die ich selbst schon erlebt habe. Wissen Sie, ich habe ja bei der Arbeit auch schon erlebt, wie das ist, gemobbt zu werden. Das war ganz schlimm für mich vor ein paar Jahren, da hatte ich eine Kollegin, die hat mir übel mitgespielt. Ich habe zum

Glück eine andere Stelle gefunden. Und Marie soll das nicht erleben ...

Th.: Wenn Sie Marie sagen, dass Sie das Verhalten der Mitschüler unreif oder überheblich finden, was möchten Sie Marie damit vermitteln?

Mu.: Dass sie selbstbewusster wird. Und dass sie merkt, dass es viele Leute gibt, die nicht immer nett zu anderen sind ... Aber irgendwie komme ich damit nicht richtig an sie ran.

Th.: Was würden Sie sich wünschen?

Mu.: Natürlich, dass sie besser zurechtkommt. Und dass sie mir mehr erzählt. Wir wollen ihr doch zur Seite stehen, aber wenn wir nichts erfahren, ist das natürlich schwierig.

Th.: Wenn Sie ihr sagen, dass Sie auch schon oft enttäuscht wurden, was lernt Marie dann über Freundschaften?

Mu.: Oh. Meinen Sie, dass sie dann denkt, dass es oft schlecht ausgeht?

Th.: Es besteht das Risiko, dass sie es so aufnimmt, auch wenn Sie es nicht so meinen. Ich würde das gerne hier notieren. Ich schreibe auf, was Sie ihr vermitteln wollen und wie Marie das aufnehmen könnte *[GP-K-E3 Einstellungen der Eltern - Analyse].*

Mu.: Ja, das kann wohl sein, dass sie dann denkt, man kann nichts machen. Man macht sich das ja im Alltag nie so klar ... Und ich frage mich auch, was ich tun kann, damit sie besser zurechtkommt. Vielleicht haben Sie da noch ein paar Tipps für uns. Oder, Gregor, was meinst du?

Vater nickt und sieht müde aus.

Th.: Bevor wir das weiter besprechen, wie gehen Sie damit um, Herr Müller?

Va.: Ganz ehrlich gesagt, interessieren mich diese ganzen Zickereien in der Schule herzlich wenig.

Th.: Zickereien, also Probleme mit den Gleichaltrigen, können für Jugendliche ziemlich belastend sein. Hören Sie denn manchmal von Ihrer Tochter, wie es ihr mit den Gleichaltrigen geht?

Va.: Kaum. Wenn sie mal beim Essen was erzählt, dann versuche ich immer, ihr klarzumachen, wie man das vernünftig lösen kann. Aber dann ist sie beleidigt und sagt nichts mehr. Das ist wirklich frustrierend.

Th.: Was könnte Marie in dem Moment brauchen?

Va.: Ich dachte, einen Rat! Aber das scheint es ja nicht zu sein, sonst würde sie weiter mit mir reden.

Th.: Es ist durchaus gut, wenn Sie Ihrer Tochter vermitteln wollen, lösungsorientiert zu denken. Das notiere ich hier auch. Es besteht allerdings das Risiko, dass Marie es so aufnimmt, sie solle mit allem alleine zurechtkommen. Oder dass es doch eigentlich gar kein Problem gibt.

Va.: Das ist ja nicht meine Absicht.

Th.: Das ist auch deutlich geworden. Dennoch passiert es häufig, dass wir anderen Menschen etwas zwischen den Zeilen vermitteln, ohne es zu wollen. Oder dass es anders aufgenommen wird, als wir es meinen. Es könnte Marie guttun, wenn Sie in Ihnen einen geduldigen Zuhörer hätte.

Va.: Heißt das, ich soll ihr gar nichts mehr sagen?

Th.: Auf keinen Fall. Es ist gut, wenn wir Jugendlichen einen Rat geben. Aber das gelingt leichter, wenn wir im ersten Schritt erst mal zuhören und zeigen, dass wir unterstützen wollen.

Va.: Meine Frau sagt auch immer, ich soll ihr mal zuhören und was Nettes sagen, bevor ich ihr einen Rat gebe ... *(zunehmend aufgebracht).* Aber wissen Sie, ich arbeite mindestens 60 Stunden die Woche und bin für über 30 Mitarbeiter verantwortlich, wenn ich mich da um sämtliche Befindlichkeiten kümmern würde, dann hätte ich sonst nichts zu tun ...! Mit mir hat früher auch keiner ständig besprochen, wie es mir geht und ich habe trotzdem meinen Weg gemacht.

Th.: Und was hat Ihnen dabei geholfen?

Va.: Warum geht es denn jetzt um mich? Ich dachte wir sind hier wegen Marie ...

Th.: Mich interessiert, welche Strategie sie entwickelt haben, um Ihren Weg zu machen. Vielleicht ist das etwas, was Sie an Marie weitergeben möchten?

Va.: Ja, natürlich. Mir war irgendwann klar, dass ich mich nur auf mich selbst verlassen kann. Und das ist bis heute so, ich mache die Dinge mit mir selbst aus. Man muss nicht immer alles in epischer Breite besprechen. Man kann auch einfach mal nachdenken. Oder sich Ratschläge zu Herzen nehmen. Dann kann man viele Probleme lösen.

Th.: Da stimme ich Ihnen zu. Manche Menschen unterschätzen tatsächlich ihre eigenen Möglichkeiten, Probleme zu lösen. Allerdings sehe ich bei der Strategie auch einen gewissen Nachteil.

Va.: Und der wäre?

Th.: Man bekommt weniger emotionale Unterstützung und Mitgefühl von anderen. Und das ist ja auch ein menschliches Bedürfnis.

Va.: Mmmh. Ja. Schon.
Th.: Vielleicht ist dieses Bedürfnis bei Ihrer Tochter gerade etwas stärker ausgeprägt als bei Ihnen.
Va.: Das kann schon sein ...
Th.: Was denken Sie, braucht Ihre Tochter, wenn sie von den Problemen erzählt.
Va.: Ja, ich verstehe schon ... Dass man sie unterstützt. Aber oft haben wir das Gefühl, sie will das gar nicht annehmen.
Mu.: Und dir würde das auch mal guttun, so was von anderen anzunehmen ...
Va.: Katrin, es geht jetzt wirklich um Marie!
Th.: Wäre es denn denkbar, dass Sie Ihrer Tochter im ersten Schritt einfach zuhören, ohne direkt einen Lösungsvorschlag zu machen?
Va.: Ja ... Das geht schon.
Th.: Was denken Sie, wie könnte das auf Ihre Tochter wirken?
Va.: Mmh. Vielleicht fühlt sie sich dann eher ernst genommen ...
Mu.: Und sie merkt, dass sie dir wichtig ist. Ich weiß ja, dass du das nicht so zeigst, aber Marie ist doch dein ...
Va.: Ja. Ich verstehe schon ... *(räuspert sich)*. Haben Sie sich mit meiner Frau abgesprochen?
Th.: Keineswegs. Ich bin aber froh, dass wir diese Punkte ansprechen konnten und Sie beide versuchen möchten, Marie anders zu unterstützen.
Mu.: Da hab ich wirklich auch was zu tun ...!
Th.: Was halten Sie davon, wenn wir zusammen noch mal hier festhalten, worauf jeder von Ihnen in der nächsten Zeit achten kann, wenn Sie mit Marie über die Probleme sprechen?
Mu.: Ja, das ist gut, dann hat man das mal festgehalten.
Va.: Einverstanden.
Th.: Gut. Und dann können Sie bis zu unserem nächsten Termin ausprobieren, wie das funktioniert. Solche Veränderungen brauchen Zeit, aber das Beobachten ist schon ein sehr wichtiger Schritt.

Darauf aufbauend führen Sie eine auf den Jugendlichen bezogene bedürfnisorientierte Disputation mit dem jeweiligen Elternteil durch. Sie prüfen die Botschaften dahingehend, ob diese für den Jugendlichen hilfreich sind, um zu sich selbst und anderen eine positive Beziehung zu haben. Reflektieren Sie mit den Eltern, was der Jugendlichen braucht, um sozial kompetent mit anderen Menschen umzugehen. Fassen Sie auf dem Arbeitsblatt *GP-K-E4 Bedürfnisse und Botschaften* zusammen, was die Eltern tun, um eine gute Basis für soziale Kompetenz des Jugendlichen zu schaffen oder ob bestimmte Botschaften diese Basis schwächen. Nutzen Sie dabei empathische Konfrontation. Gehen Sie validierend auf die „guten Gründe" für die Botschaften ein und zeigen Sie gleichzeitig die Konsequenzen für den Jugendlichen auf.

4. Erarbeitung positiver, hilfreicher elterlicher Botschaften

Fragen Sie, ob die Eltern – trotz eigener schwieriger Erfahrungen oder schwieriger Überzeugungen – bereit sind, den Jugendlichen im Aufbau sozialer Kompetenz zu unterstützen. Erarbeiten Sie, welche Botschaften für den Jugendlichen hilfreich sein könnten, damit er ein sozial kompetenter Erwachsener werden kann. Dazu können Sie die Eltern auch anleiten, den Jugendlichen als jungen Erwachsenen zu visualisieren. Fragen Sie die Eltern, was sie dem Jugendlichen aktuell und für die Zukunft wünschen würden und welche Erfahrungen sie ihm ermöglichen möchten. Zeigen Sie den Eltern auf, dass dysfunktionale Überzeugungen und Beziehungsmuster in Familien häufig weitergegeben werden, dies aber kein „Naturgesetz" ist. Verdeutlichen Sie, dass Eltern beeinflussen können, welche Botschaften sie an die nächste Generation weitergeben und so die Beziehungsmuster beeinflussen.

Versuchen Sie darauf aufbauend gemeinsam mit den Eltern hilfreiche Botschaften an den Jugendlichen zu formulieren. Dazu können Sie das Arbeitsblatt *GP-K-E5 Gute Gedanken für meinen Sohn/meine Tochter* nutzen.

5. Kommunikationstraining bezogen auf hilfreiche elterliche Botschaften und Familiensitzung

Im Weiteren können Sie mit den Eltern im Rollenspiel üben, wie sie diese Botschaften gegenüber dem Jugendlichen im Alltag formulieren können, z. B. bei der Bewertung von Situationen mit Gleichaltrigen. Dabei können Sie den Eltern ein Modell für den validierenden Umgang mit emotionalen Grundbedürfnissen sein.

Auf dem Arbeitsblatt *GP-K-E6 Wie sage ich es meinem Kind* sind drei Strategien zusammengefasst, die eine achtsame Kommunikation bezüglich Emotionen und Belastungen des Jugendlichen ermöglichen (vgl. Siegel, 2013). Eine oder mehrere dieser Strategien können in Rollenspielen eingeübt werden, z. B. ein negatives Gefühl benennen und es zu mildern, statt Vorwürfe oder Abwertungen zu äußern.

GP-K-E5 Gute Gedanken für meinen Sohn/meine Tochter

Name: Marie Datum: 30.10.18 Termin mit: Eltern

Problemsituation	Ein guter Gedanke, um meinen Sohn/meine Tochter zu unterstützen
Marie möchte zu einer bestimmten Clique gehören und sucht weniger Kontakt zu anderen Jugendlichen.	Freunde sind Leute, bei denen du du selbst sein kannst ...
Marie fühlt sich häufig abgelehnt.	Du bist gut, so wie du bist. Kannst du mal darauf achten, wer nett zu dir ist?
Marie wehrt sich nicht, wenn sie schlecht behandelt wird.	Es ist wichtig und in Ordnung, für die eigenen Rechte einzutreten und auf die eigenen Grenzen zu achten.

Abbildung 30: Ausgefülltes Arbeitsblatt GP-K-E5 Gute Gedanken für meinen Sohn/meine Tochter

Bei *hoher Motivation und Offenheit von Eltern* kann es gelingen, in Familiengesprächen eine nachträgliche Validierung der emotionalen Bedürfnisse des Jugendlichen umzusetzen. Wenn Eltern in der Vergangenheit in bestimmten Situationen unabsichtlich invalidierend, nicht einfühlsam oder nicht unterstützend reagiert haben, häufig auch, weil sie von dem Problem nichts wussten, kann dies im Familiengespräch nachgeholt werden. Mit entsprechender Vorbereitung in Sitzungen mit den Eltern und dem Jugendlichen können die Beteiligten angeleitet werden, die vergangene Situation aus den verschiedenen Perspektiven zu betrachten. Dann können die Eltern äußern, was sie in der Situation lieber gesagt oder getan hätten. Beispielsweise können die Eltern sagen, was sie getan hätten, wenn das Kind ihnen von den Problemen mit Gleichaltrigen erzählt hätte.

Familiengespräche können auch dazu genutzt werden, dass ein Elternteil dem Jugendlichen explizit die „Erlaubnis" gibt, Beziehungen mit anderen Menschen anders zu gestalten als er selbst. Dies ermöglicht dem Jugendlichen, sich an anderen, kompetenteren Modellen zu orientieren. Beispielsweise kann eine Mutter mit eigener Angststörung der Tochter vermitteln, dass sie ihr ausdrücklich erlaubt, mehr mit Gleichaltrigen zu unternehmen. Wenn Sie das Kommunikationstraining mit den Eltern vertiefen möchten, oder Indikation zur vertiefenden Arbeit an den Familienbeziehungen besteht, sollten Interventionen aus SELBST-Familienprobleme (Rademacher & Döpfner, in Vorb.) eingesetzt werden.

2.5.3.4 JOB der Woche

Als Therapiehausaufgabe können die Eltern ein Verhaltensexperiment zum Einsatz hilfreicher Botschaften durchführen. Die Eltern können notieren, welche Folgen es hat, wenn sie im Alltag hilfreiche Botschaften einsetzen. Dazu kann das Arbeitsblatt *JdW Eltern* eingesetzt werden. Die Eltern können auch notieren, wie es ihnen gelingt, den Jugendlichen durch achtsame Kommunikation und hilfreiche Aussagen zu unterstützen und welche Folgen dies hat.

2.5.3.5 Mögliche Schwierigkeiten bei der Durchführung des Therapiebausteins

Die Erarbeitung der Einstellungen und Botschaften löst starke emotionale Aktivierung aus. Mit der Erarbeitung dysfunktionaler Kognitionen werden eigene Themen aus der Biografie der Eltern angesprochen, dabei kann es zu starker emotionaler Aktivierung kommen. Gehen Sie validierend und fürsorglich auf die verletzlichen Gefühle der Eltern ein, begrenzen Sie ärgerliche Selbstschutz-Reaktionen. Richten Sie den Fokus der Eltern auf positive Aspekte der Auseinandersetzung mit der Thematik, auch wenn diese zunächst aufwühlend ist. Bestärken Sie die Eltern darin, dass sie sich trauen, sich mit den eignen wunden Punkten auseinander zu setzen. Falls es sich um klar eingrenzbare Themen handelt, geben Sie im Rahmen der Elterngespräche die Möglichkeit, diese anzusprechen. Bei Verdacht auf eine psychische Störung motivieren Sie zur Aufnahme einer eigenen Behandlung.

Entwicklung hilfreicher Botschaften ist aufgrund starker eigener Belastung der Eltern nicht hinreichend möglich. Versuchen Sie auch hierbei, die Barrieren der Eltern zu explorieren. Ist eine deutliche eigene Belastung erkennbar, die den Grad einer psychischen Störung erreicht, sollten Möglichkeiten einer eigenen Behandlung besprochen und ein Unterstützungsangebot bei der Suche nach einem Therapieplatz gemacht werden.

Wird eine hohe eigene Belastung der Eltern deutlich, sollte der nicht belastete Elternteil stärker in die Behandlung einbezogen werden. Die begleitende Arbeit mit den Eltern sollte mit angepassten Behandlungszielen fortgeführt werden. In einer solchen Konstellation sind die therapeutische Beziehung und positive Bestärkung durch den Therapeuten für den Jugendlichen meist von besonderer Bedeutung. Nutzen Sie Möglichkeiten zur Ressourcenaktivierung. Versuchen Sie weitere positive Kontakte zu Erwachsenen im Umfeld des Jugendlichen zu identifizieren (Großeltern, Paten, erwachsene Geschwister, Verwandte, Lehrer, Trainer) und besprechen Sie mit dem Jugendlichen die vorhandenen Ressourcen.

Ein Elternteil wertet den Jugendlichen ab oder kann nicht auf dessen Bedürfnisse eingehen. Wenn bei der Bearbeitung des Bausteins emotionale Vernachlässigung offene oder verdeckte Ablehnung oder Abwertung des Jugendlichen durch einen Elternteil deutlich wird oder ein Elternteil nicht auf Bedürfnisse des Jugendlichen eingehen kann, sollten Gespräche mit beiden Eltern geführt werden. Dabei sollte Psychoedukation zu emotionalen Bedürfnissen gegeben werden. Eine mögliche eigene Belastung oder Überforderung sollte eruiert werden. In diesen Fällen sollten Unterstützungsmöglichkeiten aufgezeigt werden. Die Eltern sollten damit konfrontiert werden, dass sich emotionale Vernachlässigung oder Abwertung schädlich auf die seelische Gesundheit und Entwicklung des Jugendlichen auswirken. Der andere Elternteil sollte stärker in die Behandlung einbezogen werden. Mit dem Jugendlichen kann die erfahrene Abwertung als Ausdruck der Belastung des jeweiligen Elternteils eingeordnet werden. Dabei sollte dem Jugendlichen deutlich gemacht werden, dass der Therapeut die Abwertung nicht entschuldigt und diese nicht in Ordnung findet. Möglichkeiten zur Deeskalation sollten geprüft werden (vgl. auch SELBST-Familienprobleme, Rademacher & Döpfner, in Vorb.). Sie sollten einordnen, ob bei dem Elternteil behandlungsbedürftige Symptomatik vorliegt und in diesem Fall zur Aufnahme einer eigenen Behandlung motivieren. Besteht Anhalt für eine Persönlichkeitsstörung eines Elternteils (z. B. Narzisstische oder eine Emotional-Instabile Persönlichkeitsstörung) sollten Grenzen deutlich aufgezeigt und für Schutz des Jugendlichen gesorgt werden. In diesen Fällen sollte die Indikation zur Einleitung von Jugendhilfe-Maßnahmen geprüft werden. Ziel ist, den Jugendlichen vor Abwertung oder überhöhten Anforderungen zu schützen.

2.5.4 Baustein 4 – Emotionsregulation

Indikation

Der Baustein wird eingesetzt, wenn der Jugendliche Schwierigkeiten hat, seine Emotionen in der Interaktion mit Gleichaltrigen zu regulieren. Stimmungsprobleme und starke Emotionen können soziale Fertigkeiten im Umgang mit Gleichaltrigen überlagern, so dass Vernachlässigung oder Ablehnung durch Gleichaltrige wahrscheinlicher werden. Weiterhin wird der Baustein eingesetzt, wenn negative Erfahrungen mit Gleichaltrigen regelmäßig starke Emotionen auslösen oder in der Vorgeschichte zu starker Belastung geführt haben. Zudem sollte der Baustein eingesetzt werden, wenn es dem Jugendlichen schwerfällt, Mitgefühl gegenüber anderen und gegenüber sich selbst zu empfinden.

Inhalt und Ziele

Emotionstoleranz soll gesteigert und Fertigkeiten zur Emotionsregulation sollen aufgebaut werden, um sozial kompetentes Verhalten und emotionale Empathie zu ermöglichen. In der Psychoedukation wird die Funktion verschiedener Emotionen erarbeitet, dabei soll eine akzeptierende, achtsame Haltung gegenüber den eigenen Emotionen und Reaktionstendenzen entwickelt werden. Positive Aktivitäten und Selbstbelohnung werden aufgebaut, um positive Emotionen zu verstärken. Das Störungsmodell und Bedingungsfaktoren starker emotionaler Reaktionen werden vertiefend besprochen. Hierbei werden die Einflüsse emotionaler Grundbedürfnisse sowie negativer Erfahrungen fokussiert. Imagination kann eingesetzt werden, um positive Emotionen oder Emotionstoleranz zu steigern oder durch Überschreiben negative Erfahrungen zu verarbeiten. Im nächsten Schritt werden durch Rollenspiele Strategien zum Emotionsausdruck und zur Emotionsregulation geübt. Über Konfrontation in vivo mit den jeweiligen emotionsauslösenden Situationen werden die Strategien auf den Alltag übertragen. Emotionale Empathie gegenüber Gleichaltrigen wird gefördert, dazu werden Perspektivenübernahme unter emotionaler Aktivierung und Selbstbeobachtung im Alltag genutzt.

Anzahl der Sitzungen

In der Regel etwa fünf bis acht Sitzungen

Materialien/Instrumente

- GP-E-J1 Positive Gefühle – und wozu sie gut sind (vgl. CD-ROM)
- GP-E-J2 Negative Gefühle – und wozu sie gut sind (vgl. CD-ROM)
- GP-E-J3 Sei dein Freund! (vgl. CD-ROM)
- GP-E-J4 Wo die Gefühle herkommen (vgl. CD-ROM)
- GP-E-J5 Es geht auch anders (vgl. CD-ROM)
- GP-E-J6 Let's talk (vgl. CD-ROM)
- GP-E-J7 Expo (vgl. CD-ROM)
- GP-E-J8 Sei ein Freund! (vgl. CD-ROM)
- GP-TH-7 Imagine (vgl. CD-ROM)

Ablauf des Therapiebausteins

1. Psychoedukation und Aufbau von Emotionstoleranz
2. Stärkung positiver emotionaler Reaktionen und Aufbau von Selbstmitgefühl
3. Analyse individueller Auslöser, Aufbau von Emotionsregulation und Emotionsausdruck
4. Imaginative Interventionen (Stabilisierung, Distanzierung und Überschreiben)
5. Vorbereitung der Konfrontation mit Auslösern in individuellen Problemsituationen
6. Einübung von Strategien im Rollenspiel und graduierte Konfrontation mit den Auslösern
7. Förderung emotionaler Empathie: Perspektivenübernahme, Imagination und Beobachtungsaufgaben

JOB der Woche
• JdW Check it! (vgl. CD-ROM) • JdW E1 Good for you! (vgl. CD-ROM) • JdW E2 Keep calm and watch your feelings (vgl. CD-ROM) • JdW E3 Es geht auch anders! (vgl. CD-ROM) • JdW E4 Just be nice! (vgl. CD-ROM) • JdW Do it! (vgl. CD-ROM)
Mögliche Schwierigkeiten bei der Durchführung des Therapiebausteins
• Es werden Ängste deutlich, die sich auf Schule, Leistung und Trennung von den Eltern beziehen. • Der Jugendliche hat starke Stimmungs- und Selbstwertprobleme. • Der Jugendliche hat realistische Sorge, sich inkompetent zu verhalten. • Der Jugendliche zeigt trotz Interventionen deutlich impulsive oder aggressive Reaktionen. • Der Jugendliche hat Schwierigkeiten, die eigenen Gefühle zu beschreiben. • Der Jugendliche verweigert eine Konfrontation.

Bevor es losgeht: Es kann hilfreich sein, das Kapitel 1.9 zu lesen. Dort werden Strategien zur Beziehungsgestaltung beschrieben, die auch beim Aufbau von Emotionstoleranz und Emotionsregulation eingesetzt werden.

2.5.4.1 Indikation

Der Baustein wird eingesetzt, wenn starke emotionale Reaktionen die sozialen Interaktionen belasten und es für den Jugendlichen erschweren, sich sozial kompetent zu verhalten. Emotionale Aktivierung kann dabei Problemlösen und die Nutzung von Handlungsalternativen einschränken und die soziale Performanz beeinträchtigen.

Außerdem wird der Baustein genutzt, wenn aktuelle oder frühere soziale Probleme mit Gleichaltrigen negative Emotionen und Selbstschutzverhalten bei den betroffenen Jugendlichen auslösen und damit ebenfalls die soziale Performanz beeinträchtigen. Selbstschutzverhalten, z. B. Rückzug, Vermeidung oder aggressive Reaktionen, führt zu Interaktionsfallen und verhindert positive Situationsausgänge. Ein Teufelskreis aus Emotionsregulationsproblemen, sozial inkompetentem Verhalten, negativen Rückmeldungen von Gleichaltrigen und weiterer Verstärkung von Emotionsregulationsproblemen kann sich entwickeln und erschwert die weitere Ausdifferenzierung sozialer Fertigkeiten.

Der Baustein wird sowohl bei Jugendlichen mit internaler als auch mit externaler Grundsymptomatik eingesetzt. Dabei wird in der Regel bei internaler Grundsymptomatik am Umgang mit Angst und Traurigkeit, bei externaler Symptomatik an der Regulation von Wut und Ärger gearbeitet. Zudem können auch soziale Emotionen wie Schuld oder Scham im Fokus der Interventionen stehen.

Wenn die Probleme in der Emotionsregulation auf eine Persönlichkeitsstörung, eine tiefgreifende Entwicklungsstörung oder eine Posttraumatische Belastungsstörung zurückzuführen sind, entsprechen die Interventionen nicht hinreichend den besonderen Behandlungsanforderungen dieser Störungsbilder. Hier sollten auch spezifische Interventionen eingesetzt werden (vgl. Kapitel 1.4).

Sie wählen für jeden Jugendlichen die geeigneten Schwerpunkte des Bausteins aus. Dabei empfehlen wir, zunächst Interventionen zu nutzen, mit denen er die eigenen Gefühle besser regulieren lernt, bevor am Aufbau von emotionaler Empathie gearbeitet wird. Wenn deutliche Fertigkeiten-Probleme auf der Ebene der sozial-kognitiven Problemlösung oder des sozialen Verhaltens im Vordergrund stehen, kann zunächst der Baustein 5 (vgl. Kapitel 2.5.5) zum Einsatz kommen.

2.5.4.2 Inhalt und Ziele

Um die Emotionsregulation zu verbessern, wird Emotionstoleranz ebenso wie Selbstwirksamkeit im Umgang mit den belastenden Gefühlen aufgebaut. Der Jugendliche soll befähigt werden, positive Emotionen zu verstärken und mit anderen zu teilen. Er soll Strategien entwickeln, negative Emotionen zu akzeptieren, zu verbalisieren und zu regulieren, und dabei soziale Unterstützung aktivieren.

In der Psychoedukation soll vermittelt werden, dass alle Gefühle eine wichtige Funktion haben. Mit diesem Fokus soll es dem Jugendlichen erleichtert werden, eine akzeptierende Haltung gegenüber den eigenen Gefühlen, auch den negativen, aufzubauen.

Als erste Strategie zur Emotionsregulation und gleichzeitigen Ressourcenaktivierung wird der Aufbau positiver Aktivitäten und von Aktivitäten zur Spannungsabfuhr eingesetzt. Der Jugendliche kann lernen, durch gezielten Einsatz von Verhaltensweisen positive Gefühle aufzubauen oder negative Gefühle zu reduzieren. Auch an dieser Stelle wird Selbstverstärkung genutzt. Dabei sollen auch die Arbeit an einer fairen inneren Selbstbewertung weiter vertieft und Strategien zur Selbstunterstützung aufgebaut werden. Dem Jugendlichen wird vermittelt, sich selbst wie ein guter Freund zur Seite zu stehen.

Das in Phase 3 (vgl. Kapitel 2.3) entwickelte Störungsmodell wird hier erneut aufgegriffen, dem Jugendlichen soll dabei vermittelt werden, dass seine Gefühle verständliche Reaktionen vor dem Hintergrund seiner Bedürfnisse, Erfahrungen und Grundannahmen sind. Die individuellen Problemsituationen werden im Hinblick auf Auslöser für emotionale Reaktionen analysiert. Die Auslöser werden zu bereits erarbeiteten Grundannahmen und gegebenenfalls interpersonalen Schemata (z. B. Ablehnung, Scham, soziale Isolierung, Unterwerfung, Selbstaufopferung, Streben nach Anerkennung) in Bezug gesetzt. Dabei können auch emotionsaktivierende Rollenspiele eingesetzt werden.

Als Strategien zur Emotionsregulation werden achtsames Beobachten der Gefühle sowie der Selbstausdruck bezogen auf Belastungen und negative Gefühle aufgebaut.

Weiterhin können imaginative Techniken eingesetzt werden. Diese können der Ressourcenaktivierung dienen und genutzt werden, um positive Emotionen aufzubauen. Imagination kann auch zur Regulation, z. B. durch Distanzierung, Einübung alternativer Reaktionen und zum Überschreiben belastender Erfahrungen eingesetzt werden. Dies wird vor allem bei Patienten eingesetzt, die Viktimisierung oder Bullying erfahren. Aber auch mit dissozialen Patienten können alternative Reaktionen in der Vorstellung geübt werden (z. B. in der Vorstellung durch die Unterstützung eines Helfers/Coaches Provokation oder Rache zu unterlassen). Auf diesem Wege werden einerseits die emotionalen Bedürfnisse des Jugendlichen validiert, andererseits werden sozial kompetente Handlungsalternativen in der Vorstellung eingeübt.

In Rollenspielen werden verschiedene Strategien zur Emotionsregulation trainiert. Im Rahmen der Sitzungen und der Wochenaufgaben werden die Strategien bei Konfrontation in vivo eingesetzt. Dabei können schwierige Situationen in Anwesenheit des Therapeuten oder im Alltag als Therapiehausaufgaben aufgesucht werden, um die neuen Regulationsstrategien anzuwenden. Der Jugendliche lernt, konkrete Problemsituationen mit Gleichaltrigen in seinem Alltag zu bewältigen. Emotionale Empathie und prosoziales Verhalten werden durch Anleitung zur Perspektivenübernahme sowie durch Imagination und Beobachtungsaufgaben gefördert.

2.5.4.3 Ablauf des Therapiebausteins

1. Psychoedukation und Aufbau von Emotionstoleranz

Sie beginnen die Psychoedukation mit einigen Fragen zu Gefühlen, die der Jugendliche als angenehm empfindet, und Situationen, in denen er diese erlebt. Besprechen Sie einige Gefühle auf der Liste des Arbeitsblattes *GP-E-J1 Positive Gefühle – und wozu sie gut sind.* Erklären Sie dem Jugendlichen, dass diese Gefühle uns „anzeigen", dass es uns gutgeht und unsere Bedürfnisse gut erfüllt werden. Positive Gefühle begünstigen Verhalten, durch das unsere Bedürfnisse auch weiterhin erfüllt werden können. Durch diese Reflexion soll der Jugendliche mit dem Gedanken vertraut gemacht werden, dass Gefühle und emotionale Bedürfnisse miteinander verknüpft sind. Weiterhin soll vermittelt werden, dass alle Gefühle, auch die unangenehmen, eine wichtige Funktion haben. Dazu besprechen Sie einige Beispiele der Liste auf dem Arbeitsblatt *GP-E-J2 Negative Gefühle – und wozu sie gut sind.* Erklären Sie dem Jugendlichen, dass diese Gefühle wichtige Hinweise darauf sind, dass etwas nicht stimmt oder wir nicht das bekommen, was wir brauchen. Weisen Sie darauf hin, dass sie deshalb im ersten Schritt daran arbeiten wollen, dass der Jugendliche seine Gefühle wahrnehmen und akzeptieren lernt. Im zweiten Schritt wird es dann darum gehen, was er braucht, um sie besser regulieren zu können.

Als *JOB der Woche* kann hier eine Selbstbeobachtung zu Gefühlen eingesetzt werden. Dabei sollte der Jugendliche versuchen, die Gefühle zu beobachten, ohne sie direkt verändern zu wollen. Wenn dies dem Jugendlichen leichtfällt, können Sie ihn zudem beobachten lassen, ob die Gefühle eher durch die Situation hervorgerufen werden, oder ob sie zusammen mit einer Aktivierung dysfunktionaler Annahmen auftreten (z. B. „Würden viele Personen in der Situation so fühlen oder fühlst du so, weil eine Denkfalle oder ein Beziehungsprogramm aktiv ist?"). Die letztgenannte Variante sollte nur bei älteren Jugendlichen mit hoher Motivation eingesetzt werden.

Bei allen Beobachtungsaufgaben geben Sie dem Jugendlichen den Auftrag, auf mögliche Frühwarnzeichen zu achten und *alle* Gefühle zu notieren, die auftreten. Jugendliche mit externaler Symptomatik haben häufiger Schwierigkeiten, verletzliche Gefühle wahrzunehmen und auszudrücken, wohingegen es Jugendlichen mit internaler Symptomatik oft schwerfällt, Wut oder Ärger wahrzunehmen und auszudrücken.

Häufig zeigen Jugendliche Dissimulierungstendenzen bezüglich ihrer negativen Gefühle wie Traurigkeit oder Wut. Sie äußern dann eher, sie haben kein Interesse an bestimmten Situationen, beispielsweise keine Lust etwas mit Mitschülern zu unternehmen, oder sie haben keine Zeit dafür. Oder sie geben an, dass es ihnen „egal“ sei, ob sie akzeptiert werden und zu ihrem Recht zu kommen. Möglicherweise beschreibt der Jugendliche keine Angst, sondern eher „Unbehagen“ oder ein „blödes Gefühl“. Greifen Sie diese Formulierungen zunächst auf und versuchen Sie, die Gefühle durch vertiefende Exploration einzuordnen und zu validieren. Bestärken Sie den Jugendlichen für seine Bereitschaft, sich mit seinen Gefühlen auseinanderzusetzen.

2. Stärkung positiver emotionaler Reaktionen und Aufbau von Selbstmitgefühl

Erarbeiten Sie mit dem Jugendlichen, welche Aktivitäten oder Handlungen er nutzen kann, um sich besser zu fühlen, erstellen Sie gemeinsam eine Liste. Zeigen Sie dabei Möglichkeiten zur Spannungsabfuhr sowie zum Aufbau positiver Stimmung auf. Als JOB der Woche kann das Arbeitsblatt *JdW E1 Good for you!* genutzt werden. Hier kann der Jugendliche täglich notieren, welche Aktivitäten er eingesetzt hat, um sich besser zu fühlen. Geben Sie dem Jugendlichen positives Feedback für die ersten Schritte zur Veränderung seiner Gefühle in eine positive Richtung. Fokussieren Sie beim Besprechen der Wochenaufgabe die positiven Effekte der Strategien auf die Stimmung. Weitere Materialien zu positiven Aktivitäten und Selbstverstärkung finden Sie im Band SELBST-Grundlagen (Walter et al., 2007) und im Band SELBST-Leistungsprobleme (Walter & Döpfner, 2009).

Im Baustein 1 und im Baustein 2 haben Sie mit dem Jugendlichen bereits an einer fairen inneren Selbstbewertung gearbeitet. Dabei wurde bereits mit einer Variante des „Wohlwollenden Begleiters“ (Potreck-Rose, 2018) gearbeitet. Sie haben den Jugendlichen gebeten, sich vorzustellen, wie ein sehr guter Freund seine Gedanken und die schwierigen Situationen bewerten würde. Neben dieser kognitiven Selbstakzeptanz sollen an dieser Stelle Selbstmitgefühl und Selbstzuwendung zur Emotionsregulation (Potreck-Rose & Jacob, 2016) aufgebaut werden.

Vermitteln Sie dem Jugendlichen, dass es zur Bewältigung von negativen Gefühlen wichtig ist, sich selbst zur Seite zu stehen. Fragen Sie den Jugendlichen, wie er einen Freund oder ein Familienmitglied trösten oder ihm Mut machen könnte. Bei älteren Jugendlichen bietet es sich auch an, zu erfragen, wie sie mit einem jüngeren Kind umgehen würden, das beispielsweise Kummer hat. Dazu können Sie den Jugendlichen bitten, ein Kinderfoto von sich selbst mitzubringen und hilfreiche Sätze für das Mädchen/den Jungen zu finden. Besprechen Sie mit dem Jugendlichen, dass

GP-E-J3 Sei dein Freund!

Name: Marie Datum: 14.11.18

Notiere, was du dir selbst sagen kannst, um dich zu beruhigen oder aufzuheitern, wenn es dir nicht gut geht, z. B. wenn du unsicher oder wütend bist; so wie es YBFE tun würde. Schreib auch auf, was du tun kannst, damit es dir besser geht, z. B. Musik hören, jemanden anrufen, Joggen gehen, Serien anschauen ...

Um welches Gefühl geht's?	Was ich zu mir selbst sagen kann, damit es mir besser geht:	Was ich tun kann, damit es mir besser geht:
Traurig	Es ist ok, traurig zu sein. Es ist wirklich schade, dass ...	Sarah anrufen, Kakao machen, Serien anschauen, mit Mama reden, Baden.
Wütend	Es ist ok, wütend zu sein. Das war nicht in Ordnung, dass ... Du kannst später einen Weg finden, wie du das regelst.	Joggen gehen, Workout, aufräumen, Unterlagen abheften.
Abgelehnt	Überleg mal, was eigentlich los ist ... Warum sollte das bedeuten, dass sie dich nicht dabei haben wollen ...	Genau zuhören. Sagen oder machen die auch etwas, was zeigt, dass sie mich mögen? Mich nicht ausklinken ...
Unsicher	Es ist ok, unsicher zu sein. Das ist jeder mal. Und es geht wieder vorbei ... Du kannst es ausprobieren.	Dabeibleiben, das machen, was ich mir vorgenommen habe. Jemanden mitnehmen, der mich unterstützt.

Gut zu wissen: Was du für dich tust, damit es dir besser geht, kannst du auch für oder mit anderen machen, wenn sie das brauchen ... Je mehr du das für dich selbst übst, umso leichter wird es dir fallen, für andere ein guter Freund zu sein.

Abbildung 31: Ausgefülltes Arbeitsblatt GP-E-J3 Sei dein Freund!

es für seine Stimmung nicht nur entscheidend ist, eigene Stärken zu erkennen, sondern auch, es mit sich selbst „gut zu meinen“ und freundlich mit sich umzugehen. Auf dem Arbeitsblatt *GP-E-J3 Sei dein Freund!* kann der Jugendliche dabei hilfreiche Selbstaussagen zu schwierigen Situationen sammeln. Dabei kann das Ziel sein, sich selbst zur Seite zu stehen oder sich Mut zu machen. Beispiele für solche Aussagen können sein: „Es ist in Ordnung, Angst zu haben.“ Mit dieser Haltung kann es dem Jugendlichen gelingen, negative Gefühle als normale menschliche Erfahrung zu betrachten und sich eher unangenehmen Situationen zu stellen. Weiterhin dient die Perspektive des guten Freundes dazu, globale Selbstabwertung (z. B. „Ich bin nicht gut genug!“) zu relativieren und die Betrachtung von veränderbarem Verhalten zu ermöglichen.

Ergänzend können Sie mit dem Jugendlichen besprechen, welche Fertigkeiten und Ressourcen für eine gute Bewältigung der schwierigen Situationen nötig wären und in welchen anderen Situationen er diese Kompetenzen und Fertigkeiten bereits bei sich erlebt hat. Gemeinsam können Sie hilfreiche Selbstinstruktionen entwickeln, die auf die Nutzung der Ressourcen abzielen (z. B. „Ich habe mich getraut, meiner Schwester zu sagen, dass ich etwas unfair fand. Deshalb weiß ich, dass ich mich auch behaupten kann. Ich kann auch lernen, das gegenüber Max zu machen.“).

3. Analyse individueller Auslöser, Aufbau von Emotionsregulation und Emotionsausdruck

Sie greifen das in Phase 3 entwickelte Störungsmodell nochmals auf. Sie können mit dem Jugendlichen besprechen, dass sich nicht nur bestimmte Überzeugungen und Gedanken aus negativen Erfahrungen entwickeln, sondern auch eine bestimmte Art, emotional auf Situationen oder Auslöser zu reagieren, z. B. sehr schnell wütend zu werden oder sich unsicher zu fühlen. Auf dem Arbeitsblatt *GP-E-J4 Wo die Gefühle herkommen* können relevante Bedingungsfaktoren gesammelt werden. Dem Jugendlichen soll dabei vermittelt werden, dass seine Gefühle verständliche Reaktionen vor dem Hintergrund seiner Disposition, sowie seiner emotionalen Bedürfnisse nach Zugehörigkeit und Akzeptanz, seiner Erfahrungen und seiner Überzeugungen sind.

Zudem können – bei ausreichender Bereitschaft des Jugendlichen – *emotionsaktivierende Rollenspiele* eingesetzt werden. Dabei werden die schwierigen Situationen im Rollenspiel möglichst genau dargestellt. Das Ziel ist dabei nicht der Ausbau von Verhaltensfertigkeiten. Vielmehr sollen durch das Rollenspiel negative Emotionen aktiviert und erfahrbar gemacht werden. Beispielsweise können Sie mit dem Jugendlichen eine typische Situation nachspielen, in der er sich von anderen gekränkt fühlt und darauf mit offener oder verdeckter Wut reagiert. Sie sollten dem Jugendlichen erklären, dass Sie die Situation und seine Reaktion möglichst gut kennenlernen wollen und diese Rollenspiele dazu sehr hilfreich sein können. Geben Sie dem Jugendlichen die Möglichkeit, das Rollenspiel zu stoppen, bevor das Gefühl maximal stark wird. Bereits dann können Gefühle und Gedanken erfasst werden. Erfragen Sie emotionale Bedürfnisse des Jugendlichen und gehen Sie validierend darauf ein. Weitere Hinweise zur Durchführung von Rollenspielen finden Sie in Baustein 5 (vgl. Kapitel 2.5.5).

Beispiel: Emotionsaktivierendes Rollenspiel

Marie: ... und dann sollten wir die Präsentation zusammen machen. Und er hat seinen Teil einfach nicht übernommen. Er hat es immer aufgeschoben. Wir sollten unser Skript gestern fertig haben. Aber Tim hat immer noch nichts gemacht. Die Lehrerin hat gesagt, dann kann sie uns kein Feedback geben und wir müssen es dann so präsentieren, wie es ist. Er war dabei und danach sagt er, ich soll mal chillen ...! Oder ich könnte es selbst machen.

Th.: Wie hast du dich in der Situation gefühlt?

Marie: Schlecht. Jetzt soll ich etwa die ganze Arbeit machen?! Oder wir bekommen eine schlechte Note!

Th.: Du siehst nur die beiden Möglichkeiten, dass du es entweder machst oder dass er seinen Teil nicht ordentlich macht und ihr eine schlechte Note bekommt?

Marie: Ja, was soll ich sonst machen? Ich habe ihn schon ein paarmal gefragt, wie weit er ist, und dann bekomme ich immer irgendeine blöde Antwort. Oder gar keine. Und besonders gegen ihn komme ich nicht an!

Th.: Marie, ich habe ein paar Ideen, was du machen kannst, aber das möchte ich später mit dir besprechen. Zuerst würde ich gerne noch genauer wissen, wie du dich gefühlt hast. Kannst du mir das bitte nochmal beschreiben.

Marie: Ich habe gedacht, das kann ja wohl nicht wahr sein, jetzt muss ich das alles alleine machen.

Th.: Und wie hat sich das angefühlt?

Marie: Ich war ... vor den Kopf gestoßen, ich kenne Tim, aber ich hätte nicht gedacht, dass er das so macht. Und dann war ich gestresst ...

Th.: Du warst zuerst überrascht und dann unter Druck, hast du sonst noch was gefühlt?
Marie: So eine Mischung, ich kann das gar nicht so sage ...
Th.: Können wir das mal kurz durchspielen?
Marie: Muss das sein?
Th.: Es muss nicht. Aber wenn wir es durchspielen, können wir die Frage nach den Gefühlen besser beantworten.
Marie: Aber warum ist das denn so wichtig?
Th.: Damit wir rausfinden, warum du Tim nicht einfach die Meinung sagen kannst...
Marie: Mmh ... na gut ... aber wir machen kein Video!
Th.: Nein, heute nicht ... Dann spiele ich kurz Tim in der Situation und du dich selbst. Die Lehrerin hätte gerade gesagt, dass sie euch so kein Feedback geben kann und geht zu den anderen. Du sagst ...
Marie: Tim, das müssen wir jetzt wirklich mal fertig machen!
Th. (als Tim): Entspann dich!
Marie: Aber es muss doch bis nächsten Donnerstag ...
Th. (als Tim): Ja und?! Dann mach es doch selbst!
Marie: ...
Th.: Das reicht. Wie ist das Gefühl?
Marie: ... ich fühle mich schlecht. Der will mir alles aufdrücken und ich kann nichts machen ...
Th.: Würde hilflos passen?
Marie: Ja.
Th.: Und ist da noch ein anderes Gefühl?
Marie: Ich bin irgendwie sauer ... Der will mich ausnutzen, weil er weiß, dass ich keine schlechte Note bekommen will.
Th.: Ja. Da kann man wirklich sauer werden. Das ist nicht in Ordnung, wie er das macht.
Marie: ... aber ich will keinen Streit!
Th.: Gibt's dazu auch ein Gefühl?
Marie: Unsicher...
Th.: Die Mischung ist also hilflos, sauer und unsicher.
Marie: Ja.
Th.: Und jetzt stell dir vor, dass du die gleiche Situation in einem Film siehst. Was würdest du dann denken?
Marie: Das Mädchen würde mir leidtun.
Th.: Und der Junge?
Marie: Den würde ich blöd finden. Das ist nicht in Ordnung.
Th.: Wie ist das Gefühl, wenn du dir die Situation vorstellst?
Marie: Ich bin sauer auf den!
Th.: Jetzt komm nochmal zurück zu deiner Situation mit Tim ...
Marie: Das ist so bescheuert, was der macht. Das will ich nicht! Ich ärgere mich ...
Th.: Das kannst du auch sein. Das ist menschlich.
Marie: Aber wenn ich sauer bin, dann gibt es Streit ...
Th.: Wir können noch mal zusammen überlegen, wie du gut mit der Situation umgehen kannst. Aber kannst du erstmal üben, dass das Gefühl da sein darf. Tim hat dich nicht gut behandelt und das ärgert dich. Das ist o.k.
Marie: Ja, aber das ist komisch ...
Th.: Es ist ungewohnt. Und es ist in Ordnung. Alle Gefühle sind ja zu etwas gut. Was würdest du Tim denn am liebsten sagen, wenn du nur dieses Gefühl hättest?
Marie: Dass das nicht geht!
Th.: Ja. Und das solltest du *dir* auf jeden Fall sagen. Damit du das für dich klar hast. Für Tim brauchst du vielleicht eine andere Formulierung. Aber du hast klar, dass du das nicht mit dir machen lässt. Wie ist das Gefühl jetzt?
Marie: Ich bin sauer, aber irgendwie ist es auch gut. Jetzt ist es mal raus.
Th.: Ja. Du hast dich gerade getraut, mal sauer zu sein. Gut.
Marie: Ich will ja sonst nie Streit.
Th.: Wir können zusammen überlegen, wie du Tim deine Meinung sagen kannst, ohne eine lange Diskussion zu haben.
Marie: Ja, das wäre gut!

Sie erarbeiten im Folgenden mit Jugendlichen, dass durch bestimmte Auslöser negative Gefühle wie automatisiert „anspringen". Dadurch entsteht der Impuls ein bestimmtes Bewältigungsverhalten zu nutzen, z.B. sich zu rächen, um das negative Gefühle so schnell wie möglich zu verringern. In der Selbstbeobachtung werden individuelle Auslöser erfasst. Dazu können Sie als JOB der Woche das Arbeitsblatt *JdW E2 Keep calm and watch your feelings* nutzen.

Im Folgenden werden Handlungsalternativen für das Bewältigungsverhalten entwickelt. Auf dem Arbeitsblatt *GP-E-J5 Es geht auch anders* sind verschiedene Strategien zur Emotionsregulation zusammengefasst, z.B. Aufmerksamkeitslenkung, achtsames Beobachten, hilfreiche Kognitionen oder Spannungsabfuhr. Aus diesen kann der Jugendliche für ihn passende auswählen. Die gewählten Strategien kann er im JOB der Woche (vgl. *JdW E3 Es geht auch anders!*) auf den Alltag übertragen.

GP-E-J5 Es geht auch anders

Name: Marie Datum: 14.11.18

Hier sind verschiedene Möglichkeiten, wie du mit unangenehmen Gefühlen umgehen kannst. Überlege, was zu deinen schwierigen Situationen passt und was du dazu ganz konkret machen könntest. Dann üben!

Freundlich mit dir selbst sein (z. B.: Es in Ordnung finden, dass du sauer, traurig, genervt oder unsicher bist. Dir selbst etwas Nettes sagen, so wie du es bei einem kleinen Bruder, bei einer kleinen Schwester oder bei Freunden machen würdest.)	☒
Anspannung loswerden und dich entspannen (z. B.: Sport machen oder dir etwas gönnen, wenn du dich nicht gut fühlst.)	☐
Sagen, was los ist, und dir helfen lassen (z. B.: Mit jemandem reden, der dich mag. Sagen, was dich traurig, wütend oder unsicher macht. Sagen, was dir helfen oder guttun würde.)	☐
Genau beobachten (z. B.: Wenn du denkst, du würdest immer nur provoziert, darauf achten, wie die anderen sich wirklich verhalten. Wollten sie dich gezielt provozieren oder sind sie vielleicht selbst nur „schlecht drauf"?)	☒
Anders über die Situation denken (z. B.: Einen hilfreichen Gedanken einsetzen, wie „Es ist okay, unsicher zu sein. Ich melde mich trotzdem!")	☐
Etwas sein lassen oder abhaken und einen neuen Weg finden (z. B.: Nicht immer wieder versuchen, in eine bestimmte Clique reinzukommen, wenn du es schon oft vergeblich versucht hast. Dir Freunde suchen, die wirklich zu dir passen.)	☐
Etwas verändern (z. B.: Dich wehren, wenn du geärgert wirst, statt alles über dich ergehen zu lassen und dann traurig zu sein.)	☒
Das Gegenteil von dem tun, was du normalerweise tust (z. B.: Weggehen, wenn man sehr wütend ist. Sich einer Situation stellen, obwohl man Angst hat.)	☐
Noch eine Idee: Genau zuhören, was die anderen sagen, auch wenn ich ein komisches Gefühl habe und denke, dass die anderen mich nicht dabei haben wollen.	☐
Noch eine Idee:	☐

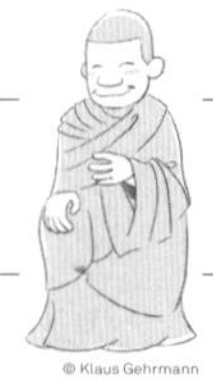

selbst

Abbildung 32: Ausgefülltes Arbeitsblatt GP-E-J5 Es geht auch anders

Eine Strategie, die der Jugendliche sowohl während der Sitzungen als auch im JOB der Woche üben kann, ist der Selbstausdruck bezogen auf Emotionen. Zusätzlich zu Beobachtungen im Rahmen der Sitzungen können Sie in der vertieften Exploration erfahren, wie der Jugendliche Belastungen und negative Emotionen kommuniziert und wer dabei seine Ansprechpartner sind. In den Therapiesitzungen ist es daher wichtig, die Gefühle des Jugendlichen stetig zu spiegeln und zu validieren.

Ist der emotionale Ausdruck gehemmt, z. B. wenn der Jugendliche sich nicht traut, seinen Ärger zum Ausdruck zu bringen, nutzen Sie die Technik des Danebenredens (vgl. Baustein 5 in Kapitel 2.5.5), um den Ausdruck zu fördern. Ein separater Stuhl kann genutzt werden, auf dem der Jugendliche probeweise nur seinen Ärger oder seine Angst ausdrückt. Dabei verstärken Sie den Jugendlichen dafür, dass er sich traut negative Gefühle wahrzunehmen und auszudrücken.

Ist der emotionale Ausdruck sehr stark und verstärkt der Jugendliche seine Gefühle durch intensives Schimpfen oder Klagen, üben Sie mit ihm, seine Gefühle zu benennen oder Belastungen eher zu beschreiben (z. B. „Ich bin wütend, weil Max nicht mithilft." statt „Das ist unmöglich, was Max gemacht hat."). Durch diese distanzierende Formulierung kann die Veränderbarkeit leichter erarbeitet werden. Die Strategie kann im direkten Gespräch genutzt und sollte auch in einem individualisierten Rollenspiel eingesetzt werden. Dazu spielen Sie mit dem Jugendlichen eine problematische Situation aus seinem Alltag nach und ermutigen ihn, negative Gefühle wahrzunehmen. Dann bitten Sie den Jugendlichen zu sagen, wie er sich fühlt (z. B. „Ich bin total wütend!"). Dann spielen Sie die Situation nochmal und bitten den Jugendlichen, das Gefühl aus der Beobachterperspektive zu beschreiben (z. B. „Ich habe Wut!"). Anschließend erfragen Sie mögliche Unterschiede in der Wahrnehmung des Gefühls.

Weiterhin kann im Rollenspiel geübt werden, Unterstützung der Familie oder von Gleichaltrigen zu aktivieren. Erarbeiten Sie mit dem Jugendlichen für ihn hilfreiche Formulierungen, um negative Gefühle oder Belastung adäquat auszudrücken. Überlegen Sie, mit wem der Jugendliche im Alltag darüber sprechen kann. Auf dem Arbeitsblatt *GP-E-J6 Let's talk* können Formulierungen und Gesprächspartner notiert werden. Auch dies kann im Rollenspiel geübt werden. Ziel ist hier auch der Aufbau von Verhaltensfertigkeiten, daher können die Anleitung zu Rollenspielen aus dem Baustein 5 (Soziales Problemlösen und soziale Fertigkeiten, vgl. Kapitel 2.5.5) hilfreich sein.

4. Imaginative Interventionen – Stabilisierung, Distanzierung und Überschreiben

Im nächsten Schritt können Sie bei gegebener Indikation imaginative Techniken einsetzen, die der Emotionsregulation dienen. Auf dem Arbeitsblatt *GP-TH-7 Imagine* werden Anleitungen zu verschiedenen imaginativen Techniken zusammengefasst. Zu jeder der unten beschriebenen Techniken sind dort Formulierungen für den Therapeuten aufgeführt, wie die Imagination angeleitet werden kann.

Es überschreitet den Rahmen dieses Manuals, die imaginativen Techniken – ebenso wie die klassischen kognitiven Techniken – in einer Weise darzustellen, dass Sie diese auch ohne Vorerfahrung einsetzen können. Wir empfehlen den Anwendern von SELBST-Gleichaltrigenprobleme, die imaginativen Techniken nur einzusetzen, wenn Sie bereits im Rahmen von Weiterbildungen unter Anleitung grundlegende Erfahrungen damit sammeln konnten.

Die hier vorgestellten Methoden stammen aus traumatherapeutischen Ansätzen und aus der Schematherapie (Landolt & Hensel, 2012; Roediger, 2018). Im Rahmen von SELBST-Gleichaltrigenprobleme können sie bei entsprechender Ausbildung des Therapeuten zum Ressourcenaufbau oder zur Behandlung von belastenden Erfahrungen mit Gleichaltrigen, die vom Jugendlichen traumatisch verarbeitet worden sind, eingesetzt werden. Wenn bei einem Jugendlichen eine Posttraumatische Belastungsstörung diagnostiziert wurde, müssen die hier beschriebenen Methoden in einen übergreifenden traumatherapeutischen Behandlungsplan eingebettet werden. Die Anwendung von SELBST-Gleichaltrigenprobleme reicht bei diesem Störungsbild nicht aus.

Bevor Sie mit Imagination zur Emotionsaktivierung und Regulation arbeiten, sollten Sie prüfen, ob der Jugendliche dazu in der Lage ist, ein neutrales Bild (z. B. Blume, Gegenstand) entstehen zu lassen und in der Vorstellung zu verändern. Diese Vorübung sollten Sie nutzen, um die Dissoziationsneigung des Jugendlichen und seine Fähigkeit zur Imagination einzuschätzen.

Zum Aufbau positiver Gefühle wie Sicherheit und Geborgenheit kann die Übung zum *Guten Ort* eingesetzt werden. Dabei wird ein guter Ort imaginiert, an dem sich der Jugendliche sicher und wohl fühlt. Achten Sie bei der Übung zum *Guten Ort* darauf, dass der Jugendliche einen Ort imaginiert, an dem er alleine ist. Es soll kein Ort sein, an dem er mit anderen „lebt“, mit denen er auch im realen Leben Beziehungen hat. Menschen, zu denen der Jugendliche gute, hilfreiche Beziehungen hat, können dabei über Symbole (ein Geschenk oder Erinnerungsstück an die Eltern) oder Fotos (von Eltern, Geschwistern, Freunden) am Guten Ort repräsentiert werden. Aber sie werden nicht als „Bewohner“ des Guten Ortes vorgestellt. Erklären Sie dem Jugendlichen, dass er auf diese Weise den Guten Ort auch dann als hilfreiche Übung einsetzen kann, wenn er mit einer seiner engsten Bezugspersonen gerade Spannungen erlebt.

Positive Gefühle wie Verbundenheit und Sicherheit können durch die Vorstellung eines Helfers gestärkt werden. *Imaginierte Helfer* können reale Personen oder Figuren aus Filmen oder Serien sein, mit denen der Jugendlichen positive Eigenschaften wie Stärke, Schutz oder Fürsorge assoziiert. Hier werden eine oder mehrere Figuren (reale oder fiktive Personen) imaginiert, die den Jugendlichen unterstützen und ihm zur Seite stehen. Dabei kann der Jugendliche wählen, ob er Erwachsene oder Gleichaltrige als Helfer haben möchte (vgl. auch Baustein 1 in Kapitel 2.5.1).

Manche Jugendliche mit Viktimisierungserfahrung vermeiden emotionale Aktivierung und möchten nicht über die belastenden Erlebnisse sprechen. Dabei können einerseits Basisemotionen wie Traurigkeit, Wut und Angst vermieden werden, die Vermeidung kann sich andererseits auch auf soziale Emotionen wie Scham oder Schuld beziehen. Oft sind Jugendliche im Zusammenhang mit Viktimisierung mit schuldinduzierenden Aussagen durch die Gleichaltrigen konfrontiert. In diesen Fällen kann zunächst eine Distanzierungstechnik wie die *Tresorübung* hilfreich sein. Dabei wird der Jugendlichen angeleitet, sich einen Tresor vorzustellen, in den er belastende Erinnerungen, Bilder oder Gefühle „packen“ und dann verschließen kann. Auf diesem Wege kann der Jugendliche sich zumindest kurz mit den Erfahrungen konfrontieren und erste Selbstwirksamkeit im Umgang seinen Gefühlen aufbauen (vgl. *GP-TH-7 Imagine*).

Im Weiteren kann Imagination alternativen Verhaltens in schwierigen Situationen eingesetzt werden, um dieses mental zu „trainieren“. Dazu wird der Helfer oder das Helfer-Team in die Imagination der schwierigen Situation einbezogen und unterstützt den Jugendlichen bei einer veränderten Reaktion.

Vielen Jugendlichen hilft es zu wissen, dass mentales Trainieren auch von Leistungssportlern und Schauspielern genutzt wird, um sich zu motivieren und ihre Leistungen zu verbessern. Diese Übung können Sie auch in Kombination mit Interventionen aus dem Baustein 1 einsetzen.

Mit Jugendlichen, die Viktimisierung erfahren haben, kann Imagination zum Überschreiben der belastenden Erlebnisse eingesetzt werden. Ziel ist hierbei einerseits, den Schmerz und die emotionalen Bedürfnisse des Jugendlichen zu validieren. Des Weiteren dient diese Technik dazu, in der Vorstellung die Opferposition zu verlassen und sozial kompetente Handlungsalternativen zu etablieren, damit der Jugendliche diese in zukünftigen Situationen nutzen kann. Die Technik wird nur dann eingesetzt, wenn bereits Schutz in der realen Situation hergestellt ist bzw. wenn die Erfahrung bereits längere Zeit zurückliegt.

Zu Beginn wird die belastende Erinnerung aktiviert. Der Patient ist in dieser imaginierten Situation ein jüngerer Jugendlicher oder ein Kind. Dann wird der Ablauf vor dem Moment der höchsten Belastung gestoppt. Der Therapeut oder andere Helfer werden in die Szene integriert. Bedürfnisse werden erfragt und validiert. Wenn der Jugendliche sich mit einem Helfer genug unterstützt fühlt, um sich zu wehren, sollte dies in der Imagination umgesetzt werden. Da der Jugendliche in belastenden Situationen oft nicht nur mit einem einzelnen Gleichaltrigen, sondern mit einer Gruppe konfrontiert ist, finden es viele Jugendliche entlastend, ein Helferteam zu imaginieren. Auf diese Weise kann der Jugendliche die Unterstützung und den Schutz einer Gruppe wahrnehmen. Allerdings sollte nicht suggeriert werden, dass es notwendig ist, ein Helferteam zu haben. Bieten Sie beide Möglichkeiten an, lassen Sie den Jugendlichen wählen und im Prozess prüfen, mit welcher Vorstellung das sicherste Gefühl entsteht.

Der oder die Helfer sorgen für Schutz und Unterstützung des Jugendlichen/des Kindes in der imaginierten Situation. Achten Sie darauf, dass Sie sich genügend Zeit für die Validierung der Verletzung und der emotionalen Bedürfnisse nach Zugehörigkeit und Selbstwert nehmen. Es sollte anerkannt werden, dass die Situation verletzend war. Indem Sie dies validieren, unterstützen Sie den Jugendlichen, die Situation und seine Emotionen zu akzeptieren. Danach wird eine Lösung imaginiert, bei der die relevanten Bedürfnisse erfüllt werden.

Sie können das Überschreiben ausschließlich auf die Situation mit den Gleichaltrigen beziehen. Häufig kann es sinnvoll sein, die Eltern des Jugendlichen in die Imagination mit einzubeziehen. Ein gewisser Anteil der Jugendlichen spricht mit den Eltern aus Scham nicht über die belastenden Erlebnisse mit den Gleichaltrigen. Ein weiterer Grund kann der Wunsch sein, diese Probleme alleine zu lösen. Wenn sich die Eltern im Alltag nicht abwertend oder überfordernd verhalten, der Jugendliche sich seinen Eltern dennoch nicht anvertraut hatte, können Sie auch hierzu einen neuen positiven Ausgang imaginieren lassen. Dazu kann sich der Jugendliche vorstellen, dass er oder die Helfer die Eltern informieren. Hierbei wird ebenfalls gefragt, was der Jugendliche braucht. In der Imagination können Sie Verständnis, Schutz und Fürsorge durch die Eltern aktivieren, indem Helfer die Eltern darauf hinweisen, was der Jugendliche braucht.

Dies kann bei ausreichender Motivation und Offenheit der Beteiligten in einem gemeinsamen Familiengespräch nachgeholt werden, indem der Jugendliche mit Unterstützung des Therapeuten von den Erfahrungen berichtet und die Eltern zur Validierung der emotionalen Bedürfnisse des Jugendlichen angeleitet werden (vgl. Dresbach in Loose & Lechmann, 2019).

Falls die Eltern grundsätzlich wenig einfühlsam sind, begrenzen Sie die Imagination auf die Situation mit den Gleichaltrigen. Solange der Jugendliche mit den Eltern lebt, sollten in der Imagination nur solche Lösungen gefunden werden, die auch in der realen Beziehung umsetzbar sind. Wenn die Beziehung belastet ist oder die Eltern nicht ausreichend feinfühlig auf den Jugendlichen eingehen können, sollten Sie zunächst an einer achtsameren Kommunikation zwischen Eltern und Jugendlichem arbeiten. Bei chronisch belasteten Beziehungen sind Interventionen aus SELBST-Familienprobleme (Rademacher & Döpfner, in Vorb.) indiziert.

5. Vorbereitung der Konfrontation mit Auslösern in individuellen Problemsituationen

Auf dem Arbeitsblatt *GP-E-J7 Expo* werden die individuellen Problemsituationen abhängig von der Stärke

GP-E-J7 Expo

Name: Marie Datum: 13.12.18

Schwierige Situation	Gefühl	Stärke	Was tue ich meistens?	Was ist mein Ziel?	Expo Nr.
Sarah und Lina unterhalten sich über etwas, was sie zusammen gemacht haben.	nicht beachtet	80	Ich rede nicht mehr weiter. Denke darüber nach, dass die mich langweilig finden. Ich höre auch nicht mehr richtig zu.	Mit meinen Freundinnen zusammen sein. Mit ihnen reden, auch wenn ich mich unsicher fühle.	2
Linus will immer die Hausaufgaben von mir haben. Ich will das nicht, und ich mache das nur, weil er sonst nicht nett zu mir ist.	ausgenutzt	90	Ich traue mich nicht, etwas zu sagen, weil ich keinen Streit will.	Mich nicht ausnutzen lassen. Nein sagen.	3
Mit anderen reden, die ich noch nicht so gut kenne, z. B. in den neuen Kursen in der Schule.	unsicher	70	Gar nichts sagen.	Die anderen kennenlernen. Mit den anderen reden können.	1

Unsere Vereinbarungen für die Expo: Ich mache es auch, wenn es sich erst mal blöd anfühlt.

Abbildung 33: Ausgefülltes Arbeitsblatt GP-E-J7 Expo

der Emotionen wie Angst oder Ärger in eine Hierarchie gebracht. Weiterhin wird zu den einzelnen Situationen ein konkretes Verhaltensziel formuliert.

Erfragen Sie die Bereitschaft des Jugendlichen zur Konfrontation und unterstützen Sie gegebenenfalls beim Motivationsaufbau. Das langfristige Ziel ist, dass der Jugendliche lernt, sich sozial kompetent zu verhalten. Dazu ist erforderlich, dass er lernt, mit seinen negativen Emotionen umzugehen.

Erklären Sie ihm dazu das Vorgehen bei Exposition in vivo. Treffen Sie eine Absprache, wie Sie sich während der Konfrontation verhalten werden und warum. Verweisen Sie darauf, dass das Ziel ist, die Situation trotz der Emotionen zu bewältigen (Craske & Mystkowski, 2006; Mohr & Schneider, 2015) und dadurch eine neue Erfahrung zu machen. Das Ziel ist trotz der Aktivierung, Anspannung oder Nervosität etwas zu tun, wozu der Jugendliche sich entschieden hat. Auf diesem Wege sollen Befürchtungen entkräftet und Selbstwirksamkeit im Umgang mit starken Emotionen in interpersonalen Situationen aufgebaut werden.

Analog zur Arbeit an dysfunktionalen Kognitionen vermitteln Sie dem Jugendlichen, dass es auch bezogen auf Emotionen einen „Augenblick der Wahl" (Harris, 2009; McKay et al., 2013) gibt. Wir können die Emotion nicht verhindern, aber entscheiden, ob wir dem Impuls zu automatischen Reaktionen folgen oder ob wir die Emotion wahrnehmen, akzeptieren und trotzdem versuchen, unsere Ziele zu verfolgen.

6. Einübung von Strategien im Rollenspiel und graduierte Konfrontation mit den Auslösern

Mit dieser Vorbereitung führen Sie mit dem Jugendlichen Rollenspiele durch, die der Konfrontation im geschützten Rahmen dienen.

Die Rollenspiele haben unterschiedliche Schwerpunkte. Die Bewältigung der Situation trotz der Emotionen können Sie zunächst im Rollenspiel einüben. Rollenspiele werden hier zum *Aufbau vom Emotionstoleranz* eingesetzt. Dazu kann ergänzend Arbeit mit Stühlen eingesetzt werden. Wenn es dem Jugendlichen schwerfällt, Ärger, Angst oder Traurigkeit angemessen auszudrücken, kann ein separater Stuhl genutzt werden, auf dem der Jugendliche dieses Gefühl frei verbalisieren kann, als ob er eine Aufnahme für ein Videotagebuch macht. Das Gefühl wird validiert, auf diese Weise soll Akzeptanz für die Gefühle aufgebaut werden. Weisen Sie darauf hin, dass wir Menschen auch die Gefühle der anderen wahrnehmen und darauf reagieren. Dann wird in der Reflexion eine angemessene Formulierung zum Ausdruck des Gefühls entwickelt werden, dies wird auf dem anderen Stuhl geübt.

Zudem kann in weiteren Durchgängen *Selbstregulation im Rollenspiel* trainiert werden. Hierbei kann ein *Moment des Selbstmitgefühls* (Neff, 2012) in das Rollenspiel integriert werden. Der Jugendliche kann sich selbst einen mitfühlenden Satz sagen (z. B. „Es ist o.k., dass ich jetzt wütend bin."). Der Therapeut unterstützt den Jugendlichen durch Instruktionen. Dann kann der Jugendliche sich eine Instruktion geben, was er jetzt trotz der Gefühle tun möchte.

Im Weiteren werden Rollenspiele zu *Zwecken der Exposition* eingesetzt. Hierbei werden keine weiteren unterstützenden Instruktionen eingesetzt. Es werden auch gezielt negative Reaktionen anderer Personen dargestellt, mit dem Ziel, die Emotionen auszuhalten und neue Erfahrungen zu machen.

Im nächsten Schritt kann der Jugendliche nun die Strategien auf reale Situationen übertragen. Da es sich um eine Konfrontation mit sozialen Situationen und realen Interaktionspartnern handelt, kann nur ein Teil der Konfrontationen in vivo im Rahmen der Sitzungen in Begleitung des Therapeuten realisiert werden. Hierbei können mit Einverständnis des Patienten und der Sorgeberechtigten Sitzungen außerhalb Ihrer Räumlichkeiten stattfinden. Es empfiehlt sich, Orte zu wählen, an denen der Jugendliche leicht auf andere Jugendliche treffen kann. Vereinbaren Sie im Vorfeld, wie Sie sich dabei verhalten werden. Einen Teil der Exposition wird der Jugendliche als *JOB der Woche* durchführen.

Bei der Konfrontation mit sozialen Situationen haben Sie nicht die Möglichkeit, die Situation so lange aufrechtzuerhalten, bis sich das negative Gefühl deutlich reduziert hat, sondern die Situation wird natürlich oder vom Interaktionspartner beendet. Dennoch können Sie die Übungen so gestalten, dass der Jugendliche nacheinander die gleiche Situation mit verschiedenen Interaktionspartnern übt, bis er seine Befürchtungen entkräften kann. Die Konfrontation wird im Rahmen des JOBs der Woche auf den Alltag übertragen.

In der Erwachsenenpsychotherapie wurden im Rahmen von Selbstsicherheits-Trainings Übungen eingesetzt, in denen sich der Erwachsene über ungeschriebene Gesetze des sozialen Verhaltens im Alltag hinwegsetzen kann (Ullrich & de Muynck, 2008), z. B. in der Öffentlichkeit laut singen. Dabei sollen Erwartungen negativer Konsequenzen widerlegt werden. Bei einer Adaptation solcher Übungen für das Jugendalter besteht die Gefahr, dass der Jugendliche negativen Reaktionen unbekannter Jugendlicher ausgesetzt ist, da abwertende Kommentare über Fremde in dieser Altersphase sehr viel wahrscheinlicher sind. Damit würde man den Jugendlichen dem zusätzlichen Risiko einer Abwertung durch unbekannte Dritte aussetzen. Daher wird diese Art der Übungen nicht empfohlen.

7. Förderung emotionaler Empathie: Perspektivenübernahme, Imagination und Beobachtungsaufgaben

Diese Interventionen sollten vor allem mit Jugendlichen eingesetzt werden, denen es schwerfällt, mit anderen mitzufühlen, obwohl sie grundsätzlich dazu in der Lage sind, die Perspektive anderer zu übernehmen.

Durch vertiefte Exploration und die Vorstellung prosozialen Verhaltens gegenüber einem Freund oder einer Freundin kann die Bereitschaft zu einem freundlichen und fairen Umgang mit Gleichaltrigen erkundet werden. Dazu kann das Arbeitsblatt *GP-E-J8 Sei ein Freund!* eingesetzt werden. Dabei können auch Vorstellungen von Freundschaften sowie Barrieren für Mitgefühl und prosoziales Verhalten identifiziert werden. Sie können mit dem Jugendlichen besprechen, dass bestimmte Erfahrungen dazu führen, dass Menschen nicht mehr (oder weniger) bereit sind mit (bestimmten) anderen mitzufühlen. Dazu kann als Metapher das Mischpult eines DJs genutzt werden, mit dem die verschiedenen Komponenten der Musik reguliert werden. Wenn z. B. die Bässe runterreguliert werden, sind sie immer noch Teil der Musik, aber man hört sie kaum noch. Wenn man sein Mitgefühl „runterfährt“, ist die Fähigkeit dazu immer noch da, aber sie wird nicht mehr gezeigt. Falls dieses Bild für den Jugendlichen anschlussfähig ist, können Sie überlegen, was ihm helfen könnte, das Mitgefühl etwas mehr „hochzufahren“. Auch hierbei können sich Hinweise auf interpersonale Schemata ergeben. Wenn vorangegangene Verletzungen deutlich werden, die es dem Jugendlichen erschweren, mit anderen mitzufühlen, gehen Sie validierend darauf ein und setzen Sie, falls noch nicht erfolgt, weitere Interventionen aus diesem Baustein ein.

2.5.4.4 JOB der Woche

Mit dem Arbeitsblatt *JdW Check it!* kann der Jugendliche in der Selbstbeobachtung seine emotionalen Reaktionen in interpersonellen Situationen identifizieren. Dies sollte vor allem in den individuellen Problemsituationen erfolgen.

Das Arbeitsblatt *JdW E1 Good for you!* wird genutzt, um hilfreiche stimmungsstabilisierende Aktivitäten auf den Alltag zu übertragen. Dabei können sowohl primär entspannende Aktivitäten als auch Möglichkeiten zur aktiven Spannungsabfuhr gewählt werden.

Automatische emotionale Reaktionen werden mit dem Arbeitsblatt *JdW E2 Keep calm and watch your feelings* beobachtet. Dabei werden Auslöser, Stärke des Gefühls und die automatischen Reaktionen erfasst. Auf diese Weise kann der Jugendliche seine emotionalen Reaktionen differenzierter wahrnehmen und gleichzeitig eine hilfreiche Distanz zu den Gefühlen herstellen.

Das Arbeitsblatt *JdW E3 Es geht auch anders!* wird genutzt, um hilfreiche Regulationsstrategien auf den Alltag zu übertragen. Dies dient der Übung der Strategien im Sinne eines Fertigkeitenaufbaus zur Emotionsregulation.

Das Arbeitsblatt *JdW E4 Just be nice!* ist analog zu *JdW E2 Keep calm and watch your feelings* konzipiert. Hier beobachtet der Jugendliche aber nicht seine eigenen Gefühle, sondern wird angeleitet, die Perspektive eines Gleichaltrigen einzunehmen und zu fühlen, wie sich der andere fühlt. Bearbeiten Sie das Arbeitsblatt *JdW E4 Just be nice!* zunächst anhand eines Beispiels gemeinsam in der Therapiesitzung. Außerdem kann mit dem Jugendlichen erarbeitet werden, was er selbst tun könnte, um einem oder mehreren Gleichaltrigen etwas Gutes zu tun. Weiterhin kann durch Beobachtung erfasst werden, was z. B. einem weniger durchsetzungsfähigen Gleichaltrigen guttun würde, um schwierige Situationen zu bewältigen, dazu kann das Arbeitsblatt *JdW I4 Schokoladenseite zeigen* aus dem Baustein 1 (vgl. Kapitel 2.5.1) eingesetzt werden.

Wenn der Jugendliche sich im Alltag mit schwierigen Situationen konfrontiert, werden die Ergebnisse auf dem Arbeitsblatt *JdW Do it!* notiert.

2.5.4.5 Mögliche Schwierigkeiten bei der Durchführung des Therapiebausteins

Es werden Ängste deutlich, die sich auf Schule, Leistung und Trennung von den Eltern beziehen. Aufgrund der recht hohen Komorbidität von Angststörungen kann bei einem Anteil der Jugendlichen davon ausgegangen werden, dass diese auch in anderen Lebensbereichen Ängste erleben, z. B. in Leistungssituationen oder auch generalisiert. In der Behandlung kann dies eine Schwierigkeit darstellen, wenn im Verlauf andere Ängste stärker in den Vordergrund treten oder der Jugendliche nach anfänglichen Dissimulierungstendenzen stärkere Ängste in anderen Bereichen berichtet. In diesem Fall sind eine Reflexion und Neudefinition der Behandlungsziele mit allen Beteiligten notwendig. Spezifische Interventionen zur Behandlung der zentralen Angstsymptomatik müssen in den Behandlungsplan aufgenommen werden.

Es liegen starke Stimmungs- und Selbstwertprobleme vor, die durch die beschriebenen Interventionen nicht ausreichend behandelt werden können. Stellen sich die Selbstwertprobleme im Verlauf der Behandlung als sehr deutlich ausgeprägt und chronifiziert dar oder werden im Verlauf ausgeprägte Stimmungsschwankungen beschrieben, sind eine diagnostische Abklärung und spezifische Interventionen indiziert. Zeigt der Jugendliche im Verlauf eine deutlich depressive Symptomatik, die auch unabhängig von Ablehnung durch Gleichaltrige besteht, sind Interventionen aus *SELBST-Selbstwertprobleme* (Schreiter & Döpfner, in Vorb.) indiziert. Bei manifesten depressiven Störungen sollte die Indikation einer medikamentösen Behandlung geprüft werden. Wenn die Gleichaltrigenprobleme vor dem Hintergrund von Persönlichkeitsstörungen und schweren affektiven Störungen auftreten, überschreitet dies den Rahmen des dargestellten Behandlungsansatzes. In diesem Fall können einige Interventionen aus SELBST-Gleichaltrigenprobleme genutzt werden, sollten aber in ein umfassenderes therapeutisches Konzept eingebettet werden (vgl. auch Kapitel 1.4).

Der Jugendliche hat realistische Sorge, sich inkompetent zu verhalten. Bei dieser Problemkonstellation ist es sinnvoll, zunächst die ersten Schritte zur Stabilisierung und zur Wahrnehmung von Emotionen durchzuführen, dann erst Interventionen des Bausteins 5 (Soziales Problemlösen und soziale Fertigkeiten, vgl. Kapitel 2.5.5), um schließlich weiter an der Emotionsregulation in Problemsituationen zu arbeiten. Bei chronifizierter Opfer-Position sollte auch ein Wechsel des Settings (vgl. Baustein 7, Kapitel 2.5.7) in Erwägung gezogen werden.

Der Jugendliche zeigt trotz Interventionen regelmäßig impulsive und aggressive Reaktionen. Wenn Belastungen oder unerfüllte Bedürfnisse deutlich sind, sollte darauf validierend eingegangen werden, gleichzeitig müssen Alternativen zum emotionalen Ausdruck und zur Spannungsabfuhr trainiert werden. Zeigt der Jugendliche deutliche Symptome einer Störung des Sozialverhaltens oder einer kombinierten Störung des Sozialverhaltens und der Emotionen, sollte mit den Bezugspersonen intensiv an den Verstärkerbedingungen gearbeitet werden. Sollte sich dies innerhalb der Familie nicht ausreichend umsetzen lassen, ist die Indikation einer stationären Behandlung oder einer Jugendhilfemaßnahme zu prüfen. Bei starker Impulsivität ist die Indikation einer medikamentösen Behandlung zu prüfen.

Der Jugendliche hat Schwierigkeiten, die eigenen Gefühle zu beschreiben. Bei einigen Jugendlichen kann die Behandlung dadurch erschwert sein, dass der Patient wenig Zugang zu den eigenen Emotionen hat und diese nur schwer beschreiben kann. In diesem Fall sollte die Förderung des emotionalen Ausdrucks ein erstes Interventionsziel darstellen. Bei anhaltenden Schwierigkeiten sind Hinweise auf eine Störung des autistischen Spektrums zu prüfen.

Der Jugendliche verweigert die Konfrontation. Beachten Sie Ihr Behandlungstempo und prüfen Sie, ob Sie in kleineren Schritten vorgehen können. Nutzen Sie bei jüngeren Jugendlichen in Absprache mit den Bezugspersonen ein Verstärkersystem. Häufig wird Konfrontation auch verweigert, weil der Jugendliche eine emotionale Überflutung befürchtet. Dies können Sie in der Psychoedukation aufgreifen. Sollte der Jugendliche Selbstschutzverhalten zeigen, können Sie die Interventionen aus Phase 6 (vgl. Kapitel 2.6) zum Umgang mit Widerstand nutzen.

2.5.5 Baustein 5 – Soziales Problemlösen und soziale Fertigkeiten

Indikation

Der Baustein wird eingesetzt, wenn der Jugendliche in sozialen Situationen geringe Problemlösekompetenz demonstriert und Handlungsalternativen nicht nutzt oder wenn Defizite bezüglich sozialer Verhaltensfertigkeiten bestehen. Weiterhin wird der Baustein auch genutzt, wenn der Jugendliche wenig Kontakt zu Gleichaltrigen, nur wenige oder keine Freunde hat, sich nicht in Gruppen integriert oder Opfer von Ausgrenzung oder Viktimisierung ist. In diesem Fall dienen die Interventionen dazu, den Aufbau von Freundschaften und die Integration in prosoziale Gruppen zu fördern. Wir raten, mit allen Jugendlichen zumindest Psychoedukation zu sozial kompetentem Verhalten sowie Fertigkeitentraining bezüglich der individuellen Problemsituationen im Rahmen von Rollenspielen durchzuführen. Die Ergänzung der Einzeltherapie durch Gruppensitzungen ist möglich.

Inhalt und Ziele

Kern des Bausteins ist ein individualisiertes, kombiniertes Problemlöse- und Fertigkeitentraining zum Aufbau sozial kompetenten Verhaltens gegenüber Gleichaltrigen. Dies dient dem Aufbau von Selbstwirksamkeit in sozialen Interaktionen. In der Psychoedukation wird das Konzept des sozial kompetenten Verhaltens anhand von Beispielen eingeführt. Vorhandene Kompetenzen des Jugendlichen werden fokussiert und durch Vorübungen für Rollenspiele aktiviert. Handlungsalternativen für individuelle Problemsituationen werden entwickelt und in Rollenspielen mit Videofeedback trainiert. Dabei wird daran gearbeitet, dass der Jugendliche sich nicht nur kompetent verhält, sondern auch authentisch zeigt. Mit jedem Jugendlichen werden Fertigkeiten in individuell relevanten sozialen Situationen trainiert. Ziele sind dabei: Kontakte und Freundschaften mit Gleichaltrigen aufbauen oder vertiefen, angemessene Selbstbehauptung und sozial kompetente Konfliktlösung aufbauen, Viktimisierung unterbrechen, die Integration in Gruppen und die langfristige Einbindung in prosoziale Gleichaltrigengruppen fördern.

Anzahl der Sitzungen

In der Regel zwischen sechs und zehn Sitzungen

Materialien/Instrumente

- GP-F-J1 Max, Nils und Nico (vgl. CD-ROM)
- GP-F-J2 Keep it real (vgl. CD-ROM)
- GP-F-J3 Power (vgl. CD-ROM)
- GP-F-J4 Mal leicht, mal schwer ... (vgl. CD-ROM)
- GP-F-J5 Körpersprache (vgl. CD-ROM)
- GP-F-J6 Sprechen und Zuhören (vgl. CD-ROM)
- GP-F-J7 Drehbuch – Wie ist es jetzt? (vgl. CD-ROM)
- GP-F-J8 Freunde finden (vgl. CD-ROM)
- GP-F-J9 Freunde bleiben (vgl. CD-ROM)
- GP-F-J10 Mit mir nicht! (vgl. CD-ROM)
- GP-F-J11 Fair Play! (vgl. CD-ROM)
- GP-F-J12 So geht's doch auch! (vgl. CD-ROM)
- GP-F-J13 Feedbackbogen Rollenspiele (vgl. CD-ROM)
- GP-TH-8 Soziale Situationen und soziale Stile (vgl. CD-ROM)

Ablauf des Therapiebausteins

1. Psychoedukation zu sozialen Situationen und sozialen Stilen
2. Ressourcenaktivierung und Wahrnehmungsfokussierung auf Stärken und positive Interaktionen
3. Aufbau von Basis-Fertigkeiten: Körpersprache und Kommunikationsregeln
4. Kombination aus sozialem Problemlösetraining und sozialem Fertigkeitentraining in Rollenspielen mit (Video-)Feedback für die individuell relevanten Situationsklassen

JOB der Woche
• JdW Check it! (vgl. CD-ROM) • JdW Test it! (vgl. CD-ROM) • JdW Do it! (vgl. CD-ROM)
Mögliche Schwierigkeiten bei der Durchführung des Therapiebausteins
• Der Jugendliche weigert sich, Rollenspiele zu machen, oder bricht während des Rollenspiels ab. • Beim Aufbau authentischen Verhaltens wird deutlich, dass interpersonale Schemata weiterhin sozial inkompetentes Verhalten begünstigen. • Der Jugendliche berichtet über fehlende Übungsmöglichkeiten. • Der Jugendliche befindet sich in einer chronifizierten Außenseiterposition. • Der Jugendliche kann die Perspektive der Interaktionspartner nicht einnehmen.

Bevor es losgeht: Es kann hilfreich sein, das Kapitel 1.3.2 zu lesen. Dort werden die Begriffe soziale Kompetenz und soziale Performanz erläutert.

2.5.5.1 Indikation

Der Baustein wird bei Jugendlichen eingesetzt, die sich in Situationen mit Gleichaltrigen nicht sozial kompetent verhalten, weil sie Defizite in den sozial-kognitiven Problemlösefähigkeiten oder den sozialen Fertigkeiten auf der Handlungsebene zeigen. Das inkompetente Verhalten wird nicht primär durch starke Emotionen wie Wut oder Angst bedingt. Die Probleme sind auch in relativ entspannten Therapiesituationen, im Rollenspiel mit dem vertrauten Therapeuten zu beobachten oder in der Exploration von Handlungsalternativen deutlich. Die Jugendlichen verhalten sich vielmehr deshalb unsicher, aggressiv oder sozial ungeschickt, weil es ihnen nicht gelingt, sozial kompetente Problemlösungen zu entwickeln. Diesen Patienten fehlt Sicherheit in der Umsetzung ihrer Fertigkeiten oder sie konnten bisher die entsprechenden Fertigkeiten nicht entwickeln.

Dies kann durch einen Mangel an Übungsmöglichkeiten entstanden sein, wenn der Jugendliche wegen häufiger Wohnortwechsel nicht gut integriert war oder das Freizeitverhalten durch die Eltern stark reglementiert wurde. Auch vor dem Hintergrund einer Primärstörung kann sozial inkompetentes Verhalten gezeigt werden, das durch Reaktionen der Gleichaltrigen weiter verstärkt wird. Zudem kann das sozial inkompetente Verhalten auch einen Bewältigungsversuch darstellen, z. B. wenn der Jugendliche gelernt hat, dass er durch Unterordnung von einer Gruppe geduldet wird und negative Reaktionen der Gleichaltrigen vermeiden kann, oder wenn er versucht, sich durch dominantes oder dissoziales Verhalten ein Gefühl von Überlegenheit zu verschaffen (vgl. Baustein 7 in Kapitel 2.5.7).

Neben offensichtlich sozial unsicherem oder aggressivem Verhalten werden hier auch Mischformen beachtet. Außerdem werden Verhaltensstile berücksichtigt, die zwar in der Interaktion mit Kindern oder Erwachsenen angemessen erscheinen, aber von Gleichaltrigen negativ bewertet und abgelehnt werden. Ein Jugendlicher kann sich in der Interaktion mit Erwachsenen höflich und angepasst verhalten, jedoch in Interaktionen mit Gleichaltrigen wiederholt soziale Normen der Gruppe verletzen. Der Baustein sollte zudem eingesetzt werden, wenn der Jugendliche sich in einer Außenseiterposition befindet, einer devianten Gruppe angehört oder als Opfer oder Täter in einen Viktimisierungsprozess involviert ist.

Anhalt für die Indikation ergibt sich aus der Diagnostik und dem Störungsmodell. Weiterhin ist die Bearbeitung des Bausteins indiziert, wenn trotz der Arbeit mit den vorangehenden Bausteinen keine nachhaltigen Veränderungen bezüglich des sozialen Verhaltens oder der Integration in die Gleichaltrigengruppe erreicht werden konnten.

2.5.5.2 Inhalt und Ziele

Ziele des Bausteins sind der Aufbau sozial kompetenten Verhaltens und die verbesserte Integration in die Gleichaltrigengruppe. Das zentrale Element ist ein individualisiertes Problemlöse- und Fertigkeitentraining. Das individualisierte Vorgehen von SELBST-Gleichaltrigenprobleme erlaubt den Aufbau sozial kompetenten Verhaltens in den für den einzelnen Jugendlichen problematischen Situationen. In den vorangegangenen Bausteinen erarbeitete Methoden werden dabei genutzt, z. B. Einsatz hilfreicher Kognitionen und Selbstregulation durch Selbstmitgefühl.

Sie beginnen mit einer vertiefenden Psychoedukation zu sozialer Kompetenz, wobei auch Authentizität und Anzeichen balancierter Beziehungen berücksichtigt werden. Dabei wird eine Wahrnehmungsdifferenzierung zwischen sozialer Macht und innerer Stärke vermittelt. Dies soll dem Jugendlichen ermöglichen, seine Wahl der Freunde/Gruppen zu prüfen.

Im Baustein 1 (Soziale Informationsverarbeitung und soziales Selbstbild, vgl. Kapitel 2.5.1) ist eine erste Psychoedukation zu sozial kompetentem Verhalten und ressourcenorientierte Arbeit am sozialen Selbstbild erfolgt. Beides wird in diesem Baustein vertieft. Anhand von Beispielen werden die unterschiedlichen sozialen Stile erarbeitet. Wir unterscheiden dabei zwei Cluster sozial inkompetenten Verhaltens, einerseits sozial ängstliches, unsicheres, angepasstes und sich unterordnendes Verhalten und sozialer Rückzug sowie andererseits aggressives, dominierendes und dissoziales Verhalten. Diese Cluster werden einem sozial kompetenten Verhalten gegenübergestellt. Der Jugendliche hat die Möglichkeit, sein eigenes Verhalten einzuordnen. Anhand eines aktuellen Soziogramms wird auch erfasst, wann und gegenüber welchen Personen sich der Jugendliche sozial kompetent und authentisch verhalten kann. Neben der Selbstbeobachtung positiver Interaktionen und sozial kompetenten Verhaltens werden Basisfertigkeiten bezüglich Körpersprache und Kommunikation aufgebaut. Dies empfehlen wir auch für Patienten, die keine gravierenden Fertigkeitenprobleme zeigen. Diese können durch die Übungen an Sicherheit und an Authentizität gewinnen.

Die individuellen Problemsituationen werden den folgenden Situationsklassen zugeordnet:

- Freunde finden (Kontakt),
- Freunde sein (Beziehung),
- Mit mir nicht! (Selbstbehauptung),
- Fair Play! (Fairness).

Die Ziele sozial kompetenten Verhaltens in den jeweiligen Situationsklassen werden anhand der Psychoedukation erarbeitet. Ausgehend von diagnostischen Rollenspielen wird ein soziales Problemlösetraining durchgeführt. Die sozial kompetenten Lösungen werden dann in Rollenspielen mit (Video-) Feedback eingeübt und im JOB der Woche auf den Alltag übertragen. Dieser Prozess erstreckt sich über mehrere Sitzungen. Die langfristigen Ziele des Problemlöse- und Fertigkeitentrainings sind der Aufbau von balancierten Freundschaftsbeziehungen und die Integration in eine prosoziale Gruppe.

2.5.5.3 Ablauf des Therapiebausteins

1. Psychoedukation zu sozial kompetentem Verhalten

Wir empfehlen Psychoedukation zu verschiedenen Aspekten sozial kompetenten Verhaltens. Zum einen sollte der Jugendliche die Unterschiede zwischen sozial kompetentem und unsicher-inkompetentem bzw. aggressiv-inkompetentem Verhalten kennen. Des Weiteren sollte der Jugendliche verstehen, was es bedeutet, authentisch zu sein und wie sich dies auf die Bewertungen durch andere auswirkt. Zudem halten wir es für sinnvoll dem Jugendlichen zu vermitteln, wodurch ein Einzelner soziale Akzeptanz in einer Gruppe aufbauen kann. Wir schlagen diese Psychoedukation nicht als „Gesamtpaket“ vor, sondern empfehlen, sie Schritt für Schritt mit dem Jugendlichen zu erarbeiten, dies ist auch in Kombination mit ersten Rollenspielen möglich.

Zum Einstieg besprechen Sie mit dem Jugendlichen die *GP-D-2.1 Mitschüler – Soziogramm Schule* und *GP-D-2.2 Freundeskreis – Soziogramm allgemein* aus der Phase 2 (vgl. Kapitel 2.2). Auf den Arbeitsblättern hat der Jugendliche die wichtigsten Gleichaltrigen aus seinem Umfeld nach Sympathie und Antipathie sowie nach der Intensität der Beziehung eingeordnet. Sie können davon ausgehend Interaktionspartner identifizieren, gegenüber denen der Jugendliche sich – zumindest ansatzweise – sozial kompetent verhält, sowie Interaktionspartner, gegenüber denen es dem Jugendlichen schwerfällt, sich sozial kompetent zu verhalten. Dies dient einer späteren Hierarchisierung von Trainingssituationen. Gemeinsam können Sie festlegen, an welchen spezifischen Problemsituationen mit welchen Interaktionspartnern im Problemlöse- und Fertigkeitentraining gearbeitet werden soll.

Mithilfe des Arbeitsblattes *GP-TH-8 Soziale Situationen und soziale Stile* kann der Therapeut eine Übersicht über Ziele des Fertigkeitentrainings erstellen, die entsprechend der oben vier genannten Situationsklassen geordnet sind.

Im nächsten Schritt besprechen Sie die verschiedenen sozialen Stile. Dazu kann das Arbeitsblatt *GP-F-J1 Max, Nils und Nico* eingesetzt werden, in denen die sozialen Stile anhand von Beispielen einander gegenübergestellt sind. Reflektieren Sie die Folgen inkompetenten Verhaltens, z.B. dass dieses Verhalten dazu führen kann, dass Jugendliche von Gleichaltrigen abgelehnt, vernachlässigt oder ausgenutzt werden.

Weiterhin können Sie den Jugendlichen auch sein eigenes Verhalten einordnen lassen, wobei Sie neben problematischem Verhalten auch die Stärken des Jugendlichen fokussieren können. Erklären Sie dem Jugendlichen dabei, dass es sich bei sozialen Stilen nicht um unveränderbare Merkmale der Person handelt, sondern um ein erlernbares und trainierbares Verhalten, das in der Therapie aufgebaut werden soll.

GP-F-J2 Keep it real

Gut zu wissen Nr. 1

Wenn wir jemanden kennenlernen, beantworten wir uns zwei Fragen, ohne es direkt zu merken:

- Ob der andere jemand ist, dem wir vertrauen können. Ob er offen, ehrlich und freundlich ist.
- Ob der andere jemand ist, den wir respektieren können. Ob er etwas kann, an sich glaubt und sagt, was er denkt.

Den meisten Menschen ist vor allem wichtig, herauszufinden, ob sie dem anderen vertrauen können.

Gut zu wissen Nr. 2

Wir können merken, wenn etwas im Verhalten einer anderen Person „nicht stimmt" oder nicht echt ist. Wenn jemand versucht, „so zu tun als ob". Zum Beispiel, wenn jemand so tut, als könnte man ihm vertrauen. Oder wenn jemand so tut, als wäre er der Boss. Oder als wäre er ganz entspannt, obwohl das nicht stimmt. Kinder und Jugendliche lehnen oft Mitschüler ab, die „so tun als ob".

Gut zu wissen Nr. 3

Wir merken auch, dass etwas „nicht stimmt", wenn jemand schlecht über sich selbst denkt und glaubt, er wäre kein guter Freund oder er könnte nichts. Oder wenn eine Person angespannt oder bedrückt ist, das aber verstecken will. Wir merken, dass der andere nicht an sich selbst glaubt oder etwas versteckt.

Gut zu wissen Nr. 4

Ein Problem ist, dass wir leider nicht immer gut unterscheiden können, ob eine Person anderen etwas vormacht oder ob sie nicht an sich selbst glaubt. Das ist bei Kindern und Jugendlichen stärker als bei Erwachsenen. Deshalb werden oft die Kinder nicht beachtet, geärgert oder ausgegrenzt, die nicht an sich glauben oder angespannt sind.

Gut zu wissen Nr. 5

Wenn du so tust, als wärst du der Boss, oder andere ohne Grund fertig machst oder manipulierst, sind andere vielleicht eingeschüchtert und machen, was du willst. Aber du wirst nicht wirklich respektiert.

Gut zu wissen Nr. 6

Wenn du echt bist, dann können andere sehen, wie du wirklich bist. Und können dich respektieren, weil du echt bist. So findest du Freunde, die zu dir passen.

Wie ist es bei dir?

- Tust du manchmal „so als ob", um andere zu beeinflussen?
- Tust du manchmal „so als ob" oder strengst dich an, damit andere dich mögen?
- Glaubst du dir selbst? Glaubst du, was du sagst?

Versuche nicht, die anderen zu überzeugen, sondern dich selbst zu überzeugen.

Versuche nicht, die anderen zu beeinflussen, sondern dich zu beeinflussen.

selbst Gleichaltrigenprobleme

Abbildung 34: Infoblatt GP-F-J2 Keep it real

Wir empfehlen, dass Sie an dieser Stelle mit den Interventionen zur Wahrnehmungsfokussierung auf Ressourcen beginnen und die im Folgenden beschriebene weitere Psychoedukation in den folgenden Sitzungen durchführen. Die weitere Psychoedukation bezieht sich auf Authentizität sowie soziale Macht und innere Stärke.

In den Bausteinen 1 und 4 hat der Jugendliche bereits beobachtet, ob er sich gegenüber Gleichaltrigen offen zeigen und seine Gedanken, Gefühle und Wünsche auf angemessene Weise ausdrücken kann. Dies möchten wir auch im Rahmen des Fertigkeitentrainings mit den Patienten entwickeln. Dabei ist das Ziel, dass der Jugendliche seine Gefühle nicht überspielt, sondern seine Emotionen akzeptiert und gleichzeitig daran arbeitet, sich sozial kompetent zu verhalten. Dazu können Sie dem Jugendlichen vermitteln, welche Wirkung unauthentisches Verhalten auf Gleichaltrige hat. Dazu können Sie das Infoblatt *GP-F-J2 Keep it real* benutzen (vgl. Abbildung 34). Dabei betonen Sie, dass authentisch sein nicht bedeutet, anderen alles von sich preiszugeben, sondern ehrlich zu sich selbst zu sein. Wenn wir authentisch sind, verhalten wir uns kongruent mit unseren Gedanken, Gefühlen *und* Werten und können gleichzeitig achtsam für die Reaktionen des anderen sein (Cuddy, 2016). Vermitteln Sie, dass Gleichaltrige spüren oder wahrnehmen, ob ein Jugendlicher authentisch ist und dass Menschen, die als authentisch wahrgenommen werden, häufiger respektiert werden. Demgegenüber werden Menschen, die sich nicht authentisch verhalten eher abgelehnt. Dabei differenzieren gerade Jugendliche nicht zwischen den Gründen, warum sich die Person nicht authentisch verhält. So kann es dazu kommen, dass Jugendliche, die aufgrund familiärer Probleme belastet sind, dies aber verheimlichen wollen, Ablehnung erfahren. Dies ist für betroffene Jugendliche in der Regel nicht nachvollziehbar und sehr schmerzhaft. Mit Jugendlichen, die externale Symptomatik zeigen, sollte erarbeitet werden, dass „authentisch" sein als Rechtfertigung genutzt werden kann, die Grenzen des anderen zu ignorieren und dem eigenen Impuls freien Lauf zu lassen. Man kann authentisch sagen, dass man wütend ist oder etwas nicht in Ordnung findet, ohne unfair zu werden. Unauthentisches Verhalten – eine Fassade aufbauen, sich überlegener oder desinteressierter zeigen, als man tatsächlich ist – tritt u. a. als Reaktion auf Schemaaktivierung auf. Der Therapeut kann prüfen, ob dies eine mögliche Erklärung für unauthentisches Verhalten in individuellen Problemsituationen ist.

Weiterhin sollten in der Psychoedukation Varianten von sozialem Einfluss in Abgrenzung zu innerer Stärke reflektiert werden. Dazu können Sie das Arbeitsblatt *GP-F-J3 Power* (vgl. Abbildung 35) nutzen. Auf dem Arbeitsblatt sind verschiedene Varianten beschrieben, dabei werden Unterschiede zwischen einer dominanten Position innerhalb einer Gruppe, manipulativem Verhalten, Pseudoselbstsicherheit, Unterordnung und innerer Stärke beschrieben (vgl. Vitaro et al., 2006). Innere Stärke wird als Balance zwischen persönlichen Zielen, Selbstbehauptung sowie fairem Verhalten und Respekt verstanden (vgl. Cuddy, 2016). Man hat Respekt vor sich selbst und anderen.

Es wird unterschieden, mit welchen Strategien Einfluss ausgeübt und Zugehörigkeit erreicht werden soll:

- *Überanpassung* (Ich will um jeden Preis dazu gehören, mache alles mit oder ordne mich sogar unter.),
- *Dominantes Verhalten* (Ich versuche, andere einzuschüchtern, um eine überlegene Position zu haben.),
- *Manipulatives Verhalten* (Ich versuche, andere zu beeinflussen, tue so, als ob ich eine überlegene Position habe.),
- *Pseudoautonome Abgrenzung* (Ich grenze mich bewusst ab, beklage mich aber über Ablehnung.).

GP-F-J3 Power

Boss-Power	Trickser-Power	Zero Power	Pseudo-Power	Innere Power
• Fordert Respekt von anderen. • Setzt sich durch, indem er andere einschüchtert oder fertigmacht. • Hat Einfluss und Kontrolle über andere. • Respektiert andere nicht. • Will ungeschriebene Regeln der Gruppe bestimmen. • Behandelt andere nicht gleichberechtigt, fordert Respekt. • Ärgert ohne Grund, vor allem andere, die nicht auf Augenhöhe sind.	• Tut manchmal so, als würde er andere respektieren. • Tut manchmal so, als wären andere nicht auf Augenhöhe/nicht gleichberechtigt. • Ist nett zu anderen, um zu bekommen, was er will. • Beeinflusst andere, um ungeschriebene Regeln zu bestimmen. • Lästert über andere, um sich selbst besser zu fühlen. • Unterstützt ungeschriebene Regeln der Gruppe, wenn es ihm einen Vorteil bringt.	• Ordnet sich unter, um akzeptiert zu werden. • Erwartet nicht, fair behandelt zu werden. • Lässt sich ausnutzen, respektiert sich selbst nicht. • Hält sich an ungeschriebene Regeln, um dazu zu gehören, auch wenn er nicht mit den Regeln einverstanden ist. • Nimmt es hin, dass andere seine Grenzen nicht respektieren. Wehrt sich nicht.	• Erwartet, respektiert zu werden, fühlt sich aber nicht so. • Stellt sich gegen ungeschriebene Regeln der Gruppe. • Wünscht sich, dazu zu gehören, tut aber so, als ob es ihm egal wäre. • Tut so, als wäre er auf Augenhöhe, glaubt das aber selbst nicht. • Stellt sich gegen Ziele der Gruppe, um sich stark zu fühlen.	• Respektiert andere und sich selbst. • Ist echt. • Beachtet ungeschriebene Gesetze der Gruppe, so lange es fair zugeht. • Behauptet sich, wenn er etwas nicht fair findet. • Beachtet die Rechte der anderen. • Macht sich nicht abhängig von den Vorgaben anderer. • Kann sich behaupten und für seine Meinung einstehen.

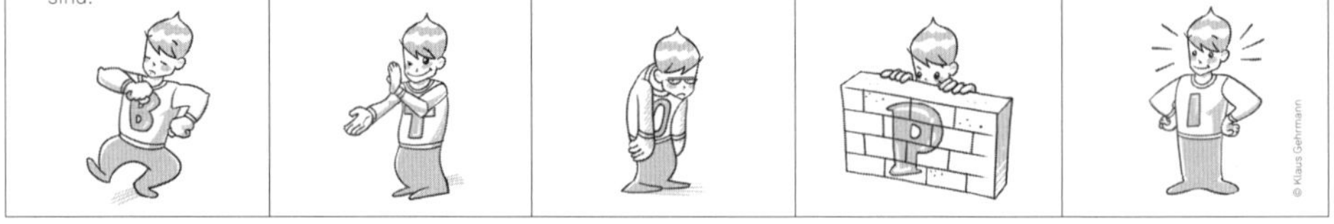

Abbildung 35: Arbeitsblatt GP-F-J3 Power

Bei jeder dieser Strategien wird das Bedürfnis nach echter Zugehörigkeit und Freundschaft nicht erfüllt. Der Jugendliche verhält sich bei Überanpassung nicht respektvoll gegenüber sich selbst. Wenn sich der Jugendliche bezüglich einer Zugehörigkeit oder Ablehnung der Gruppe pseudosouverän gibt, verhält er sich nicht authentisch gegenüber den Gleichaltrigen und überspielt seine Gefühle. Teilweise setzen sich Jugendliche bewusst über ungeschriebene Gruppenregeln hinweg und bewerten die ablehnende Reaktion der Gleichaltrigen als Beweis, dass diese unfair seien. Auch in diesem Fall kann er kein Gefühl innerer Stärke entwickeln. Das wiederum wird von den Gleichaltrigen nicht als sozial attraktiv wahrgenommen. Besprechen Sie diese Varianten anhand von Beispielen aus dem Umfeld des Jugendlichen.

Im Therapieprozess hat es viele Vorteile, wenn Jugendliche verstehen, dass Authentizität und innere Stärke entscheidend sind, um gute Freundschaften aufzubauen, und zudem lernen, Machtspiele zu erkennen. Sie zeigen dem Jugendlichen zum einen auf, was er tun kann, um seine eigene soziale Attraktivität zu steigern. Zum anderen kann der Jugendliche lernen, bezüglich der Gleichaltrigen und der Gruppen zu differenzieren. Er kann entscheiden, ob er mit jemandem befreundet sein möchte, weil dieser Gleichaltrige einen – vermeintlich – hohen Status hat oder weil der andere als Freund zu ihm passt.

2. Ressourcenaktivierung und Wahrnehmungsfokussierung auf Stärken und positive Interaktionen

Im nächsten Schritt sollen die Ressourcen des Jugendlichen zum Aufbau sozial kompetenten Verhaltens aktiviert werden. Reflektieren Sie mit dem Jugendlichen, in welchen Situationen und gegenüber welchen Personen er sich sozial kompetent verhält und was sich durch die bisherige Arbeit bereits positiv verändert hat. Lassen Sie den Jugendlichen im Rahmen des *JOBs der Woche* beobachten, in welchen Situationen er bereits sozial kompetentes Verhalten zeigt. Suchen Sie gemeinsam nach weiteren Situationen, in denen der Jugendliche seine Stärken – deutlicher oder häufiger – zeigen könnte. Sie können zusätzlich das Arbeitsblatt *GP-J-I9 Meine Schokoladenseite* aus dem Baustein 1 (Soziale Informationsverarbeitung und soziales Selbstbild, vgl. Kapitel 2.5.1) nutzen.

An dieser Stelle empfiehlt es sich, die Psychoedukation mit dem Infoblatt *GP-F-J2 Keep it real* einzusetzen. Die Psychoedukation soll eine akzeptierende Haltung gegenüber sich selbst fördern. Dem Jugendlichen soll verdeutlicht werden, dass es hilfreicher ist, sich authentisch zu zeigen, als zu versuchen, etwas darzustellen oder zu verbergen.

Neben Authentizität und sozial kompetentem Verhalten können auch andere Attribute des Jugendlichen die Integration in die Gleichaltrigengruppe erleichtern oder erschweren. Dazu gehören neben dem äußeren Erscheinungsbild vor allem auch jugendtypische Themen, wie Musik, Hobbys, Sport, soziale Medien, Spielen, Interesse für Stars oder Mode. Erfragen Sie, wo seine Interessen liegen und inwieweit sie sich mit den Interessen der Gleichaltrigen überschneiden oder von diesen abweichen.

Bei manchen Jugendlichen in Außenseiterpositionen bestehen aber auch Wissensdefizite bezüglich der aktuellen Themen, so dass sie nicht mitreden können. Andere kultivieren ihre von der Mehrheit abweichenden „anderen Interessen" recht offensiv oder begeben sich gar in eine Abwehr-Haltung, um sich von der Mehrheit gezielt abzugrenzen. Besprechen Sie mit dem Jugendlichen, wie er mit aktuellen Trends umgeht und wie er seine eigenen Interessen selbstbewusst vertreten kann, aber gleichzeitig auch genug Wissen über aktuelle Themen hat, um mitreden zu können. Zudem macht es an dieser Stelle Sinn, mit dem Jugendlichen zu überlegen, wie er sich eventuell mit seinem Äußeren wohler fühlen kann.

Wenn der Jugendliche dazu bereit ist, lassen Sie ihn imaginieren, wie er mit Gleichaltrigen zusammen ist, zu denen er passt und die zu ihm passen, wie er sich in der Gruppe wohlfühlt und dazugehört. Lassen Sie ihn dann beschreiben, wie er aussieht, wie seine Körperhaltung ist, wie er mit den anderen redet und worüber.

Als Vorbereitung auf das eigentliche Fertigkeitentraining arbeiten Sie nun mit dem Jugendlichen an seiner nonverbalen und verbalen Kommunikation. Vermitteln Sie ihm, dass er seine Körpersprache nutzen kann, um seinen Zielen näherzukommen. Erklären Sie, dass Menschen durch ihre Körpersprache ausdrücken, wie sie sich in der Situation fühlen, und dass sie diese Botschaft sowohl dem anderen als auch sich selbst geben. Und dass man Körpersprache mit der entsprechenden Übung auch gezielt einsetzen kann, um dem anderen und sich selbst positive Botschaften zu geben. Der Jugendliche sollte verstehen, dass wir in der nonverbalen Kommunikation nicht nur Botschaften an die anderen geben, sondern auch an uns selbst, da Feedbackprozesse zwischen dem Körper einerseits und Gedanken und Gefühlen andererseits bestehen.

Als Vorübung zu den Rollenspielen lassen Sie den Jugendlichen verschiedene Körperhaltungen ausprobieren, die für ihn Stärke und Selbstbewusstsein bedeuten. Diese sind auf dem Arbeitsblatt *GP-F-J5 Körpersprache* zusammengefasst (vgl. Kasten 9). Dies kann für Jugendliche mit ängstlicher oder depressiver Grundsymptomatik schwierig sein, da die selbstbewusste Körperhaltung ihrer Selbstwahrnehmung widerspricht. Sie können den Jugendlichen in diesen Fällen bitten, sich eine Situation vorzustellen, in der er sich selbstsicher gefühlt hat. Alternativ können Sie auch dazu anleiten, dass sich der Jugendliche eine Person, die er mag und der er vertraut in einer selbstsicheren Haltung vorstellt.

Kasten 9: Körpersprache – Übungen des Arbeitsblattes GP-F-J5

- Blickkontakt halten.
- Aufrecht stehen.
- Raum einnehmen. Noch mehr.
- Fest auf dem Boden stehen.
- Ruhig atmen. Bauch entspannen.
- Schultern entspannen.
- Auch mal lächeln.
- Laut und deutlich sprechen.
- Daran denken, was ein Sportler macht, der gerade einen Wettkampf gewonnen hat. Diese Haltung einnehmen.
- Daran denken, was jemand macht, wenn er sich freut, einen anderen Menschen zu sehen. Diese Haltung einnehmen.

Nach Möglichkeit sollten Sie von den verschiedenen Haltungen Fotos oder kurze Videos machen. Damit kann gezeigt werden, wie die verschiedenen Haltungen wirken und zudem wie sie wirken können, obwohl die Jugendlichen sich noch nicht sicher fühlen.

Weiterhin können Basisfertigkeiten der Kommunikation aufgebaut werden. Ein guter Zeitpunkt dazu ist im Anschluss an ein erstes „Status-Quo"-Rollenspiel. Auf dem Arbeitsblatt *GP-F-J6 Sprechen und Zuhören* sind die wichtigsten Sprecher- und Zuhörerregeln kurz benannt (vgl. auch Kasten 10). Der Jugendliche kann auf dem Arbeitsblatt ankreuzen, welche Regeln er bereits umsetzt, und markieren, auf welche Regeln er bei den Übungen besonders achten möchte.

Kasten 10: Sprechen und Zuhören – wichtige Regeln

Keep calm and talk

- „Ich" statt „man" sagen.
- Wissen, was mein Ziel ist.
- Klare Formulierung von Anliegen, Wünschen und Forderungen.
- Keine unnötigen Erklärungen oder Entschuldigungen.

Keep calm and listen

- Auf Körpersprache achten.
- Ausreden lassen.
- Genau zuhören.
- Nachfragen, um zu verstehen.
- Zeigen, dass man versteht.
- Keine Rechtfertigungen bei berechtigter Kritik.

Beziehen Sie sich dabei auf die Interventionen zur achtsamen Selbstbeobachtung aus dem Baustein 1 (vgl. Kapitel 2.5.1). Geben Sie dem Jugendlichen die Instruktion, seine eigene Körpersprache und gesprochene Sprache zu beobachten und dies beim weiteren Üben auf die Interaktionspartner zu übertragen. In Rollenspielen können Sie den Jugendlichen testen lassen, wie sich die Situation verändert, wenn er sich an den Kommunikationsregeln orientiert.

Die Arbeitsblätter zur Psychoedukation können bei den individuellen Rollenspielen wiederholt als Orientierungshilfe eingesetzt werden. Im *JOB der Woche* kann der Jugendliche als Verhaltensexperiment die Regeln zu Körpersprache und Kommunikation einsetzen und die Folgen auf sein Empfinden und den Verlauf der Situation beobachten.

3. Kombination aus sozialem Problemlöse- und Fertigkeitentraining

Wie eingangs beschrieben, können soziale Situationen den Kategorien „Kontakt“, „Beziehung“ und „Rechte/Konflikte“ zugeordnet werden. Neben diesen, auch in der Erwachsenentherapie beschriebenen Situationsklassen, sollten in der Behandlung Jugendlicher weitere entwicklungsphasentypische Situationen wie erste Verabredungen und Liebesbeziehungen oder Erfahrungen mit Ausgrenzung und Viktimisierung berücksichtigt werden.

Es ist sinnvoll, mit dem Jugendlichen zuerst an dem Fertigkeitenbereich zu arbeiten, in dem er die meisten individuellen Stärken zeigt. So ist der Jugendliche mit bewältigbaren Übungen konfrontiert und kann sich schrittweise schwierigen Situationen stellen. Für jede der folgenden Situationsklassen können Sie ein Infoblatt mit der nötigen Psychoedukation nutzen:

- *GP-F-J8 Freunde finden* (Kontakt mit neuen Jugendlichen oder mit neuer Gruppe).
- *GP-F-J9 Freunde bleiben* (Kontakte vertiefen; andere unterstützen; Spannungen aushalten; Spaß haben; mitmachen).
- *GP-F-J10 Mit mir nicht!* (Sich behaupten und schützen).
- *GP-F-J11 Fair Play!* (Fair bleiben und Konflikte lösen).

Jedes Infoblatt gibt eine kurze Psychoedukation zu den Zielen in dieser Situationsklasse. Sozial kompetentes Verhalten wird sozial inkompetentem unter den Stichpunkten *Do – Was man tun sollte* und *Don't – Was man nicht tun sollte* gegenübergestellt. Anhand der Listen können Sie mit dem Jugendlichen besprechen, was das Ziel in der jeweiligen Situation ist (z. B. sympathisch wirken) und was es bedeutet, sich in der individuellen Situation sozial kompetent zu verhalten. Weiterhin können auf den Arbeitsblättern die Namen der Gleichaltrigen notiert werden, gegenüber denen sozial kompetentes Verhalten leicht oder besonders schwerfällt.

Bei der Arbeit an den individuellen Problemsituationen können Schemata und Copingverhalten deutlich werden, auch wenn vorherige Bausteine bereits eingesetzt wurden. Arbeiten Sie in diesem Fall kombiniert, indem Sie weiter das sozial kompetente Verhalten im Rahmen von Rollenspielen aufbauen und anknüpfend an die Reflexion Interventionen zur Veränderung der dysfunktionalen Überzeugungen oder der Emotionsregulation einsetzen.

Im Folgenden wird das allgemeine Procedere des Problemlöse- und Fertigkeitentrainings dargestellt, danach werden relevante Punkte zu jeder Situationsklasse skizziert.

Allgemeines Vorgehen. Das kombinierte Problemlöse- und Fertigkeitentraining wird für individuell relevante Situationen durchgeführt. Ziele der Rollenspiele sind die Veränderung der Wahrnehmung der Situation und ein Aufbau von sozial kompetentem Verhalten. Dabei können Sie sich an folgendem Vorgehen orientieren:

1. Erarbeitung sozial kompetenten Verhaltens in der jeweiligen Situationsklasse und Erstellen eines spezifischen Soziogramms.
2. Erstellung eines „Situationsdrehbuchs“ der Problemsituation.
3. Durchspielen der Situation.
4. Entwicklung von Handlungsalternativen und Modell des Therapeuten.
5. Anwendung sozial kompetenter Handlungsalternative im Rollenspiel und wiederholtes Durchspielen der Situation.
6. Feedback, Videofeedback und abschließende Reflexion.

Die Rollenspiele werden in der Einzeltherapie mit Ihnen oder z. B. mit einem Praktikanten als Rollenspielpartner durchgeführt. Sollten Sie eine Zulassung für Gruppenpsychotherapie haben, kann dieser Baustein auch mit einer Kleingruppe durchgeführt werden.

Situationsklassen – Erarbeitung sozial kompetenten Verhaltens und Erstellen eines Soziogramms. Für jede der Situationsklassen erstellen Sie ein eigenes Soziogramm. Dazu bestimmen Sie eine Problemsituation aus dieser Situationsklasse (z. B. fragen, ob eine Mitschülerin sich mit dem Jugendlichen verabreden möchte). Dabei kann dargestellt werden, mit welchen Gleichaltrigen diese Situationen vergleichsweise leicht sind und gegenüber welchen Gleichaltrigen der Jugendliche es schwierig findet, sich sozial kompetent zu verhalten. Dazu kann das Arbeitsblatt *GP-F-J4 Mal leicht, mal schwer …* benutzt werden. Anhand der Einschätzung, wie schwer diese Situationen mit den jeweiligen Gleichaltrigen fallen, kann eine Graduierung der Rollenspiele entwickelt werden. Wählen Sie zu Beginn des Fertigkeitentrainings Situationen mit „leichten“ Interaktionspartnern aus und steigern Sie die Schwierigkeit, indem Sie Situationen mit real „schwierigen“ Interaktionspartnern nachstellen und zudem im Verlauf auch negative Ausgänge mit einbeziehen.

Erstellung eines „Situationsdrehbuchs“ der Problemsituation. Um die Situation mit dem Jugendlichen im Rollenspiel umsetzen zu können, sollten Therapeut – und gegebenenfalls die weiteren Rollenspielpartner – ein umfassendes Bild von der Situation bekommen. Lassen Sie den Jugendlichen die Situation möglichst plastisch schildern und notieren Sie diese Schilderung gemeinsam auf dem Arbeitsblatt *GP-F-J7 Drehbuch – Wie ist es jetzt?*

Durchspielen der Situation. Spielen Sie die Situation mit dem Jugendlichen durch, wie er sie im Alltag erlebt. Das „Status-quo“-Rollenspiel dient neben der Diagnostik dem Zweck, mit der Methode vertraut zu werden. Wenn dabei inkompetentes Verhalten gezeigt wird, gehen Sie auf die Gefühle des Jugendlichen ein, z. B. Angst vor Bewertung, und bestärken Sie ihn dafür, sich auf die Methode einzulassen. Setzen Sie so früh wie möglich Videofeedback ein und versuchen Sie, die Motivation des Jugendlichen dazu aufzubauen. Dies gilt insbesondere für Jugendliche mit Selbstwertproblemen, sozialer Angst und Viktimisierungserfahrungen, welche in sozialen Situationen häufig negatives Feedback antizipieren oder tatsächlich erhalten. Bei Jugendlichen mit Störung des Sozialverhaltens kann das Videofeedback Selbstschutzreaktionen wie Ablehnung provozieren. Es empfiehlt sich, das Videofeedback als „selbstverständlichen“ Bestandteil der Therapie einzuführen. Anfangs können Sie anbieten, dass nur das Modell des Therapeuten gefilmt wird. Wenn der Jugendliche bereit ist, sich filmen zu lassen, fokussieren Sie im Feedback zunächst nur positive Aspekte. Sie können auch vereinbaren, dass Sie das Video erst nach einigen Sitzungen gemeinsam anschauen.

Entwicklung von Handlungsalternativen und Modell des Therapeuten. Nach dem ersten Rollenspiel können Sie gemeinsam reflektieren, was der Jugendliche in der Situation ändern könnte. Das Vorgehen orientiert sich an dem allgemeinen Problemlösemodell, indem zunächst in einem Brainstorming mögliche Reaktionen gesammelt werden und eine Bewertung vorgenommen wird. Dabei können die Arbeitsblätter zu sozial kompetentem Verhalten in der jeweiligen Situation bzw. zu den Basisfertigkeiten Körpersprache und Kommunikation genutzt werden. Motivieren Sie den Jugendlichen an dieser Stelle dazu, die Situation so zu betrachten, wie es ein Freund tun würde, um dann im nächsten Schritt zu überlegen, welche sozial kompetenten Reaktionen möglich wären.

Die Ergebnisse der Überlegungen werden auf dem Arbeitsblatt *GP-F-J12 So geht's doch auch!* festgehalten (vgl. Abbildung 36). Dieses Arbeitsblatt kann später auch genutzt werden, um gewünschte oder be-

GP-F-J12 So geht's doch auch!

Name: Linus Datum: 10.12.19

- Beschreibe, wie du dich in einer schwierigen Situation mit anderen Jugendlichen verhältst und wie andere es machen würden.
- Überlege, welche Vorteile und Nachteile die Möglichkeiten haben. Bewerte dann jede Möglichkeit mit einer Note von 1 bis 6.
- Wähle eine Möglichkeit und mache dir einen Plan für das nächste Mal!

Situation: Nico provoziert mich

	Wie ich es mache	Andere Möglichkeit	Andere Möglichkeit
Verhalten	auch provozieren	ruhig bleiben	was sagen und weggehen
Vorteile für mich	lasse mir nichts gefallen	kein Ärger	kein Ärger, kan mich beruhigen
Nachteile für mich	eskaliert; Ärger mit Betreuerin	halte ich nicht aus!!!	muss weggehen
Vorteile oder Nachteile für andere	Nico ist schadenfroh	Nico denkt, ich habe Respekt vor ihm und traue mich nicht, etwas zu sagen	Nico kann nicht weiter provozieren
Bewertung:	4–	6	3–

Mein Plan:
Sagen, dass er einen anderen nerven soll. Dann sofort weggehen.

Abbildung 36: Ausgefülltes Arbeitsblatt GP-F-J12 So geht's doch auch!

fürchtete Situationsaufgänge zu erarbeiten. Dabei können Sie auf dem Arbeitsblatt die beiden Spalten „Andere Möglichkeit" mit den Überschriften „Erwartungen" und „Befürchtungen" ersetzen.

Besprechen Sie mit dem Jugendlichen, wie er sich bisher verhalten hat und wie er sich verhalten möchte. Wenn das aktuelle Verhalten und das gewünschte Zielverhalten stark voneinander abweichen, ist es sinnvoll, Zwischenschritte zu planen und diese nacheinander in den Rollenspielen und Wochenaufgaben zu bearbeiten. Vermitteln Sie dem Jugendlichen dabei, dass das Behandlungsziel ein sozial kompetentes *und* authentisches Verhalten ist. Das Fertigkeitentraining dient nicht dazu, den Jugendlichen Verhaltensweisen „anzutrainieren". Es dient dazu, den Jugendlichen zu befähigen, sich sozial kompetent zu verhalten, sich in seiner Individualität auszudrücken und die eigenen Rechte sowie die Rechte anderer zu beachten (vgl. Kapitel 1.3).

Zeigen Sie dem Jugendlichen, wie eine sozial kompetente Reaktion aussehen kann. Dabei ist es sinnvoll kein Mastermodell darzustellen, sondern durch die Technik des Daneben-Redens ein Bewältigungsmodell zu zeigen. Der Therapeut zeigt eine sozial kompetente Reaktion und spricht zur Seite, um Gefühle und Gedanken zum Ausdruck zu bringen (z. B. „Ich bin echt sauer, aber ich versuche jetzt, ruhig zu bleiben.") Zudem können Sie einen „Moment des Selbstmitgefühls" in die Rollenspiele einbauen. Zeigen Sie, wie man sich selbst den Druck nehmen kann. Leiten Sie den Jugendlichen zu akzeptierender Selbstverbalisation an (z. B. „Es ist o.k., dass es mir schwerfällt, ruhig zu sagen, was ich will."). Damit kann sich der Jugendliche von dem Druck entlasten, alles sofort „richtig" machen zu wollen.

Reflektieren Sie mit dem Jugendlichen, ob bei seiner Bewertung der Situation Denkfallen oder Gefühle aktiviert werden und welche hilfreichen Gedanken er einsetzen kann, um sich in der Situation sozial kompetent zu behaupten. Bei – wahrscheinlich auftretenden – negativen Gefühlen besprechen Sie mit dem Jugendlichen, dass das Ziel der Rollenspiele ist, eine Strategie zu entwickeln, mit der er sich langfristig gut fühlen und seine Ziele verfolgen kann.

Wenn der Jugendliche Bewältigungsverhalten bei Aktivierung dysfunktionaler Annahmen zeigt und bereits durch die Arbeit mit dem Baustein 2 (Kognitionenen Jugendlicher, vgl. Kapitel 2.5.2) mit Stuhldialogen vertraut ist (vgl. Arbeitsblatt *GP-TH-9 Talking to chairs*), können Sie hier einen Stuhl nutzen, um während des Rollenspiels eine Distanzierung von Bewältigungsverhalten bei Schemaaktivierung zu erreichen. Sie können dazu einen Stuhl in eine Ecke des Raums stellen. Auf diesem wird symbolisch die Seite des Jugendlichen „platziert", welche das Bewältigungsverhalten zeigt (Copingmodus, vgl. Kapitel 2.6). Es wird erklärt, dass diese Seite aktuell „Pause" hat und der Jugendliche eine alternative Reaktion ausprobieren kann. Damit kann die Orientierung hin auf ein alternatives Verhalten erleichtert werden. Die ursprüngliche Funktion des Bewältigungsverhaltens kann dabei gewürdigt werden. Eine Kombination mit einem Stuhldialog ist ebenfalls möglich, falls es dem Jugendlichen schwerfällt, das Bewältigungsverhalten aufzugeben. Durch Integration des Coping-Modus in das Fertigkeitentraining kann dem Jugendlichen ermöglicht werden, den Impuls zum Bewältigungsverhalten wahrzunehmen und zu benennen und gleichzeitig am Aufbau alternativen Verhaltens zu arbeiten.

Anwendung sozial kompetenter Handlungsalternative im Rollenspiel und wiederholtes Durchspielen der Situation. Eine spezifische Problemsituation kann in einer oder mehreren Sitzungen bearbeitet werden. Wählen Sie dabei die Wochenaufgaben so, dass der Jugendliche bewältigbare Teilziele verfolgen kann. Sie arbeiten mit dem Jugendlichen daran, sich immer mehr so zu verhalten, wie es der sozial kompetenten Handlungsalternative entspricht, die er ausgewählt hat.

Hilfreich ist bei weiteren Durchgängen einen Rollentausch vorzunehmen, dabei schlüpfen Sie oder der Spielpartner in die Rolle des Jugendlichen, dieser spielt die des Gleichaltrigen. Hiermit kann zum einen die Perspektivenübernahmefähigkeit des Jugendlichen gefördert werden, zum anderen kann das Vorgehen hilfreich sein, um intuitiv Handlungsalternativen zu generieren.

In der Regel werden bei der Entwicklung der sozial kompetenten Handlungsalternative auch Formulierungen erarbeitet. Häufig „vergessen" Jugendliche diese Formulierungen im Rollenspielprozess. Sie können unterstützen, indem Sie soufflieren und beim nächsten Spieldurchgang vorab explizit darauf hinweisen. Geben Sie dem Jugendlichen auch Hinweise durch Prompting oder Coaching (vgl. Kasten 11), wenn die Reaktion nicht sozial kompetent ist. Ansonsten geben Sie anschließend Feedback und verstärken im Sinne eines Shapings die sozial kompetenten Anteile. Sorgen Sie dafür, dass der Jugendliche das Rollenspiel nicht abkürzt, sondern die Situation zu Ende spielt.

Kasten 11: Hilfreiche Methoden bei Rollenspielen

- *Prompting:* Kurze Hinweise als Hilfestellung geben, z. B. „Lauter!", „Blickkontakt!", „Nicht rechtfertigen!"
- *Coaching:* Den Jugendlichen praktisch anleiten. Der Therapeut zeigt, wie er es tun würde.

- *Rollentausch:* Der Therapeut spielt den Jugendlichen, dieser spielt den Interaktionspartner, hierdurch wird ein Perspektivwechsel ermöglicht.
- *Spiegeln:* Der Therapeut spielt den Jugendlichen, der Jugendliche ist der Beobachter und erhält damit die Möglichkeit zur Außenwahrnehmung.
- *Verstärkung:* Den Jugendlichen verbal/visuell verstärken. Hilfreich ist, zuvor zu vereinbaren, auf welches Verhalten Sie achten werden. Dazu geben Sie Feedback durch knappe Aussagen wie „Super!" oder „Genau so!" oder auch vereinbarte Zeichen.
- *Daneben-Reden:* Der Jugendliche spricht während des Rollenspiels seine Gedanken und Gefühle aus, indem er zur Seite spricht. Dies erleichtert im Zusammenhang mit Videoaufnahmen die Analyse dysfunktionaler Kognitionen und starker Emotionen.
  Alternativ: Der Therapeut spricht im Sinne eines Bewältigungsmodells aus, welche Gedanken und Gefühle der Jugendliche hat.
  Alternativ: Der Therapeut spricht beim Modell-Rollenspiel akzeptierende Selbstverbalisationen aus.
- *Selbstinstruktion:* Hilfreiche Kognitionen zum Aufbau sozial kompetenten Verhaltens werden eingesetzt (z. B. „Ich kann auch großzügig sein und andere entscheiden lassen!").
- *Übertreibung:* Der Jugendliche wird aufgefordert, bewusst zu übertreiben oder zu untertreiben (z. B. soll ein unsicherer Jugendlicher versuchen, sehr fordernd aufzutreten). Dabei findet man – bei einer subjektiven Wahrnehmung des Übertreibens – auf der Verhaltensebene eine gute Annäherung an sozial kompetentes Verhalten.

Viele Jugendliche äußern zu Beginn der Arbeit mit Rollenspielen Unbehagen, das sie meist damit begründen, es sei sehr „künstlich", die Situation mit dem Therapeuten nachzuspielen. Ein geringer Teil der Jugendlichen verweigert zunächst Rollenspiele. Motivieren Sie den Jugendlichen zum Ausprobieren mit einer für ihn - annähernd - unproblematischen Situation. Verweisen Sie auf den geschützten Rahmen des Behandlungssettings, gerade bei einer Einzeltherapie und versichern Sie dem Jugendlichen, dass Sie ihn unterstützen.

Es empfiehlt sich in den Rollenspielen zunächst eher positive Ausgänge der Situation zu spielen. Dazu kann der Jugendliche auf dem Arbeitsblatt *GP-F-J12 So geht's doch auch!* einen Plan erarbeiten, wie er sich verhalten kann, wenn er weiß, dass die Situation gut verlaufen wird. Nach der Übung eines sozial kompetenten Verhaltens sollten im Rollenspiel auch negative Ausgänge geübt werden. Dies ist wichtig, da negative Reaktionen unter Jugendlichen sehr viel wahrscheinlicher sind als unter Erwachsenen. Auch dazu kann das Arbeitsblatt *GP-F-J12 So geht's doch auch!* genutzt werden. Besprechen Sie mit dem Jugendlichen, dass es im Alltag wahrscheinlich ist, dass manche Gleichaltrige auch unfreundlich oder unkooperativ reagieren. Und dass Sie ihn daher im weiteren Verlauf darauf vorbereiten möchten, mit diesen Reaktionen der Gleichaltrigen besser umgehen zu können. Holen Sie das Einverständnis des Jugendlichen dazu ein, die negativen Reaktionen der Gleichaltrigen als Rollenspielpartner darzustellen.

Bei der Behandlung von Jugendlichen mit internalisierender Symptomatik sind solche Rollenspiele mit ignoranten oder ablehnenden Reaktionen der Rollenspielpartner wichtig, um Fertigkeiten im Umgang mit Konflikten zu erwerben. Bei Jugendlichen, die sich sehr leicht angegriffen fühlen oder tatsächlich ausgegrenzt werden, sind Rollenspiele zum Umgang mit schwierigen Situationen notwendig. Dabei soll der Jugendliche Fertigkeiten aufbauen, um die Situation zu verlassen oder Unterstützung zu aktivieren.

Bei Jugendlichen, die Schwierigkeiten haben, die Grenzen anderer zu achten, sollten Sie besonders die Methode des Rollentauschs einsetzen und die Vor- und Nachteile des problematischen Verhaltens ausführlich nachbesprechen.

Feedback, Videofeedback und abschließende Reflexion. Lassen Sie den Jugendlichen bei der Reflexion der Rollenspiele immer wieder bewerten, ob er sich „echt" gefühlt und seine Gedanken und Gefühle akzeptiert hat. Vermitteln Sie, dass das langfristige Ziel ist, sozial kompetentes Verhalten zu üben, bis man sich damit sicher fühlt.

Nach jedem Rollenspiel sollten Sie das Feedback des Jugendlichen und Rollenspielpartners erfragen sowie selbst Feedback geben. Dabei kann die Orientierung an folgenden Feedbackfragen hilfreich sein:

1. *An den Jugendlichen:* Wie hast du dich beim Spielen gefühlt? Warst du ehrlich zu dir selbst? Wie zufrieden bist du mit dir?
2. *An den Jugendlichen:* Was war gut? Hast du eine Idee, was du verändern könntest, um in der Situation noch sozial kompetent zu werden?
3. *An den Spielpartner/an den Therapeuten als Spielpartner:* Wie hast du dich beim Spielen gefühlt? Wie hat der Jugendliche auf dich gewirkt?
4. *An den Spielpartner/an den Therapeuten als Spielpartner:* Was war gut? Und was könnte der Jugendliche noch verändern, um sich in der Situation noch sozial kompetenter zu verhalten?

Wenn die Selbsteinschätzungen des Jugendlichen dysfunktional sind (z. B. „Ich verhalte mich total peinlich!"), korrigieren Sie diese und verweisen Sie darauf, dass durch die ungewohnte Situation leicht Denkfallen aktiviert werden können.

Wenn Sie selbst Rollenspielpartner sind, versuchen Sie zunächst über Ihren Eindruck zu sprechen, den Sie in der Rolle hatten (z. B. „Als Nico ist es für mich so, dass ich das Gefühl habe, du traust dich nicht wirklich, das Geld zurückzufordern. Als Nico habe ich das nicht ernst genommen."). Wechseln Sie dann auf die Metaebene, erklären Sie den Eindruck (z. B. „Gut war, dass du laut und deutlich gesprochen hast. Allerdings hat Nico deine Aufforderung nicht ernst genommen. Das kann daran liegen, dass du Nico nicht direkt angeschaut hast. Und du hast versucht, dich zu rechtfertigen."). Dann machen Sie dem Jugendlichen einen oder zwei konkrete Vorschläge, wie er sich sozial kompetent verhalten kann (z. B. „Versuch Blickkontakt zu halten! Und rechtfertige dich nicht!").

Falls Sie nicht selbst der Rollenspielpartner sind, können Sie nun aus der Beobachterperspektive Rückmeldung geben und Vorschläge machen. Die Ergebnisse des Feedbacks können auf dem Arbeitsblatt *GP-F-J13 Feedbackbogen Rollenspiele* festgehalten werden. Dabei werden zu jedem Rollenspiel kurze Stichpunkte notiert, was man beibehalten und was man ändern sollte. Dies erleichtert auch das Aufgreifen des Erarbeiteten bei der Fortsetzung der Arbeit an einer Problemsituation in der Folgesitzung. Alternativ können Sie das Feedback auch auf Video aufzeichnen.

Um im Prozess des Spielens zu bleiben, bietet es sich an, das Videofeedback erst zum Abschluss der Sitzung oder nach mehreren Sitzungen gemeinsam anzuschauen. Dies hat den Vorteil, dass man die Änderungen im Verlauf der Rollenspiele betrachten kann, was die Jugendlichen in der Regel als motivierend empfinden. Die Ergebnisse der Rollenspiele werden im JOB der Woche auf den Alltag übertragen.

Anmerkungen für den Therapeuten zum Einsatz von Rollenspielen. Wenn Sie im Rollenspiel aktiv werden, vermischen sich Ihre Rollen als Behandler, aktiver Teilnehmer und Beobachter. In Ihrer Rolle als Behandler werden Sie empathisch und unterstützend sein, um den Jugendlichen für die Mitarbeit an den Rollenspielen zu motivieren. Gerade wenn Sie mit den Rollenspielen beginnen, werden Sie dem Jugendlichen so oft wie möglich positives Feedback geben. Zunächst für seine Bereitschaft, sich auf die Methode einzulassen, weiterhin für seine Schritte in Richtung eines sozial kompetenten Verhaltens. Versuchen Sie dabei einen Stil des „gelassenen Lobens" aufzubauen. Vielen Jugendlichen ist es eher unangenehm, wenn sie besonders enthusiastisch von einem Erwachsenen gelobt werden. Machen Sie dem Patienten beim Feedback Mut und geben Sie ihm Hilfestellung.

Unterstützen Sie den Jugendlichen während der Rollenspiele, auch wenn Sie selbst den Interaktionspartner darstellen. Dabei können Sie ein kurzes Signal geben, z. B. „Stopp!" oder „Cut", um deutlich zu machen, dass Sie Ihre Rolle verlassen und nun als Therapeut einen Hinweis geben. Setzen Sie das Rollenspiel mit einem Signal fort, z. B. mit „Weiter!".

Sie sind in der Arbeit mit Rollenspielen für den Jugendlichen auch Modell. Wenn Sie ein Verhalten darstellen, versuchen Sie, es nicht zu „perfekt" wirken zu lassen, so dass der Jugendliche die Möglichkeit hat, sich damit zu identifizieren (vgl. auch Anmerkung zur Erarbeitung von Handlungsalternativen).

Achten Sie darauf, bei jedem Feedback die positiven Aspekte zu betonen. Melden Sie die negativen Aspekte konstruktiv zurück, indem Sie dem Jugendlichen konkret sagen, was er beim nächsten Mal anders machen kann. Wenn Sie ausschließlich in der Beobachterrolle sind und eine andere Person den Gleichaltrigen spielt, achten Sie darauf, dass die Rollenspielpartner ihr Feedback konstruktiv formulieren und unterstützen Sie diese bei Bedarf darin.

Zuweilen erscheint es Therapeuten nicht leicht, bei der Arbeit mit Rollenspielen die gleichaltrigen Interaktionspartner der Jugendlichen darzustellen. Es kann eine Hilfe sein, sich am Vorgehen von Schauspielern zu orientieren. Schauspielern wird das innerliche Beantworten von vier Leitfragen empfohlen, um sich in eine Rolle hineinzuversetzen:

1. Wer bin ich?
2. Wo bin ich?
3. Was tue ich dort (Handlung und Absicht)?
4. Was ist geschehen, bevor ich hierherkam (gegebene Umstände)?

Schauspieler nutzen zudem sogenannte „innere Monologe", um sich in ihre Rollen hineinzubegeben. Dabei werden im Selbstgespräch die wichtigsten Gedanken und Gefühle der darzustellenden Person verbalisiert (Strasberg, 2001). Um sich möglichst in die Rolle eines Jugendlichen hineinzuversetzen, versuchen Sie kurz durch einen inneren Monolog die Haltung der entsprechenden Person entstehen zu lassen.

Den Einsatz der inneren Monologe können Sie dem Patienten transparent machen und ihn auch bitten, sich vor dem Rollenspiel einen kurzen Moment auf die Situation zu konzentrieren. Interessant kann zudem sein, wenn Sie dem Jugendlichen erst nach dem Rollenspiel Ihren inneren Monolog beschreiben. Damit können Sie auch ein Bewusstsein dafür fördern, dass die Reaktionen des anderen nicht nur durch das Verhalten des Jugendlichen begründet sind, sondern auch stark von der Stimmung, der Persönlichkeit und den Zielen des Gegenübers abhängen. Besprechen Sie mit dem Jugendlichen, dass die Rollenspiele zunächst unecht wirken können. Bitten Sie ihn auch, Ihnen Rückmeldung zu geben, falls Sie das Verhalten des Interaktionspartners nicht ausreichend ähnlich darstellen.

Da Sie bei den Rollenspielen häufig an Situationen des Typs Recht oder Konflikt arbeiten, müssen Sie sich zuweilen auch in Rollen hineinversetzen, die Ihrer therapeutischen Haltung entgegengesetzt sind. Sie sollten mit dem Jugendlichen klar besprechen, dass Sie punktuell die Rolle eines „Gegners", „Rivalen" oder „Mobbers" einnehmen, um ihm diese Übungen zu ermöglichen.

Sorgen Sie an dieser Stelle dafür, dass sich der Jugendliche in der Rollenspielsituation ausreichend geschützt fühlt. Abgesehen vom Gespräch mit dem Patienten ist das Benutzen von Requisiten eine Möglichkeit, die Trennung zwischen der Rolle und der Haltung als Therapeut deutlich zu machen, dabei können wenige Hilfsmittel (Kapuzenpulli, Kappe, Tasche) bereits ausreichen. Hierdurch machen Sie sichtbarer, dass es sich um eine Rolle handelt. Dies schützt Sie und den Patienten davor, dass der Jugendliche Ihr abweisendes Verhalten in der Rolle eines Gegners auf Sie als Therapeut überträgt.

Weiterhin können Sie durch kurze Instruktionen (z. B. „Und los!"; „Jetzt ins Rollenspiel!"; „Jetzt rauskommen!"; „Stopp!"; „Cut!") den Beginn und das Ende des Rollenspiels signalisieren und auch damit einer Vermischung von Übertragung im Rollenspiel und Übertragung in der allgemeinen Behandlungssituation vorbeugen.

In der Arbeit mit Jugendlichen, die aggressives Verhalten zeigen, werden Sie im Rollenspiel auch die Rolle des „Opfers" einnehmen. Hier ist es wichtig, dass Sie analog für sich selbst sorgen, denn Sie werden die Wut oder Abwertung des Jugendlichen in der Rollenspielinteraktion spüren. Auch Ihnen können die Instruktionen und eine klare Definition der Rollen helfen, einer Vermischung der Gegenübertragungs-Reaktionen vorzubeugen. Sich dieser Position auszusetzen kann förderlich sein, da Sie so dem Jugendlichen Rückmeldung darüber geben können, wie Sie sich in der Rolle seines Interaktionspartners fühlen. So können Sie die Perspektivenübernahme-Fähigkeit des Jugendlichen trainieren.

Versuchen Sie nach dem eigentlichen Rollenspiel einen Moment in der Rolle des Interaktionspartners zu bleiben und aus dieser Position heraus das erste Feedback zu geben, indem Sie sagen: „In der Rolle von Max habe ich dich folgendermaßen erlebt ...". Machen Sie dem Jugendlichen deutlich, dass es um die Sicht der Situation aus der Rolle des Interaktionspartners geht.

Jugendliche mit internalisierender Symptomatik treten gegenüber dem Therapeuten zuweilen überangepasst auf und trauen sich auch in der Behandlungssituation nicht, zu sagen, was sie stört und wie es ihnen geht. Bitten Sie den Jugendlichen in diesem Fall ausdrücklich, sein Empfinden zu verbalisieren. Im Rahmen der Rollenspiele können Sie dazu auch das Beiseite-Reden nutzen. Bei Jugendlichen mit expansiver Problematik kann es notwendig sein, klare Regeln zu vereinbaren, innerhalb derer im Rollenspiel agiert werden kann.

Setzen Sie Rollenspiele jedoch nur dann ein, wenn Sie die therapeutische Beziehung als ausreichend stabil wahrnehmen. Es sollte eine Vertrauensbasis bestehen und gleichzeitig eine gute therapeutische Distanz eingehalten werden können. Anderenfalls besteht das Risiko, dass Rollenspiele dazu genutzt werden, problematische Aspekte in der therapeutischen Beziehung zu inszenieren. Sollte dies der Fall sein, stoppen Sie das Rollenspiel, geben Sie dem Jugendlichen Feedback und setzen Sie eine Grenze (vgl. auch Kapitel 1.9).

4. Spezifisches Vorgehen bezogen auf die Situationsklassen

Bevor Sie beginnen, an den individuellen Problemsituationen zu arbeiten, sollten Sie in der Psychoedukation die Unterschiede zwischen sozialer Macht und innerer Stärke erarbeiten, wobei Sie das Arbeitsblatt *GP-F-J3 Power* einsetzen können. Diese Wahrnehmungsdifferenzierung dient dazu, dass der Jugendliche eigene Einflussmöglichkeiten erkennt und seine Wahl der Interaktionspartner bzw. seine Wünsche reflektiert. Das Ziel ist der Aufbau eines authentischen sozial kompetenten Verhaltens und der Aufbau balancierter Beziehungen zu Gleichaltrigen.

Situationsklasse „Kontakt". Auf dem Infoblatt *GP-F-J8 Freunde finden* sind sozial kompetente und sozial inkompetente Verhaltensweisen in dieser Situationsklasse zusammengefasst (vgl. Abbildung 37). Dabei werden auch ungeschriebene Gesetze in Gruppen berücksichtigt. In dieser Situationsklasse ist das Ziel, auf andere Jugendliche zuzugehen, offen zu sein und Kontakte bei gegenseitiger Sympathie zu vertiefen. Vermitteln Sie dem Jugendlichen, dass er durch sozial kompetentes Verhalten dem anderen und sich selbst eine Chance geben kann, etwas Positives am Gegenüber zu erkennen.

GP-F-J8 Freunde finden 1/3

Name: ____________________ Datum: ____________________

Ziele: Auf andere Jugendliche zugehen, offen sein und herausfinden, ob du mit den anderen befreundet sein möchtest. Dem anderen die Chance geben, dich sympathisch zu finden.

Wann oder mit wem fällt dir das leicht? ____________________

Wann oder mit wem fällt dir das schwer? ____________________

	Do	Don't
Mit fremden Jugendlichen sprechen	• Beobachte, was du an den anderen gut findest. • Sei freundlich.	• Keine langen Pausen entstehen lassen, nicht ununterbrochen reden. • Versuche nicht, dich anzubiedern oder den anderen sofort so zu behandeln, als ob ihr euch schon lange kennen würdet.
Fremde Jugendliche etwas fragen oder um etwas bitten	• Stelle deine Frage oder sag, was du möchtest oder brauchst. • Bleib freundlich, sag „bitte" und bedanke dich kurz.	• Keine unnötigen Erklärungen oder Rechtfertigungen, warum du etwas fragst oder um etwas bittest.
Dich vorstellen	• Sei freundlich. Das Ziel ist, dass der andere dich nett finden kann. • Sag, wie du heißt, frage den anderen nach seinem Namen. • Beobachte, was dann passiert, ob sich z.B. ein Gespräch ergibt.	• Erzähle nicht zu viel auf einmal, sondern gib deinem Gegenüber Zeit, sich auch vorzustellen.
Mit Jugendlichen sprechen, die du noch nicht so lange kennst, aber gerne kennen würdest	• Beobachte, was du an den anderen gut findest. • Versuche, ein Gleichgewicht zwischen Reden und Zuhören zu finden. • Versuche, den anderen Schritt für Schritt kennenzulernen. • Zeige Interesse an dem, was der andere sagt. • Schätze die Bereitschaft des anderen ein, sich weiter mit dir zu unterhalten. • Sei freundlich.	• Keine langen Pausen entstehen lassen, nicht ununterbrochen reden. • Versuche nicht, dich anzubiedern oder den anderen sofort so zu behandeln, als ob ihr euch schon lange kennen würdet.
Zu einer Gruppe dazu kommen	• Stell dich vor. Sei freundlich. • Höre erst einmal zu, was die anderen reden, und versuche dann, dich an dem Gespräch zu beteiligen. • Zeige Interesse an dem, was die anderen sagen. • Erzähle etwas von dir.	• Dränge dich nicht in den Mittelpunkt, du bist neu. • Aber steh auch nicht einfach nur schweigend daneben.
Komplimente machen	• Sage, was du an dem anderen gut findest. • Zeige, dass du ihn/sie magst. • Es ist schön, wenn du was an jemand anderem gut findest, das reicht für den Anfang. • Warte ab, wie der andere reagiert.	• Sei ehrlich, wenn du Komplimente machst. Sag nichts, was du nicht so meinst. • Mache nicht zu viele Komplimente auf einmal. • Erwarte nicht, dass der andere sich mit einem Kompliment revanchiert.
Komplimente bekommen	• Wenn dir das Kompliment gefällt, bedanke dich. • Wenn du dich revanchieren möchtest, dann mache dem anderen auch ein Kompliment. • Wenn dir das Kompliment nicht gefällt oder du die Person nicht magst, reagiere möglichst wenig darauf und versuche die Situation zu beenden.	• Fühle dich nicht verpflichtet, in einer bestimmten Art und Weise zu reagieren. Komplimente werden freiwillig gemacht und es ist dein gutes Recht, sie anzunehmen oder auch nicht.

Abbildung 37: Infoblatt GP-F-J8 Freunde finden

Explorieren Sie bei der Besprechung des Soziogramms, welche Gleichaltrigen oder Gruppen der Jugendliche sozial attraktiv findet und mit wem er gerne mehr Kontakt hätte. Erfragen Sie die soziale Position dieser Gleichaltrigen. Erfragen Sie, warum ein Wunsch nach mehr Kontakt besteht und ob der Jugendliche gegenseitige Sympathie wahrnehmen kann. Reflektieren Sie mit dem Jugendlichen die Wahl der Interaktionspartner und versuchen Sie Gleichaltrige zu identifizieren, bei denen ein Bemühen um intensivere Kontakte erfolgversprechend scheint. Reflektieren Sie, ob der Jugendliche bestimmte Kontakte ausschließt, ohne sich darum bemüht zu haben oder ob er um jeden Preis versucht, zu einer bestimmten Gruppe zu gehören.

Weiterhin sollten Sie Möglichkeiten besprechen, wie der Jugendliche in bestehende Gruppen (Sportverein, Theatergruppe, Band etc.) integriert werden kann. Dabei sind gerade sozial unsichere Jugendliche dankbar, wenn auch praktische Aspekte der Kontaktaufnahme (Termine und Ort herausfinden, anrufen, ein Probetraining etc. vereinbaren) besprochen werden. Als Sonderfall in dieser Situationsklasse kann zudem die Kontaktaufnahme zu Gleichaltrigen betrachtet werden, die der Jugendliche attraktiv findet oder in die er verliebt ist. Sie können das Vorgehen selbstverständlich auch auf diese Situation anwenden. Gehen Sie dabei auch darauf ein, dass diese Situationen eine besondere Herausforderung darstellen, da sie mit dem Wunsch nach gegenseitiger Zuneigung verbunden sind. Von einer Umsetzung im Rollenspiel wird abgeraten, da Rollenspiele auch bei guter Vorbereitung ungünstige Übertragungsreaktionen auslösen können. Bleiben Sie daher eher auf der Ebene des Problemlösens und lassen Sie den Jugendlichen, z. B. mit der Technik des leeren Stuhls, erproben, wie er Kontakt aufnehmen und nach einem Date fragen kann und geben Sie einfühlsames Feedback aus der Beobachterrolle.

Situationsklasse „Beziehung“. In diesem Bereich sozialer Fertigkeiten geht es darum, Beziehungen zu vertiefen, gemeinsam Spaß zu haben und bei Aktivitäten mit Gleichaltrigen mitzumachen, sich gegenseitig zu unterstützen, einander zu vertrauen und Spannungen zu balancieren. Besprechen Sie mit dem Jugendlichen, dass das Ziel ist, gute Erfahrungen zu teilen und sich gegenseitig zur Seite zu stehen.

Auf dem Infoblatt *GP-F-J9 Freunde bleiben* ist sozial kompetentes Verhalten in dieser Situationsklasse beschrieben. Auch hier werden jugendlichentypische Normen in Freundschaften berücksichtigt. Hier sind komplexere soziale Fertigkeiten gefordert, wie z. B. anderen vertrauen können, auf die Bedürfnisse anderer reagieren können, sich sicher und verbunden fühlen. Auch ist die Kommunikation in dieser und den folgenden Situationsklassen komplexer, da bereits eine Verbindung und soziale Rollen bestehen. Umso wichtiger ist in dieser Situationsklasse Achtsamkeit bezogen auf die eigenen Gedanken und Gefühle sowie Empathie und Perspektivenübernahmefähigkeit. Darauf sollten Sie bei der Reflexion der Rollenspiele zu dieser und den folgenden Situationsklassen achten.

Auf dem *Soziogramm* (vgl. *Arbeitsblatt GP-F-J4 Mal leicht, mal schwer ...*) kann der Jugendliche markieren, ob es sich bei der Freundschaft um eine schwache oder eine starke Verbindung handelt (vgl. Abbildung 38). Erarbeiten Sie, was dem Jugendlichen in einer Freundschaft wichtig ist (z. B. zusammen Spaß haben, dass ich mich auf meine Freunde verlassen kann, dass wir uns alles erzählen, dass in der Clique eine gute Stimmung ist). Lassen Sie den Jugendlichen einschätzen, inwieweit er mit den Freundschaften zu den einzelnen Gleichaltrigen zufrieden ist oder welche Wünsche (z. B. meine beste Freundin sollte mehr Zeit für mich haben) oder Befürchtungen (z. B. wenn ich meine Meinung sage, dann wollen die anderen nicht mehr mit mir befreundet sein) er bezüglich einzelner Freundschaften hat. Erfragen Sie Spannungen, frühere und aktuelle Konflikte sowie Erwartungen des Jugendlichen an sich selbst als Freund oder Freundin.

Wird hierbei deutlich, dass der Jugendliche unbalancierte Freundschaften eingeht, sich ausnutzen lässt, an Gleichaltrige anklammert oder engere Freundschaften vermeidet, sollten Sie die Psychoedukation zu sozialer Macht und innerer Stärke (vgl. Infoblatt *GP-F-J3 Power*) durchführen und erneut dysfunktio-

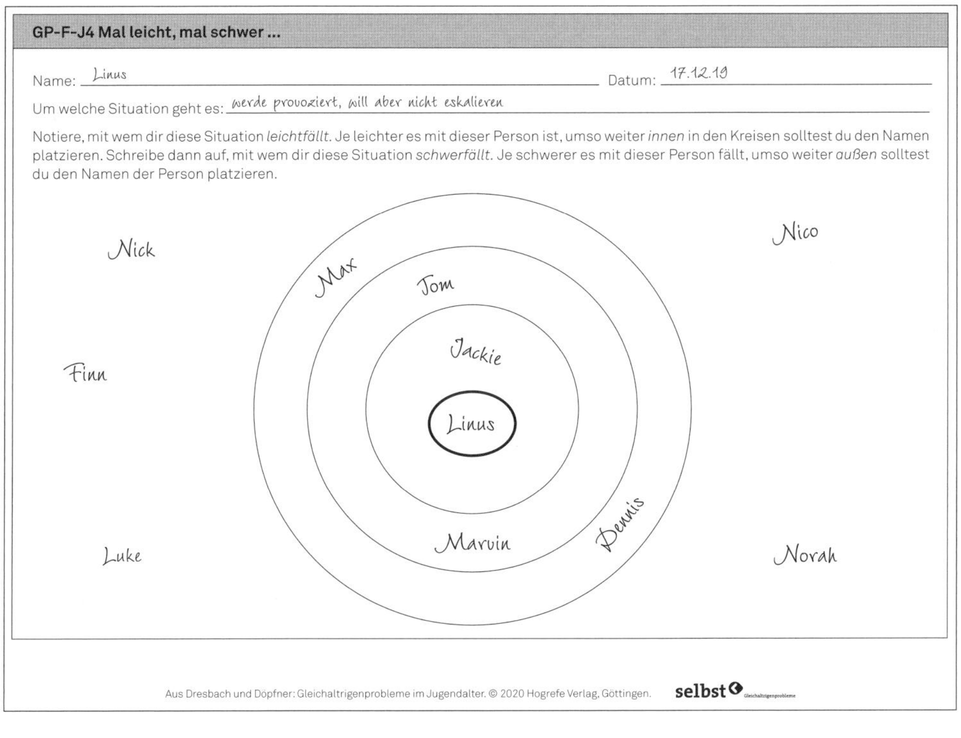
GP-F-J4 Mal leicht, mal schwer ...

Name: Linus Datum: 17.12.19

Um welche Situation geht es: werde provoziert, will aber nicht eskalieren

Notiere, mit wem dir diese Situation *leichtfällt*. Je leichter es mit dieser Person ist, umso weiter *innen* in den Kreisen solltest du den Namen platzieren. Schreibe dann auf, mit wem dir diese Situation *schwerfällt*. Je schwerer es mit dieser Person fällt, umso weiter *außen* solltest du den Namen der Person platzieren.

Abbildung 38: Ausgefülltes Arbeitsblatt GP-F-J4 Mal leicht, mal schwer ...

nale Grundannahmen erarbeiten. Sie können die Interventionen zum Kompetenzaufbau in diesem Fall mit Interventionen aus den Bausteinen 2 (Kognitionen Jugendlicher, vgl. Kapitel 2.5.2) und 4 (Emotionsregualtion, vgl. Kapitel 2.5.4) kombinieren.

Situationsklasse „Selbstbehauptung“. In diesem Bereich ist das Ziel, sich für eigene Rechte einzusetzen, sich von unbalancierten Beziehungen abzugrenzen, sich zu behaupten oder zu schützen. Sozial kompetentes Verhalten in diesen Situationen ist auf dem Infoblatt *GP-F-J10 Mit mir nicht!* dargestellt. Besprechen Sie, dass es in jeder Gruppe ungeschriebene Regeln gibt, mit denen man auf unterschiedliche Weise umgehen kann. Sollte es dem Jugendlichen schwerfallen, diese ungeschriebenen Regeln zu erkennen, erarbeiten Sie dies anhand von Beispielen. Besprechen Sie, dass es einerseits notwendig ist, Regeln zu respektieren, um zu einer Gruppe zu gehören. Reflektieren Sie, dass es andererseits notwendig sein kann, Regeln abzulehnen, wenn diese den eigenen Überzeugungen widersprechen. Wenn Sie bestimmte ungeschriebene Gesetze erarbeitet haben, reflektieren Sie mit dem Jugendlichen, welche er akzeptieren möchte und welche er ablehnt.

Im *Soziogramm* (vgl. Arbeitsblatt *GP-F-J4 Mal leicht, mal schwer ...*) werden die Gleichaltrigen erfasst, mit denen der Jugendliche Spannungen oder Konflikte erlebt. Dies können sowohl „Gegenspieler“ als auch Freunde des Jugendlichen sein. Lassen Sie den Jugendlichen schildern, welche Konflikte oder Auseinandersetzungen ihn subjektiv besonders belasten.

Besondere Beachtung sollten dabei Viktimisierungsprozesse finden (vgl. Kasten 12). Jugendliche in einer Opfer-Position entwickeln nicht selten eine Haltung der erlernten Hilflosigkeit und erkennen zur Verfügung stehende Handlungsalternativen nicht mehr. Sie schildern, dass die anderen sich doch ändern müssten, eine Haltung die nachvollziehbar ist und nicht selten auch von Eltern unterstützt wird (vgl. Kapitel 1.3). Hier können interpersonale Schemata und Bewältigungsverhalten trotz vorangegangener Interventionen aktiviert sein. Daher wird auch bezogen auf diese Problemsituationen ein kombiniertes Vorgehen empfohlen, dabei werden Interventionen aus diesem Baustein und dem Baustein 2 (Kogitionen Jugendlicher, vgl. Kapitel 2.5.2) verknüpft.

Kasten 12: Reminder „Viktimisierung“

> Ein einzelner Jugendlicher ist wiederholt negativem Verhalten durch einen anderen Jugendlichen oder eine kleine Gruppe ausgesetzt. Dabei besteht ein deutliches Machtgefälle, die Opfer haben wenig Kontakt und erfahren kaum oder wenig Unterstützung. Viktimisierung kann massive verbale oder körperliche Angriffe (Bullying) sowie Angriffe auf das Zugehörigkeitsgefühl zu einer Gruppe (relationale Viktimisierung) umfassen. Die Angriffe können in der direkten Interaktion, aber auch indirekt, z.B. über soziale Netzwerke, erfolgen.

Selbstwertprobleme des Jugendlichen oder eine schuldhafte Verarbeitung der Viktimisierung im Sinne von Selbstvorwürfen können eine Barriere zum Aufbau sozial kompetenten Verhaltens darstellen. In diesen Fällen kann eine Kombination mit Modusarbeit hilfreich sein (vgl. Phase 6 in Kapitel 2.6).

Um positive Bewältigungsmodelle zu nutzen, sammeln Sie mit dem Jugendlichen Beispiele von Prominenten, die berichten, in der Kindheit oder Jugend ebenfalls Opfer von Viktimisierung durch Gleichaltrige geworden zu sein. Das kann auch ein *JOB der Woche* sein.

Berücksichtigen Sie beim Aufbau sozial kompetenten Verhaltens, dass sich die soziale Rolle in einer Gleichaltrigengruppe trotz Verhaltensmodifikation des Jugendlichen nur sehr langsam verändert. Daher sollten Sie bei der Erarbeitung der Handlungsalternativen in jedem Fall auch die Zuwendung zu alternativen Gruppen berücksichtigen.

Benennen Sie bei der Bearbeitung von Viktimisierungserfahrungen das Verhalten der Gleichaltrigen als unfair und grenzüberschreitend. Beginnen Sie dann, den Jugendlichen zu einer Veränderung seines eigenen Verhaltens zu motivieren und Möglichkeiten aufzeigen, wie er sich wehren und langfristig seine Position verändern kann. Besprechen Sie mit dem Jugendlichen, durch welche Interaktionsfallen man sich selbst in eine Opfer-Position begibt, z.B. indem man sich sehr aufregt, wenn man geärgert wird oder wiederholt versucht, sich in eine bestimmte Gruppe zu integrieren.

Wenn der Jugendliche in den Rollenspielen Fortschritte macht, können Sie zu Verhaltensexperimenten anleiten (vgl. *JOB der Woche Test it!*). Bei der Vorbereitung sollten Sie neben hilfreichen Kognitionen auch konkrete Strategien besprechen, mit denen der Jugendliche beispielsweise Hilfe aktivieren kann oder eine Situation verlassen kann, in der er unfair behandelt wird. Bei dysfunktionalen Gruppenprozessen (vgl. Kasten 13) sind immer auch Interventionen auf Eltern- und Schulebene indiziert (vgl. Baustein 7, Kapitel 2.5.7). Wenn sich trotz des Aufbaus kompetenteren Verhaltens im Rahmen der Einzeltherapie keine Veränderungen erzielen lassen und auch Interventionen auf Schulebene keinen ausreichenden Erfolg haben, sollten Maßnahmen zur Neuplatzierung in die Wege geleitet werden. Bei Bullying mit Drohungen oder Gewalt sind in Zusammenarbeit mit den Bezugspersonen unmittelbar Strategien zum Schutz des Jugendlichen zu entwickeln.

Kasten 13: Reminder „Gruppenprozesse“

- *Peer-Rejection:* Ablehnung durch Mitschüler. Die Gruppe bringt dem Jugendlichen keine Sympathie entgegen, er ist unbeliebt. Dies geht in der Regel nicht mit offen aggressivem Verhalten einher, verursacht aber bei den Außenseitern deutlichen Leidensdruck.
- *Peer-Neglect:* Vernachlässigung durch Gleichaltrige. Die Gruppe übersieht den Jugendlichen. Er wird nicht intentional ignoriert, sondern nicht als attraktiver Interaktionspartner wahrgenommen.

Situationsklasse „Fairness“. Ziele in dieser Situationsklasse umfassen das konstruktive Lösen von Konflikten und die Einhaltung von Fairness-Regeln (vgl. Arbeitsblatt *GP-F-J11 Fair Play!*). Die Interventionen sind sowohl für Jugendliche mit internalem Verhalten als auch für Jugendliche mit externalem Verhalten relevant. Bei Jugendlichen mit externaler Problematik handelt es sich mitunter um dominantes und dissoziales Verhalten. Dabei sollte berücksichtigt werden, dass bei Integration in eine deviante Gleichaltrigengruppe dysfunktionale ungeschriebene Gesetze eine Rolle spielen.

Auf dem Arbeitsblatt *GP-F-J4 Mal leicht, mal schwer ...* kann der Jugendliche alle Gleichaltrigen eintragen, die er nicht mag, ablehnt oder mit denen er Konflikte hat. Es geht um Situationen, in denen sich der Jugendliche im Recht sieht und dabei die Grenzen anderer bzw. allgemeine Regeln der Fairness missachtet.

Im Vergleich zur Arbeit an gesunder Selbstbehauptung (vgl. Arbeitsblatt *GP-F-J10 Mit mir nicht!*) ist das Ziel hier nicht der Abbau defensiven, sondern destruktiven Verhaltens. Neben offen aggressivem Verhalten – verbal oder tätlich, wie es eher zwischen männlichen Jugendlichen zu beobachten ist – sollten auch verdeckt-aggressive Verhaltensweisen berücksichtigt werden, die gerade in Beziehungen zwischen Mädchen eine große Rolle spielen können. Zudem sollten Sie bei Jugendlichen mit Selbstwertproblemen und einer Tendenz, rasch gekränkt zu sein, auch passiv-aggressives Verhalten erfragen, z.B. Aktivitäten boykottieren, innere Ärger-Monologe führen.

Besprechen Sie mit dem Jugendlichen das Soziogramm und erfragen Sie, aus welchen Gründen eine Antipathie zu bestimmten Jugendlichen besteht, ob es zuvor eine Freundschaftsbeziehung und einen Konflikt gab, der zum Bruch der Freundschaft geführt hat, oder ob eine grundsätzliche Antipathie vorliegt.

Thematisieren Sie, dass es um Situationen geht, in denen der Jugendliche zum „Angreifer“ wird, ganz unabhängig davon aufgrund welcher Motivation er dies tut, und benennen Sie sein Verhalten als „Angreifen“. In der Regel werden Sie an Problemsituationen arbeiten, in denen der Jugendliche Gleichaltrige mit Worten angreift. Sollte es auch zu körperlicher Aggression kommen, sind in jedem Fall Interventionen auf Ebene der Bezugspersonen, v.a. der Schule wichtig, um angemessene Grenzen zu setzen.

Beispiel: Aufbau fairen Verhaltens

Th.: Wir haben uns ja für heute vorgenommen, dass wir ein Rollenspiel machen. Zu einer Situation, in der es darum geht, fair zu bleiben.

Nick: Oh Mann, wissen Sie, das ist diese Woche wahrscheinlich nicht so gut, ich habe immer noch den Hass auf diesen Typen, den neuen Mitschüler.

Th.: Du sagst „Hass“?

Nick: Ja, so wie man das als Jugendlicher halt sagt. Der nervt mich einfach nur, das ist so ein Emo... Ständig geht's ihm nicht gut und der wehrt sich auch nicht.

Th.: Wie heißt der Mitschüler?

Nick: Tom. Das ist schon so ein Name ...

Th.: In welchen Situationen hätte Tom sich denn wehren können?

Nick: Ich hab ihn ein bisschen geärgert. Ich hab' ihn in der Pause gefragt, ob er nachmittags mit uns zocken will. Aber das war nicht ernst, ich würde nie freiwillig was mit dem machen. Und dann hab ich ihn beleidigt ...

Th.: Das schreibe ich mal hier auf *[vgl. GP-F-J7 Drehbuch. Im Anschluss:]* Lass uns das mal kurz nachspielen. Ich spiele Tom und du verhältst dich bitte so, wie du das in der Situation auch gemacht hast. Es bringt nichts, wenn du es jetzt freundlicher machst, als es war.

Nick: Das wollen Sie wirklich?

Th.: Ich spiele eine Rolle, Du beschimpfst ja nicht mich als Person. Also los!

Nick: Hey Tom, willst du heute Nachmittag mit uns zocken?

Th. (als Tom): ... vielleicht ... o.k. ... ich ...

Nick: Glaubst du wirklich, wir wollten mit dir was machen?! Denkst du, wir sind schwul oder was? Hau ab!

Th.: Stopp. Wie fühlst du dich, wenn du dich ihm gegenüber so verhältst?

Nick: Weiß nicht. Aber das war ja jetzt auch nix. Sonst mach ich den viel mehr fertig.
Th.: Ich habe von anderen Jugendlichen in ähnlichen Situationen schon gehört, dass es ihnen irgendwie ein gutes Gefühl gibt, wenn sie merken, dass sie stärker sind als ein anderer.
Nick: Ganz ehrlich?!
Th.: Ja, hier wird viel erzählt, was sonst nicht so zugegeben wird ...
Nick: Ja, genauso ist das glaube ich bei mir auch.
Th.: Kannst du das mal beschreiben?
Nick: Das ist halt so, dass man merkt, der andere wehrt sich nicht, und man selbst kann völlig bestimmen, was als Nächstes passiert.
Th.: So, wie wenn eine Katze mit einer Maus rumspielt und noch nicht weiß, ob sie sie fressen oder wieder laufen lassen soll?
Nick: Könnte man so sagen. *[Grinsend]* Aber ich fresse ja niemanden. Ist doch nur Ärgern ... Das ist doch harmlos. Und es macht Spaß.
Th.: Es ist gut, dass du so ehrlich bist! Du sagst also, dass dir das irgendwie Spaß macht und du dich überlegen fühlst, wenn du Tom ärgerst.
Nick: Ja.
Th.: Jetzt versuch mal, dir das vorzustellen wie in einem Film. Ein Jugendlicher ärgert einen anderen, von dem er weiß, dass der sich nicht wehrt ...
Nick: Ja? Und?
Th.: Stell es dir bitte vor.
Nick: Ja, o.k. ... aber ist doch sein Problem, wenn er sich nicht wehrt.
Th.: Es ist kein Ärgern auf Augenhöhe. Mit deinen Kumpels kannst du so was machen, weil ihr auf Augenhöhe seid. Jeder traut sich den anderen zu ärgern. Mal macht der eine den Punkt, mal der andere. Aber Tom traut sich das nicht, und das weißt du. Das ist nicht auf Augenhöhe. Also ist es nicht nur Toms Problem, sondern auch deines. Was du machst, fühlt sich gut für dich an. Aber es ist nicht fair.
Nick: Kann sein.
Th.: Stell dir bitte mal vor, der Junge, der geärgert wird, wäre dein kleiner Bruder. Und der hätte irgendwelche Probleme. Was würdest du dann denken?
Nick: Jetzt kommen Sie wieder mit so was! Für meinen Bruder würde ich alles tun, das wissen Sie!
Th.: Wie fändest du es, wenn jemand mit deinem Bruder so umgehen würde?
Nick: Scheiße! Den soll keiner so behandeln.
Th.: Warum nicht?
Nick: Weil der mein Bruder ist. Den sollen die mit Respekt behandeln.
Th.: Da stimme ich dir voll und ganz zu. Und ich gehe sogar so weit, dass das nicht nur für deinen Bruder, sondern für alle Brüder, alle Schwestern und für alle Einzelkinder gilt.
Nick: Kommen Sie jetzt hier mit Menschenrechten und so?
Th.: So kannst du es auch sagen. Der Punkt ist, dass jeder das Recht hat, fair behandelt zu werden. Und Tom hat das Recht, in Ruhe gelassen zu werden.
Nick: Ja ... Dann lass ich ihn in Ruhe ...
Th.: Sag mir das bitte nur, wenn du es ernst meinst.
Nick: Dann verspreche ich mal nichts.
Th.: Ich würde gerne herausfinden, was dazu führt, dass es dich so reizt, Tom zu ärgern. Eigentlich müsstest du ja gar nicht mit ihm reden.
Nick: Keine Ahnung, der macht mich einfach aggro. Der ist voll das Opfer. Schon, wie der am Tisch sitzt.
Th.: Was löst das aus, dass ein anderer sich unsicher verhält und du merkst, der würde sich nicht wehren?
Nick: Hab ich doch gesagt, dann fühle ich mich stärker.
Th.: Kannst du dich auch stark fühlen, wenn es keinen Schwächeren gibt?
Nick: Wie meinen Sie das?
Th.: Kannst du dich auch stark fühlen, so wie du bist, ohne einen anderen spüren zu lassen, dass du überlegen bist?
Nick: Das gibt es nicht. Man muss zeigen, dass man stärker ist.
Th.: Seit wann denkst du so?
Nick: Keine Ahnung. War schon immer so. Auf jeden Fall kurz nach der Grundschule ... Da gab es in der Klasse einen Jungen, den hab ich auch immer geärgert.
Th.: Das war ja auch die Zeit, als es zu Hause schwierig wurde zwischen deinen Eltern ...
Nick: ... das war nicht so cool.
Th.: Ich weiß, das war nicht leicht ... Darüber würde ich gerne nochmal mit dir sprechen. Ich möchte verstehen, *warum* du angefangen hast, so zu denken: „Man muss zeigen, dass man überlegen ist."
Nick: Warum ist das so wichtig?
Th.: Wenn wir das verstehen können, dann finden wir leichter eine Strategie, wie du anderen gegenüber fair bleiben kannst und dadurch weniger Stress mit anderen und mit den Lehrern hast.

Nick: O.k. Aber ich bleibe dabei, der Typ nervt!
Th.: Vielleicht kann dir das irgendwann ein bisschen mehr egal sein, wenn einer nervt ...
Nick: Sie müssen immer noch eins draufsetzen!

Da aggressive Reaktionen durch den Effekt der Spannungsabfuhr sowie durch das subjektive Erleben von Dominanz und anerkennende Reaktionen Gleichaltriger mit hoch wirksamen positiven Verstärkerbedingungen verknüpft sein können, ist es besonders wichtig, negative Folgen herauszuarbeiten. Gerade bei feindseligem Verhalten gegenüber Gleichaltrigen besteht eine größere Herausforderung, wenn Sie mit dem Jugendlichen am Aufbau sozial adäquaten Verhaltens arbeiten möchten, da das Gefühl, dominant zu sein und anderen schaden zu können, möglicherweise mit innerer Genugtuung verbunden ist. Auch passiv-aggressive Reaktionen können zwar objektiv dysfunktional, aber subjektiv zumindest mit der Genugtuung des „Sich-Rächens" verbunden sein. Sprechen Sie diese kurzfristigen positiven Konsequenzen an, ohne diese zunächst zu bewerten. Dabei kann es hilfreich sein, auf Beispiele anderer Patienten zu verweisen (z. B. „Andere Jugendliche haben mir erklärt, dass es ihnen manchmal ein gutes Gefühl gibt, wenn sie es anderen ‚gezeigt' haben."). Versuchen Sie auch, Trigger herauszuarbeiten. Ein Trigger kann z. B. auch die Wahrnehmung eines unsicheren Verhaltens von Gleichaltrigen sein. Die Wahrnehmung unsicheren Verhaltens kann als Hinweisreiz für eine potenzielle Überlegenheitssituation gelten. Erarbeiten Sie mit dem Jugendlichen, dass es seine Wahl ist, ob der diese Situation nutzt oder nicht.

Versuchen Sie, weitere Trigger zu eruieren, die zu aggressiven Reaktionen führen. Sollten weitere Trigger identifiziert werden, können Interventionen aus den Bausteinen 4 oder 2 eingesetzt werden.

Weiter sollten Sie mit dem Jugendlichen sein Verhalten reflektieren und sich dabei wieder auf das Infoblatt *GP-F-J3 Power* beziehen. Führen Sie einen Perspektivwechsel durch. Erklären Sie dem Jugendlichen, dass es nicht darum geht, die „Gegenspieler" oder nervenden Gleichaltrigen gut zu finden, sondern lediglich, sie trotz der Antipathie fair zu behandeln. Bezogen auf passiv-aggressive Reaktionen der Jugendlichen können Sie mit diesen besprechen, dass ihre Reaktionen wenig zielführend sind und zusätzlich häufig eine Verschlechterung der eigenen Stimmung zur Folge haben. Hier ist das Ziel, die eigene Position klar zum Ausdruck zu bringen, anstatt auf aggressive, verdeckte oder destruktive Verhaltensweisen zurückzugreifen. Definieren Sie als Ziel des Problemlöse- und Fertigkeitentrainings, faire Konfliktlösung und innere Stärke des Jugendlichen aufzubauen. Sprechen Sie mit dem Jugendlichen über soziale Rollen, in denen man Respekt von anderen bekommt und differenzieren Sie zwischen tatsächlichem Respekt und erzwungenem „Respekt". Weisen Sie darauf hin, dass Menschen nur dann natürlichen Respekt vor einer Person empfinden, wenn diese sich kompetent *und* fair verhält und ihre Position nicht durch unfaires Verhalten erreicht hat. Erzwungener oder auf unfairem Verhalten basierender Respekt kann jederzeit enden, wenn ein anderer Jugendlicher noch unfairer oder dominanter auftritt oder sich die Gruppe wehrt.

Versuchen Sie, dem Jugendlichen zu vermitteln, dass Sie ihm zutrauen, in einer solchen Weise, nämlich fair und großzügig mit anderen umzugehen. Dadurch bestärken Sie den Anteil des Jugendlichen, der sich besser steuern kann. Versuchen Sie durch gezielte Instruktionen, den Jugendlichen bei den Rollenspielen zu unterstützen, diesen Anteil stärker zum Ausdruck zu bringen.

Besprechen Sie mit dem Jugendlichen die Möglichkeit, durch eine Verhaltensänderung langfristig zusätzliche positive Ergebnisse zu erzielen, z. B. mehr Respekt unter den Gleichaltrigen, höhere Zufriedenheit mit dem eigenen Verhalten.

Betonen Sie bei Interventionen in diesem Bereich besonders den Experiment-Charakter des *JOBs der Woche.* Besprechen Sie auch Möglichkeiten zur Spannungsreduktion in konkreten Situationen, so dass der Jugendliche seinen Ärger nicht in unfairem Verhalten kanalisieren muss. Erarbeiten Sie alternative Möglichkeiten, das Selbstwertgefühl zu stärken (vgl. Baustein 4 in Kapitel 2.5.4).

2.5.5.4 JOB der Woche

Im Anschluss an die ersten Sitzungen zur Psychoedukation und zur Wahrnehmungsfokussierung auf Ressourcen erhält der Jugendliche als *JOB der Woche* die Aufgabe, zu beobachten, welche Situationen, mit welchen Interaktionspartnern positiv oder zumindest unproblematisch verlaufen. Dazu sollte er täglich eine Situation notieren, in der er sich schon – im Ansatz – sozial kompetent verhalten hat. Dazu sollte das Arbeitsblatt *JdW Check it!* genutzt werden.

Der Jugendliche kann auch beobachten, inwieweit andere bereit sind, Kontakt aufzubauen. Verstärken Sie den Jugendlichen zum einen für die Durchführung der Beobachtungsaufgabe und zum anderen für jeden beobachteten Ansatz sozial kompetenten Verhaltens.

Parallel zur Bearbeitung der Interventionen zu Kommunikation und Körpersprache lassen Sie den Jugendlichen ein Verhaltensexperiment machen, indem Sie festlegen, dass er in bestimmten Situationen versucht, die Regeln zur Körpersprache und Kommunikation einzuhalten. Dabei soll er die eigenen Gefühle in der Situation beobachten und dokumentieren, wie zufrieden er mit sich selbst ist. Dazu sollte das Arbeitsblatt *JdW Test it!* genutzt werden.

Der Jugendliche erhält in jeder der folgenden Sitzungen die Aufgabe, als *JOB der Woche* die im Problemlöse- und Fertigkeitentraining entwickelten Handlungsalternativen einzusetzen. Abhängig von den Ergebnissen der Sitzung kann es sich dabei um das Zielverhalten oder um Teilschritte handeln, die von Woche zu Woche aufeinander aufbauen. Die Wochenaufgabe wird jeweils zu Beginn der nächsten Sitzung besprochen. Dabei können Schwierigkeiten in der Umsetzung aufgenommen und sozial kompetentes Verhalten in dieser Situation vertiefend geübt werden. Bei positiver Entwicklung können Situationen mit steigender Schwierigkeit bearbeitet werden. Auf dem Arbeitsblatt *JdW Do it!* kann das Zielverhalten definiert und festlegt werden, in welchen Situationen mit welchen – potenziellen – Interaktionspartnern der Jugendliche üben kann. Weiterhin können hilfreiche Selbstinstruktionen notiert werden.

Besprechen Sie mit dem Jugendlichen, dass die Bearbeitung des *JOBs der Woche* umso sinnvoller und hilfreicher ist, je konkreter er sein Verhalten dokumentiert. Versuchen Sie, Hilfestellung bezüglich der Formulierungen zu geben, die knapp aber möglichst präzise sein sollen. Bei schwierigen Wochenaufgaben sollten Sie einen Kontakt mit dem Jugendlichen (Telefonat oder Nachrichten) zwischen den Sitzungen vereinbaren, um eventuell Unterstützung geben zu können und ihn zur Fortsetzung zu motivieren.

2.5.5.5 Mögliche Schwierigkeiten bei der Durchführung des Therapiebausteins

Der Jugendliche weigert sich, Rollenspiele zu machen oder bricht während des Rollenspiels ab. Erfragen Sie die subjektiven Barrieren. Wenn der Jugendliche ein deutliches Störungsbewusstsein hat, kann es sein, dass er sich durch die Rollenspiele vorgeführt fühlt. Ermutigen Sie den Jugendlichen und nehmen Sie ihm den Druck, „alles sofort richtig machen zu müssen". Wiederholen Sie die Ziele der Rollenspiele und bitten Sie den Jugendlichen, die Methode nochmals zu testen. Verzichten Sie dabei auf Videoaufzeichnungen und setzen Sie gezielt Verstärkung für Mitarbeit und Ansätze sozial kompetenten Verhaltens ein. Bei stärkerem Widerstand oder wenn der Jugendliche sich nicht mit den Zielen identifiziert, können Sie die Interventionen aus Phase 6 zur *Misserfolgs- und Widerstandsanalyse* einsetzen (vgl. Kapitel 2.6).

Beim Aufbau authentischen Verhaltens wird deutlich, dass Schemata weiterhin sozial inkompetentes Verhalten begünstigen. In diesem Fall können Sie entweder weiter an den zugrunde liegenden Schemata arbeiten und Interventionen aus den Bausteinen 2 (Kognitionen Jugendlicher, vgl. Kapitel 2.5.2) und 4 (Emotionsregualtion, vgl. Kapitel 2.5.4) einsetzen, oder aber sie arbeiten rekursiv und verknüpfen Interventionen aus den jeweiligen Bausteinen bezogen auf eine Problemsituation. Prüfen Sie differenzialdiagnostisch auch Anhaltspunkte für eine Persönlichkeitsakzentuierung oder chronische Belastungen des Jugendlichen und die Indikation für ergänzende Interventionen (vgl. Kapitel 1.4).

Der Jugendliche berichtet über fehlende Übungsmöglichkeiten. Die Angabe fehlender Übungsmöglichkeiten kann ein Hinweis auf mangelnde Motivation des Jugendlichen oder Widerstand gegen die Interventionen sein. Sollten Sie den Eindruck haben, dass motivationale Schwierigkeiten der Durchführung der Übungen im Alltag entgegenstehen, können Sie die in Phase 6 beschriebenen Strategien zur Misserfolgs- und Widerstandsanalyse einsetzen (vgl. Kapitel 2.6). Berücksichtigen Sie dabei aber, dass ein tatsächlicher Mangel an Gelegenheit vorliegen kann, z. B. bezogen auf Konfliktsituationen. Eruieren Sie mit dem Jugendlichen und den Bezugspersonen, ob der Alltagsablauf Flexibilität einschränkt.

Der Jugendliche befindet sich in einer chronifizierten Außenseiterposition. Bei massiver Viktimisierung, geringer Kooperation oder einer hoch chronifizierten Situation in der Schule kann es trotz einer Verbesserung der sozialen Fertigkeiten für den Jugendlichen extrem schwierig sein, allein durch die Änderung des eigenen Verhaltens seine Position in der Gleichaltrigengruppe nachhaltig zu beeinflussen. Bezüglich individueller Fertigkeiten lassen sich deutlich rascher positive Veränderungen erzielen als bezüglich sozialer Positionen in Gruppen. Bleiben die Schwierigkeiten trotz positiver Veränderungen der sozialen Fertigkeiten bestehen, erlebt der Jugendliche trotz guter Veränderungsmotivation negative Rückmeldung statt positiver Verstärkung. Wenn die Belastung von dem Jugendlichen als zu stark empfunden wird, sind Platzierungsentscheidungen und entsprechende Maßnahmen indiziert. In diesem Fall kommen Interventionen aus dem Baustein 7 (Soziale Verstärkerbedingungen und Neuplatzierung, vgl. Kapitel 2.5.7) zum Einsatz.

Der Jugendliche kann die Perspektive der Interaktionspartner nicht einnehmen. Im Laufe der Behandlung können Defizite bezüglich der Perspektivenübernahmefähigkeit offensichtlich werden, die in der diagnostischen Phase weniger deutlich waren. Hier wird eine differenzialdiagnostische Beurteilung notwendig, z. B. bzgl. einer Störung aus dem autistischen Spektrum oder einer Persönlichkeitsstörung. Wenn der Jugendliche grundsätzlich dazu in der Lage ist, sich in andere hineinzuversetzen, jedoch z. B. aufgrund chronifizierter Gleichaltrigenprobleme nicht dazu bereit ist, sollten die oben beschriebenen Interventionen zur Wahrnehmungsdifferenzierung intensiv bearbeitet werden. Versuchen Sie zu klären, warum der Jugendliche die Perspektive der Gleichaltrigen nicht einnehmen möchte und ob er Gründe hat, den Gleichaltrigen das Mitgefühl zu entziehen. Fragen Sie sich, was der Jugendliche bräuchte, um – wieder – empathischer zu sein. Hierbei können die Materialien zur Verhaltensanalyse aus Phase 3 dazu genutzt werden, die Perspektive der Interaktionspartner zu erarbeiten (vgl. Kapitel 2.3). Ergänzend können Sie Rollenspiele einsetzen und den Jugendlichen die Rolle des Interaktionspartners einnehmen lassen. Auch sollten Interventionen aus dem Baustein 4 (vgl. Kapitel 2.5.4) eingesetzt werden.

2.5.6 Baustein 6 – Verstärkerbedingungen Eltern

Indikation

Dieser Baustein sollte durchgeführt werden, wenn sozial inkompetentes Verhalten des Jugendlichen gegenüber Gleichaltrigen durch die Eltern verstärkt wird. Durch Modellverhalten, Bewertungen der Gleichaltrigeninteraktionen sowie das Aufstellen dysfunktionaler Regeln werden Interaktionsprobleme des Jugendlichen aufrechterhalten. Reaktionen der Eltern verstärken sozial inkompetentes Verhalten (Vermeidung, aggressiver Selbstschutz, sozialer Rückzug) des Jugendlichen und damit indirekt dessen Gleichaltrigenprobleme. Dabei geraten die Eltern und der Jugendliche nicht selten in Interaktionsfallen, auch wenn dies nicht mit massiven Konflikten verbunden sein muss.

Inhalt und Ziele

Die Eltern erhalten Psychoedukation zu sozial kompetentem Verhalten. Darauf folgt eine Betrachtung von Interaktionsfallen, in die Eltern und Jugendliche geraten können. Dabei wird vor allem die Verstärkung sozial inkompetenten Verhaltens durch die Eltern betrachtet, z. B. Unterstützung von Vermeidungsverhalten bei sozialem Rückzug oder Bestätigung bei dominantem Verhalten gegenüber Gleichaltrigen. Für jede Familie werden individuell indizierte Strategien erarbeitet, wie die Eltern in der Kommunikation und durch Regeln sozial kompetentes Verhalten des Jugendlichen unterstützen können. Dabei können folgende Ziele verfolgt werden: Selbstständiges Problemlösen zu fördern, Strategien zum Umgang mit Viktimisierung zu entwickeln oder Regeln für den Alltag zu erarbeiten, die eine Integration in die Gleichaltrigengruppe begünstigen.

Anzahl der Sitzungen

In der Regel etwa zwei bis vier Sitzungen

Materialien/Instrumente

- GP-V-E1 Soziale Kompetenzen (vgl. CD-ROM)
- GP-V-E2 Interaktionsfallen (vgl. CD-ROM)
- GP-V-E3 Selbst geschafft! (vgl. CD-ROM)
- GP-V-E4 Rahmenbedingungen (vgl. CD-ROM)
- GP-V-E5 Sozial kompetentes Verhalten unterstützen (vgl. CD-ROM)
- GP-V-E6 Mobber und falsche Freunde (vgl. CD-ROM)

Ablauf des Therapiebausteins

1. Psychoedukation zu sozial kompetentem Verhalten und dessen Verstärkerbedingungen
2. Identifikation individueller Interaktionsfallen
3. Aufbau von Kommunikationsstrategien und Regeln zur Unterstützung selbstständigen Problemlösens
4. Aufbau von Kommunikationsstrategien und Regeln zur Unterstützung der Integration in die Gleichaltrigengruppe
5. Aufbau von Kommunikationsstrategien und Regeln zum Aufbau sozial kompetenten Verhaltens
6. Erarbeitung von Kommunikationsstrategien bei Viktimisierung

JOB der Woche

- JdW V1 Sozial kompetentes Verhalten beobachten (vgl. CD-ROM)
- JdW V2 Neue Regeln (vgl. CD-ROM)
- JdW V3 Sozial kompetentes Verhalten bestärken (vgl. CD-ROM)
- JdW Eltern (vgl. CD-ROM)

Mögliche Schwierigkeiten bei der Durchführung des Therapiebausteins

- Eltern können keine Einigung bzgl. des Erziehungsverhaltens erreichen.
- Eltern haben aufgrund eigener Belastung Schwierigkeiten, sozial kompetentes Verhalten zu verstärken.
- Das Erziehungsverhalten ist von Ablehnung und Abwertung geprägt.

Bevor es losgeht: Es kann sinnvoll sein, zuerst die Einführung zu Kapitel 2.5 zu lesen. Dort sind Hinweise zur Zusammenarbeit mit den Eltern und zu Verstärkerplänen zusammengefasst.

2.5.6.1 Indikation

Dieser Therapiebaustein ist indiziert, wenn das Erziehungsverhalten die Gleichaltrigenprobleme des Jugendlichen aufrechterhält, indem problematisches Verhalten der Jugendlichen verstärkt oder der Aufbau adäquaten Verhaltens gegenüber Gleichaltrigen behindert wird. Analog zur verhaltensanalytischen Beschreibung von Verstärkerbedingungen sollten dabei die in Tabelle 11 beschriebenen Verhaltensweisen berücksichtigt werden.

Bei einem Großteil der betroffenen Jugendlichen wird eine dieser Varianten zutreffen. Wir empfehlen, zumindest die Psychoedukation zu sozial kompetentem Verhalten und den Interaktionsfallen mit allen Familien zu bearbeiten. Bei getrenntlebenden Eltern sollten Sie versuchen, mit beiden zu arbeiten, zumindest jedoch mit dem Elternteil, bei dem der Jugendliche hauptsächlich lebt.

2.5.6.2 Inhalt und Ziele

Die Interventionen dienen der Veränderungen elterlichen Verhaltens, welches aufrechterhaltend auf die Gleichaltrigenprobleme wirkt. Dabei kann sowohl ein überprotektiver und nachgiebiger Erziehungsstil als auch abwertendes, rigides oder emotional vernachlässigendes Verhalten der Eltern vorliegen.

Sie beginnen mit einer Psychoedukation zu sozial kompetentem Verhalten unter Gleichaltrigen, wobei die Aspekte des authentischen Verhaltens und der persönlichen Stärke berücksichtigt werden. Sie erfragen, wie die Eltern bisher mit sozial inkompetentem Verhalten des Jugendlichen umgegangen sind und welche Interaktionsfallen sich dabei ergeben. Dabei sollten Sie nach Möglichkeit an die Ergebnisse aus dem Baustein 3 (vgl. Kapitel 2.5.3) anknüpfen, indem Sie die Entwicklungsziele und positiven Botschaften der Eltern an den Jugendlichen herausarbeiten.

Im Folgenden werden abhängig von den individuellen Problemen Kommunikationsstrategien und Regeln für den Alltag erarbeitet. Diese können sich auf selbstständiges Problemlösen, Integration in die Gleichaltrigengruppe, Selbstsicherheit und den Umgang mit Viktimisierung beziehen.

Tabelle 11: Verstärkerbedingungen Eltern

Verhaltenskonsequenz	Beispiele für elterliche Reaktionen
C^{+} Positive Verstärkung für Problemverhalten	• Die Eltern schenken Zuwendung oder Verwöhnung bei sozialem Rückzug oder passivem Freizeitverhalten. • Die Eltern verstärken verbal die dysfunktionalen Bewertungen der Gleichaltrigen. • Die Eltern verstärken verbal/durch Zuwendung sozial inkompetentes Verhalten gegenüber Gleichaltrigen.
$\not{C}^{-}$ Negative Verstärkung bei Problemverhalten	• Die Eltern übernehmen unangenehme Aufgaben für den Jugendlichen und unterstützen Vermeidungsverhalten. • Die Eltern entkräften Vorgaben und Konsequenzen der Schule bei aggressivem Verhalten des Jugendlichen gegenüber Gleichaltrigen. • Die Eltern setzten keine angemessenen Grenzen (z. B. bzgl. Medienkonsum oder sozialer Normen) und schaffen damit Voraussetzungen für sozialen Rückzug, aggressives oder ängstliches Verhalten.
$\not{C}^{+}$ Indirekte Bestrafung adäquaten Verhaltens	• Die Eltern geben keine ausreichenden Freiräume, verhindern oder reglementieren dadurch Kontakte zu Gleichaltrigen.
C^{-} Direkte Bestrafung adäquaten Verhaltens	• Die Eltern sind mit den Kontakten des Jugendlichen nicht einverstanden und weisen dessen Freunde verbal ab. • Die Eltern haben überhöhte Ansprüche an das Sozialverhalten des Jugendlichen und kritisieren angemessene Selbstbehauptung.

Sie erarbeiten mit den Eltern, in welchen konkreten Situationen diese im Alltag sozial kompetentes Verhalten des Jugendlichen fördern oder unterstützen können. Die Eltern werden so als Co-Therapeuten am Aufbau eines selbstsicheren Verhaltens des Jugendlichen beteiligt. Hierbei können neben sozialer und emotionaler Verstärkung auch altersentsprechende Belohnungssysteme eingesetzt werden.

2.5.6.3 Ablauf des Therapiebausteins

1. Psychoedukation zu sozial kompetentem Verhalten und Verstärkerbedingungen

In der Psychoedukation zu sozial kompetentem Verhalten werden die verschiedenen Situationsklassen berücksichtigt. Anhand des Infoblattes *GP-V-E1 Soziale Kompetenzen* können Sie mit den Eltern erarbeiten, welche Fertigkeiten in den verschiedenen Situationsklassen erforderlich sind bzw. welche Schwierigkeiten bei unsicherem oder aggressivem Stil auftreten. Zusätzlich können Sie auch das Arbeitsblatt *GP-F-J1 Max, Nils und Nico* aus Baustein 5 benutzen. Dabei können die Eltern das Verhalten des Jugendlichen und gegebenenfalls auch das eigene Verhalten einordnen.

Ausgehend von der Analyse des Verhaltensstils des Jugendlichen sollte mit den Eltern reflektiert werden, ob sich der Jugendliche Gleichaltrigen gegenüber authentisch verhält und wie er sich gegenüber Gruppen positioniert. Fassen Sie zusammen, in welchen Situationen und gegenüber welchen Gleichaltrigen es dem Jugendlichen wiederholt schwerfällt, sich sozial kompetent zu verhalten.

2. Identifikation individueller Interaktionsfallen

Aufbauend darauf wird erarbeitet, wie die Eltern auf das Problemverhalten reagieren. Dazu kann anhand von Beispielen gezeigt werden, wie sich das Verhalten der Eltern verstärkend auf das Problemverhalten des Jugendlichen auswirkt, z. B. wenn die Eltern die Perspektive des Jugendlichen bestätigen, dass die Mitschüler unfair und kindisch sind. Auf dem Arbeitsblatt *GP-V-E2 Interaktionsfallen* ist ein Teufelskreismodell dargestellt, welches Sie nutzen können, um die Zusammenhänge zwischen dem Problemverhalten des Jugendlichen, z. B. sozialer Rückzug oder Vermeidungsverhalten, und den Reaktionen der Eltern aufzuzeigen, welche dem Jugendlichen z. B. unangenehme Situationen abnehmen oder seine negative Sicht verstärken (vgl. Abbildung 39).

Meist verstärken die Eltern das problematische Verhalten, während sie andere Erziehungsziele verfolgen. Sie sollten die positiven Intentionen der Eltern validieren und gleichzeitig erarbeiten, dass eine möglichst gute Balance zwischen den folgenden Erziehungszielen für die Entwicklung hilfreich ist:

- Fürsorge und Schutz gewähren,
- Autonomie fördern,
- Selbstständigkeit unterstützen,
- Grenzen setzen.

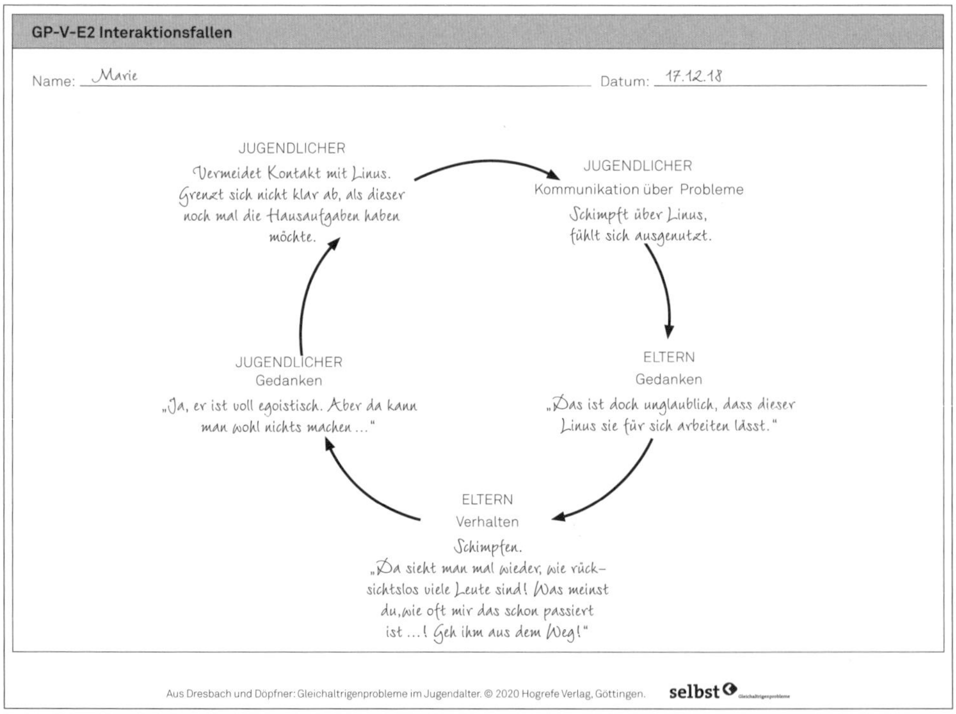
GP-V-E2 Interaktionsfallen

Name: Marie Datum: 17.12.18

JUGENDLICHER
Vermeidet Kontakt mit Linus. Grenzt sich nicht klar ab, als dieser noch mal die Hausaufgaben haben möchte.

JUGENDLICHER
Kommunikation über Probleme
Schimpft über Linus, fühlt sich ausgenutzt.

ELTERN
Gedanken
„Das ist doch unglaublich, dass dieser Linus sie für sich arbeiten lässt.“

ELTERN
Verhalten
Schimpfen.
„Da sieht man mal wieder, wie rücksichtslos viele Leute sind! Was meinst du, wie oft mir das schon passiert ist …! Geh ihm aus dem Weg!“

JUGENDLICHER
Gedanken
„Ja, er ist voll egoistisch. Aber da kann man wohl nichts machen …“

Abbildung 39: Ausgefülltes Arbeitsblatt GP-V-E2 Interaktionsfallen

Sie erarbeiten mit den Eltern, dass problematisches Verhalten des Jugendlichen durch unbalanciertes Erziehungsverhalten verstärkt wird. Beispielsweise kann ein sehr fürsorglicher, protektiver Erziehungsstil dazu führen, dass nicht in ausreichendem Maße Grenzen gesetzt werden. Dies kann es dem Jugendlichen erschweren, sich in sozialen Situationen anzupassen, oder sein Vermeidungsverhalten verstärken. Abgesehen vom Umgang der Eltern mit den konkreten Verhaltensweisen des Jugendlichen können auch allgemeine Rahmenbedingungen die Gleichaltrigenprobleme verstärken (z. B. Regeln bzgl. des Freizeitverhaltens, Medienkonsums und des Ausgehens). Wenn Eltern beispielsweise den Medienkonsum des Jugendlichen nicht beschränken, kann ein sozialer Rückzug verstärkt werden, wenn Eltern das Freizeitverhalten stark reglementieren, sind die Kontaktmöglichkeiten des Jugendlichen eingeschränkt. Sie erarbeiten mit den Eltern die individuellen Interaktionsfallen und entwickeln darauf aufbauend konkrete Veränderungsziele für das elterliche Verhalten.

3. Aufbau von Kommunikationsstrategien und Regeln zur Unterstützung selbstständigen Problemlösens

Wenn ein überbehütender Erziehungsstil der Eltern dazu führt, dass die Entwicklung einer altersentsprechenden Selbstständigkeit oder selbstständiges Problemlösen behindert wird, arbeiten Sie einerseits mit dem Jugendlichen im Baustein 5 (Soziales Problemlösen und soziale Fähigkeiten, vgl. Kapitel 2.5.5) daran, diesbezüglich Strategien aufzubauen. Andererseits wird in diesem Baustein den Eltern vermittelt, wie sie das selbstständige Problemlösen ihres Kindes unterstützen können. Beschreiben Sie dazu den Eltern, welche Strategien Sie mit dem Jugendlichen in Baustein 5 erarbeiten.

Sollte es den Eltern schwerfallen, die bereits erworbenen Kompetenzen des Jugendlichen wahrzunehmen und ihm darauf aufbauend Möglichkeiten zur Autonomieentwicklung zu geben, sollten Sie die Eltern darin unterstützen, gezielt zu beobachten, welche Kompetenzen der Jugendliche bereits hat, problematische Situationen selbstständig zu bewältigen. Zudem sollte geübt werden, wie Eltern ihr Kind bestärken können, problematische Situationen selbstständig anzugehen. Auf dem Arbeitsblatt *GP-V-E3 Selbst geschafft!* können Sie mit den Eltern exemplarisch mögliche Lösungen für ein individuelles Problem mit Gleichaltrigen notieren, wie sie es auch mit dem Jugendlichen erarbeitet haben. Zu den jeweiligen Lösungen erarbeiten Sie, wie die Eltern dies konkret unterstützen könnten. Sie können im Rollenspiel üben, wie die Eltern lösungs- und ressourcenorientiert mit dem Jugendlichen sprechen können. Wenn die Eltern bereit sind, zu experimentieren, können sie eine „Video-Botschaft" für den Jugendlichen erstellen. Dabei können die Eltern positive Formulierungen üben.

Prüfen Sie mit den Eltern, in welchen Situationen diese mehr Selbstständigkeit aufbauen können. Motivieren Sie die Eltern, dem Jugendlichen zugunsten

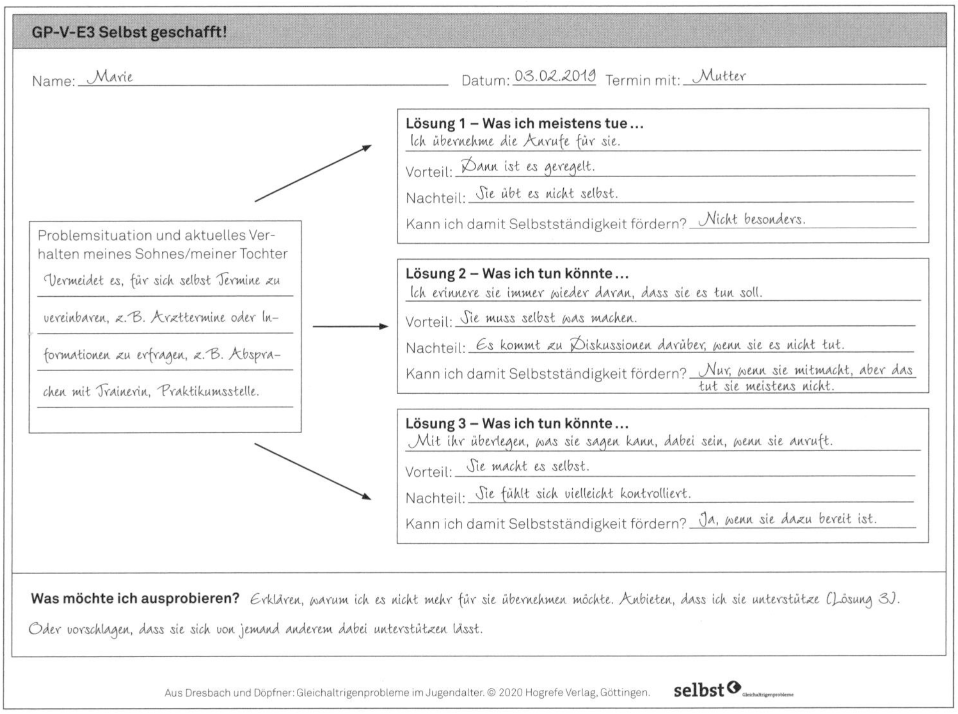

GP-V-E3 Selbst geschafft!

Name: Marie Datum: 03.02.2019 Termin mit: Mutter

Problemsituation und aktuelles Verhalten meines Sohnes/meiner Tochter
Vermeidet es, für sich selbst Termine zu vereinbaren, z. B. Arzttermine oder Informationen zu erfragen, z. B. Absprachen mit Trainerin, Praktikumsstelle.

Lösung 1 – Was ich meistens tue …
Ich übernehme die Anrufe für sie.
Vorteil: Dann ist es geregelt.
Nachteil: Sie übt es nicht selbst.
Kann ich damit Selbstständigkeit fördern? Nicht besonders.

Lösung 2 – Was ich tun könnte …
Ich erinnere sie immer wieder daran, dass sie es tun soll.
Vorteil: Sie muss selbst was machen.
Nachteil: Es kommt zu Diskussionen darüber, wenn sie es nicht tut.
Kann ich damit Selbstständigkeit fördern? Nur, wenn sie mitmacht, aber das tut sie meistens nicht.

Lösung 3 – Was ich tun könnte …
Mit ihr überlegen, was sie sagen kann, dabei sein, wenn sie anruft.
Vorteil: Sie macht es selbst.
Nachteil: Sie fühlt sich vielleicht kontrolliert.
Kann ich damit Selbstständigkeit fördern? Ja, wenn sie dazu bereit ist.

Was möchte ich ausprobieren? Erklären, warum ich es nicht mehr für sie übernehmen möchte. Anbieten, dass ich sie unterstütze (Lösung 3). Oder vorschlagen, dass sie sich von jemand anderem dabei unterstützen lässt.

Abbildung 40: Ausgefülltes Arbeitsblatt GP-V-E3 Selbst geschafft!

langfristigen Kompetenzaufbaus kurzfristig unangenehme Situationen zuzumuten. Achten Sie bei der Festlegung von Therapiehausaufgaben darauf, dass die Eltern in kleinen bewältigbaren Schritten vorgehen, so dass keine Überforderungssituation für den Jugendlichen entsteht. Das Arbeitsblatt *JdW V2 Neue Regeln* können die Eltern für ein Verhaltensexperiment nutzen.

4. Aufbau von Kommunikationsstrategien und Regeln zur Unterstützung der Integration in die Gleichaltrigengruppe

Eruieren Sie, inwieweit die Eltern durch das Aufstellen von Regeln, z. B. bezüglich des Freizeitverhaltens oder des Medienverhaltens des Jugendlichen, problembegünstigende Rahmenbedingungen vorgeben oder zulassen. Dies kann z. B. ein stark reglementierendes Verhalten sein, das dem Jugendlichen wenig Freiraum lässt, die Entwicklung von Selbstständigkeit behindert und letztendlich auch die Kontaktmöglichkeiten mit Gleichaltrigen einschränkt. Auch geringe Anforderungen an den Jugendlichen, ein Mangel an Orientierung gebenden Regeln oder das grundsätzliche Anerkennen von aggressivem Verhalten kann problematisches Verhalten begünstigen. Weiterhin sollten Rahmenbedingungen beachtet werden, die sozialen Rückzug ermöglichen (z. B. keine Grenzen bezüglich des Medienverhaltens setzen).

Besprechen Sie mit den Eltern, wie Regeln Rahmenbedingungen und Konsequenzen verändert werden können, um eine bessere Integration des Jugendlichen zu ermöglichen. Auf dem Arbeitsblatt *GP-V-E4 Rahmenbedingungen* können Sie Ziele, Regeln und Konsequenzen für eine problematische Situation erarbeiten.

Beispiel: Erarbeitung von Rahmenbedingungen

Th.: Heute wollen wir überlegen, was Sie zu Hause tun können, um indirekt Max' Situation mit Gleichaltrigen zu verbessern. Dazu würde ich gerne einen Punkt mit Ihnen besprechen, den wir auch in unser Erklärungsmodell aufgenommen hatten: Die Medienzeit und ihren Umgang mit Max' Problemen, sich an diese Regeln zu halten.

Mu.: Sein ständiges Spielen ist das größte Problem. Wenn er das nicht machen würde, dann hätte er auch mehr Kontakte. Er sagt mir immer, er würde ja mit seinen Freunden online spielen und dann mit ihnen reden. Aber er verabredet sich ganz selten mal so richtig. Ich bin die Einzige, die auf die Medienzeit achtet. Am liebsten würde ich ihm das mal ein paar Wochen komplett verbieten! Vor allem seit dem Vorfall in der Schule!

Va.: Das machen die eben heute alle so. Dass du deshalb ständig mit ihm streitest, bringt ja auch nichts. Du engst ihn nur ein mit den ganzen Regeln. Und dann macht die Schule auch noch Druck wegen der Sache mit dieser Lisa ... Ich denke ja, dass Max da immer nur reingezogen wird, der Drahtzieher ist der andere, wie heißt der noch ...?

Mu.: Dennis, ja der ist ganz schlimm, eigentlich sollte der mal zu Ihnen kommen ... Aber ich bin mir sicher, dass Max auch ordentlich mitmacht. Frau Blum *[Klassenlehrerin]* hat ja auch angerufen und will mit uns sprechen!

Va.: Wenn das alles so schlimm ist, dann muss eben die Schule was machen ...

Th.: Lassen Sie uns erst einmal damit beginnen, zu überlegen, was Sie beide machen können, um an Max' Situation etwas zu verändern.

Mu.: Wie gesagt, wir müssen dafür sorgen, dass er nicht mehr so viel spielt. Das macht ihn *so aggressiv!!!*

Va.: Kann ja sein, dass das nicht gut ist, aber so, wie du ihm immer Druck machst, da wundert es mich nicht, dass er in der Schule Dampf ablässt ...

Mu.: Jetzt liegt es wieder an mir?!?

Th.: Es ist gerade gar nicht so leicht, an einem Strang zu ziehen. Aber statt jetzt darüber zu diskutieren, welche Erklärung „richtiger" ist, können wir überlegen, was wir verändern können.

Va.: Deshalb sind wir ja auch hier, streiten können wir auch zu Hause. Und das nicht zu knapp!

Mu.: So oft können wir gar nicht streiten, wir haben uns im letzten halben Jahr doch kaum gesehen, es war ja immer nur Stress mit der Arbeit und der Baustelle!

Th.: Frau Meier, Sie wollen mit Regeln erreichen, dass Max weniger Zeit mit Medien verbringt und mehr mit Gleichaltrigen macht.

Mu.: Ja. Ich denke einfach, dass er dann wieder entspannter wird.

Th.: Und Sie, Herr Meier, möchten, dass Max Freiräume hat und dass er mehr positives Feedback bekommt.

Va.: Ja.

Th.: Ihnen, Frau Meier, fällt es auf der anderen Seite schwer, Max zu loben, weil er so viele Aufforderungen braucht. Das ist das, was Ihr Mann vorschlägt. Und Sie, Herr Meier sagten beim letzten Mal, dass Sie auch etwas konsequenter sein sollten. Was Ihre Frau vorschlägt, ist, dass Sie sich auch mehr darum kümmern, dass Max Regeln einhält.

Va.: Ja, das stimmt schon ... Eigentlich will ich das ja auch.

Th.: Jeder von Ihnen hat eigentlich eine gute Idee, wie man Max unterstützen könnte. Was halten Sie davon, wenn jeder für ein paar Wochen versucht, den Vorschlag des anderen umzusetzen. Das heißt jeder kann eine eigene Aufgabe übernehmen.

Mu.: Heißt das, ich soll Max sagen, was er alles gut macht?! Obwohl es so schwierig ist?!

Th.: Es ist hilfreich, wenn Sie versuchen, wieder mehr auf das zu achten, was bei Max gut läuft und was Ihnen an ihm gefällt. Und ihm das auch sagen. Beispielsweise wenn er Einkäufe ins Haus getragen hat oder wenn er mit seinem kleinen Bruder gespielt hat oder wenn sie hören, dass es mit Gleichaltrigen auch gut gelaufen ist.

Mu.: Das ist nicht leicht, aber ich werde es mal versuchen. Wenn Sie meinen, dass das hilft. Es soll sich ja was ändern.

Th.: Das hat schon vielen Familien wirklich gut geholfen, wenn man an einem Punkt angekommen ist, wo man hauptsächlich nur auf die Probleme geachtet hat. Die Jugendlichen müssen auch erfahren, dass man trotz aller Schwierigkeiten auch die guten Seiten sieht. Dann entspannt sich die Situation häufig.

Va.: Ja, das fände ich auch wichtig, dass mal wieder mehr das Gute gesehen wird.

Th.: Und Sie, Herr Meier können sich mehr beteiligen, was die Regeln für die Medienzeit betrifft.

Va.: Ich will ja auch, dass er weniger zockt. Ich werde auf jeden Fall mit ihm darüber reden ... Früher haben wir noch häufiger was zusammen gemacht am Wochenende, aber durch den Umbau und den Stress im Job ist das alles auf der Strecke geblieben. Jetzt ist die Baustelle fertig und wir alle auch ...

Mu.: Wir haben alle zu viel Stress ...

Th.: Das war für Sie alle eine anstrengende Zeit. Was die Medienzeit betrifft, es gibt online verschiedene Möglichkeiten einen Mediennutzungsvertrag zu gestalten, das können Sie sich mal anschauen. Das ist bei Jugendlichen sinnvoller, als nur eine Zeitbegrenzung vorzugeben wie bei jüngeren Kindern. Sie zeigen, dass Sie Ihren Sohn ernst nehmen, und er erfährt auch etwas darüber, wie man ein kompetenter Mediennutzer wird. Wenn sich die Eltern vorher abstimmen, kann man das gemeinsam online entwerfen.

Va.: Das wäre gut, ich glaube, dann fühlt er sich ernster genommen.

Mu.: Ich fände es auch gut, wenn das klarer wäre ...

Th.: In dem Vertrag werden auch bildschirmfreie Zeiten und bildschirmfreie Aktivitäten festgehalten. Dabei können Sie z. B. festhalten, dass die Medienzeit auch am Wochenende begrenzt ist, Sie aber wieder regelmäßig zusammen Sport machen wollen. Oder auch alle zusammen etwas unternehmen.

Va.: Ja, das wäre eine gute Sache.

Th.: Was halten Sie davon, wenn Sie sich das mal anschauen und wir machen nächste Woche einen etwas späteren Termin mit Max und Ihnen und erstellen das hier gemeinsam?

Mu.: Ja, das wäre gut.

Th.: Und dann würde ich Sie gerne in vier bis fünf Wochen nochmal ohne Max sehen und wir besprechen, was jeder von Ihnen ausprobiert hat. Also Loben *[an die Mutter gerichtet]* und am Wochenende die Medienzeit begrenzen und einmal zusammen Sport machen *[an den Vater gerichtet]*. Sie notieren auch, was Sie gemacht haben. Wenn Sie möchten, kann ich auch mit jedem von Ihnen in der Zwischenzeit telefonieren.

Sie können im Rollenspiel üben, wie die Eltern positives Feedback zu Freundschaften und Aktivitäten des Jugendlichen geben können. Reflektieren Sie mit den Eltern zudem, was der Jugendliche in der Familie im positiven Sinne über Beziehungen lernt, ob er die Erfahrung machen kann, dass Zusammensein Spaß macht und dass Beziehungen unterstützend sind. Motivieren Sie die Eltern gegebenenfalls dazu, mehr positive Familienzeit oder gemeinsame Aktivitäten mit dem Jugendlichen zu etablieren. Sollten chronisch negative Interaktionsmuster deutlich werden und durch die hier beschriebenen Methoden nicht zu verändern sein, sind Interventionen aus SELBST-Familienbeziehungen (Rademacher & Döpfner, in Vorb.) indiziert.

5. Aufbau von Kommunikationsstrategien und Regeln zum Aufbau von sozial kompetentem Verhalten

Besprechen Sie mit den Eltern, welche Strategien zum Aufbau sozialer Kompetenzen Sie mit dem Jugendlichen erarbeitet haben und wie die Eltern dies weiter unterstützen können. Beschreiben Sie beispielsweise, dass Sie mit dem Jugendlichen in Rollenspielen daran arbeiten, für seine Rechte einzutreten oder Konflikte angemessen zu lösen. Erläutern Sie das kleinschrittige Vorgehen und die Therapieaufgaben des Jugendlichen.

Analysieren Sie, wie die Eltern sozial kompetentes Verhalten des Jugendlichen unterstützen können. Abhängig von den individuellen Problemsituationen des Jugendlichen definieren Sie gemeinsam mit den Eltern ein Problemverhalten, das die Eltern nicht mehr bestärken wollen. Dies können Situationen sein, in denen die Eltern ein Vermeidungsverhalten nicht unterstützt haben und z. B. den Jugendlichen aufgefordert haben, an einer Klassenfahrt teilzunehmen. Auch der Einsatz von Verstärkersystemen (vgl. Einleitung von Kapitel 2) ist möglich.

Dazu wird das Arbeitsblatt *GP-V-E5 Sozial kompetentes Verhalten unterstützen* genutzt. Sie erarbeiten mit den Eltern, was in individuellen Problemsituationen eine sozial kompetente Reaktion wäre und wie diese unterstützt oder verbal positiv verstärkt werden kann. Ziel ist, dass die Eltern als Co-Therapeuten sozial kompetentes Verhalten des Jugendlichen gegenüber Gleichaltrigen fördern, indem sie positives Feedback geben, wenn der Jugendliche von gelungenen Situationen mit Gleichaltrigen berichtet oder diese von den Eltern beobachtet wurden. Auch kann sozial kompetentes oder faires Verhalten gegenüber Gleichaltrigen durch die Eltern mit dem Gewähren von Freiräumen verknüpft werden. Auch hierzu kann das Arbeitsblatt *JdW V2 Neue Regeln* genutzt werden. Positives Feedback zu sozial kompetentem Verhalten können Sie mit den Eltern bei Bedarf im Rollenspiel einüben.

6. Erarbeitung von Kommunikationstrategien bei Viktimisierung

Besprechen Sie mit den Eltern die Wechselwirkung zwischen Ausgrenzung und Viktimisierung und einem sozial inkompetenten Verhalten des Jugendlichen. Versuchen Sie dabei auch, behutsam zu erarbeiten, wie der Jugendliche selbst zu den Gleichaltrigenproblemen beiträgt und wie sein problematisches Verhalten durch die Eltern bestärkt wird. Auch wenn Eltern sehen, dass der Jugendliche durch ungeschicktes Verhalten zu den Problemen beiträgt, möchten sie diesen schützen. Nicht selten versuchen Eltern durch Gespräche mit Lehrern oder Appellen an diese, das Problem der Jugendlichen zu lösen. Wenn Interventionen in Zusammenarbeit mit der Schule genutzt werden, sollten Sie darauf achten, dass auch der Jugendliche und die Eltern zu einer Verhaltensveränderung motiviert werden. Arbeiten Sie heraus, dass die notwendige Voraussetzung für Veränderungen der Situation innerhalb der Gleichaltrigengruppe ein sozial kompetentes Verhalten des Jugendlichen ist. Bestärken Sie die Eltern darin, den Jugendlichen in seinen Bedürfnissen zu validieren, verbal für sozial kompetentes Verhalten zu bestärken statt gemeinsam die Fehler der Mitschüler zu fokussieren. Hier kann das Arbeitsblatt *GP-V-E6 Mobber und falsche Freunde* genutzt werden. Die Eltern können Ihre Reaktionen auf Erzählungen des Jugendlichen über Viktimisierung notieren. Gemeinsam wird reflektiert, wie die Eltern dem Jugendlichen ihre Unterstützung gezeigt, wie sie über die Gleichaltrigen gesprochen haben und wie sie den Jugendlichen bei einer Lösungsfindung unterstützt haben. Besprechen Sie mit den Eltern, dass Veränderungen in Gruppen sehr viel Zeit benötigen können und bei einer chronifizierten Viktimisierung ein Klassenwechsel oder Schulwechsel zuweilen sinnvoller ist.

Erarbeiten Sie, welche weiteren Möglichkeiten es für den Jugendlichen gibt, Kontakte zu Gleichaltrigen zu haben und unterstützen Sie die Integration in solche Gruppen (z. B. Sportverein, Umweltschutz, kreative Gruppen), in denen der Jugendliche auf Gleichaltrige mit ähnlichen Interessen trifft. Dabei besteht die Möglichkeit, den negativen Erfahrungen mit den Mitschülern positive Erfahrungen mit andern Gleichaltrigen entgegenzusetzen. Das Arbeitsblatt *GP-V-E5 Sozial kompetentes Verhalten unterstützen* kann auch auf diesen Problembereich angewandt werden.

2.5.6.4 JOB der Woche

Das Arbeitsblatt *JdW V1 Sozial kompetentes Verhalten beobachten* kann eingesetzt werden, um sozial kompetentes oder selbstständiges Verhalten des Jugendlichen zu beobachten.

Ausgehend von den erarbeiteten Strategien kann ein Verhaltensexperiment bezüglich des Aufbaus größerer Selbstständigkeit im Alltag durchgeführt werden. Dazu kann das Arbeitsblatt *JdW Eltern* genutzt werden.

Sind neue Familienregeln definiert worden, können diese ebenfalls in Verhaltensexperimenten überprüft werden. Hierbei kann das Arbeitsblatt *JdW V2 Neue Regeln* eingesetzt werden. Die Eltern können dokumentieren, welche Ergebnisse sie bei der Umsetzung der neuen Alltagsregeln im Verhaltensexperiment erzielen.

Auf dem Arbeitsblatt *JdW V3 Sozial kompetentes Verhalten bestärken* können die Eltern notieren, wie sie den Jugendlichen im Alltag verbal für sozial kompetentes Verhalten verstärkt haben.

2.5.6.5 Mögliche Schwierigkeiten bei der Durchführung des Therapiebausteins

Die Eltern können keine Einigung bezüglich des Erziehungsverhaltens erreichen. Versuchen Sie die Standpunkte beider Eltern in Einzelgesprächen nachzuvollziehen. Gehen Sie dabei auf die guten Gründe des jeweiligen Elternteils ein und versuchen Sie herauszuarbeiten, welche Vorteile und Nachteile die verschiedenen Erziehungsstrategien haben. Nutzen Sie den allgemeinen Problemlöseansatz, um gemeinsam mit den Eltern Alternativen im Umgang mit der problematischen Erziehungssituation zu entwickeln. Lässt sich dies trotz intensiver Bemühungen nicht erreichen und werden massive Paarkonflikte deutlich, besprechen Sie mit den Eltern die Möglichkeiten einer Paar-Beratung oder Paar-Therapie. Betreffen die Konflikte das gesamte Familiensystem sind Interventionen aus SELBST-Familienprobleme (Rademacher & Döpfner, in Vorb.) indiziert.

Die Eltern haben angesichts eigener Belastung Schwierigkeiten, sozial kompetentes Verhalten zu verstärken. Bei einer starken eigenen Belastung eines Elternteils sollten Sie die Optionen einer eigenen Behandlung besprechen. In diesem Falle sollten Sie von einer starken Einbindung dieses Elternteils als Co-Therapeut absehen und stärker mit dem nicht belasteten Elternteil arbeiten. Hier können auch weitere Unterstützungssysteme für die Familie aktiviert werden. Der Jugendliche sollte in seiner Autonomie gestärkt werden. Arbeiten Sie in diesem Fall mit dem Jugendlichen daran, die Beziehung zum nicht belasteten Elternteil zu nutzen und Beziehungen zu unterstützenden Erwachsenen zu intensivieren.

Das Erziehungsverhalten ist von Abwertung und Aggression geprägt. In diesem Fall können die Eltern nicht die Aufgabe eines Co-Therapeuten übernehmen. Thematisieren Sie das abwertende oder aggressive Verhalten und versuchen Sie, gemeinsam mit den Eltern Deeskalationsstrategien zu entwickeln. Auch hierbei können Interventionen aus dem Band SELBT-Familienprobleme (Rademacher & Döpfner, in Vorb.) indiziert sein. Erweisen sich psychotherapeutische Interventionen als nicht ausreichend erfolgreich oder besteht deutlich aggressives, stark abwertendes oder vernachlässigendes Verhalten eines Elternteils, ist die Einleitung von Jugendhilfemaßnahmen indiziert. Sollten die Eltern hierzu keine Bereitschaft zeigen, kann auch der Jugendliche selbst dabei unterstützt werden, sich an das Jugendamt zu wenden.

2.5.7 Baustein 7 – Soziale Verstärkerbedingungen und Neuplatzierung

Indikation

Der Baustein sollte genutzt werden, wenn der Jugendliche in der aktuellen Schulklasse, am Ausbildungsplatz oder in einer anderen Gruppe eine verfestigte Opfer- oder Täterrolle einnimmt und/oder trotz einer Veränderung des Verhaltens des Jugendlichen die Rollenzuschreibungen persistieren. Wenn sich bei einer solchen Konstellation eine Verbesserung durch Interventionen mit dem Jugendlichen als nicht ausreichend erwiesen hat bzw. nicht von einer zeitnahen Veränderung auszugehen ist, sollten Maßnahmen zur Neuplatzierung bezüglich Schule und Ausbildungsplatz genutzt werden. Die Interventionen können auch auf andere Gruppen bezogen werden.

Inhalt und Ziele

Die Situation des Jugendlichen in der aktuellen Gleichaltrigengruppe in Schule, Ausbildung oder in einem anderen Kontext soll von allen Beteiligten bewertet werden. Bezogen auf das Setting Schule sollen Interventionen zur Unterstützung des Jugendlichen genutzt werden. Eine persistierende oder chronische soziale Überforderungs- oder Gefährdungssituation des Jugendlichen soll mit einer Neuplatzierung unterbrochen und Möglichkeiten zum Aufbau von Freundschaften und zur Integration in die neue Gleichaltrigengruppe sollen entwickelt werden. Alternativen zur aktuellen Platzierung werden in diesem Fall gemeinsam mit allen Beteiligten erarbeitet. Der Jugendliche wird auf den Einstieg in die neue Gleichaltrigengruppe vorbereitet, erforderliche Schritte zum Wechsel werden eingeleitet.

Anzahl der Sitzungen

In der Regel etwa zwei bis vier Sitzungen

Materialien/Instrumente

- GP-P-J1 Was können wir noch tun? (vgl. CD-ROM)
- GP-P-J2 Wer könnte mich unterstützen? (vgl. CD-ROM)
- GP-P-J3 Neue Leute: Do and Don't (vgl. CD-ROM)
- GP-P-J4 Neue Klasse – Who is who?! (vgl. CD-ROM)
- GP-P-J5 Neue Leute – ungeschriebene Gesetze (vgl. CD-ROM)

Ablauf des Therapiebausteins

1. Analyse der bisherigen Verhaltensveränderungen und der Möglichkeiten zur Beeinflussung der Gruppenprozesse (Interventionen auf Klassenebene; Jugendhilfemaßnahmen)
2. Sammeln von Vor- und Nachteilen eines Klassen- oder Schulwechsels/eines Gruppenwechsels und Entwicklung eines Plans für einen Wechsel
3. Vorbereitung auf die Integration in die neue Klasse/Gruppe durch kognitive Interventionen und Rollenspiele (Wahrnehmung der Strukturen und Beobachtung der Interaktion innerhalb der Gruppe, Einhalten von allgemeinen Fairness-Regeln, prosoziales Verhalten zeigen, Suche nach sympathischen Mitschülern/Gruppenmitgliedern, Kontaktaufnahme)

JOB der Woche

- JdW Do it! (vgl. CD-ROM)
- JdW Check it! (vgl. CD-ROM)
- Interventionen auf Klassenebene initiieren (Lehrer, Unterstützung durch Eltern)
- Informationen über Klassen- oder Schulwechsel einholen und konkrete Schritte einleiten (Eltern und Lehrer; Jugendlicher)

Mögliche Schwierigkeiten bei der Durchführung des Therapiebausteins

- Der Wechsel auf eine geeignete Schule kann nicht zeitnah ermöglicht werden.
- Die Eltern stimmen einem indizierten Wechsel nicht zu.
- Der Jugendliche stimmt einem indizierten Wechsel nicht zu.

Bevor es losgeht: Es kann sinnvoll sein, zuerst Kapitel 1.3.1 zu lesen. Dort werden Gruppenprozesse wie Ablehnung, Vernachlässigung, Viktimisierung, Bullying und Cyberbullying beschrieben. Präventionsprogramme für die Schule sind in Kapitel 1.2 in einer Tabelle zusammengefasst.

2.5.7.1 Indikation

Die Reaktionen der Gleichaltrigen stellen eine Variable dar, die einen starken Einfluss auf das Verhalten des Jugendlichen hat, aber durch vorangegangene Interventionen selbst nur indirekt veränderbar ist. Der Baustein wird eingesetzt, wenn bereits im Behandlungsverlauf deutlich wird, dass Gruppenprozesse wie Viktimisierung eine chronifizierte und massive Überforderung des Jugendlichen zur Folge haben. In diesem Falle können bei entsprechender Kooperation der Schule zunächst Maßnahmen auf Gruppenebene installiert werden. Wenn jedoch weder der Patient noch das Umfeld in der Lage scheinen, die Viktimisierung bedeutsam zu vermindern oder die Schule sich nicht kooperationsbereit zeigt, sollten Maßnahmen zur Neuplatzierung erfolgen. Zudem sollte der Baustein angewandt werden, wenn eine Einbindung in eine deviante Gleichaltrigengruppe mit ausgeprägtem dissozialem Verhalten besteht und das aggressive Verhalten des Jugendlichen durch die Gleichaltrigengruppe deutlich verstärkt wird sowie aus Sicht des Therapeuten und der Bezugspersonen kaum veränderbar scheint. Hier können Jugendhilfemaßnahmen erforderlich sein.

Platzierungsentscheidungen sollten jedoch nur dann getroffen werden, wenn die Problematik stark chronifiziert oder ausgeprägt ist, so dass multimodale psychotherapeutische Interventionen zur Bewältigung der Probleme aus Sicht der Beteiligten nicht als ausreichend betrachtet werden oder sich nach erfolgten Interventionen nicht als ausreichend erwiesen haben.

2.5.7.2 Inhalt und Ziele

Dieser Baustein wird eingesetzt, um die sozialen Verstärkerbedingungen positiv zu beeinflussen oder die Situation zu verändern, indem das Setting gewechselt wird. Das Ziel ist, die chronische interpersonale Überforderungs- oder Gefährdungssituation zu verändern oder zu verlassen und einer erneuten Einnahme einer Außenseiterposition, Opferrolle oder Täterrolle entgegenzuwirken.

Sie analysieren die aktuellen Belastungen für den Jugendlichen und erarbeiten gemeinsam mit den Beteiligten mögliche Strategien zur Verbesserung der

Tabelle 12: Verstärkerbedingungen Gleichaltrige

Verhaltenskonsequenz	Beispiele für Reaktionen der Gleichaltrigen
C^+ Positive Verstärkung für Problem-Verhalten	• Aufgrund von nachgiebigem oder unterwürfigem Verhalten in der Gruppe „geduldet“ werden oder an Aktivitäten teilnehmen können. • Direktes oder indirektes positives Feedback der Gleichaltrige für aggressives Verhalten (auch in sozialen Netzwerken). • Gegenseitige Unterstützung von Wahrnehmungsverzerrungen durch Jugendliche, die ebenfalls eine Außenseiter-Position einnehmen. • Aufmerksamkeit aufgrund aggressiven oder ungeschickten Verhaltens, z. B. Reaktionen der Gruppe auf „nerviges“ Verhalten des Jugendlichen.
₵⁻ Negative Verstärkung bei Problemverhalten	• Kein Ärgern, keine Viktimisierung, wenn der Jugendliche sich unterordnet, ausnutzen lässt oder den Kontakt völlig vermeidet. • Kein Ärgern durch die Gleichaltrigen, wenn der Jugendliche sich aggressivem Gruppenverhalten anschließt.
₵⁺ Indirekte Bestrafung adäquaten Verhaltens	• Keine Beachtung oder Einbindung in die Gruppe bei Selbstbehauptung. • Keine Informationen bekommen/nicht in Aktivitäten involviert werden bei Kontaktversuchen.
C^- Direkte Bestrafung adäquaten Verhaltens	• Viktimisierung durch Gleichaltrige in Form von verbaler Abwertung, Drohungen, Erpressung von Geld oder Dienstleistungen (z. B. Hausaufgaben abschreiben lassen), Bullying in sozialen Medien oder tätliche Aggression.

Situation. Dabei erarbeiten Sie gemeinsam mit allen Beteiligten Vor- und Nachteile eines Klassen- oder Schulwechsels unter Bezugnahme auf das gemeinsame Störungsmodell. Wird gemeinsam eine Entscheidung für eine Neuplatzierung getroffen, entwickeln sie einen Plan zur Einleitung des Klassen- oder Schulwechsels. Die individuellen Faktoren, welche in der bisherigen Gleichaltrigengruppe zur Einnahme einer Opfer-, Täter- oder Außenseiterposition beigetragen und diese aufrechterhalten haben, werden durch die Neuplatzierung nicht beeinflusst und bedürfen umfassender Interventionen. Jedoch steht gerade im Zusammenhang mit Viktimisierung nicht selten deutlicher Handlungsbedarf mit wenig Zeit zur Vorbereitung des Jugendlichen auf die neue Gruppe. Daher sollte der Therapeut mögliche Schwierigkeiten in der neuen Gruppe frühzeitig vorwegnehmen und an dieser Stelle präventiv arbeiten.

2.5.7.3 Ablauf des Therapiebausteins

1. Analyse der bisherigen Verhaltensveränderungen und der Möglichkeiten zur Beeinflussung der Gruppenprozesse

Wenn Sie bereits mit dem Jugendlichen und den Eltern die vorangehenden Bausteine bearbeitet haben und sich trotz guter Compliance keine zufriedenstellenden Veränderungen haben erzielen lassen, sollten Sie in einem gemeinsamen Gespräch mit allen Beteiligten weitere Veränderungsmöglichkeiten analysieren. Diese können Sie auf dem Arbeitsblatt *GP-P-J1 Was können wir noch tun?* notieren.

Auf dem Arbeitsblatt *GP-P-J2 Wer könnte mich unterstützen?* kann das Soziogramm erstellt werden, hierbei werden die Mitschüler gekennzeichnet, die real unterstützen oder als potenzielle Unterstützer infrage kommen. Reflektieren Sie gemeinsam, ob der Jugendliche bestehende Möglichkeiten zur Aktivierung von Unterstützung durch Mitschüler und Lehrer nutzt. Sollte dies nicht der Fall sein, erarbeiten Sie mit dem Jugendlichen, wer als Unterstützungsperson infrage kommt. Bei Viktimisierung oder Bullying hat ein deutlicher Anteil der Jugendlichen im Gruppenprozess die Rolle von außenstehenden Beobachtern oder potenziellen Verteidigern, ohne jedoch einzugreifen.

Wenn es sich bei den Schwierigkeiten des Jugendlichen nicht um stark chronifizierte Viktimisierung, sondern eher Vernachlässigung durch Gleichaltrige handelt, können sich im Rahmen gemeinsamer Aktivitäten mit der Klasse, z. B. Projektwoche, Klassenfahrt, Klassenfeier, Möglichkeiten ergeben, in denen der Jugendliche gezielt versuchen kann, sich anders als üblich zu verhalten und zu versuchen, mit bestimmten prosozialen Schülern in Kontakt zu kommen. Dabei ist es erforderlich, diese Situationen vorzubereiten und mit dem Jugendlichen zu besprechen, wie er durch eine Verhaltensänderung auch seine Stellung in der Gruppe beeinflussen kann. Hierzu können Sie sich an dem Vorgehen im Baustein 5 (Soziales Problemlösen und soziale Fertigkeiten, vgl. Kapitel 2.5.5) orientieren und entsprechenden Materialien nutzen.

Generell ist diesbezüglich eine Kooperation mit der Schule sinnvoll. Gespräche mit einzelnen Mitschülern durch Klassen-, Vertrauenslehrer oder Schulsozialarbeiter können bei guter Absprache und Vorbereitung hilfreich sein. Mit Schülern, die ihre Mitschüler viktimisieren, sollte an deren eigenen Themen gearbeitet werden. Dazu können Termine mit einem Schulsozialarbeiter oder Schulpsychologen genutzt werden. Bei wechselseitigen Konflikten können Streitschlichtergespräche mit dem Jugendlichen und den Mitschülern geführt werden. Bei Bereitschaft der Schule sind natürlich auch Interventionen mit der gesamten Klasse, z. B. Programme zum Aufbau sozialer Kompetenz und Zivilcourage möglich (vgl. Spröber et al., 2008; Scheithauer & Bull, 2010). Hierzu können Sie die Lehrer beraten. Wichtig ist in jedem Fall, dass der Jugendliche durch die Interventionen nicht noch mehr in eine exponierte Position gerät. Vielmehr sollte der Aufbau von Fairness in der Klasse fokussiert werden.

Die hier aufgeführten Interventionen können zuweilen auch bei Jugendlichen mit deutlichen Gleichaltrigenproblemen hilfreich sein. Dennoch ist deren Wirksamkeit bei chronifizierter Problematik in der Regel begrenzt. Daher sollten auch disziplinarische Maßnahmen der Schule im Sinne von Konsequenzen für die Täter ausgeschöpft werden, wenn diese nicht anonym sind. Dies sollte auch den Patienten betreffen, wenn dieser eine Täterrolle einnimmt.

Auch wenn keine tätlichen Übergriffe stattfinden, sollte bei chronifizierter massiver Viktimisierung geprüft werden, ob ein Tatbestand aus juristischer Sicht vorliegt. Infrage kommen dabei Beleidigung (§ 185 StGB), Üble Nachrede (§ 186 StGB), Verleumdung (§ 187 StGB) oder auch Nötigung (§ 240 StGB), wenn der Jugendliche unter Androhung erpresst wird. In Zusammenhang mit Cybermobbing sind folgende Gesetzte relevant: Nachstellung, auch über Kommunikationsmittel (§ 238 Strafgesetzbuch), Recht am eigenen Bild (§ 22 KUG/KunstUrhG), Verletzung der Vertraulichkeit des Wortes, bezogen auf unerlaubte Tonaufnahmen (§ 201 Strafgesetzbuch).

Auch wenn Schüler noch nicht strafmündig sind, können deren Eltern dazu verpflichtet werden, für eine

Unterlassung zu sorgen. Dies kann im Rahmen einer schriftlichen Abmahnung erfolgen, die von den Eltern des Schülers unterschrieben werden muss. Wenn der Schüler bzw. die Schülerin das strafbare Verhalten zukünftig nicht unterlässt, werden Geldstrafen für dessen/deren Eltern fällig. In Fällen massiven Bullyings sollten Sie die Eltern des Patienten darüber informieren und motivieren, sich juristisch beraten zu lassen. Für den Jugendlichen kann es sehr entlastend sein, zu erfahren, dass das Verhalten der Mitschüler nicht gebilligt oder bagatellisiert wird, auch wenn ein Settingwechsel angestrebt wird. Auch kann der Jugendliche lernen, dass man sich gegen Grenzüberschreitung wehren kann.

Reflektieren Sie nach Umsetzung von Maßnahmen auf Schulebene mit allen Beteiligten den aktuellen subjektiven Leidensdruck des Jugendlichen, die Veränderungsmöglichkeiten und die mögliche Gefährdung für dessen weitere Entwicklung bei dessen Verbleib in der aktuellen Klasse. Sollten auch durch die schulbezogenen Interventionen keine ausreichenden Veränderungen erreicht werden, sollte eine Neuplatzierung vorbereitet und begleitet werden.

2. Sammeln von Vor- und Nachteilen eines Klassen- oder Schulwechsels und Entwicklung eines Plans für den Klassen- oder Schulwechsel

Im nächsten Schritt sollten Sie mit allen Beteiligten die Vor- und Nachteile eines Wechsels analysieren. Sie können dies analog zum Vorgehen in Phase 3 und Phase 4 (vgl. Kapitel 2.3 und Kapitel 2.4) auch zunächst mit dem Jugendlichen und den Eltern getrennt erarbeiten und die Perspektiven im Familiengespräch zusammenführen.

Unterstützen Sie die Familie bei der Entscheidungsfindung, indem Sie das Familiengespräch moderieren. Wenn sich die Familie zu einem Wechsel entscheidet, können Sie sie bei der Planung und beim Abschluss offener Themen unterstützen. Dazu kann gehören, dass Konsequenzen für Täter gefordert werden. Sollte die Neuplatzierung wegen massiver Viktimisierungserfahrungen initiiert werden, sind vor Verlassen der alten Klasse oder Schule Konsequenzen für die Täter (Abmahnung, Verweis, ggf. Anzeige, Löschen von Einträgen in Social Media etc.) in die Wege zu leiten, um dem Jugendlichen eine Überwindung der Opferrolle zu ermöglichen. Auch bei einer Neuplatzierung bei aggressivem Verhalten des Jugendlichen gegenüber seinen Mitschülern sollten die Bezugspersonen in der Umsetzung der nötigen Konsequenzen (Streitschlichtungsgespräch und Entschuldigung, Löschung von Einträgen in Social Media) bestärkt werden.

Wenn die Erfahrungen für den Jugendlichen sehr belastend waren, können nach Klärung der Perspektive und nach einem erfolgten Wechsel Techniken zur Verarbeitung der belastenden Erfahrungen eingesetzt werden. Dazu muss sichergestellt sein, dass der Jugendliche nicht mehr der Viktimisierung ausgesetzt ist und sich in dem neuen Setting sicher fühlt. Dabei ist einzuschätzen, ob die Kriterien einer Posttraumatischen Belastungsstörung erfüllt sind (vgl. Baustein 4 in Kapitel 2.5.4), entsprechende Interventionen sind gegebenenfalls durchzuführen.

Beispiel: Distanzierung von dissozialer Peergroup

Th.: Die Betreuer haben dir gesagt, dass du nicht mehr zu Dennis und seinen Freunden fahren sollst. Hast du dich drangehalten?

Linus: Ehrlich gesagt, nein! Der hat angerufen und da war 'ne Party und dann bin ich doch hin ...

Th.: Hast du getrunken?

Linus: Oh, ja ...

Th.: Und Kiffen?

Linus: ... aber nur zwei Mal gezogen.

Th.: Hast du noch was anderes genommen?

Linus: Nein. Das mache ich nicht mehr ...

Th.: Wie war der Abend sonst so?

Linus: Eigentlich ganz gut, aber später waren wir in der Stadt unterwegs und dann gab's Stress mit so'n paar Typen. Die kennt da jeder, die machen immer Ärger.

Th.: Und dann?

Linus: War knapp!! Aber keine Schlägerei. Wenn ich die wiedertreffe, kann ich für nichts garantieren ...

Th.: Wie geht's dir, wenn du jetzt davon erzählst?

Linus: O.k.!

Th.: Wie hast du dich an dem Abend gefühlt?

Linus: Gut ... das Ende war nicht so entspannt, aber sonst, war es gut!

Th.: Und wenn doch was passiert wäre und die Wohngruppe davon erfahren hätte?

Linus: Haben sie ja nicht.

Th.: Trotzdem würde ich das gerne überlegen. Was wäre dann?

Linus: Dann würde ich rausfliegen ... Ist doch eh alles egal! Dann werde ich halt Obdachloser ... Ich weiß eh nicht, ob ich die Schule schaffe ... War'n Spaß! Aber es ist ja nichts passiert.

Th.: Kannst du dir das bitte ein bisschen länger vorstellen? Du wärst weiter mit Dennis und seinen Leuten unterwegs und dann gäbe es irgendwann Stress, so wie vor zwei Wochen, als die Polizei kam. Und dann erfährt die Wohngruppe davon und man sagt dir, dass du ausziehen musst.

Linus: Das wäre ziemlich scheiße ... Will ich mir gar nicht vorstellen. Und es ist ja auch nichts passiert ...
Th.: Wie fühlst du dich jetzt gerade?
Linus: Ich hab keine Lust mehr darüber zu reden.
Th.: Das kann ich gut verstehen. Du gehörst zu den Menschen, die mehr auf das achten, was im Moment gut ist oder Spaß macht und die nicht gerne über die Folgen nachdenken.
Linus: Stimmt.
Th.: Das hat viele Vorteile, du kannst immer wieder Spaß haben und hast keine Angst, probierst Sachen aus ...
Linus: Ist doch gut!?
Th.: Es gibt dabei aber einen Haken. Wenn du nicht über die Folgen nachdenkst, dann triffst du eigentlich keine Entscheidungen.
Linus: Wie meinen Sie das?
Th.: Wenn du darüber nachdenkst, was die Folgen deines Verhaltens sind, dann kannst du entscheiden, ob das für dich passt oder nicht. Wenn du gar nicht darüber nachdenkst, dann überlässt du dem Zufall oder den anderen, was passiert. Du hast es nicht in der Hand. Vielleicht ist es deshalb unangenehm, über die Sache nachzudenken.
Linus: Mmh.
Th.: Was ist gut daran, mit Dennis und seinen Kumpels unterwegs zu sein?
Linus: Die kennen viele Leute und wir gehen feiern. Wir haben immer Spaß. Und dann machen die halt noch so ein paar andere Sachen ... Aber das erzähle ich lieber nicht, Sie stellen zu viele Fragen.
Th.: Wie findest du es, mit den Leuten zusammen zu sein?
Linus: Gut, da passiert immer was.
Th.: Und wenn du hier mit anderen Leuten etwas unternimmst?
Linus: Das ist auch o.k. Aber mit Dennis und so ist es spannender.
Th.: Du hast Spaß und es passiert mehr als mit anderen Freunden, die du hier hast. Das sind die Vorteile. Was sind die Nachteile?
Linus: Mmmh.
Th.: Mal eine andere Frage: Wenn es dir nicht gut geht, würdest du dann Dennis schreiben?
Linus: Nein.
Th.: Warum nicht?
Linus: Der kennt mich nicht so gut, mit dem rede ich nicht über so was.
Th.: Weiß Dennis, dass du aus der Wohngruppe ausziehen musst, wenn du nochmal Ärger mit der Polizei hast?
Linus: Nein!
Th.: Würdest du sagen, dass du gut mit Dennis befreundet bist?
Linus: Ja, na ja ... ehrlich gesagt ... es geht so.
Th.: Lass uns nochmal überlegen, was sind die Nachteile, wenn du mit Dennis etwas unternimmst?
Linus: Dass ich Ärger bekomme ...
Th.: ... und die Folge davon könnte sein, dass du aus der Gruppe ausziehen musst. Ich habe hier mal die Vorteile aufgeschrieben und die Nachteile. Hast du die Vorteile in dem Moment, wenn du unterwegs bist oder später?
Linus: An dem Abend und dann eben immer wieder.
Th.: Und wie ist es mit den Nachteilen? Erlebst du die auch immer nur in den Momenten oder kann es auch auf Dauer Nachteile geben?
Linus: Wenn ich fliege, dann ist das wohl länger ein Problem.
Th.: Wenn du jetzt mal beides gegeneinanderstellst, ist das ein guter Deal, auf den du dich da einlässt? Du gehst mit den Leuten feiern, das ist gut. Auf der anderen Seite sind sie keine engen Freunde und du riskierst, dass du aus der Gruppe ausziehen musst. Dann müsstest du alleine wohnen, hättest weniger Geld zur Verfügung, müsstest dich um alles selbst kümmern ...
Linus: ... dann würde ich nix mehr machen. Dann werde ich Messie.
Th.: Das kann man nicht ausschließen. Du hast jetzt die Wahl, ob du dich für Dennis und seine Kumpels entscheidest oder für dich.
Linus: Alter ...! Also, nicht Sie! Aber ...
Th.: ... aber?
Linus: Ja, dann würde das ja bedeuten, dass ich die nicht mehr treffe ...
Th.: Ich weiß, das ist auch hart, etwas aufzugeben, was man cool findet. Aber auf Dauer ist es cooler, wenn du die Schule abschließt, Führerschein machen kannst und einen Ausbildungsplatz findest.
Linus: Aber das ist auch anstrengend.
Th.: Ja. Das ist es. Aber Rausfliegen ist keine bessere Option.
Linus: Ja ... Oh Mann.
Th.: Was wäre die Folge, wenn du rausfliegst?
Linus: Keine Ahnung.
Th.: Überleg mal, würdest du dann wieder zu deiner Familie ziehen?
Linus: Nein!
Th.: Und wo würdest du wohnen?
Linus: Bekomme ich dann keine Wohnung vom Jugendamt?

Th.: So ganz leicht ist das nicht. Du wirst bald 18 und wenn das Jugendamt die Maßnahme beendet, müsstest du dich selbst um Anträge und eine Wohnung kümmern.
Linus: Was?!?
Th.: Das ist die Realität. Du kannst dir überlegen, ob die Abende mit Dennis und seinen Kumpels das wert sind.
Linus: Nicht so wirklich ... Ich will ja auch nicht rausfliegen ...
Th.: Ich weiß, dass das jetzt gerade anstrengend war. Aber du hast trotzdem darüber geredet. Und wenn du weiter darüber nachdenkst, kannst eine Entscheidung *für dich* und deine Zukunft treffen ... Können wir was versuchen?
Linus: Was denn?
Th.: Dass du mal bis nächste Woche nicht zu Dennis fährst. Erst mal für die eine Woche. Das kannst du bestimmt schaffen.
Linus: Ja, dieses Wochenende wollte ich nach Hause und mit Jackie was machen. Das geht.
Th.: Gut. Und nächste Woche überlegen wir weiter. Mir ist wichtig, dass du gut deinen Weg machen kannst. Wenn du mich lässt, dann bleib ich dran ...
Linus: Ja, o.k.

3. Vorbereitung auf Integration in die neue Klasse/Gruppe durch kognitive Interventionen und Rollenspiele

Der Wechsel in die neue Klasse oder auf die neue Schule wird gemeinsam vorbereitet. Neben der Verständigung über die unterschiedlichen organisatorischen Aufgaben liegt der Schwerpunkt auf der Vorbereitung und Unterstützung des Jugendlichen bezüglich des Wechsels in eine neue Gruppe.

Unter Bezugnahme auf das *gemeinsame Störungsmodell* (vgl. Arbeitsblatt G20) besprechen Sie mit dem Jugendlichen den Einfluss individueller Faktoren auf die Entstehung und Aufrechterhaltung von Gleichaltrigenproblemen und arbeiten potenzielle Schwierigkeiten in der neuen Gruppe heraus.

Auf dieser Basis können Sie gemeinsam mit dem Jugendlichen einige Verhaltensziele für den Einstieg in die neue Klasse in Form von Regeln (vgl. hierzu das Arbeitsblatt *GP-P-J3 Neue Leute - Do and Don't)* erstellen. Üben Sie deren Umsetzung nach Möglichkeit mit dem Jugendlichen in Rollenspielen. Lassen Sie den Jugendlichen dabei die Kontaktaufnahme mit neuen Mitschülern üben.

Wenn Sie den Baustein zur Platzierung möglicherweise recht früh im Verlauf der Behandlung einsetzen und noch nicht auf Ergebnisse eines intensiven Fertigkeitentrainings zurückgreifen können, sollte die Vorbereitung auf die Neuplatzierung der Vermeidung gravierender Probleme in der neuen Gruppe dienen. In diesem Falle sind klare Vorgaben durch den Therapeuten bei der Durchführung der Rollenspiele angebracht.

Mögliche Rollenspielsituationen sind:
- Sich einzelnen Jugendlichen vorstellen,
- sich der Klasse/Gruppe vorstellen,
- einen Sitznachbarn finden,

GP-P-J3 Neue Leute – Do and Don't

Name: ______________________ Datum: ____________

Ziel	Don't	Do
Die einzelnen Gleichaltrigen kennenlernen	• Ganz schnell viel mit den anderen reden, egal mit wem. Zeigen, was ich alles kann und weiß. • Mit niemandem reden, mich zurückziehen. • Die anderen dazu bringen wollen, sich mit mir anzufreunden.	• Beobachten, wen ich nett finde. • Beobachten, wer mich nett findet. • Geduld haben! • Echt sein!
Mich mit einzelnen Gleichaltrigen anfreunden	• Nach einer Verabredung fragen, obwohl ich den anderen noch gar nicht kennengelernt habe. • Mich sehr lange nicht verabreden, obwohl ich die anderen schon kennengelernt habe.	• Einen Gleichaltrigen/eine Gleichaltrige fragen, den/die ich nett finde und schon ein bisschen kennengelernt habe. • Mich verabreden, wenn mich ein Gleichaltriger/eine Gleichaltrige fragt, den/die ich nett finde. • Echt sein!
Die Gruppe kennenlernen	• Denken, dass alles genauso laufen wird, wie in der alten Gruppe. • Nur darauf achten, was nicht gut läuft.	• Beobachten, wer befreundet ist und welche Cliquen es gibt. Und wer nicht beachtet oder ausgeschlossen wird.
In die Gruppe aufgenommen werden	• So tun, als ob ich schon dazu gehöre. • Versuchen, andere zu beeinflussen. • So tun, als ob ich cooler wäre, als ich bin.	• Auf „ungeschriebene Gesetze" achten und einhalten, wenn ich sie okay finde. • Echt sein!
Dazu gehören	• Betonen, dass ich etwas anders machen will oder anders denke. Dabei Spannung aufbauen. • Alles machen, was die Gruppe vorgibt, obwohl ich es nicht möchte.	• Spaß mitmachen! • Fair bleiben! • Zusammenhalten! • Sich gegenseitig unterstützen! • Echt sein!

Abbildung 41: Arbeitsblatt GP-P-J3 Neue Leute – Do and Don't

- erste Pause mit neuen Mitschülern,
- erste Unterhaltungen mit neuen Mitschülern/Gruppenmitgliedern,
- erste Aktivitäten mit neuen Mitschülern/Gruppenmitgliedern.

Der Kontakt mit unbekannten Jugendlichen kann Angst vor Ablehnung oder erneuter Viktimisierung und resultierendes Vermeidungsverhalten auslösen. Hier können Interventionen aus dem Baustein 1 und aus dem Baustein 4 genutzt werden, beispielsweise eine Fokussierung auf positive Interaktionen mit Gleichaltrigen oder Erarbeitung von Strategien zur Emotionsregulation.

Sie begleiten den Wechsel und erarbeiten in den ersten Wochen mit dem Jugendlichen, wie und mit welchen neuen Mitschülern er Kontakt aufbauen kann. Es empfiehlt sich, eine Skizze der Sitzordnung in der neuen Klasse anfertigen zu lassen, wobei der Jugendliche markieren kann, welche Mitschüler er sympathisch und welche Mitschüler er eher unsympathisch findet. Dazu können Sie das Arbeitsblatt *GP-P-J4 Neue Klasse – Who is who?!* nutzen. So lässt sich ein erster Eindruck gewinnen, zu welchen Mitschülern ein Kontaktaufbau als sinnvoll erscheint und mit welchen Mitschülern Spannungen auftreten könnten. In der vertieften Exploration kann erarbeitet werden, welche Konstellationen er in der neuen Klasse beobachtet hat, welche Mitschüler aus seiner Sicht die Rolle eines Anführers einnehmen und welche sich aus seiner Sicht in einer Außenseiterposition befinden.

Ausgehend davon sollten Sie mit dem Jugendlichen erarbeiten, welche ungeschriebenen Gesetze er in der neuen Klasse wahrnimmt. Dies kann auf dem Arbeitsblatt *GP-P-J5 Neue Leute – ungeschriebene Gesetze* festgehalten werden.

Mit Einverständnis des Jugendlichen und der Eltern sollte nach Möglichkeit zeitnah telefonisch Kontakt zum neuen Klassenlehrer oder Stufenleiter aufgenommen und dieser gebeten werden, seinen Eindruck von dem neuen Schüler analog zur Basisdiagnostik (vgl. Phase 2 in Kapitel 2.2) wiederzugeben. In weiteren Kontakten sollte ein Austausch über den Schüler und seine Integration in die neue Klasse angestrebt werden. Dabei sollte thematisiert werden, wie die Lehrkräfte den Jugendlichen dabei unterstützen können. Versuchen Sie dabei, auf bisherige Schwierigkeiten hinzuweisen, aber auch Ressourcen des Jugendlichen und positive Entwicklungsmöglichkeiten zu betonen, um eine Fokussierung auf Schwierigkeiten und Auffälligkeiten zu verhindern.

2.5.7.4 JOB der Woche

Um einen Verbleib in der bisherigen Klasse/Gruppe zu ermöglichen, kann der Jugendliche versuchen, gezielt Unterstützung durch prosoziale Mitschüler zu aktivieren. Dazu wird das Arbeitsblatt *JdW Do it!* eingesetzt.

Bei einer Entscheidung für einen Wechsel übernehmen die Beteiligten die Aufgabe, die notwendigen Schritte zur Organisation des Schulwechsels oder Klassenwechsels umzusetzen, z. B. Informationen über mögliche Alternativen werden eingeholt, ein Elterngespräch mit der neuen Schule wird vereinbart und geführt.

Nachdem der Wechsel stattgefunden hat, kann der Jugendliche gezielt positive Interaktionen mithilfe des Arbeitsblattes *JdW Check it!* beobachten. Dies dient der Wahrnehmungsfokussierung auf positive Interaktionen mit den neuen Mitschülern. Auf diese Weise kann zum einen Verfestigung vermieden werden. Zum anderen kann der Jugendliche leichter herausfinden, mit welchen Mitschülern er Kontakte aufbauen und intensivieren möchte.

Im nächsten Schritt hat der Jugendliche die Aufgabe, Kontakt zu den neuen Mitschülern aufzubauen, bzw. zu intensivieren. Dazu kann das Arbeitsblatt *JdW Do it!* eingesetzt werden.

2.5.7.5 Mögliche Schwierigkeiten bei der Durchführung des Therapiebausteins

Der Wechsel auf eine geeignete Schule kann nicht zeitnah oder gar nicht ermöglicht werden. In der Mitte eines Halbjahres kann ein Wechsel der Klasse oder Schule nicht möglich sein. Je nach Schwere der Belastung des Jugendlichen können Sie entweder mit dem Jugendlichen und den Bezugspersonen Strategien zur Überbrückung der Zeit bis zu einem Wechsel (z. B. Situationen mit Mitschülern aus dem Weg gehen; Wechsel des Sitzplatzes innerhalb der Klasse; Erlaubnis, Pausen in geschütztem Setting zu verbringen; verstärkter Austausch mit Lehrern) entwickeln. Bei sich aufbauendem Schulabsentismus sollte die Indikation für eine teilstationäre oder stationäre Behandlung geprüft werden.

Die Eltern stimmen einem indizierten Wechsel nicht zu. Wenn sich die Eltern oder ein Elternteil trotz einer deutlichen Überforderungssituation des Jugendlichen nicht mit einem Wechsel der Schule einverstanden erklärt, sollten Sie versuchen, mögliche negative Erwartungen der Eltern zu thematisieren und Vor- und

Nachteile eines Wechsels aus Sicht der Eltern gegenüberzustellen. Versuchen Sie, mit den Eltern möglichst viele Vorteile eines Wechsels zu eruieren. Sollten die Eltern weiterhin einen indizierten Wechsel zum Schutz des Jugendlichen blockieren, ist eine Beratung durch die Jugendhilfe indiziert.

Der Jugendliche stimmt einem indizierten Wechsel nicht zu. Trotz deutlicher Belastung durch Ausgrenzung oder Viktimisierung durch Mitschüler können sich Jugendliche mit internalisierenden Symptomen von einem möglichen Wechsel der Klasse oder der Schule überfordert fühlen und auf die Vorstellung, mit unbekannten Jugendlichen konfrontierten zu werden, mit starker Angst reagieren. Versuchen Sie in diesem Fall, die Befürchtungen oder katastrophisierende Gedanken des Jugendlichen bezüglich der neuen Gruppe herauszuarbeiten und in der Disputation zu prüfen. Stellen Sie auch gemeinsam mit dem Jugendlichen Worst-case- und Best-case-Szenarien bei Verbleib in der jetzigen Situation sowie bei einem Wechsel in eine neue Klasse gegenüber. Bieten Sie dem Jugendlichen an, die Vorbereitung auf einen möglichen Wechsel durch Rollenspiele intensiv zu unterstützen. Prüfen Sie auch eine mögliche Indikation für andere Behandlungssettings.

2.6 Phase 6: Zwischenevaluation und Zielerreichung

Inhalt und Ziele

Die Phase dient einer ersten Evaluation der bisherigen Interventionen, um frühzeitig Barrieren zu erkennen, die einem Erreichen der Behandlungsziele entgegenstehen. Alle Beteiligten werden zum bisherigen Therapieverlauf und den Gleichaltrigenproblemen befragt. Es wird festgestellt, inwiefern die Behandlungsziele erreicht wurden. Bei Bedarf kann am Abbau der Barrieren gearbeitet werden oder die Behandlungsziele können angepasst werden.

Anzahl der Sitzungen

In der Regel eine bis drei Sitzungen

Materialien/Instrumente

- G10 Problemliste (vgl. CD-ROM)
- G11 Zielliste (vgl. CD-ROM)
- G29 Verlaufsanalyse (vgl. CD-ROM)
- GP-D-12 Modusmodell (vgl. CD-ROM)
- GP-TH-9 Talking to chairs (vgl. CD-ROM)

Ablauf der Phase

1. Zwischenbilanz erstellen
2. Misserfolgs- und Widerstandsanalyse

JOB der Woche

- Erneut ausfüllen:
  GP-D-2.1 Mitschüler - Soziogramm Schule (vgl. CD-ROM)
  GP-D-2.2 Freundeskreis - Soziogramm allgemein (vgl. CD-ROM)
  GP-D-3 Überzeugungen über andere und über mich ... (vgl. CD-ROM)
  GP-D-5 Situationen mit anderen Jugendlichen (vgl. CD-ROM)
- Bisherigen Veränderungen im Umgang mit Gleichaltrigen und weitere Wünsche notieren
- Mögliche Erklärungen für ausbleibende/geringe Veränderungen notieren

Schwierige Situationen

- Der Jugendliche/die Eltern sind trotz Fortschritten unzufrieden.
- Gleichaltrigenprobleme verbessern sich oder stagnieren, gleichzeitig treten andere Probleme in den Vordergrund.
- Aufgrund einer geplanten Neuplatzierung sieht der Jugendlichen trotz vorliegender Verhaltensprobleme keinen Bedarf an weiteren Interventionen.

2.6.1 Inhalt und Ziele

Nachdem spezifische Interventionen aus Phase 5 (vgl. Kapitel 2.5) durchgeführt wurden, ist eine Zwischenevaluation der bisher erreichten Behandlungsschritte sinnvoll. Eine Zwischenevaluation ist vor allem von Bedeutung, wenn bei der Durchführung der spezifischen Interventionen eine Stagnation sichtbar wird, sie sollte aber auch bei einem positiven Behandlungsverlauf in Betracht gezogen werden. Die Zwischenevaluation sollte nach circa 10 bis 15 Sitzungen durchgeführt werden, dazu sollten sowohl der Jugendliche als auch die Bezugspersonen eingeladen werden. Wenn Barrieren bei der Umsetzung der Interventionen deutlich sind, kann es sinnvoll sein, Phase 6 bereits früher einzusetzen.

Sie prüfen gemeinsam mit den Beteiligten, inwieweit die in Phase 4 (vgl. Kapitel 2.4) definierten Therapieziele bereits erreicht werden konnten. Im eher unwahrscheinlichen Fall, dass in der kurzen Behandlungszeit bereits alle Ziele erreicht wurden, können gegebenenfalls weitere Ziele definiert oder Phase 7 zur Stabilisierung der bisherigen Behandlungserfolge eingesetzt werden (vgl. Kapitel 2.7). In der Mehrzahl der Fälle dient Phase 6 dazu, Hindernisse oder Schwierigkeiten bei der Umsetzung der Behandlungsziele zu definieren. Wenn bereits eine Annäherung an das Therapieziel erfolgen konnte, können Sie mit den Beteiligten prüfen, ob eine vollständige Erreichung des Zieles realisierbar ist. Bei Bedarf können die bisherigen Interventionen optimiert oder die Zieldefinition angepasst werden. Häufig ist zudem eine Analyse von Hindernissen notwendig. Es stellt sich dabei die Frage, ob die Bemühungen des Jugendlichen und der Eltern trotz guter Motivation nicht umgesetzt werden konnten (Misserfolgsanalyse) oder ob motivationale Hindernisse oder innere Barrieren vorliegen (Widerstandsanalyse). In einigen Fällen können mehrere Faktoren dazu führen, dass die Veränderungsziele nicht erreicht werden konnten. Entsprechend der Ergebnisse der Analyse werden die Behandlungsziele angepasst, möglicherweise in Teilziele aufgeteilt und es werden Lösungsansätze zur Überwindung innerer und äußerer Barrieren entwickelt. Dann werden weitere adaptierte Interventionen zur Reduktion der Gleichaltrigenprobleme (Phase 5) durchgeführt. Nach einem weiteren Behandlungsabschnitt erfolgt wiederum eine Zwischenbilanzierung. Der Wechsel zwischen Phase 5 und Phase 6 kann im Laufe einer Behandlung mehrfach durchlaufen werden. Die Zwischenevaluationen ermöglichen es, den Behandlungsprozess immer wieder aus der Metaperspektive zu betrachten. Bisherige Veränderungen oder deren Ausbleiben können analysiert werden und die Interventionen können möglichst früh adaptiert werden, um die Erfolgswahrscheinlichkeit zu erhöhen. Das Vorgehen ist bereits ausführlich in SELBST-Grundlagen (Walter et al., 2007) beschrieben. Im vorliegenden Band wird das Vorgehen bei Gleichaltrigenproblemen erläutert.

2.6.2 Ablauf der Phase

Geben Sie dem Jugendlichen als JOB der Woche erneut die Arbeitsblätter zum Soziogramm, zu dysfunktionalen Überzeugungen und zur sozialen Performanz mit nach Hause (vgl. Arbeitsblatt *GP-D-2.1 Mitschüler – Soziogramm Schule*, Arbeitsblatt *GP-D-2.2 Freundeskreis – Soziogramm allgemein*, Arbeitsblatt *GP-D-3 Überzeugungen über andere und über mich …* und Arbeitsblatt *GP-D-5 Situationen mit anderen Jugendlichen*) oder bearbeiten Sie zumindest ein Soziogramm gemeinsam in einer Sitzung. Diese Status-Quo-Erhebung soll die Bilanzierung erleichtern. Sie können die Angaben des Jugendlichen zu seiner sozialen Position, seinen Überzeugungen und seiner sozialen Performanz mit den Angaben zu Beginn der Behandlung vergleichen. Vor allem durch das erneute Erstellen eines Soziogramms können positive Entwicklungen ebenso wie Barrieren aufgezeigt werden (z. B. Mitschüler lehnen weiterhin den Kontakt ab, obwohl der Jugendliche sein Verhalten verändert hat).

Bei der Vorbereitung auf die gemeinsame Sitzung erstellen Sie zudem auf Basis der bisherigen Beurteilung der Problem- oder Zielliste eine Verlaufsübersicht auf dem Arbeitsblatt *G29 Verlaufsanalyse*. So können Sie die bisherigen Bewertungen visualisieren und im gemeinsamen Gespräch mit den Beteiligten analysieren.

Vor der Sitzung beurteilen Sie selbst den Verlauf. Sollten die Veränderungen nicht Ihren Erwartungen entsprechen, prüfen Sie, ob Hindernisse nicht in der Behandlungsplanung berücksichtigt wurden oder ob bei der Umsetzung von Interventionen Fehler unterlaufen sind. Eruieren Sie, ob der Jugendliche eine Unterteilung der Interventionen in Teilschritte oder mehr Unterstützung bei der Umsetzung benötigt. Auch sollten Sie bewerten, ob bei einer Veränderung der Reihenfolge der Interventionen ein höherer Erfolg zu erwarten ist.

Reflektieren Sie, ob wiederholt Situationen aufgetreten sind, die als schwierige Therapiesituationen in den jeweiligen Kapiteln beschrieben sind. Auch die Ausführungen in Kapitel 1.9 können als Strukturierungshilfe genutzt werden, wenn Sie Misserfolge oder Widerstand im Behandlungsverlauf analysieren und Hypothesen dazu aufstellen.

Wenn Interventionen nicht die erwarteten Veränderungen bringen, bestehen meist auch Probleme in der Umsetzung der Interventionen im Rahmen der Therapiehausaufgaben. Diese Schwierigkeiten treten bei jugendlichen Patienten selbst dann auf, wenn die Jugendlichen die Behandlungsziele selbst definiert haben und motiviert sind, diese umzusetzen. Bewerten Sie daher auch unbedingt, wie der *JOB der Woche* in der Regel umgesetzt wurde.

Bei Ihrer Evaluation können Sie das Arbeitsblatt *GP-TH-5 Behandlungsplan* aus Phase 4 nutzen und ihre neuen Überlegungen zum Behandlungsplan zusammenfassen. Reflektieren Sie, welche Veränderungen und positiven Entwicklungen erreicht wurden und welchen Anteil Ihre Interventionen vermutlich daran hatten. Stellen Sie vor der Sitzung Überlegungen zur Anpassung des Behandlungsplans an, die sie in einem gemeinsamen Gespräch transparent machen sollten.

Ziehen einer Zwischenbilanz

Die Zwischenevaluation bezieht sich auf zwei Fragen:
1. In welchem Maße haben sich die in Phase 3 definierten Probleme durch die bisherigen Interventionen verändert?

2. Inwieweit konnten die in Phase 4 festgelegten Therapieziele erreicht werden?

Arbeiten Sie in Phase 6 nach Möglichkeit mit allen Beteiligten in einer gemeinsamen Sitzung, dabei können Sie die Beurteilung der Probleme und Ziele durch den Lehrer in einem Telefonkontakt erheben und mit einfließen lassen. Zum Einstieg in die Sitzung zur Zwischenevaluation bitten Sie die Beteiligten um eine aktuelle Beurteilung beider Instrumente (vgl. Arbeitsblatt *G10 Problemliste* und Arbeitsblatt *G11 Zielliste*). Besprechen Sie in der Sitzung, wie die Beteiligten den bisherigen Verlauf beurteilen, und erfragen Sie dabei auch die Zufriedenheit mit den bisherigen Interventionen.

Falls das Soziogramm und das Arbeitsblatt *GP-D-3 Überzeugungen über andere und über mich ...* sowie das Arbeitsblatt *GP-D-5 Situationen mit anderen Jugendlichen* erneut bearbeitet wurden, vergleichen Sie die aktuellen Angaben mit denen der Diagnostikphase. Sollte der Jugendliche nicht damit einverstanden sein, dass die Eltern seine Angaben sehen, besprechen Sie dies in einer vorbereitenden Sitzung mit dem Jugendlichen alleine.

Wie auch in den gemeinsamen Sitzungen in Phase 3 und Phase 4 bitten Sie zunächst den Jugendlichen um eine Beurteilung und befragen dann im zweiten Schritt die Eltern. Sollten die Beurteilungen stark voneinander abweichen, erfragen Sie die Gründe für die Differenzen. Versuchen Sie zu eruieren, ob unterschiedliche Beobachtungskontexte oder Urteilsanker vorliegen oder ob möglicherweise Wahrnehmungsverzerrungen zugrunde liegen. Bitten Sie den Jugendlichen und die Bezugspersonen anhand der Problem- und Ziellisten zu erklären, welche Schritte zur Zielerreichung im vergangenen Behandlungsabschnitt umgesetzt werden konnten. Achten Sie darauf, das Gespräch so zu strukturieren, dass ein konstruktiver Austausch zwischen dem Jugendlichen und den Eltern möglich ist. Wenn deutliche Spannungen zwischen den Beteiligten erkennbar sind, versuchen Sie die zugrunde liegenden Bedürfnisse herauszuarbeiten, z. B. das Bedürfnis des Jugendlichen nach Autonomie oder das Bedürfnis der Eltern nach Sicherheit bezogen auf die Entwicklungschancen des Jugendlichen. Machen Sie die Ergebnisse Ihrer Überlegungen zum Behandlungsverlauf transparent. Erläutern Sie dabei, dass der Therapieprozess ein dynamisches Geschehen ist, in dem zusätzliche Informationen gewonnen und Hypothesen immer wieder angepasst werden. Wurden Ziele nicht oder nur teilweise erreicht, erarbeiten Sie eine Optimierung der Zieldefinition oder der Interventionen. Dazu nutzen Sie die im nächsten Abschnitt beschriebene Widerstands- und Misserfolgsanalyse. Wurden alle bisherigen Ziele erreicht und liegen dennoch Gleichaltrigenprobleme vor, wird Phase 4 nochmals bearbeitet. Dabei werden neue Ziele festgelegt. Liegen keine weiteren Gleichaltrigenprobleme vor, arbeiten Sie an Phase 7 weiter. Motivieren Sie die Beteiligten dazu, auch weiterhin an der Erreichung der – möglicherweise veränderten – Behandlungsziele mit den angepassten Interventionen zu arbeiten und würdigen Sie die Anstrengungsbereitschaft des Jugendlichen und der Bezugspersonen.

Misserfolgs- und Widerstandsanalyse

Widerstand und Ambivalenz des Patienten können dazu führen, dass selbst der Therapeut infrage stellt, ob die weitere Behandlung sinnvoll ist, da der Patient nicht motiviert erscheint. Dies wiederum kann beim Jugendlichen den Eindruck erwecken, dass der Therapeut sich nicht genug für ihn interessiert. Um diesen Eindruck zu vermeiden, empfehlen wir folgendes Vorgehen: Als ersten Schritt der Misserfolgs- und Widerstandsanalyse haben Sie Ihre Interventionen bereits in der Vorbereitung zur Sitzung geprüft. Sie haben festgestellt, ob es neue Informationen gibt, die eine Modifikation einzelner Behandlungsziele oder Interventionsschritte erforderlich machen. Dies besprechen Sie mit dem Jugendlichen und den Bezugspersonen. Machen Sie deutlich, dass ein Behandlungserfolg bisher ausgeblieben ist, weil die Ziele oder die geplanten Interventionen noch nicht genau passend waren. Verdeutlichen Sie, dass Sie weiterhin von einer Veränderbarkeit der Problematik ausgehen.

In der Misserfolgs- und Widerstandsanalyse können Schwierigkeiten betrachtet werden, die während der Sitzungen, aber auch bei der Umsetzung der Therapiehausaufgaben auftreten. Folgende Konstellationen werden hier näher betrachtet:

- Misserfolg bei äußeren Barrieren oder Belastungen,
- Misserfolg bei Schwierigkeiten in der Umsetzung der Interventionen,
- Misserfolg/Widerstand vor dem Hintergrund schwankender oder unzureichender Motivation,
- Widerstand aufgrund innerer Barrieren,
- Belastung der therapeutischen Beziehung.

Wenn Sie die Situation so bewerten, dass der Jugendliche sich zwar bemüht hat, die Interventionen umzusetzen, jedoch damit nicht erfolgreich war, führen Sie eine Misserfolgsanalyse durch.

Misserfolg bei äußeren Barrieren oder Belastungen. Eruieren Sie, ob äußere Barrieren oder Belastungen vorliegen, die eine erfolgreiche Umsetzung verhindern. Sollte der Jugendliche trotz einer Verhaltensänderung oder einer veränderten Einstellung gegenüber den Gleichaltrigen keine Verbesserung seiner sozialen Situation erleben, können Gruppenprozesse eine Barriere darstellen. Soziale Positionen können auch bei Anstrengung und Verhaltensänderung eines Einzelnen sehr veränderungsresistent sein. Würdigen Sie jegliche bisherige Anstrengung des Jugendlichen zur Erreichung der Ziele und motivieren Sie den Jugendlichen zu einer weiteren Arbeit an seinen Zielen. Überlegen Sie gemeinsam, ob bestehende Barrieren im aktuellen Setting verändert werden können oder ob ein Setting-Wechsel erforderlich ist. Wenn Sie im Zuge der Misserfolgsanalyse und nach Rücksprache mit dem Lehrer zu dem Ergebnis kommen, dass innerhalb der aktuellen Klasse kaum Veränderungen zu erwarten sind, sollten Sie mit dem Jugendlichen und den Eltern möglichst zeitnah an einer Neuplatzierung arbeiten.

Auch können chronifizierte Belastungen der Familie oder der Eltern-Jugendlichen-Beziehung dazu führen, dass trotz guter Motivation des Jugendlichen keine zufriedenstellenden Veränderungen erreicht werden können. Hierbei ist denkbar, dass die Eltern trotz eigener Motivation Interventionen nicht umsetzen können, z. B. aufgrund einer eigenen psychischen Erkrankung. Bei chronischer Belastung der Eltern-Jugendlichen-Beziehung sollten Interventionen aus SELBST-Familienprobleme (Rademacher & Döpfner, in Vorb.) eingesetzt werden. Bei massiven Schwierigkeiten kann es hilfreich oder notwendig sein, Jugendhilfemaßnahmen zu installieren.

Auch anhaltende Belastungen innerhalb des Familiensystems, z. B. komplizierte Trennungskonflikte der Eltern stellen Barrieren dar. Diese werden von manchen Familien erst im Verlauf offengelegt, so dass sie bei der initialen Behandlungsplanung nicht berücksichtigt werden konnten. Der Jugendliche kann durch intrafamiliäre Spannungen, Loyalitätskonflikte oder Rollenumkehr so stark gefordert sein, dass die Kapazitäten nicht ausreichen, um sich intensiv mit den Interventionen zu beschäftigen.

Nicht zuletzt sind kritische Lebensereignisse zu beachten, die im Behandlungsverlauf aufgetreten sind, z. B. eine Erkrankung eines Elternteils. In diesen Fällen sollten Sie gemeinsam mit den Beteiligten besprechen, welche Ziele unter den aktuellen Bedingungen erreichbar sind. In diesen Fällen ist es meist erforderlich, zunächst an der Bewältigung der aktuellen Belastungen zu arbeiten und zu einem späteren Zeitpunkt die gezielte Behandlung der Gleichaltrigenprobleme wieder aufzunehmen.

Misserfolg bei Schwierigkeiten in der Umsetzung der Interventionen. Trotz Psychoedukation und einer korrekten Bearbeitung von Phase 3 und Phase 4 können im Verlauf weitere Unterschiede zwischen den Störungs- und Interventionskonzepten deutlich werden. Wenn der Jugendliche wichtige Aspekte des Störungsmodells nicht realistisch eingeschätzt hat, kann dies die Umsetzung der Interventionen erschweren: Beispielsweise, wenn der Jugendliche den Einfluss von Gruppenprozessen unterschätzt und daher Reaktionen der Gleichaltrigen weiterhin selbstwertabträglich verarbeitet.

Bei einigen Patienten werden Sie zudem Hinweise auf Umsetzungsschwierigkeiten finden, z. B. der Jugendliche erledigt die Therapiehausaufgaben aufgrund schulischer Anforderungen nicht regelmäßig. In diesen Fällen versuchen Sie, die Therapiehausaufgaben in Teilziele zu unterteilen und Zeitpunkte für die Umsetzung zu vereinbaren, in denen der Jugendliche die zeitlichen Kapazitäten hat, die Therapieaufgaben umzusetzen. Gerade bei der Umsetzung der Interventionen zum Aufbau sozialer Fertigkeiten ist es wichtig, in kleinen Schritten zu trainieren, so dass dosierte Diskrepanzen bestehen. Sollte der Jugendliche eine Umsetzung der Interventionen vermeiden, weil er feststellt, dass seine Fertigkeiten zu gering sind, können Sie die Vorbereitung der Interventionen in Rollenspielen intensivieren (vgl. Baustein 5 in Kapitel 2.5.5). Stellen Sie nochmals ehrlich die Kosten dem Nutzen der Interventionen gegenüber. Erarbeiten Sie, ob sich aus Sicht des Jugendlichen der Aufwand der Interventionen für das Erreichen der Ziele „lohnt“. Auch hier können Sie Teilziele definieren und ein kleinschrittiges Vorgehen vereinbaren. Auch überhöhte Leistungsanforderungen oder eine Reglementierung des Freizeitverhaltens durch die Eltern, kann die Umsetzung von Therapieaufgaben, z. B. sich häufiger zu verabreden, erschweren. In diesem Fall sollten die Verstärkerbedingungen bearbeitet werden.

Misserfolg und Widerstand bei schwankender Motivation. Oft reicht die Motivation des Jugendlichen aus, um mit der Umsetzung der Interventionen zu beginnen, es fällt ihm aber im Verlauf schwer, die Veränderung der Gewohnheiten aufrechtzuerhalten, wenn keine ausreichende kurzfristige Bestärkung folgt. Dieses allgemeine und altersunabhängige Phänomen bei Verhaltensänderungen sollten Sie bei der Planung der Behandlung berücksichtigen. Meist realisieren die Jugendlichen erst beim Alltagstransfer, mit welchen tatsächlichen „Kosten“ die Arbeit an den Zielen verbunden ist. Beispielsweise kann ein Jugendlicher zwar sehr motiviert sein, gegen seine soziale Angst zu arbeiten, aber im Alltagstransfer stellt er fest, dass die Konfrontation mit dem Aushalten starker aversiver

Gefühle einhergeht. Wenn dem Jugendlichen bewusst wird, mit welchen Anstrengungen und unangenehmen Gefühlen die Veränderungen verbunden sind, kann er zu Vermeidungsverhalten tendieren. Konfrontieren Sie den Jugendlichen empathisch mit seinem Verhalten und zeigen Sie dem Jugendlichen gleichzeitig, dass Sie weiterhin mit ihm arbeiten möchten. Sprechen Sie an, dass ohne eine aktive Mitarbeit keine Veränderungen möglich sein werden und explorieren Sie, was dem Jugendlichen helfen könnte, die Interventionen im Alltag umzusetzen. Prüfen Sie dabei, ob der Jugendliche das gemeinsame Störungsmodell tatsächlich nachvollziehen und ob er sich wirklich mit den Behandlungszielen identifizieren kann. Sollte dies nicht der Fall sein, ist eine weitere Arbeit am Störungskonzept und an der Definition von Behandlungszielen erforderlich. Besprechen Sie mit dem Jugendlichen nochmals kurzfristige und langfristige Ziele und reflektieren Sie, dass zum Erreichen von Veränderungen eine Prioritätensetzung erforderlich ist. Falls in dieser Phase des Behandlungsprozesses deutlich wird, dass der Jugendliche zum Aufrechterhalten der Motivation mehr Verstärkung benötigt, arbeiten Sie an Selbstverstärkung und Fremdverstärkung.

Auch aufgrund nicht ausreichender oder überhöhter Erfolgserwartung kann die Motivation des Jugendlichen bei der Umsetzung des JOBs der Woche schwanken. Auch kann er zu rasch aufzugeben. Wenn die Selbstwirksamkeitserwartung des Jugendlichen gering ist und eine Tendenz zu negativen Selbstbewertungen vorliegt, kommt es leicht zu Frustration bei der Umsetzung von Interventionen, da sich in der Regel nicht sofort Erfolge einstellen. Arbeiten Sie hier ressourcenorientiert und nutzen Sie die Interventionen aus Baustein 1 (Soziale Informationsverarbeitung und soziales Selbstbild, vgl. Kapitel 2.5.1) zur fairen Selbstbewertung. Gegebenenfalls kann an dieser Stelle deutlich werden, dass zunächst eine Behandlung von Selbstwertproblemen (SELBST-Selbstwertprobleme, Schreiter & Döpfner, in Vorb.) erforderlich ist, bevor Interventionen zu Gleichaltrigenproblemen erfolgreich umgesetzt werden können. Bei zu hohen Erfolgserwartungen können langsame Entwicklungen zu Demotivation führen, obwohl von außen betrachtet durchaus Veränderungen stattfinden. Reflektieren Sie hier die Erfolgserwartungen des Jugendlichen und versuchen Sie durch Psychoedukation realistischere Einschätzungen zu erreichen.

Widerstand und innere Barrieren. Wenn der Jugendliche die Therapieaufgaben trotz guter Rahmenbedingungen und trotz eines guten Verständnisses der Therapieaufgaben nicht umsetzt, sollten Sie eine Widerstandsanalyse durchführen. Versuchen Sie mögliche zugrunde liegende dysfunktionale Kognitionen zu erfassen. Dies können globale negative Annahmen über die Veränderbarkeit sein (z. B. „Mit mir will sich ohnehin niemand verabreden, ich brauche es gar nicht zu versuchen.“). In diesen Fällen sollten Sie einige Sitzungen darauf verwenden, um die dysfunktionalen Annahmen zu bearbeiten. Sprechen Sie nochmals offen über die „Kosten“ und die langfristigen Effekte der Interventionen. Vereinbaren Sie mit dem Jugendlichen einige Verhaltensexperimente (vgl. Phase 4 in Kapitel 2.4), in denen er die Interventionen probeweise anwenden kann.

In vielen Fällen wird Ihnen der Jugendliche beschreiben, dass er sich sowohl mit dem Störungsmodell als auch mit den Behandlungszielen identifizieren kann, es ihm aber dennoch nicht gelingt, die Interventionen umzusetzen, und er nicht wisse, warum. Zuweilen werden auch „Lippenbekenntnisse“ bezüglich der Behandlungsziele gemacht. Gleichzeitig zeigt der Jugendliche während der Sitzungen als auch in Bezug auf die Therapieaufgaben Vermeidung, indem er weitschweifig vom Thema ablenkt oder immer wieder signalisiert, dass er die Intervention zu diesem Zeitpunkt „noch nicht“ durchführen möchte. Diskussionen über Notwendigkeit und Sinnhaftigkeit (z. B. „Muss ich das wirklich machen?“) oder klare Ablehnung von Interventionen stellen offenere Varianten von Widerstand dar. Nicht selten entsteht beim Therapeuten der Eindruck, dass der Jugendliche die therapeutische Beziehung weiterhin aufrechterhalten möchte, aber nicht an einer konkreten Veränderung seines Verhaltens interessiert ist.

In diesen Fällen sollten Sie versuchen, innere Barrieren zu erfassen. Nicht selten stimmen unsichere Jugendliche Behandlungszielen von Eltern zu, obwohl Sie diese nicht selbst verfolgen möchten oder sie erklären Ihre Bereitschaft zu Interventionsschritten gegenüber dem Therapeuten, obwohl sie innerlich nicht bereit sind. Wenn sie dann mit den realen Therapieaufgaben konfrontiert sind, stellen sie fest, dass sie sich auf einen „Deal“ eingelassen haben, den sie so nicht wollten. Explorieren Sie, inwieweit der Jugendliche tatsächlich mit den Zielen identifiziert ist und ermutigen Sie ihn zu ehrlichen Antworten. Nutzen Sie Interventionen aus Phase 4 (Kapitel 2.4), um erneut die Behandlungsziele zu definieren.

Die geplanten Veränderungsschritte können auch häufig mit Befürchtungen verbunden sein, zu versagen, weiter abgelehnt zu werden oder eine – scheinbar – überlegene Position zu verlieren. Der Patient spürt, dass die Arbeit an den Behandlungszielen damit verbunden ist, mehr über sich preiszugeben und sich mit den eigenen Gefühlen zu konfrontieren. Dies kann verunsichern und Selbstschutzverhalten aktivieren.

Hier kann eine Arbeit mit inneren Anteilen oder Modi, wie sie in der Schematherapie (vgl. Jacob & Arntz, 2015; Roediger, 2018) eingesetzt wird, hilfreich sein. Auch wenn Sie mit dem Jugendlichen nicht weitergehend schematherapeutisch arbeiten werden, können Sie ein Modusmodell entwickeln, anhand dessen Ambivalenz und Widerstand gegenüber Veränderungen erklärbar werden. Dies kann verhindern, mit dem Jugendlichen in eine Konfrontation zu geraten und zu versuchen, ihn zu einer Umsetzung der Interventionen zu bewegen, was den Grundlagen der Selbstmanagementtherapie widersprechen würde. Durch ein Modusmodell können Sie dem Jugendlichen zu einem besseren Verständnis seines inneren Erlebens und den dabei bestehenden Widersprüchen verhelfen.

Folgende Modi werden in einem schematherapeutischen Modusmodell berücksichtigt:

- *Integrierter Modus/kompetenter Jugendlicher:* Adaptiver Bewältigungsstil mit selbstwirksamen und sozial kompetenten Bewältigungsstrategien.
- *Kind-Modi:* Grundbedürfnisse und primäre Emotionen (glückliches Kind; verletzliches/einsames Kind; ärgerliches/wütendes Kind; undiszipliniertes Kind).
- *Eltern-Modi/Peer-Modi:* Dysfunktionale Grundannahmen (Differenzierung in fordernder Eltern-Modus, strafendender/abwertender Eltern-Modus, schuld-induzierender Eltern-Modus, ablehnender/abwertender Peer-Modus).
- *Maladaptive Bewältigungsmodi:* Sekundäre oder soziale Emotionen (unterordnender Modus; gefühlsvermeidender Modus; überkompensierender Modus).

Im Modusmodell können die verschiedenen Aspekte der Interaktionsprobleme Jugendlicher mit ihren Gleichaltrigen eingeordnet werden. Die Emotionen aufgrund von Bedürfnisfrustration in sozialen Interaktionen können den Kind-Modi (vernachlässigtes/einsames Kind, ärgerliches/wütendes Kind) zugeordnet werden. Die dysfunktionalen selbst- und fremdbezogenen Grundannahmen und damit verbundene Forderungen an sich selbst und andere können durch die Eltern-Modi und Peer-Modi abgebildet werden. Die sozial inkompetenten Reaktionen des Jugendlichen werden als maladaptive Bewältigungsmodi repräsentiert.

Identifizieren Sie den „gesunden", kompetenten Anteil, die bedürftigen „kleinen" Anteile, die selbstüberfordernden oder selbstabwertenden Anteile und die Anteile, die der Bewältigung von Spannung zwischen Überforderung und Bedürfnissen dienen, z. B. „distanzierte Beschützer", „Skeptiker", „Boykottierer" oder „Vermeider". Besonders bei Jugendlichen mit Persönlichkeitsakzentuierungen und einem Risiko, diese zu entwickeln, kann eine weitere Arbeit mit dem Moduskonzept sinnvoll sein (vgl. hierzu auch *Zusatzinformation zu GP-D-12 Modusmodell* auf der CD-ROM). Detaillierte Beschreibungen finden Sie bei Loose et al. (2013) sowie bei Loose und Lechmann (2019).

Auch zur Analyse von Widerständen können Sie die Anteile in einem Modell abbilden. Reflektieren Sie gemeinsam mit dem Jugendlichen, welche „Ziele" die einzelnen Anteile haben und welche Anteile einer Umsetzung der Interventionen im Weg stehen. Sie können mit dem Jugendlichen herausfinden, wozu ein bestimmter Anteil „gut" ist, was dessen „Job" ist. Ausgehend

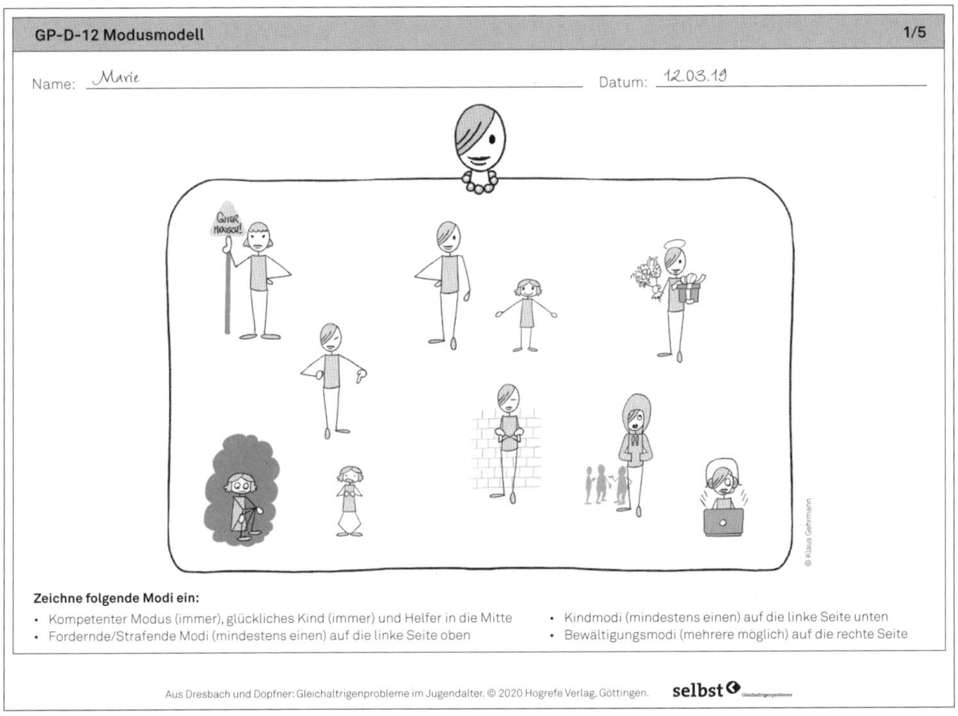
GP-D-12 Modusmodell 1/5

Name: Marie Datum: 12.03.19

© Klaus Gehrmann

Zeichne folgende Modi ein:

- Kompetenter Modus (immer), glückliches Kind (immer) und Helfer in die Mitte
- Fordernde/Strafende Modi (mindestens einen) auf die linke Seite oben
- Kindmodi (mindestens einen) auf die linke Seite unten
- Bewältigungsmodi (mehrere möglich) auf die rechte Seite

Aus Dresbach und Döpfner: Gleichaltrigenprobleme im Jugendalter. © 2020 Hogrefe Verlag, Göttingen. selbst

Abbildung 42: Ausgefülltes Arbeitsblatt GP-D-12 Modusmodell

davon können zugrunde liegende Bedürfnisse erfasst werden. Beispielsweise kann Vermeidungsverhalten als Versuch erklärt werden, sich vor möglichem Verlust der Beziehung zu schützen. Bei vielen Patienten kann diese Intervention bereits zu einer Reduktion des Widerstands führen, da ihnen die eigene innere Ambivalenz durch das Modell verstehbar wird. Das Modell kann als Zeichnung erstellt werden (vgl. Abbildung 42). Alternativ können Sie zur Erarbeitung der verschiedenen inneren Anteile auch die Bildkarten (Graaf, 2016) nutzen (vgl. Phase 2 in Kapitel 2.2).

Weiterführend können emotional aktivierende Interventionen zur Modusarbeit eingesetzt werden (vgl. Loose et al., 2013; Roediger, 2018). Dabei kann die Ambivalenz zwischen dem grundsätzlich motivierten Anteil und dem Anteil, der nicht zu einer Mitarbeit bereit ist, dargestellt werden. Benennen Sie dabei den motivierten und kompetenten Modus und außerdem einen Modus, der zu bestimmten Veränderungen nicht bereit ist. Dies kann beispielsweise ein innerer „Skeptiker" sein oder ein innerer „Boykottierer". Sie können einen Stuhldialog einsetzen, um die Funktion des Widerstandes nicht nur verstehbar, sondern auch erfahrbar zu machen. Der Einsatz von Validierung erhöht gegenüber reiner Abwägung von Vor- und Nachteilen die Chance, dass der Jugendlichen die Selbstschutzstrategien und den Widerstand reduziert. Eine detaillierte Anleitung zur Durchführung eines Stuhldialogs finden Sie auf dem Arbeitsblatt *GP-TH-9 Talking to chairs.*

Belastung der therapeutischen Beziehung. Wenn Spannungen in der therapeutischen Beziehung auftreten oder sie selbst durch den Patienten aktiviert werden, sollten Sie nochmals prüfen, ob die Empfehlungen aus Kapitel 1.9 zum Beziehungsaufbau beachtet wurden. Reflektieren Sie, ob Widerstandsphänomene möglicherweise in Ihrer Person begründet sind. Es könnte beispielsweise sein, dass sich ein 14-jähriger Patient gegenüber einer weiblichen Therapeutin weniger gut öffnen kann und lieber mit einem männlichen Kollegen arbeiten würde. In diesem Fall sollten die Vor- und Nachteile sowie der Einfluss des Geschlechts des Therapeuten thematisiert und diskutiert werden. Dies kann auch auf andere Eigenschaften des Therapeuten übertragen werden. In manchen Fällen kann auch die Möglichkeit eines Therapeutenwechsels mit den Beteiligten besprochen werden.

Reflektieren Sie auch, wie Sie mit therapeutischen Aufträgen der Beteiligten umgehen und ob es möglicherweise zu einem subtilen „Machtkampf" zwischen Ihnen und dem Patienten gekommen ist, wenn Sie z. B. den Behandlungszielen der Eltern mehr Raum gegeben haben, als geplant. In diesen Fällen können Sie Ihre Beobachtungen transparent machen und erneut eine Zieldefinition vorschlagen. Dabei sollten Sie darauf achten, dass die Behandlungsziele den Bedürfnissen des Jugendlichen gerecht werden.

Sollten Sie feststellen, dass das Verhalten des Patienten einen eigenen Modus bei Ihnen aktiviert, können Sie ein Modell der inneren Anteile des Patienten und Ihrer eigenen inneren Anteile erstellen und in der Eigenreflexion hinterfragen, ob es möglicherweise zu einem „Modus-Clash" (Roediger, 2018) zwischen Modi des Patienten und ihren eigenen Modi kommt. Dies bedeutet, dass z. B. ein Selbstschutz-Modus des Jugendlichen (Boykottierer) einen bestimmten Modus des Therapeuten (Emotional Fordernder Modus) aktiviert. In diesen Fällen können Sie in Supervision oder Intervision eruieren, warum dieser Patient diesen Modus bei Ihnen aktiviert und was Sie brauchen, um mit der Situation gelassener umzugehen.

Bisherige Behandlungserfolge. Geben Sie dem Jugendlichen und den Eltern in jedem Fall positives Feedback zum bisher Erreichten und attribuieren Sie die Erfolge auf die Fähigkeiten und die Anstrengungsbereitschaft der Beteiligten. Freuen Sie sich mit dem Jugendlichen und motivieren Sie ihn zum „Weitermachen". Nutzen Sie Phase 6 auch dazu, die bisherigen Erfolge „zu feiern".

2.6.3 JOB der Woche

In Vorbereitung auf das gemeinsame Gespräch können die Beteiligten bisherige Veränderungen im Umgang mit Gleichaltrigen und weitere Wünsche notieren sowie mögliche Erklärungen für ausbleibende/geringe Veränderungen festhalten.

2.6.4 Mögliche Schwierigkeiten in Phase 6

Jugendlicher/Eltern sind trotz Fortschritten unzufrieden. Explorieren Sie in diesem Fall die Erfolgserwartungen und geben Sie den Beteiligten Informationen zu üblichen Behandlungsverläufen. Erklären Sie, dass Veränderung von Einstellungen, Gedanken, Gefühlen und Verhalten zeitintensive Prozesse sind. Konfrontieren Sie empathisch mit möglicherweise unrealistischen Einschätzungen und unterstützen Sie die Beteiligten, bisherige Veränderungen und Fortschritte zu fokussieren und zu würdigen. Falls es den Eltern schwerfällt, Veränderungen zu sehen bzw. falls die Eltern mit den Veränderungen nicht zufrieden sind, nutzen Sie eine vertiefte Exploration, um möglicherweise dysfunktionale Grundannahmen der Eltern zu identifizieren und die entsprechenden Interventionen einsetzen zu können.

Gleichaltrigenprobleme verbessern sich oder stagnieren, gleichzeitig treten andere Probleme in den Vordergrund. Sollte sich der Schwerpunkt der Problematik verlagern, vereinbaren Sie mit den Beteiligten, erneut eine Problem- und Zieldefinition (Phase 3 und 4) durchzuführen, um die Behandlungsplanung entsprechend anpassen zu können. Dabei kann z. B. deutlich werden, dass schulische Probleme oder Selbstwertprobleme stärker sind, als Sie, der Jugendliche und die Eltern es ursprünglich bewertet haben. Wenn andere Problembereiche im Zentrum stehen oder stärker in den Vordergrund treten, sollten die entsprechenden SELBST-Module eingesetzt werden.

Aufgrund einer geplanten Neuplatzierung sieht der Jugendliche trotz vorliegender Verhaltensprobleme keinen Bedarf an weiteren Interventionen. Häufig erwarten Jugendliche mit Viktimisierungserfahrungen, dass die Gleichaltrigenprobleme bei einem Settingwechsel verschwinden oder zumindest wesentlich geringer sein werden, ohne dass sie selbst etwas verändern. In diesem Fall sinkt die Motivation, sich weiter mit Interventionen auseinanderzusetzen. Der Jugendliche kommt voreilig zu dem Ergebnis, dass die Behandlungsziele erreicht seien. In diesen Fällen sollte Psychoedukation über sozial kompetentes Verhalten und mögliche Interaktionsfallen eingesetzt werden. Schlagen Sie dem Jugendlichen vor, die Behandlung noch eine gewisse Zeit nach dem Settingwechsel fortzuführen und die Entwicklung zu beobachten. Bei Jugendlichen, die durch einen Schul- oder Klassenwechsel im Laufe der Behandlung eine zumindest initiale Entlastung erfahren haben, kann sich die Erwartung entwickeln, dass die Probleme mit Gleichaltrigen nun „für immer" der Vergangenheit angehören. Dies kann Ausdruck des Wunsches sein, sich nicht weiter mit zugrunde liegenden Themen auseinandersetzen zu müssen. Reflektieren Sie in diesem Fall zunächst, ob Sie die bisherigen Veränderungen tatsächlich als ausreichend betrachten können. Weisen Sie auf Erfahrungen anderer Patienten hin. Besprechen Sie, dass es auch bei einem positiven Start in einem neuen Umfeld bzw. generell im Leben immer wieder mal zu Spannungen und Konflikten in sozialen Beziehungen kommen kann und es daher günstig ist, die eigenen Verhaltensweisen und Kognitionen zu reflektieren.

2.7 Phase 7: Stabilisierung und Rückfallprävention

Inhalt und Ziele
Die Phase 7 dient der Stabilisierung der Behandlungserfolge. Möglichkeiten zur Aufrechterhaltung positiver Veränderungen werden erarbeitet. Gemeinsam werden Strategien entwickelt, um mit weiter bestehenden sowie wiederholt oder neu auftretenden Gleichaltrigenproblemen umzugehen. Die Behandlung wird mit einer Zusammenschau des bisher Erreichten und der Fertigkeiten und Stärken des Jugendlichen abgeschlossen.
Anzahl der Sitzungen
In der Regel zwischen zwei und sechs Sitzungen
Materialien/Instrumente
• G10 Problemliste (vgl. CD-ROM) • G11 Zielliste (vgl. CD-ROM) • G30 So geht's weiter (vgl. CD-ROM) • G31 Do and Don't (vgl. CD-ROM) • G32 Situationsanalyse & Notfallplan (vgl. CD-ROM) • Fragebögen zur Abschlussdiagnostik (vgl. Phase 2) • GP-D-13 Mach dein Ding! – Gedanken (vgl. CD-ROM) • GP-D-14 Mach dein Ding! – Gefühle (vgl. CD-ROM) • GP-D-15 Deine Schokoladenseite (vgl. CD-ROM)
Ablauf der Phase
1. Stabilisierung von Verhaltensänderungen 2. Abschlussdiagnostik und Rückfallprävention 3. Verabschiedung
JOB der Woche
• Zusammenfassen der Möglichkeiten, um die Veränderungen aufrechtzuerhalten • Sammeln bisheriger hilfreicher Interventionen und Strategien • Ausfüllen der Abschlussdiagnostik • Erarbeitung von Interventionen, um mit neu auftretenden Gleichaltrigenproblemen umzugehen (Ausfüllen der Materialien G30, G31) • Anwendung von Arbeitsblatt *GP-D-13 Mach dein Ding! – Gedanken* und Arbeitsblatt *GP-D-14 Mach dein Ding! – Gefühle* auf neue Situationen
Schwierige Situationen
• Die Veränderungen lassen sich nicht stabilisieren. • Der Jugendliche oder die Eltern haben trotz erzielter Behandlungserfolge Schwierigkeiten, die Behandlung abzuschließen.

2.7.1 Inhalt und Ziele

Die erreichten Veränderungen sollen stabilisiert werden. Sie erarbeiten Strategien zur Aufrechterhaltung der Verhaltensänderungen im Alltag ohne therapeutische Hilfe. Die Strategien sollen die erreichten Veränderungen aufrechterhalten und dem Auftreten neuer Schwierigkeiten vorbeugen. Dabei ist das Ziel, dass sich Jugendlicher und Bezugspersonen gegenseitig unterstützen. Weiterhin können die Strategien dazu dienen, den Jugendlichen im Umgang mit weiter bestehenden Gleichaltrigenproblemen möglichst gut umzugehen (beispielsweise, wenn ein indizierter Settingwechsel nicht möglich war). Sie können Phase 7 einsetzen, wenn die vereinbarten Therapieziele bezüglich der Gleichaltrigenprobleme erreicht wurden, keine behandlungsrelevante Symptomatik mehr besteht und sowohl der Jugendliche als auch die Bezugspersonen mit den Ergebnissen zufrieden sind.

2.7.2 Ablauf der Phase

Stabilisierung von Verhaltensänderungen

Erarbeiten Sie gemeinsam mit dem Jugendlichen und den Eltern, welche Strategien und Fertigkeiten zur Bewältigung der Gleichaltrigenprobleme im Laufe der Behandlung aufgebaut wurden. Sehen Sie zusammen mit dem Jugendlichen die Materialien durch und erstellen Sie eine Liste der hilfreichsten Strategien.

Lassen Sie die Beteiligten bewerten, welche der Strategien der Jugendliche gut und selbstständig anwenden kann und in welchen Bereichen er langfristig weitere Unterstützung benötigt. Erörtern Sie, wie und durch welche Personen im Umfeld weiter Unterstützung gegeben werden kann. Dabei können Methoden zur Selbst- und Fremdverstärkung eingesetzt werden, aber auch konkrete Unterstützung durch die Eltern durch Motivation oder Aufforderung. Auch andere Personen, Erwachsene und Gleichaltrige können als Unterstützer durch den Jugendlichen genutzt werden.

Für den Zeitraum bis zur nächsten Booster-Sitzung wählen Sie maximal vier Fertigkeiten aus, an deren Etablierung der Jugendliche und die Bezugspersonen durch den Einsatz der entsprechenden Strategien arbeiten können. Dazu kann das Arbeitsblatt *G30 So geht's weiter* genutzt werden, auf dem die Strategien notiert werden. Sie können die Beteiligten bitten, diese Vereinbarung zu unterschreiben, um die Verbindlichkeit zu unterstreichen. Im SELBST-Grundlagenband (Walter et al., 2007) wird dargestellt, dass in den Stabilisierungsplan lediglich Fertigkeiten aufgenommen werden, die bereits so gut etabliert sind, dass keine deutliche Verhaltensmodifikation mehr erforderlich ist. Im Stabilisierungsplan sollen möglichst konkrete Strategien und Hilfen festgehalten werden, z. B. wie die Eltern konkret unterstützen können oder welche Freunde angesprochen werden können. Zudem sollten auch Strategien zur Selbstmotivation und Selbstbelohnung in den Stabilisierungsplan mit aufgenommen werden.

Weiterhin können Sie der Familie empfehlen, ein regelmäßiges Familiengespräch durchzuführen, in der die Situation des Jugendlichen kurz besprochen werden kann. Der Jugendliche und ein Elternteil oder beide Eltern sollten besprechen, wie die aktuelle Situation des Jugendlichen erlebt wird und bei Problemen gemeinsam reflektieren. Dabei kann es hilfreich sein, Beobachtungen über einen gewissen Zeitraum zu nutzen, um zu klären, ob es eine vorübergehend schwierige Situation ist oder ob der Jugendliche wieder auf dysfunktionale Verhaltensmuster zurückgreift. Weiterhin sollte gemeinsam nach Problemlösungen gesucht werden. Sie können der Familie das Arbeitsblatt *G32 Situationsanalyse und Notfallplan* als Strukturierungshilfe mitgeben. Leiten Sie dabei die Eltern dazu an, die Gespräche nicht als Kontrollinstrument einzusetzen, sondern einen Austausch mit dem Jugendlichen über dessen Situation mit Gleichaltrigen und über die Situation der Familie anzustreben. An dieser Stelle können Sie den Eltern empfehlen, sich regelmäßig über die Erziehung auszutauschen. Dazu können regelmäßige Paargesprächen empfohlen werden (Moeller, 2010; Roediger et al., 2013). Die Paargespräche dienen dabei nicht (direkt) der Stabilisierung der Partnerschaft, sondern der Verbesserung der Zusammenarbeit der Eltern und der Stabilisierung der bisherigen Behandlungserfolge. Die Eltern können reflektieren, inwieweit sie sich gegenseitig in der Aufrechterhaltung neuer Verhaltensweisen unterstützen und Barrieren bewältigen können. Mit alleinerziehenden Eltern können Sie überlegen, welche Personen im sozialen Netz hilfreich sein können, um sich regelmäßig über die Situation des Jugendlichen und das eigene Erziehungsverhalten auszutauschen. Dies kann auch hilfreich sein, wenn ein Elternteil zu wenig Motivation zeigt, sich regelmäßig über die Bewältigung der Erziehungsaufgaben auszutauschen.

Zudem kann der Jugendliche überlegen, welchen weiteren Personen er vertraut und von wem er Unterstützung in schwierigen Situationen annehmen kann. Einige Jugendliche finden es hilfreich, ein Tagebuch oder einen „privaten Blog" zu schreiben. Dabei können Sie den Jugendlichen anleiten, analog zu den Interventionen aus Baustein 1 (Soziale Informationsverarbeitung und soziales Selbstbild, vgl. Kapitel 2.5.1) immer wieder die Perspektive eines guten Freundes einzunehmen, der den Jugendlichen beobachtet und ihm Mut macht.

Fassen Sie mit dem Jugendlichen hilfreiche Sätze zusammen, die er bei wiederholten oder neuen schwierigen Situationen nutzen kann. Dazu können Sie auch ein Audio mit dem Smartphone des Jugendlichen aufnehmen. Auf diese Weise steht die Stimme des Therapeuten als „gute innere Stimme" in schwierigen Situationen zu Verfügung.

Zudem können Sie das Arbeitsblatt *GP-D-13 Mach dein Ding! – Gedanken* sowie das Arbeitsblatt *GP-D-14 Mach dein Ding! – Gefühle* gemeinsam mit dem Jugendlichen bearbeiten (vgl. Abbildung 43). Die Arbeitsblätter orientieren sich an schematherapeutischen „Memos" (Young et al., 2008). Hier werden für weiterhin schwierige Situationen Auslöser von dysfunktionalen Gedanken oder starken Emotionen erfasst. Auf dem Arbeitsblatt *GP-D-13 Mach dein Ding! – Ge-*

GP-D-13 Mach dein Ding! – Gedanken

Name: Linus Datum: 24.01.20

Beschreibe eine schwierige Situation, die häufiger auftritt und überlege, wie du normalerweise reagierst. Dann überlege, was du brauchst und entscheide, was du tatsächlich tun willst.

Was ist die auslösende Situation?
Nick provoziert

Was denke ich?
Dem muss ich's zeigen!

Ist das eine bekannte Denkfalle von mir?
Andere müssen bestraft werden!

Ich kann mir selbst sagen: Da ist also eine Denkfalle ... Das ist normal! So was haben alle ...

Eigentlich weiß ich, dass es auch eine andere Sichtweise gibt, z. B.
Nick muss sich was beweisen. Das ist sein Problem.

Dafür gibt es auch „Beweise", z. B.
Er macht das bei allen.

Normalerweise würde ich so reagieren:
auch provozieren, ihn fertigmachen

Trotzdem kann ich es anders machen! Was ist mein Ziel in der Situation?
nicht eskalieren

Ich kann mein Ding machen, indem ich ...
ihn nicht fertigmache

Ich entscheide mich dafür, Folgendes zu machen:
Mit Tom oder Jackie reden oder weggehen

Abbildung 43: Ausgefülltes Arbeitsblatt GP-D-13 Mach dein Ding! – Gedanken

GP-D-14 Mach dein Ding! – Gefühle

Name: Marie Datum: 19.09.19

Beschreibe eine schwierige Situation, die häufiger auftritt und überlege, wie du normalerweise reagierst. Dann überlege, was du brauchst und entscheide, was du tatsächlich tun willst.

Was ist die auslösende Situation?
Neue Leute beim Lehrgang treffen

Was fühle ich?
unsicher, nervös

Ist das ein bekanntes Gefühlschaos von mir?
Ich habe Angst, dass die mich nicht mögen.

Ich kann mir selbst sagen: Da ist ein Gefühlschaos ... Das ist normal! So was haben alle ...

Eigentlich brauche ich ...

- ☐ gutes Feedback
- ☐ dass jemand da ist
- ☒ dass jemand mir zeigt, dass er mich mag
- ☐ dass ich rausfinde, was ich will
- ☐ dass ich selbst entscheiden kann
- ☐ dass ich fair behandelt werde
- ☐ dass ich ehrlich sagen darf, was ich denke
- ☐ dass ich mich unbeschwert fühle
- ☐ dass ich jemanden um Rat fragen kann
- ☐ dass ...

Normalerweise würde ich so reagieren:
nicht reden, mich zurückziehen

Obwohl ich so fühle, kann ich es anders machen! Ich kann mein Ding machen, indem ich ...
versuche, ins Gespräch zu kommen

Was wäre gut für mich?
Zwischendurch mit Sarah schreiben

Was ist mein Ziel in der Situation?
In der Lehrgangswoche nicht alleine sein

Ich entscheide mich dafür, Folgendes zu machen:
Beobachten, wer nett ist, und mit denen reden.

Abbildung 44: Ausgefülltes Arbeitsblatt GP-D-14 Mach dein Ding! – Gefühle

danken werden die Kognitionen als dysfunktional identifiziert, es werden Beweise für alternative Bewertungen gesucht und eine Entscheidung bzgl. des Verhaltens auf der Basis von Zielen getroffen. Dies dient der Distanzierung und Neubewertung von dysfunktionalen Kognitionen.

Auf dem Arbeitsblatt *GP-D-14 Mach dein Ding! – Gefühle* werden Auslöser für automatische emotionale Reaktionen erfasst (vgl. Abbildung 44). Zugrunde liegende Bedürfnisse können anhand einer Auswahl identifiziert werden. Es wird notiert, was dem Jugendlichen guttun würde, damit das Bedürfnis erfüllt wird. Im nächsten Schritt wird eine Entscheidung bzgl. des Verhaltens in der Situation getroffen, die sich an den Bedürfnissen und Zielen des Jugendlichen orientiert.

Üben Sie das Bearbeiten in den Booster-Sitzungen ein, so dass der Jugendliche zwischen den Terminen in der Lage ist, die Arbeitsblätter in schwierigen Situationen selbst zu nutzen.

Abschlussdiagnostik und Rückfallprävention

Sie geben die gleichen Fragebögen aus, die bereits in Phase 2 beantwortet wurden. Dies ermöglicht einen Prä-Post-Vergleich und kann die Behandlungseffekte verdeutlichen. Weiterhin sollten im letzten Behandlungsabschnitt auch die Risiken eines Rückfalls in das Problemverhalten besprochen werden. Auch hierbei sind gleichermaßen der Jugendliche und die Eltern beteiligt.

Zum einen sollten Sie besprechen, dass es wahrscheinlich zu einem erneuten Auftreten von Verhaltensproblemen kommen wird und dies sowohl den Jugendlichen als auch die Bezugspersonen betreffen kann. Erklären Sie dem Jugendlichen, dass es unrealistisch wäre, davon auszugehen, dass nun die Schwierigkeiten mit Gleichaltrigen abschließend bewältigt sind. Vermitteln Sie, dass von einem neuen Auftreten schwieriger Situationen, z. B. Spannungen und Konflikte, auszugehen ist, die allgemein immer in sozialen Kontexten auftreten können. Betonen Sie, dass die bisher erreichten Veränderungen dadurch keineswegs wertlos werden, sondern im Gegenteil zu einer besseren Bewältigung neuer schwieriger Situationen beitragen werden. Verweisen Sie darauf, dass es bei neu auftretenden Schwierigkeiten wichtig sein wird, die schwierige Situation möglichst früh einzuordnen und dann Lösungsansätze zu entwickeln.

Überlegen Sie zunächst gemeinsam mit dem Jugendlichen, was hilfreich sein kann, um weiteren Schwierigkeiten vorzubeugen und was der Jugendliche tun kann, wenn neue Schwierigkeiten entstanden sind. Besprechen Sie diese Punkte in einem eigenen Termin mit den Eltern und setzten Sie sich, wenn möglich auch mit dem Lehrer in Kontakt. Entwickeln Sie dann in einer gemeinsamen Sitzung mit dem Jugendlichen und den Eltern eine detaillierte Problemlösestrategie, in der einzelne Schritte zur selbstständigen Problembewältigung festgehalten werden. Leiten Sie die Beteiligten dazu an, im Falle einer Steigerung der Symptome die Situation zu analysieren, indem das Verhalten des Jugendlichen und der Gleichaltrigen genau beschrieben wird und Auslöser eruiert werden. Dann können ausgehend von der Analyse die Schritte zur Problemlösung entwickelt werden. Dazu kann das Arbeitsblatt *G32 Situationsanalyse und Notfallplan* genutzt werden. Idealerweise arbeiten Sie die einzelnen Punkte anhand einer wahrscheinlichen neuen Problemsituation durch. Fokussieren Sie mit den Beteiligten deren Ressourcen zur Bewältigung von Schwierigkeiten. Wenn die Beziehungen innerhalb der Familie gut sind, legen Sie dem Jugendlichen und den Eltern nahe, neu auftretende Probleme gemeinsam zu besprechen und dabei konkrete Schritte festzulegen. Vereinbaren Sie mit dem Jugendlichen und den Eltern, dass Booster-Sitzungen stattfinden können, wenn sich die Schwierigkeiten nicht durch Nutzung der Ressourcen verringern lassen und sich der Leidensdruck beim Jugendlichen und den Bezugspersonen erhöht. Die Booster-Sitzungen dienen dazu, die vorhandenen Fertigkeiten zur selbstständigen Problemlösung zu aktivieren.

Im letzten Abschnitt der Behandlung sollten die Frequenz der Termine reduziert werden, indem Sie den Jugendlichen zunächst im zweiwöchigen und bei weiterhin stabilen Veränderungen später im vierwöchigen Rhythmus sehen. Nutzen Sie die Sitzungen in dieser Phase dazu, die Fertigkeiten zur eigenständigen Bewältigung schwieriger Situationen zu festigen. Unterstützen Sie den Jugendlichen und die Eltern immer wieder darin, die eigenen Fertigkeiten und Kompetenzen zu fokussieren und stärken Sie damit die Selbstwirksamkeitserwartung der Beteiligten.

Verabschiedung

Bevor Sie den Jugendlichen zur letzten Sitzung einladen, können Sie seine positiven Eigenschaften auf dem Arbeitsblatt *GP-D-15 Deine Schokoladenseite* notieren und diese auf eine Tafel Schokolade kleben (vgl. Abbildung 45). Diese können Sie dem Patienten zum Abschied schenken. Erfragen Sie, welche Interventionen für den Jugendlichen hilfreich waren und ob es bestimmte Einsichten gibt, an die er sich auch in Zukunft erinnern möchte. Fragen Sie den Jugendlichen, wie zufrieden er mit der Behandlung ist. Nehmen Sie sich in der letzten Stunde Zeit, um die erreichten Veränderungen zu reflektieren und die Anstrengung des Jugendlichen zu würdigen. Fokussieren Sie gemeinsam, welchen Entwicklungszielen der Jugendliche nähergekommen ist und welche Fertigkeiten er aufgebaut hat.

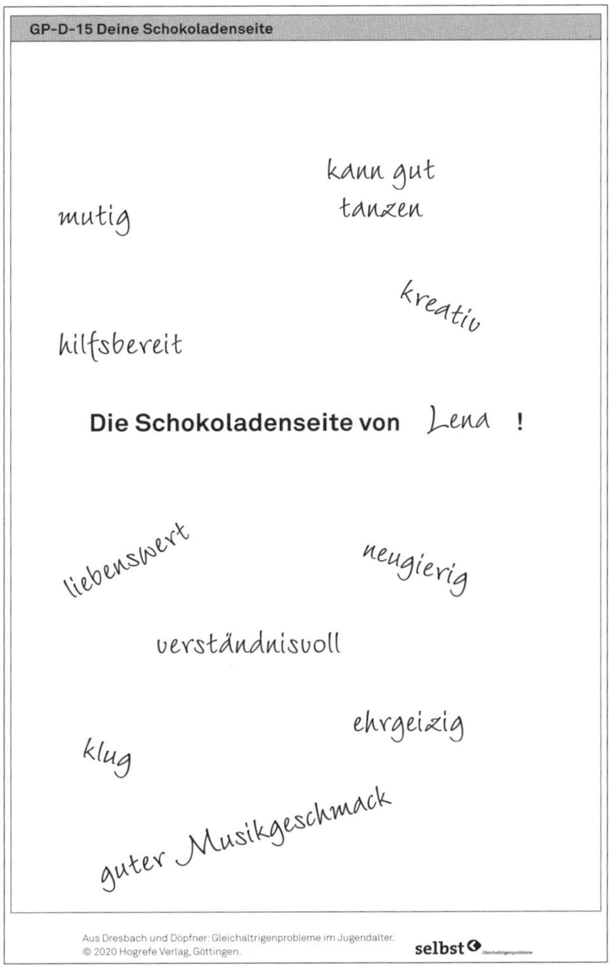
GP-D-15 Deine Schokoladenseite

kann gut tanzen
mutig
kreativ
hilfsbereit

Die Schokoladenseite von Lena !

liebenswert
neugierig
verständnisvoll
ehrgeizig
klug
guter Musikgeschmack

Aus Dresbach und Döpfner: Gleichaltrigenprobleme im Jugendalter.
© 2020 Hogrefe Verlag, Göttingen.
selbst

Abbildung 45: Ausgefülltes Arbeitsblatt GP-D-15 Deine Schokoladenseite

2.7.3 JOB der Woche

Lassen Sie den Jugendlichen notieren, was ihm in der Behandlung geholfen hat und über welche „Werkzeuge“ er nun verfügt, um schwierige Situationen auch zukünftig zu meistern. Hierzu kann das Arbeitsblatt *G30 So geht's weiter* genutzt werden. Bitten Sie auch die Eltern in Vorbereitung auf die gemeinsame Sitzung aufzuschreiben, welche Strategien ihnen selbst nun zur Verfügung stehen. Dazu kann auch das Arbeitsblatt *G31 Do and Don't* verwendet werden, auf dem sowohl förderliche Verhaltensweisen (Do's) als auch schwierige Verhaltensweisen (Don'ts) der einzelnen Beteiligten festgehalten werden.

Für die *Abschlussdiagnostik* sollten die Beteiligten nochmals die gleichen Fragebögen bearbeiten, die bereits in Phase 2 ausgegeben wurden.

Weiterhin sollen mögliche Interventionen zusammengetragen werden, um mit neu auftauchenden Gleichaltrigenproblemen umzugehen. Bitten Sie dazu die Beteiligten, sich auf das gemeinsame Gespräch vorzubereiten, indem sie notieren, welche Möglichkeiten es gibt, neue Probleme mit Gleichaltrigen zu bewältigen. Auch hierzu kann Arbeitsblatt *G32 Situationsanalyse und Notfallplan* eingesetzt werden.

2.7.4 Mögliche Schwierigkeiten in Phase 7

Die Verhaltensänderungen lassen sich nicht stabilisieren. Möglicherweise konnte in der Behandlung eine Veränderung auf Ebene der Reaktionen (automatische Gedanken und Verhalten in spezifischen Situationen) erreicht werden, jedoch nicht auf Ebene der Organismusvariable (Grundannahmen und Schemata). Dies kann vor allem bei raschen Erfolgen nach kurzer Behandlungsdauer auftreten. In diesen Fällen können Sie Phase 4 erneut durchführen und Ziele zur Veränderung auf Ebene der Organismusvariablen definieren. Dann können die unter Phase 5 beschriebenen Bausteine 2 und 4 (vgl. Kapitel 2.5.2 und Kapitel 2.5.4) eingesetzt werden. Differenzialdiagnostisch sollte eine Persönlichkeitsakzentuierung oder eine Belastungsstörung beachtet werden. Weiterhin können Barrieren im Umfeld dazu führen, dass Veränderungen nicht aufrechterhalten werden können. Dies kann sich auf die Gleichaltrigengruppe oder die Familie beziehen. In diesem Fall sollten die Empfehlungen aus Phase 6 berücksichtigt werden.

Der Jugendliche oder die Eltern haben trotz erreichter Erfolge Schwierigkeiten, die Behandlung abzuschließen. Wenn Abhängigkeit in Beziehungen beim Jugendlichen oder bei einem Elternteil ein Thema ist, kann die Ablösung vom Therapeuten schwerfallen. Diese Gruppe von Patienten/Bezugspersonen zeigt oft ein starkes Bedürfnis nach Rückversicherung und tendiert bei Aussicht auf den Abschluss der Behandlung dazu, neue Probleme zu präsentieren. Obwohl bereits gute Strategien zur Bewältigung dieser Probleme vorliegen und der Patient/die Bezugspersonen in der Lage sein sollten, die neu aufgetretenen Schwierigkeiten zu bewältigen, werden Situationen dargestellt, als ob sie erstmalig aufgetreten seien. Das Präsentieren „neuer“ Probleme bzw. das hilfesuchende Verhalten gegenüber dem Therapeuten hat die Funktion, die Beziehung aufrechtzuerhalten und die Überwindung von Abhängigkeit zu vermeiden. In der Regel ist dies erst nach einer gewissen Behandlungszeit erkennbar, wenn Sie die Fertigkeiten der Patienten und den Alltagstransfer wirklich gut einschätzen können. Bitten Sie den Jugendlichen oder den betreffenden Elternteil, die Interaktion mit Ihnen aus der Metaperspektive zu betrachten. Dazu stehen verschiedene Möglichkeiten zur Verfügung. Sie können die Interaktion allgemein beschreiben und den Jugendlichen/den betreffenden Elternteil dazu explorieren, was der Gedanke an ein Therapieende in ihm auslöst. Sie können auch, wenn wieder der Impuls nach Rückversicherung gezeigt wird, auf die Metaebene wechseln. Zuweilen kann es in diesen Situationen hilfreich sein, wenn Sie aufstehen und auch den Patienten bitten, aufzustehen und das Geschehen auf den Therapiestühlen „von oben“ zu betrachten. Durch das Aufstehen unterbrechen Sie die vorherige Interaktion, was ein distanzierteres Betrachten möglich macht. Versuchen Sie, mit dem Jugendlichen oder dem betreffenden Elternteil die Motive für eine Aufrechterhaltung der Behandlung und ein Rückversichern herauszuarbeiten. Versuchen Sie Verhaltensexperimente zu vereinbaren, in denen der Jugendliche/der Elternteil prüfen kann, welche Fertigkeiten ihm zur Verfügung stehen.

Kapitel 3
Fallbeispiel

Leonie, 15 Jahre

Die Patientin lebt mit beiden Eltern (Ingenieur, 46 Jahre, und Altenpflegerin, aktuell nicht berufstätig, 43 Jahre) und ihren jüngeren Geschwistern (Schwester, 13 Jahre, und Bruder, 8 Jahre) zusammen. Sie besucht die 9. Klasse eines Gymnasiums und ist eine gute Schülerin. Die Behandlung wurde im Rahmen der Studie zur Evaluation des Manuals SELBST-Gleichaltrigenprobleme (Schmitt, 2010) durchgeführt. Die persönlichen Daten sind verändert. Die damals eingesetzten Materialen entsprechen weitgehend den im Text genannten Arbeitsblättern aus dem aktuellen Manual. In der Fallbeschreibung wird die Anwendung von SELBST-Gleichaltrigenprobleme in einem rekursiven Prozess dargestellt. Die Reihenfolge der eingesetzten Bausteine in Phase 5 weicht von der im Manual beschriebenen Reihenfolge ab und wurde an die Bedürfnisse und Fortschritte der Patientin im Therapieprozess angepasst.

Phase 1: Screening der Eingangsbeschwerden, Beziehungsaufbau und Informationsvermittlung

Leonie erscheint mit ihrer Mutter zum Erstgespräch. Die Therapeutin überlässt Leonie die Entscheidung, ob sie alleine oder gemeinsam mit ihrer Mutter das Gespräch führen möchte. Sie wünscht sich ein Gespräch zu dritt und möchte, dass Fragen gestellt werden. Die Therapeutin erfragt die Familienkonstellation, die schulische Situation, Hobbys und Freizeitaktivitäten. Leonie wirkt stark angespannt und antwortet einsilbig. Die Mutter berichtet, Leonie ziehe sich seit einem Jahr immer mehr zurück und verabrede sich kaum noch. Auch als Kind sei sie eher zurückhaltend gewesen, aber mittlerweile falle es ihr extrem schwer, mit Leuten zu sprechen, die sie nicht kenne. Sie fühle sich in Gruppen unwohl, „zwinge" sich regelrecht an Aktivitäten, z. B. am Volleyballtraining, teilzunehmen. Insgesamt sei es ihr wichtig, ihre Aufgaben gut zu erledigen und andere nicht zu enttäuschen. Aus Sicht der Eltern setze sich Leonie bezüglich ihrer schulischen Leistungen mehr unter Druck als nötig. Leonie selbst erzählt mit starrer Mimik und in knappen Sätzen von ihrer Situation. Sie habe nur wenige Freunde und sei am Nachmittag oft alleine. Sie treffe sich lieber nicht mit anderen, als sich „lächerlich" zu machen. Es fällt Leonie sichtlich schwer, mit der Therapeutin zu sprechen. Die Mutter formuliert als Behandlungswunsch, dass Leonie selbstbewusster werde und dass sie sich mehr Kontakt zu Gleichaltrigen wünsche, Leonie bestätigt dies durch Nicken. Die Mutter schildert, Leonie habe zu Hause geäußert, dass sie bei ihrem Problem Hilfe wolle, sich aber nicht sicher sei, ob sie mit einer fremden Person darüber reden könne. Die Therapeutin sagt Leonie, dass sie Respekt davor habe, dass sie schon etwas über sich erzählt habe. Sie erklärt, dass die ersten Sitzungen dazu dienen, sich kennenzulernen. Dann könne Leonie entscheiden, ob sie die Behandlung aufnehmen möchte, und man könne gemeinsam Ziele festlegen.

Die Therapeutin informiert über die Rahmenbedingungen der Behandlung, vor allem über die Freiwilligkeit. Sie verweist auf die allgemeine Schweigepflicht und darauf, dass diese in der Regel auch gegenüber den Eltern gelte. Die Mutter äußert am Ende der Sitzung, dass sie es gut fände, wenn Leonie die Behandlung beginnen würde. Die Therapeutin erklärt, dass Leonie dies nicht heute entscheiden müsse, worauf diese sichtlich erleichtert reagiert. Leonie willigt ein, zu einem weiteren Termin zu kommen. Mit der Mutter wird ein Termin für ein Elterngespräch vereinbart.

Phase 2: Multimodale Diagnostik – Erfassung individueller Probleme und Kompetenzen sowie von Belastungen und Ressourcen im Umfeld

Es folgen mehrere Termine mit Leonie alleine und ein Anamnesegespräch mit den Eltern. Es fällt Leonie anfangs sehr schwer, mit der Therapeutin zu sprechen. Das Arbeitsblatt *GP-D-1 SELBST-Explorationsschema-Gleichaltrigenprobleme* kann zunächst nicht bearbeitet werden, da Leonie wiederholt schweigt und sich nicht überwinden kann, zu antworten. Daher bietet die Therapeutin an, dass Leonie zum nächsten Termin einige Punkte aufschreiben könne, wenn sie möchte. Die Patientin möchte das Explorationsschema mitnehmen. Sie beantwortet bis zum nächsten Termin die meisten Punkte schriftlich sehr ausführlich und wirkt erleichtert, ihre Schwierigkeiten darlegen zu können. Zudem macht sie Angaben zu negativen Erfahrungen mit Gleichaltrigen in der Vorgeschichte. Die einzelnen Problembereiche werden geordnet. Am deutlichsten belastet Leonie das starke Unbehagen, das sie in Gruppensituationen empfindet.

In weiteren Terminen gelingt es Leonie allmählich, mit der Therapeutin zu sprechen. Die Therapeutin lässt Leonie möglichst viel Spielraum, Entscheidungen zu treffen, z. B. ob und wie viel sie erzählen möchte. Sie bestärkt Leonie sowohl dafür, dass sie etwas berichtet als auch für klare Aussagen, wenn diese etwas nicht möchte. Zunächst werden die Ressourcen der Patientin in den Vordergrund gestellt. Leonie berichtet, dass sie einige Hobbys und Interessen habe, die ihr Spaß machen würden. Sie sei kreativ und künstlerisch begabt und beschäftige sich gerne mit Malen oder Basteln. Dabei beziehe sie teilweise auch ihre Geschwister mit ein. Zu einer Freundin habe sie regelmäßigen Kontakt. Sie beschreibt angemessenes Mitgefühl für Personen, denen es nicht gut gehe, und schildert, dass ihr in Freundschaften Verlässlichkeit sehr wichtig sei. Die Therapeutin gibt Leonie positives Feedback zu ihren Fähigkeiten und Stärken. Es gelingt, eine tragfähige therapeutische Beziehung aufzubauen, die im Verlauf weiter gestärkt werden kann.

In der vertiefenden Exploration werden Beziehungen zu engen Freunden sowie der Umgang mit Mitschülern und fremden Jugendlichen näher betrachtet. Dabei berichtet Leonie, sie sei mit einigen Mitschülerinnen locker befreundet und habe eine gute Freundin, mit der sie sich regelmäßig treffe. Es falle ihr schwer, neue Kontakte aufzubauen. Sie wünsche sich mehr Freunde zu haben, wisse aber nicht, wie ihr das gelingen solle. Es koste sie viel Anstrengung, mit fremden Personen zu sprechen. Wenn es nicht unbedingt sein müsse, dann vermeide sie dies. Zu einer Gruppe fremder Jugendlicher dazuzukommen, z. B. zu einer neuen Sportgruppe, würde sie „zu sehr stressen". Zudem falle es ihr sehr schwer, vor der Klasse zu sprechen. Sie melde sich im Unterricht kaum, auch wenn sie die Antworten wisse. Fehler zu machen finde sie nicht schlimm, aber sie befürchte „blöde Kommentare" von Mitschülern. Konflikte mit Gleichaltrigen habe sie selten, aber es belaste sie sehr, wenn sie geärgert werde. Wenn sie sich angegriffen fühle, ziehe sie sich zurück oder rede nicht mehr mit der betreffenden Person. Sie wehre sich nicht und streite nie mit Gleichaltrigen. Sie wolle nicht mit den Eltern über ihre Probleme mit den Gleichaltrigen sprechen, es sei ihr wichtig „alleine zurechtzukommen".

Weiterhin werden Erfahrungen mit Gleichaltrigen exploriert. In der Grundschule habe ein Mädchen, das Leonie als ihre beste Freundin betrachtet habe, plötzlich nicht mehr mit ihr spielen wollen. Leonie habe das Verhalten der Freundin nicht verstehen können. Sie habe nicht viele Freunde gehabt und sich daraufhin alleine gefühlt. Auf der weiterführenden Schule sei es ihr nicht leichtgefallen, Freunde zu finden. Sie werde nicht aktiv ausgegrenzt, fühle sich aber auch nicht wirklich dazugehörig. Von den anderen Mädchen werde sie häufig nicht beachtet. In einer weiteren Sitzung schildert sie, dass sie von einer anderen engen Freundin im letzten Jahr „sehr enttäuscht" worden sei. Das Mädchen habe sich stärker mit anderen Mitschülerinnen angefreundet und Leonie zunehmend weniger beachtet. Sie habe sich daraufhin immer mehr zurückgezogen. Leonie verneint, aktuell aktiv ausgegrenzt zu werden.

Im Gespräch mit den Eltern werden die Entwicklungsgeschichte und die elterliche Perspektive auf die Verhaltensprobleme erfasst. Schwangerschaft und Geburt seien komplikationslos verlaufen, die frühkindliche Entwicklung wird als regelgerecht beschrieben. In Kindergarten und Grundschule habe sich Leonie eher zurückhaltend gezeigt. Kurz vor dem Wechsel auf das Gymnasium habe Leonie Probleme mit einer Spielkameradin gehabt und sei von dieser einige Wochen von Spielen ausgegrenzt worden, ohne sich zu wehren. Die Mutter habe dies nicht als „besonders dramatisch" bewertet, nehme aber rückblickend an, dass Leonie mit dieser Situation überfordert gewesen sei. Auch nach dem Wechsel auf das Gymnasium habe Leonie einige „Enttäuschungen" erlebt. Die Mutter empfinde Leonie als sehr loyal. Dieser falle es schwer, mit alltäglichen Spannungen oder alterstypischen Veränderungen in Freundschaften umzugehen. Leonies Belastung sei für die Eltern lange nicht deutlich gewesen. Beide schildern, es nicht ungewöhnlich zu finden, dass Leonie eher wenige Kontakte habe. Der Vater beschreibt sich selbst als eher zurückhaltend, er pflege nur wenige Freundschaften und verbringe auch gerne Zeit alleine. Die Mutter habe einen übersichtlichen, stabilen Freundeskreis. Auch ihr falle es eher schwer auf andere zuzugehen oder sich bei Konflikten durchzusetzen. Die Eltern beschreiben beide, dass es ihnen wichtig sei, viel Zeit als Familie zu verbringen, eine gute Struktur im Alltag aufzubauen und konsequent zu sein. Bei regelmäßigen gemeinsamen Mahlzeiten und Aktivitäten sei die gesamte Familie zusammen, was alle als positiv erlebten. Man versuche innerhalb der Familie, „unnötigen Streit" zu vermeiden. Leonie komme mit ihren Geschwistern gut zurecht. Beide Eltern wollten ihren Kindern vermitteln, dass es wichtig sei, auf andere zu achten und hilfsbereit zu sein.

Zwischen Leonie und dem Vater komme es wiederholt zu Spannungen. Leonie reagiere sehr empfindlich und schnell gereizt auf „Ratschläge" des Vaters. Diesem falle es schwer, mit Leonies „zickigen" Reaktionen gelassen umzugehen. Er empfinde Auseinandersetzungen grundsätzlich als belastend und brauche Zeit, um sich davon zu erholen. Dem Vater erzähle sie gar nichts über sich, was dieser sehr bedaure. Zur Mutter habe sie eine engere Beziehung, rede aber auch mit dieser kaum über ihre Probleme. Wenn Leonie Schwierigkeiten habe, bemerkten die Eltern, v.a. die Mutter, meist eine Veränderung der Stimmung der Tochter, diese äußere sich aber nicht, auch wenn man sie darauf anspreche. Zwischen Leonie und der Mutter komme es selten zu Auseinandersetzungen, da Leonie recht hilfsbereit sei und rücksichtsvoll mit der Mutter umgehe, wenn diese belastet sei. Es mache beide Eltern hilflos, dass Leonie versuche, alles mit sich alleine auszumachen.

Aufgrund der Exploration der Eltern kann angenommen werden, dass beide Modelle für zurückhaltendes, teils unsicheres Verhalten in sozialen Situationen sind. Durch den Fokus der Eltern auf Hilfsbereitschaft und Rücksichtnahme werden Fertigkeiten zur Selbstbehauptung und Abgrenzung weniger gefördert. Innerhalb der Familie werden Konflikte nicht offen ausgetragen, Ärger wird nicht offen zum Ausdruck gebracht.

Während der testpsychologischen Untersuchung war Leonie deutlich angespannt. Während der Testung lässt sie Fragen bei Unsicherheit unbeantwortet. Sie antwortet sehr schnell, korrigiert Fehler nicht, die sie offensichtlich bemerkt. Das Gesamtergebnis im HAWIK-III (Tewes, Rossmann & Schallberger, 1999) von IQ = 92 (Verbalteil: IQ = 90; Handlungsteil: IQ = 97) kann vor dem Hintergrund der Verhaltensbeobachtung deutlicher Testunsicherheit als eine Unterschätzung der tatsächlichen Begabung bewertet werden.

In der Soziometrie (vgl. Arbeitsblatt *GP-D-2.1 Mitschüler - Soziogramm Schule* und Arbeitsblatt *GP-D-2.2 Freundeskreis - Soziogramm allgemein*) stellt Leonie dar, dass sie zu den meisten Mitschülern und Gleichaltrigen im Sportverein eine eher distanzierte Beziehung hat. Sie nennt zwei Freundinnen, mit denen sie die Pausen verbringe und sich selten verabrede. Nur diesen erzähle sie etwas über sich, sei aber auch dabei „vorsichtig". Eine der beiden sei eine wirklich gute Freundin.

Im Fragebogen für Jugendliche (YSR; Arbeitsgruppe Deutsche Child Behaviour Checklist, 1998a) gibt Leonie deutliche Symptomatik auf den Skalen „Ängstlich-Depressiv", „Sozialer Rückzug" und „Soziale Probleme" an, dies stimmt mit den Angaben im Elternurteil in der CBCL (Arbeitsgruppe Deutsche Child Behaviour Checklist, 1998b) überein. In beiden Beurteilungen ergibt sich für die Skala „Internalisierende Symptomatik" ein Wert an der unteren Grenze des klinisch bedeutsamen Bereichs. Im „Diagnostik-System für psychische Störungen nach ICD-10 und DSM-IV für Kinder und Jugendliche" (DISYPS-II; Döpfner et al., 2008) ergibt sich im Selbst- und im Elternurteil deutlicher Anhalt für soziale Angst und Leistungsangst, depressive Symptomatik wird im Selbsturteil deutlicher beschrieben als im Fremdurteil. In der *SELBST-Checkliste-Gleichaltrigenprobleme (GP-D-4)* werden sowohl von den Eltern als auch im Selbsturteil vor allem Probleme in den Bereichen Kontaktaufnahme zu fremden Jugendlichen und Umgang mit Konflikten beschrieben. Leonies Angaben im „Sozialphobie- und Angstinventar für Kinder" (SPAIK; Melfsen et al., 2001) und im „Depressionsinventar für Kinder und Jugendliche" (DIKJ; Stiensmeier-Pelster et al., 2000) sind klinisch bedeutsam.

Leonies Stimmung ist depressiv gefärbt, bei angemessener Schwingungsfähigkeit. Im Kontakt mit der Therapeutin wirkt sie deutlich angespannt und scheint am Ende der ersten Sitzungen erleichtert, das Gespräch beenden zu können. Dies verringert sich bereits nach einigen Sitzungen. Es ergibt sich keinerlei Anhalt für psychotische Symptomatik, Störungen des Sprechens und der Sprache, Zwangsstörungen oder Substanzmissbrauch. Zu keinem Zeitpunkt liegt ein Verdacht auf Selbstverletzung, Selbst- oder Fremdgefährdung vor. Die dargestellte Symptomatik erfüllt die Kriterien einer sozialen Phobie (ICD-10: F40.1G), den Problemschwerpunkt stellen Interaktionsstörungen mit Gleichaltrigen dar. Die im Selbsturteil beschriebene depressive Symptomatik steht in engem Zusammenhang mit ruminativem Denken über die

Angemessenheit des eigenen Verhaltens oder mögliche Ablehnung. Das Selbstwertgefühl ist durch die Interaktionsprobleme deutlich belastet. Die Kriterien einer depressiven Episode sind jedoch nicht vollständig erfüllt. Sekundär treten in Zusammenhang mit Belastung intermittierend auch somatische Symptome auf, die nicht durch eine körperliche Erkrankung erklärt werden können. Die Schmerzsymptomatik fluktuiert recht stark, die Kriterien einer somatoformen Störung sind nicht vollständig erfüllt. Die Beschwerden werden als funktionelle Störung mit dem Risiko einer somatoformen Entwicklung eingeordnet.

Phase 3: Problemanalyse und Erarbeitung eines Störungskonzeptes

Sowohl mit Leonie als auch mit den Eltern wurden im nächsten Schritt typische Problemsituationen analysiert und die individuellen Störungsmodelle erarbeitet. Es fiel Leonie weiterhin recht schwer, über ihre Gefühle zu sprechen. Die Therapeutin erklärte, dass sie in kleinen Schritten vorgehen werde und es weiter möglich sei, dass Leonie Themen zunächst aufschreibe, so dass die Therapeutin bereits erste Informationen hätte, wenn darüber gesprochen werde. Dieser Zwischenschritt war nach einigen Wochen nicht mehr erforderlich, und es gelang Leonie zunehmend, Vertrauen aufzubauen.

Leonie beschreibt als Hauptproblem, dass sie kaum enge Freunde habe und daher wenig mit Gleichaltrigen unternehme. Deutlich kann sie ihr Vermeidungsverhalten in bestimmten Situationen beschreiben (z. B. nicht vor der Klasse sprechen, nach dem Volleyballtraining sofort „flüchten"; Gesprächen mit Gleichaltrigen aus dem Weg gehen). Weiterhin beschreibt sie, dass sie sich von Gleichaltrigen zurückziehe, „um nicht wieder enttäuscht" zu werden. Außerdem denke sie, dass sie „bei Streit keine Chance" habe. Ein weiteres Problem sei, dass sie Gesprächen mit fremden Personen ausweiche und sich „aus Angst abweisend" verhalte. In Gruppensituationen fühle sie sich meist unter starkem Druck. Sie erlebe diese Situationen als „regelrechte Qual". Die Vor- und Nachteile des Problemverhaltens werden erarbeitet (vgl. *G16 Mein Problem: Vorteile & Nachteile*). Dabei beschreibt Leonie es als Vorteil, dass sie durch die Vermeidung ihre Angstgefühle in gewissem Maße kontrollieren kann. In der gemeinsamen Reflexion kann Leonie den geringen Kontakt zu Gleichaltrigen und die resultierenden Stimmungsprobleme als Nachteil des Problemverhaltens benennen. Sie bewertete ihr Verhalten zunächst als „übertrieben", könne sich dennoch nicht vorstellen, etwas daran zu verändern.

In Verhaltensanalysen (vgl. Arbeitsblatt *GP-D-6 Was immer wieder passiert ...*) wird neben Angst und Vermeidungsvergalten auch Leonies Anspruch an sich selbst deutlich. Sie zwinge sich trotz ihrer Angst dazu, an verbindlichen Gruppenaktivitäten teilzunehmen. Sie spiele seit mehreren Jahren Volleyball und sei meist gemeinsam mit einer Freundin zum Training gegangen. Seit die Freundin nicht mehr mitkomme, empfinde sie das Training als unangenehm und fühle sich in der Gruppe unwohl. Sie traue sich aber nicht, der Trainerin zu sagen, dass sie aufhören wolle, und bringe das Training jede Woche unter starker Anspannung hinter sich. Zudem berichtet Leonie nach mehreren Sitzungen, dass sie seit circa einem Jahr wiederholt unter Schmerzen in den Beinen leide. Verschiedene Untersuchungen seien ohne Befund geblieben. Sie mache sich zwar keine massiven Sorgen bezüglich einer Krankheit, aber die Schmerzen würden sie „nerven". Sie gehe auch mit Schmerzen zur Schule und zum Training, sie wolle nicht fehlen, da sich sonst ihre Leistungen verschlechtern könnten.

Die Schwierigkeiten auf Verhaltensebene werden den Situationsklassen Kontakt und Selbstbehauptung zugeordnet. Deutlich werden der Wunsch nach Zugehörigkeit und die gleichzeitige hohe Ablehnungssensitivität. Leonie hat keine Viktimisierung, jedoch Vernachlässigung und Ablehnung durch Gleichaltrige erfahren. Aus Angst vor weiterer Ablehnung vermeidet Leonie Kontakte und Aktivitäten mit Gleichaltrigen und behauptet sich nicht in Konfliktsituationen. Leonie hat hohe Leistungsstandards und soziale Standards. Daher vermeidet sie Situationen nicht gänzlich, sondern erträgt sie unter hoher Angst und Anspannung, ohne dabei zu habituieren und ihre Bewertungen zu revidieren. Zudem hat sie den Anspruch an sich selbst, mit Schwierigkeiten alleine zurechtzukommen. Da sie nur eine engere Freundin hat und sich nicht an die Eltern wenden möchte, bekommt sie kaum soziale und emotionale Unterstützung und kann ihre Belastung nicht zum Ausdruck bringen. Sie verarbeitet ihre sozialen Probleme selbstwertabträglich und hat deutliche Stimmungsprobleme sowie wiederkehrende somatische Beschwerden entwickelt.

In den Elterngesprächen wird mit beiden Eltern deren Erklärungsmodell erarbeitet. Erste Hypothesen zu Entstehungs- und Verstärkerbedingungen werden entwickelt (vgl. *G18 Woher kommen die Probleme? Individuelles Modell*). Auch mit den Eltern werden Vor- und Nachteile des Problemverhaltens erarbeitet sowie die Reaktionen der Eltern darauf erfasst. Die Eltern betrachten Leonies unsicheres Verhalten gegenüber Gleichaltrigen und den Rückzug als Hauptprobleme. Dabei äußert die Mutter, Leonie sei auch als Kind schwierigen Situationen mit anderen Kindern aus dem Weg gegangen und habe sensibel auf Konflikte reagiert. Für die Mutter spielen die negativen Erfahrungen in der Grundschulzeit eine große Rolle bei der Entstehung der Probleme. Die Mutter nehme an, Leonie vermeide Kontakt, um sich vor möglichen Kränkungen zu schützen. Auch innerhalb der Familie reagiere sie empfindlich auf Kritik und könne auch wohlwollende Vorschläge nicht gut ertragen. Die Eltern befürchteten, dass Leonie sich aufgrund ihres Vermeidungs- und Rückzugsverhaltens einsam fühle. Die Mutter habe den Eindruck, dass Leonie auf Gleichaltrige mitunter abweisend wirken könne. Das Vermeidungsverhalten wird mit den Eltern als Selbstschutzversuch Leonies eingeordnet. Beide Eltern schildern, unsicheres Verhalten oder Vermeidung unangenehmer sozialer Situationen von sich selbst zu kennen. Der Vater gibt an, er sehe sich selbst als „Negativbeispiel“ für den Umgang mit neuen sozialen Situationen. Beide seien keine „guten Vorbilder“ für Selbstbehauptung und vermittelten ihren Kindern eher, dass man Rücksicht nehmen und Konflikte vermeiden solle. Elterliche Überzeugungen und resultierende Botschaften (z. B. „Nimm Rücksicht auf andere!“ oder „Es ist schwer, sich durchzusetzen!“) sowie das Modellverhalten der Eltern werden in das Störungsmodell aufgenommen. Vor allem die Mutter beschreibt, dass sie wiederholt versuche, mit Leonie ins Gespräch zu kommen. Beide Eltern bedauerten, dass Leonie ihre Probleme nicht anspreche, sondern „mauere“, wenn es ihr schlecht gehe. Die Eltern würden gerne unterstützen, fänden aber „keinen richtigen Zugang“ zu Leonie.

Bei der Entwicklung des gemeinsamen Modells wurde darauf geachtet, neue Erklärungen für die Verhaltenstendenzen zu finden, z. B. das Temperamentsmerkmal hohe Sensitivität, die ebenso eine Ressource sein kann. Auch wurden soziale Kompetenzen, z. B. loyales Verhalten in Beziehungen, Mitgefühl und die Fähigkeit, bestehende Kontakte zu pflegen, aufgenommen. Die Therapeutin wies darauf hin, dass Leonie schon über viele soziale Kompetenzen verfüge. Dies solle durch die Therapie mit dem Aufbau von Fertigkeiten zur Selbstbehauptung und Abgrenzung balanciert werden.

Leonie gelang es, ihre Angst vor Ablehnung zu negativen Erfahrungen in Bezug zu setzen. Leonie äußerte, in den meisten Situationen Kontakt zu Gleichaltrigen oder zu Fremden zu vermeiden, da sie der Annahme sei, erneut abgelehnt zu werden. Sie habe sich seit der Grundschulzeit eher zurückgezogen und sich oft nicht getraut, mit anderen zu reden. Oft denke sie, sie müsse „vorsichtig“ sein, um „von anderen nicht verletzt“ zu werden. Sie sei erst dann offen, wenn sie eine Person schon lange kenne. Bezogen auf konkrete Problemsituationen konnte Leonie den Zusammenhang zwischen ihren Einstellungen und ihrem Vermeidungsverhalten gut erkennen. Sie äußerte den Wunsch, offener zu werden und entspannter auf andere Jugendliche zugehen zu können.

Ihre Reaktion auf die erfahrene Ablehnung und Vernachlässigung durch Gleichaltrige wurde in Zusammenhang mit ihrem Temperament und der rücksichtsvollen Haltung der Eltern erklärt. Sie hat in der Familie gelernt, Rücksicht zu nehmen und Streit zu vermeiden. Positive Motive der Eltern, z. B. ihre Kinder zu sozialen Menschen zu erziehen, wurden dabei betont. Im Kontakt mit den Gleichaltrigen war sie nicht darauf vorbereitet, dass andere Kinder sich nicht an diese Regeln halten werden, und konnte nicht verstehen, warum sie ihre Freundin verloren hatte. Weiterhin wurde reflektiert, dass Kinder in solchen Situationen die Unterstützung von Erwachsenen brauchen, um zu verstehen, was los ist, und einen Weg zu finden, damit umzugehen. Die Eltern hatten nicht einschätzen können, wie schwierig die Situation für Leonie war, und Leonie hatte nicht erzählt, was sie bedrückte. Daher hatte sie die Situation als nicht lösbar erlebt und angefangen, sich zurückzuziehen. Für Leonie ist es entlastend, dass ihre Reaktion nicht als „Übertreibung“, sondern als nachvollziehbares Verhalten eines überforderten Kindes eingeordnet wird.

Anhand des Modells auf dem Arbeitsblatt *GP-D-9 Gedanken, Gefühle, Reaktionen* wird erarbeitet, wie Erwartungen und Überzeugungen das Verhalten beeinflussen. Leonie kann nachvollziehen, dass ihre Erwartungen und Überzeugungen (z. B. „Ich werde bestimmt wieder abgelehnt oder nicht beachtet.“, „Ich habe keine Chance, mich in einem Streit zu behaupten!“) zu Angst führen und wiederum durch ihr Vermeidungsverhalten aufrechterhalten werden.

Im Familiengespräch wurde der Austausch über die Problemdefinitionen von der Therapeutin unterstützt, da Leonie es als große Herausforderung empfand, den Eltern ihre Perspektive auf die Probleme darzustellen. Mit Unterstützung war ein Austausch möglich. Dabei konnten die Eltern beschreiben, dass es ihnen selbst auch nicht leichtfalle, sich zu behaupten, und dass sie daher keine „Vorbilder“ für Durchsetzungsfähigkeit sein konnten. Dies konnte Leonie in späteren Sitzungen als positiv bewerten, obwohl sie sich zunächst überfordert fühlte. Die Eltern schilderten, dass sie sich für Leonies Probleme interessierten und sie die Tochter gerne unterstützen würden, aber selbst unsicher seien, wie sie dies tun könnten. Leonie war einverstanden, dass die Therapeutin den Eltern die Problematik aus Leonies Perspektive schilderte. Die Therapeutin durfte dabei auch ansprechen, dass es Leonie auch gegenüber den Eltern unangenehm sei, über ihre Probleme zu sprechen. Es wurde erklärt, dass sie aufgrund ihres hohen Anspruchs an sich selbst versuche, stets kompetent zu wirken, und es ihr schwerfalle, Belastung und Bedürfnisse zu äußern. Die Therapeutin durfte auch schildern, dass Leonie den Eltern keine Sorgen machen wolle. Sowohl für die Eltern als auch für Leonie war es entlastend, die Probleme zu thematisieren. Leonie empfand es als anstrengend, aber letztlich positiv, dass ihre Schwierigkeiten besprochen und Bedürfnisse formuliert wurden. Für die Eltern war es hilfreich, dass Leonie mit Unterstützung etwas von ihrer Belastung preisgab, anstatt wie üblich das Gespräch darüber zu vermeiden. Die Hypothesen zur Entstehung und Aufrechterhaltung der Problematik wurden im Familiengespräch zusammengetragen und in einem gemeinsamen Modell visualisiert (vgl. Arbeitsblatt *G20 Woher kommen die Probleme? Gemeinsames Modell*). Das gemeinsame Störungsmodell war sowohl für Leonie als auch für die Eltern anschlussfähig.

Ein Konsens bezüglich der vier wichtigsten Verhaltensprobleme konnte recht zügig gefunden werden. In einer weiteren Sitzung wurden die aufrechterhaltenden Faktoren genauer herausgearbeitet und erste Hinweise auf den Behandlungsansatz gegeben.

Auf der individuellen Problemliste wurden folgende Verhaltensprobleme festgehalten:
1. Leonie befürchtet abgelehnt oder negativ bewertet zu werden und vermeidet Verabredungen, Gespräche oder Beteiligung am Unterricht.
2. Leonie erlebt Angst in Situationen mit fremden Personen (z.B. mit Gleichaltrigen reden, die sie nicht kennt, zu einer neuen Gruppe dazu kommen) und vermeidet diese.
3. Leonie ist traurig und sie grübelt (z.B. wie eine Situation ausgehen könne oder ob sie sich richtig verhalten habe).
4. Leonie vermeidet es, mit anderen über ihre Stimmung und schwierige Situationen zu sprechen.

Phase 4: Zielanalyse, Stärkung der Änderungsmotivation, Interventionsplanung

Anhand des gemeinsamen Störungsmodells wurden zunächst mit Leonie alleine und dann gemeinsam mit den Eltern die Behandlungsziele festgelegt. Folgende Ziele wurden festgehalten: Leonie wollte mehr Kontakt zu Gleichaltrigen aufbauen, ihre Angst in sozialen Situationen reduzieren und wünschte sich zudem eine Verbesserung ihrer Stimmung. Die Eltern formulierten ebenfalls als Behandlungsziele, dass Leonie selbstbewusster werde und dass sich ihre Stimmung verbessere. Zudem wünschten sie sich, dass Leonie sich mehr mitteile, damit die Eltern besser auf ihre Tochter eingehen könnten. Dabei wurde hinterfragt, inwieweit eine Veränderung des Kommunikationsstils der Eltern die Situation erleichtern könne. In einem Familiengespräch konnten sich Leonie und die Eltern über die Ziele austauschen. Dies war vor allem der Mutter wichtig. Leonie konnte mit Unterstützung der Therapeutin den Wunsch äußern, von ihrer Mutter weniger oft danach gefragt zu werden, wie es ihr gehe. Dies mache ihr Druck und dann falle es ihr noch schwerer, zu reden, wenn sie etwas bedrücke. Sie wolle die Mutter auch nicht mit ihren Problemen belasten, da diese sich sonst Sorgen mache. Beide Aspekte wurden aufgenommen und das Behandlungsziel Verbesserung der Kommunikation über Gefühle und Bedürfnisse formuliert. In der Psychoedukation beschrieb die Therapeutin, dass Therapieziele nicht nur einer Verbesserung der Symptomatik, sondern auch dem Erreichen von Entwicklungsaufgaben dienen sollten. Das langfristige Ziel sei dabei, als Jugendliche und Erwachsene zufriedenstellende Beziehungen führen können. Dabei wurde anhand des kognitiven Modells (Arbeitsblatt *GP-D-10 Gedanken, Gefühle, Reaktionen und unsere Ziele*) erklärt, an welchen Stellen des Bedingungsgefüges angesetzt werde, um Veränderungen herzustellen.

Die Ziele wurden mit den Beteiligten folgendermaßen operationalisiert:
1. *Abbau der Angst in sozialen Situationen mit Gleichaltrigen und fremden Erwachsenen:* Schrittweise Reduktion des Vermeidungsverhaltens und der Angst, von Gleichaltrigen negativ bewertet oder abgelehnt zu werden. Reduktion der Angst, sich vor fremden Personen „peinlich" zu verhalten.
2. *Aufbau von Kontakt zu Gleichaltrigen:* Sich regelmäßig, mindestens einmal pro Woche verabreden oder nach der Schule etwas mit Gleichaltrigen unternehmen. Dabei wollte Leonie den Kontakt zu ihren Freundinnen intensivieren und auch versuchen, neue Kontakte aufzubauen. Zudem sollte nach geeigneten Hobbys bzw. einem neuen Sportverein gesucht werden, um weitere Kontakte zu ermöglichen.
3. *Stabilisierung der Stimmung:* Aufbau positiver Aktivitäten und Stärkung des Selbstwertgefühls. Leonie äußerte, sie wolle vor allem weniger grübeln müssen, ob sie sich gegenüber anderen „richtig" verhalten habe.
4. *Aufbau einer funktionaleren Kommunikation in der Familie über Gefühle und Bedürfnisse:* Entwicklung von Kommunikationsregeln mit den Eltern: u.a.

mehr validieren, weniger nachfragen oder Sorgen zum Ausdruck bringen – und mit Leonie: u. a. mehr von sich erzählen und eigene Bedürfnisse äußern, weniger „mauern".

Phase 5: Durchführung von Interventionen

Baustein 1: Soziale Informationsverarbeitung und soziales Selbstbild

Leonie erhielt im Übergang von Phase 4 zu Phase 5 die Aufgabe, zu notieren, in welchen Situationen mit Gleichaltrigen sie sich als kompetent erlebe. Dabei beschrieb sie hauptsächlich Situationen mit ihrer besten Freundin. Initial wurde in der Psychoedukation erläutert, dass Gedanken verhaltenssteuernd sind. Aufgrund der Ergebnisse von Phase 3 und Phase 4 wurden Kognitionen in sozialen Situationen erfasst (vgl. Arbeitsblatt *GP-I-J1 Was denkst du?*). Bezugnehmend auf das kognitive Modell (vgl. Arbeitsblatt *GP-D-9 Gedanken, Gefühle, Reaktionen*) wurde erarbeitet, wie sich Leonies Bewertungen und Gedanken auf ihre Gefühle und Reaktionen auswirken. Für Leonie wurde deutlich, dass sie regelmäßig negative Reaktionen erwartete (z. B. „Ich werde bestimmt wieder abgelehnt oder nicht beachtet.", „Wenn ich nach einer Verabredung frage, mache ich mich lächerlich."). Auch ihre Bewertungen in Konfliktsituationen konnte sie als Auslöser von Vermeidungsverhalten einordnen (z. B. „Ich habe keine Chance, mich in einem Streit zu behaupten!"). Das Arbeitsblatt *GP-I-J3 Checkliste Denkfehler* wurde besprochen. Dabei konnte Leonie einige Denkfehler bei sich selbst erkennen, vor allem, dass sie sich negative Ausgänge ausmalte (z. B. erneut abgelehnt zu werden) und dass sie Annahmen über die Gedanken anderer anstellte, ohne diese zu überprüfen. Dies gelang Leonie einerseits, andererseits äußerte sie, dass sie das „vom Kopf her" nachvollziehen könne, aber sie dennoch starke Angst vor Ablehnung habe, weil sie das schon mehrfach erlebt habe. Auch konnten hilfreiche alternative Gedanken für die schwierigen Situationen gefunden werden (z. B. „Ich rede mit den anderen und beobachte, wie es läuft." oder „Ich darf mich wehren."; vgl. Arbeitsblatt *GP-I-J7 Denken wie ein Freund*). Leonie äußerte, sie wisse, was sie eigentlich tun solle, und welche Gedanken hilfreich wären, aber ihre Angst sei einfach zu groß. Die Erarbeitung von Stärken (vgl. Arbeitsblatt *GP-I-J9 Meine Schokoladenseite*) fand sie schwierig, konnte aber einige Stärken zusammenfassen. Zur Fokussierung von Ressourcen protokollierte Leonie in einem Tagebuch positive Erlebnisse mit anderen Personen (*JdW I4 Schokoladenseite zeigen*) und bewertete es als recht hilfreich, nicht nur auf negative Erlebnisse mit Gleichaltrigen zu achten.

Baustein 2: Kognitionen Jugendlicher – Schritt 1

Es folgte Psychoedukation zu dysfunktionalen Grundannahmen, die durch negative Erfahrungen entstehen und zu Reaktionen führen, welche die Beziehung weiterhin belasten (vgl. Arbeitsblatt *GP-K-J1 Glaube nicht alles, was du denkst!* und Arbeitsblatt *GP-K-J2 Wie Denkfallen entstehen*). Auf dem Arbeitsblatt *GP-KJ-3 Tief in der Denkfalle* wurden Leonies Überzeugungen festgehalten, die mit den Problemsituationen verknüpft waren (z. B. „Ich werden bestimmt wieder abgelehnt oder nicht beachtet.", „Ich habe keine Chance, mich in einem Streit zu behaupten!" sowie „Man kann fast niemandem vertrauen!" und „Man muss auf andere Rücksicht nehmen!"). Diese Überzeugungen wurden als „Denkfalle" eingeordnet. Die automatischen kognitiven, emotionalen und Verhaltensreaktionen sowie Konsequenzen wurden erarbeitet (vgl. Arbeitsblatt *GP-K-J5 Alles auf Autopilot! – Automatische Reaktionen*). Leonie konnte dieses Modell gut nachvollziehen. Dennoch zeigte sie sich skeptisch, wenn die Therapeutin die negativen Grundannahmen behutsam infrage stellte. Auf eine Disputation konnte sie sich zu diesem Zeitpunkt nicht einlassen. Wiederholt verwies sie darauf, dass ihre Angst so stark sei, dass sie sich nicht wirklich vorstellen könne, dass die Situationen für sie einfacher werden könnten. Daher wurde entschieden, als nächsten Schritt mit Leonie Interventionen zur Emotionsregulation einzusetzen. Leonie erhielt die Therapiehausaufgabe, ihre Gedanken in den Problemsituationen, v. a. bei Vermeidung, zu beobachten *(JdW Check it!)*, um ihre Reaktionen noch besser einschätzen zu können. Dabei konnte erarbeitet werden, dass sie sich zum „Durchhalten" zwang und sich selbst gleichzeitig für ihre „Schwäche" abwertete.

Baustein 3: Kognitionen Eltern

Parallel fanden Elterngespräche in mehrwöchigen Abständen statt. Die Termine in der Diagnostikphase konnten mit beiden Eltern stattfinden. An den weiteren Terminen nahm der Vater nicht regelmäßig teil. Ausgehend vom gemeinsamen Modell wurden die Überzeugungen und Botschaften der Eltern überprüft (vgl. Arbeitsblatt *GP-K-E3 Einstellungen der Eltern – Analyse*). Dabei berichtete der Vater deutlicher von einer skeptischen Haltung gegenüber fremden Personen, die er nach eigener Einschätzung auch an die

Kinder weitergebe (z.B. „Sei vorsichtig, wem du vertraust!"). Er konnte nachvollziehen, wie dies Leonies Schwierigkeiten verstärken könne. Die Mutter gab an, dass sie ihren Kindern Rücksichtnahme vermitteln wolle (z.B. „Achte auf andere!"), aber wenig zur Selbstbehauptung ermutige (z.B. „Viele Leute denken nur an sich, da kann man nichts machen!"). Gemeinsam wurde reflektiert, inwieweit Leonies Probleme mit Gleichaltrigen durch diese Einstellungen und Botschaften der Eltern verstärkt werden. Dies gelang beiden Eltern. Mit der Erarbeitung alternativer Gedanken hatte der Vater jedoch Schwierigkeiten. Der Eindruck einer eigenen Belastung durch eine Angststörung verstärkte sich. Bedauerlicherweise nutzte der Vater die Elterngespräche nicht, um sich vertiefend mit den eigenen Überzeugungen auseinanderzusetzen. Demgegenüber zeigte sich die Mutter recht offen für eine Disputation der eigenen Überzeugungen. Mit ihr konnten hilfreiche Botschaften erarbeitet werden (vgl. Arbeitsblatt *GP-K-E5 Gute Gedanken für meinen Sohn/meine Tochter*). Die Mutter wollte versuchen, mit Bewertungen sozialer Situationen gegenüber ihren Kindern bewusster umzugehen. In weiteren Elterngesprächen wurden jeweils auch die verschiedenen Interventionen mit Leonie erläutert.

Baustein 4: Emotionsregulation – Schritt 1

In einer vertiefenden Psychoedukation wurde die Funktion von Angst erarbeitet. Leonies starke Gefühle wurden vor dem Hintergrund von Disposition und negativen Erfahrungen als stark konditionierte Reaktion eingeordnet, die durch Vermeidung aufrechterhalten wird. Die Vermeidung angstauslösender Situationen wurde als Selbstschutz erklärt, um das Angstgefühl nicht spüren zu müssen (vgl. Arbeitsblatt *GP-E-J2 Negative Gefühle - und wozu sie gut sind*). Leonie wurde darin bestärkt, über ihre Gefühle zu sprechen. Leonie erhielt zunächst die Therapiehausaufgabe, ein Angstprotokoll zu führen (vgl. *JdW E2 Keep calm and watch your feelings*), um ihre Reaktionen noch besser einschätzen zu können. Dabei fand sie weitere Beispiele, wie sie sich zum „Durchhalten" zwang und sich gleichzeitig für ihre „Schwäche" abwertete. Eine akzeptierende Haltung gegenüber den eigenen Gefühlen wurde erarbeitet. Mit Leonie wurde reflektiert, wie sie mit ihrer Freundin oder ihren jüngeren Geschwistern umgehen würde, wenn diese ebenso Angst hätten wie sie (analog zu Arbeitsblatt *GP-E-J3 Sei dein Freund!*). Hilfreiche Selbstaussagen wurden erarbeitet. Der Perspektivwechsel half Leonie, ihre Reaktionen weniger als „bescheuert" oder „peinlich" abzuwerten und etwas mehr Emotionstoleranz aufzubauen. Zudem wurde vereinbart, dass sie positive Aktivitäten im Alltag nutzen würde, um ihre Stimmung zu verbessern (vgl. *JdW E1 Good for you!*).

Angstauslösende Situationen wurden gesammelt und in einer Hierarchie geordnet. Als schwierigste Situation nannte Leonie, mit Gleichaltrigen oder Erwachsenen zu telefonieren, darauf folgte, zu einer unbekannten Gruppe dazu kommen, und an dritter Stelle nannte sie, sich mit Gleichaltrigen zu treffen, mit denen sie bisher nur wenig Kontakt hatte (vgl. Arbeitsblatt *GP-E-J7 Expo*). Das allgemeine Prinzip der Konfrontation (durch Rollenspiele und Exposition in vivo) wurde als Behandlungsmethode erläutert. Leonie zeigte sich diesbezüglich ambivalent, einerseits wollte sie ihre Angst „so schnell wie möglich loswerden", andererseits löste die Vorstellung, sich im Alltag mit den Situationen zu konfrontieren, starke Angst aus. Da Leonie generell Tendenzen zeigte, sich zu überfordern, wurde ein Stufenplan entwickelt. Dabei wurde vereinbart, zunächst zur Vorbereitung sozial kompetentes Verhalten in den Problemsituationen zu erarbeiten, so dass sich Leonie leichter auf emotionsaktivierende Rollenspiele und Exposition in vivo einlassen konnte. Zudem wurde vereinbart, die Konfrontation mit angstauslösenden Situationen später Schritt für Schritt durchzuführen.

Baustein 5: Soziales Problemlösen und soziale Fertigkeiten

Eine Psychoedukation zu sozialen Stilen wurde mithilfe des Arbeitsblattes *GP-F-J1 Max, Nils und Nico* durchgeführt. Leonie konnte ihr eigenes Verhalten in Kontaktsituationen und Konfliktsituationen sofort als unsicher einordnen. Eine nähere Erarbeitung sozial kompetenten Verhaltens war nicht erforderlich, es fiel Leonie leicht, selbstsichere Alternativen für ihr Verhalten zu generieren und auszuwählen (vgl. Arbeitsblatt *GP-F-J12 So geht's doch auch!*). Deutlich war, dass Leonie grundsätzlich über gute soziale Problemlösefertigkeiten verfügte, diese jedoch durch die starken Emotionen überlagert waren. Ihre Fertigkeiten in den Situationsklassen Kontakt, Selbstbehauptung und Konflikte waren durch mangelnde Übung nicht ausreichend entwickelt.

Leonie übte in Rollenspielen mit der Therapeutin zunächst Situationen zum Kontakt, z.B. Gleichaltrige zu begrüßen, in der Pause mit diesen zu reden, eine Freundin nach einer Verabredung zu fragen, eine Mitschülerin um einen Gefallen zu bitten. Die Ergebnisse wurden auf dem Arbeitsblatt *GP-F-J13 Feedbackbogen Rollenspiele* festgehalten. Dabei wurden zunächst nur positive Ausgänge der dargestellten Situationen geübt. In den folgenden Sitzungen wurden auch leicht negative, z. B. unfreundliche Reaktionen von Gleichaltrigen im Rollenspiel dargestellt. Die Rollenspiele waren für Leonie anfangs recht anstrengend. Auch in der Übungssituation war sie emotional deutlich aktiviert, wobei dies nicht durch die Anleitung induziert wurde. Da Leonie in den Rollenspielen entweder sehr knappe oder sehr ausführliche Formulierungen nutzte und ihr nonverbales Verhalten kaum selbstsicher wirkte (starre Mimik, wenig Blickkontakt, leises Sprechen), wurden Kommunikationsregeln (vgl. Arbeitsblatt *GP-F-J6 Sprechen und Zuhören*) und Möglichkeiten zur Veränderung der Körpersprache erarbeitet (vgl. Arbeitsblatt *GP-F-J5 Körpersprache*). Einige Punkte wurden in den Gesprächen mit der Therapeutin eingeübt und danach auf die Rollenspiele übertragen. In weiteren Rollenspielen wurde an Situationen aus dem Bereich „Konflikte" gearbeitet. Die Vor- und Nachteile ihrer bisherigen Reaktionen auf Konflikte (u. a. Rückzug und Ignorieren der Person) wurden besprochen. Auch hier wurden nach einer Psychoedukation zu sozial kompetentem Umgang mit Konfliktsituationen Rollenspiele durchgeführt. Eine Umsetzung des sozial kompetenten Verhaltens gelang Leonie nicht auf Anhieb, da sie Sorge hatte, permanent abgelehnt zu werden.

Baustein 2: Kognitionen Jugendlicher – Schritt 2

Die Arbeit an hilfreichen Kognitionen wurde erneut aufgegriffen. Leonie wurde gebeten, sich in die Rolle eines Freundes oder eines wohlwollenden Erwachsenen zu versetzen, der es einfach nur gut mit ihr meinte, und in dieser Haltung einen hilfreichen Satz zu formulieren. Dies wurde in die Rollenspielsituationen integriert. Zu diesem Zeitpunkt der Behandlung konnte sich Leonie besser auf eine Disputation ihrer dysfunktionalen Grundannahmen einlassen. Dabei wurden zwei Überzeugungen überprüft: „Ich werde immer wieder abgelehnt oder nicht beachtet." Und: „Ich habe keine Chance, mich in einem Streit zu behaupten!". Jeweils wurden zunächst logische Disputationen eingesetzt, bei denen die Argumente für Leonie zwar nachvollziehbar, aber nicht anschlussfähig waren. Eine eher bedürfnisorientierte Disputation erzeugte bei Leonie stärkere kognitive Dissonanz (analog Arbeitsblatt *GP-K-J6 Gedankencheck*). Sie konnte reflektieren, dass ihre Überzeugungen ihr nicht guttaten und verhinderten, dass sie ihre Ziele verfolgte, z. B. wenn sie davon ausging, dass die meisten Gleichaltrigen sie ablehnen würden. In kleinen Schritten konnten hilfreiche Gedanken erarbeitet und eingesetzt werden, um selbstsicheres Verhalten zu unterstützen (z. B. „Ich kann andere kennenlernen und sehen, ob wir Freunde werden können." analog Arbeitsblatt *GP-K-J8 Raus aus der Denkfalle!*).

Baustein 4: Emotionsregulation – Schritt 2

Leonie war nach der Festigung der Fertigkeiten und der Entwicklung hilfreicher Kognitionen bereit, sich nun auch im Alltag mit schwierigen Situationen zu konfrontieren und dabei hilfreiche Gedanken einzusetzen. Zudem berichtete Leonie in dieser Behandlungsphase, sie habe sich für einen Schüleraustausch im Ausland sowie ein Stipendium beworben. Dazu müsse sie an einem Bewerbungstag mit Vorstellungsgesprächen und Gruppenübungen teilnehmen. Auch wenn dieser Wunsch der Patientin vor dem Hintergrund der Symptomatik und der generellen Tendenz, sich zu überfordern, kritisch zu betrachten war, wurde sie von der Therapeutin darin unterstützt, da das Ziel zu einer deutlichen Steigerung der Motivation führte, sich schwierigen Situationen zu stellen. Es wurden Rollenspiele mit dem Ziel der Emotionsaktivierung und zum Aufbau von Regulationsstrategien eingesetzt. Leonie willigte nun ein, die Rollenspiele mit Videofeedback durchzuführen, was sie zuvor abgelehnt hatte. Sie fand es zunächst sehr unangenehm, sich selbst im Video anzusehen. In der Besprechung fiel ihr auf, dass sie noch immer sehr schnell sprach und sich sichtlich körperlich verkrampfte, wenn ihr eine Situation unangenehm war. Sie profitierte davon, ihr Sprechtempo zu verlangsamen und auf ihre Körperspannung zu achten. Sie war überrascht, dass die Rollenspiele mit weniger „Anstrengung" besser gelangen. Diese Übungen bewertete sie zunächst als sehr unangenehm, gleichzeitig war von Sitzung zu Sitzung eine Verringerung der Anspannung zu beobachten. Dies wurde von der Patientin nach einigen Wochen auch im Feedback zur Sitzung angegeben. Leonie habituierte zunehmend häufiger während der Übungssituationen. Dies stand im Gegensatz zu ihren bisherigen Erfahrungen des „Durchleidens" angstbesetzter Situationen im Alltag.

Nach einigen Monaten Therapie berichtete Leonie zunächst deutlich weniger und schließlich gar keine Schmerzen mehr zu verspüren. Bis zum Behandlungsabschluss wurde kein weiteres Auftreten von Beschwerden berichtet. Die Schmerzsymptomatik wurde als Hinweis auf Belastung eingeordnet, die von Leonie nicht wahrgenommen oder kommuniziert wurde.

Die Expositionen in vivo wurden im letzten Behandlungsdrittel durchgeführt. Es fiel Leonie zunehmend leichter, fremde Personen anzusprechen. Bei einer

Exposition in vivo gegen Ende der Behandlung gelang es ihr z. B., verschiedene Jugendliche oder junge Erwachsenen anzusprechen und darum zu bitten, deren Handy benutzen zu dürfen (vgl. *JdW E3 Es geht auch anders!*). Leonie begann, sich häufiger zu verabreden und sich mit einigen Mädchen in ihrer Klasse besser anzufreunden. Sie ging zum Ende der Behandlung auch an Wochenenden mit Freundinnen aus und meldete sich gemeinsam mit zwei Mitschülerinnen zu einem Tanzkurs an. Auch die Vorstellungsgespräche für das Auslandsstipendium wurden im Rollenspiel mit Videofeedback geübt. Dabei konnte Leonie auch Fragen zu ihrer Person, wie z. B. persönlichen Stärken, souverän beantworten. Das Vorstellungsgespräch konnte Leonie mit leichter Angst und angemessener Aufregung bewältigen. Anschließend konnte sie es positiv bewerten, sich der Situation gestellt zu haben, und gewann weiter an Zuversicht, auch andere Situationen bewältigen zu können.

Baustein 6: Verstärkerbedingungen Eltern

Parallel zur Arbeit an der Emotionsregulation und an sozialen Fertigkeiten wurden in Elterngesprächen, meist mit der Mutter, die Verstärkerbedingungen betrachtet. Gemeinsam wurden Situationen identifiziert, in denen die Mutter es Leonie abnahm, sich mit unangenehmen Situationen zu konfrontieren, z. B. indem sie Telefonate für die Tochter führte. Es wurde als Therapieaufgabe formuliert, Vermeidung nicht weiter zu unterstützen, sondern Leonie die Möglichkeit zu geben, sich den angstauslösenden Situationen auszusetzen (vgl. Arbeitsblatt *GP-V-E5 Sozial kompetentes Verhalten unterstützen*). Dies bewertete die Mutter als positiv und persönlich entlastend, da sie häufig das Gefühl gehabt habe, Leonie helfen zu müssen. Die Mutter berichtete im Verlauf, Leonie traue sich mehr zu, spreche aber noch immer wenig über ihre Gefühle. In der Schilderung der Mutter wurde deutlich, dass diese Leonie weiterhin viele Fragen stellte, worauf Leonie meist ausweichend antwortete. Mit der Mutter konnte vereinbart werden, weniger nachzufragen und Möglichkeiten anzubieten, gemeinsam positive Zeit zu verbringen. Nach einigen Wochen gab die Mutter an, Leonie öffne sich ihr etwas mehr und erzähle häufiger von der Schule und ihren Mitschülern. Auch sage sie deutlich häufiger, wie es ihr gehe, oder entschuldige sich, wenn sie ungehalten reagiert habe. Die wiederholten Auseinandersetzungen zwischen Leonie und dem Vater wurden in einem gemeinsamen Elterntermin angesprochen. Der Vater beschrieb, dass es ihm nicht leichtfalle, sich gegenüber anderen durchzusetzen. Leonies „zickiges Verhalten“ belaste ihn häufig, so dass er sich regelmäßig zurückziehe, um Eskalationen zu vermeiden. Leider war der Vater nicht motiviert, sich im Rahmen der Elterngespräche mit diesen Themen auseinanderzusetzen. Bei Behandlungsende hatte sich die Situation zwischen Leonie und ihrem Vater dennoch entspannt.

Baustein 7: Soziale Verstärkerbedingungen und Neuplatzierung

Es bestand keine Indikation für den Einsatz von Baustein 7. Durch die Arbeit an der Emotionsregulation, den Kognitionen sowie der Durchführung eines sozialen Problemlöse- und Fertigkeitentrainings konnte eine gute Veränderung des Verhaltens und der sozialen Position erreicht werden. Leonie konnte eine Klassenfahrt dazu nutzen, sich besser in die Klassengemeinschaft zu integrieren. Sie gab an, sich in der Klasse wohler zu fühlen und sich regelmäßig am Unterricht beteiligen zu können.

Phase 6: Zwischenevaluation und Zielerreichung

Nach Abschluss der intensiven Behandlungsphase wurde eine Zwischenevaluation durchgeführt und eine Abschlussdiagnostik erhoben. Im Gespräch mit Leonie und den Eltern wurde die Entwicklung reflektiert. Sowohl Leonie als auch die Eltern schilderten positive Veränderungen. Leonie schilderte, dass sie deutlich mehr Kontakt zu Gleichaltrigen habe und mehr unternehme. Die Eltern bestätigten dies und beschrieben ihre Tochter als offener. Alle Beteiligten beschrieben, dass Leonies Stimmung sich verbessert habe. Beide Eltern freuten sich über die Entwicklung ihrer Tochter. Leonie wende sich häufiger an die Eltern, wenn sie Unterstützung benötige, und erzähle auch etwas mehr aus ihrem Alltag, dadurch könnten die Eltern besser auf Leonies Stimmungen eingehen und erlebten sie als weniger „zickig“. Leonie selbst beurteilte ihre Stimmung als ausgeglichener, sie habe häufiger gute Laune. Das sagten auch ihre Freundinnen.

Sowohl im Selbsturteil als auch im Elternurteil wurde ein deutlicher Rückgang der Problemfrequenz im Vergleich zum Behandlungsbeginn gefunden (vgl. Abbildung 46 und Abbildung 47). In Tabelle 13 ist ein Vergleich der Eingangs- und Entlassungsmessungen dargestellt. Alle Werte der Abschlussdiagnostik lagen deutlich unter denen der Eingangsmessung, bei der Selbstbewertung sozialer Fertigkeiten (AICQ) wurde

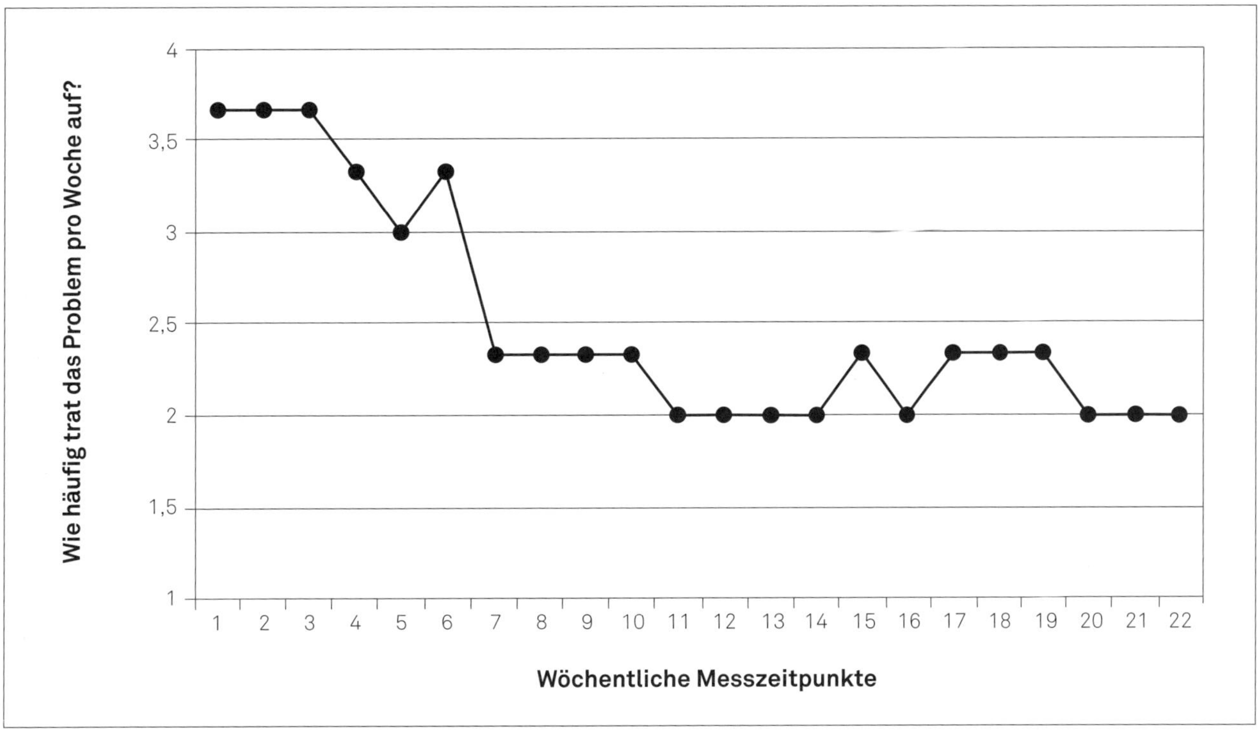

Abbildung 46: Individuelle Problemliste (G10) – Frequenz

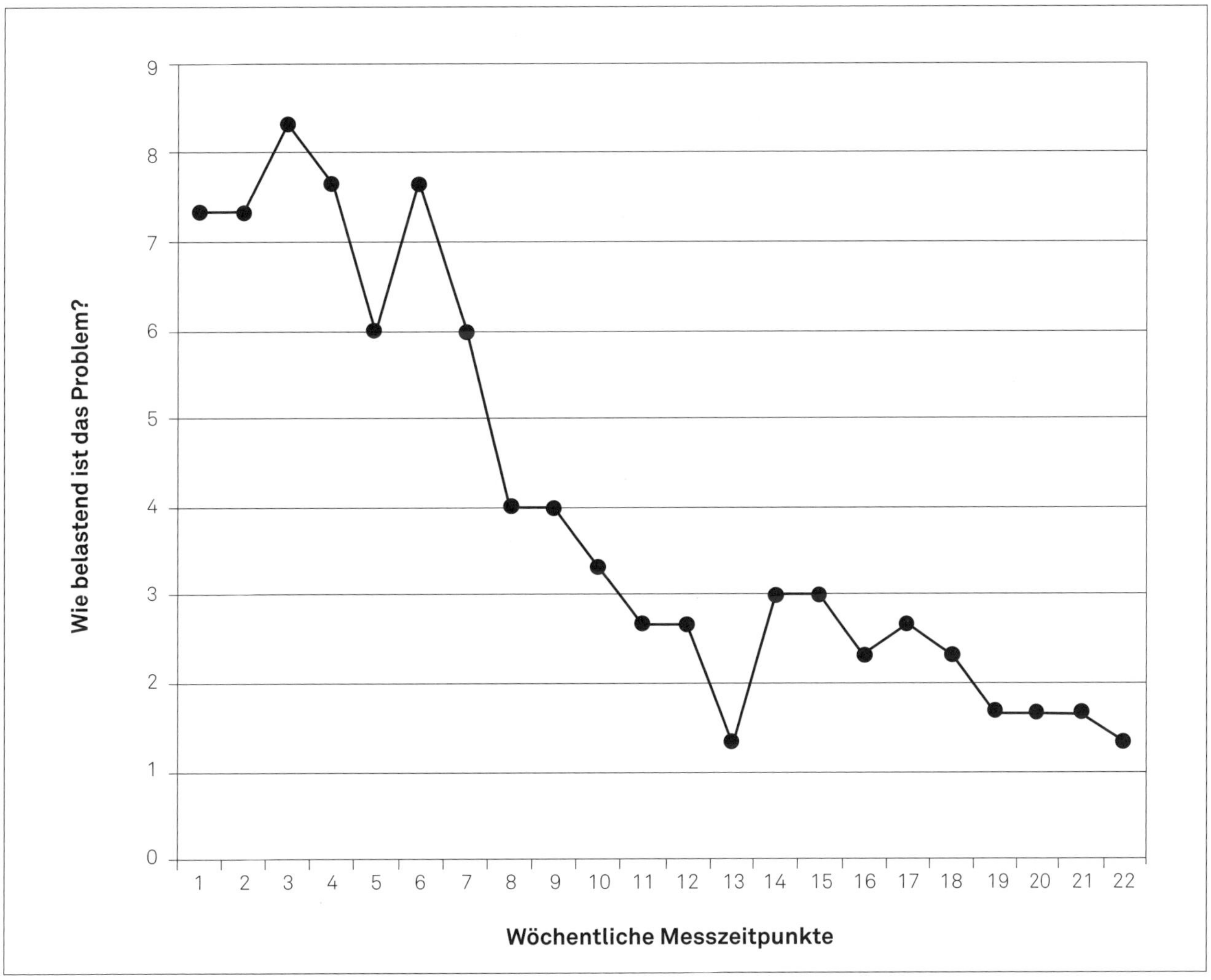

Abbildung 47: Individuelle Problemliste (G10) – Belastung

ein Anstieg beschrieben. Auf Wunsch der Patientin wurde bei Behandlungsabschluss eine erneute Testung mit dem HAWIK-III (Tewes et al., 1999) durchgeführt, Leonie erzielte hierbei einen Gesamtwert von IQ = 123 (Verbalteil: IQ = 123; Handlungsteil: IQ = 117). Es kann davon ausgegangen werden, dass dieses Ergebnis Leonies intellektuelle Fähigkeiten präziser abbildet, wobei der Re-Test-Effekt zu berücksichtigen ist.

Leonie schilderte, dass es sie noch immer in einigen Situationen Überwindung koste, mit Fremden zu sprechen, aber dass sie dies gerne selbstständig weiterüben wolle. Sie hatte den Wunsch, eine Therapiepause zu machen. Sowohl die Eltern als auch Leonie betrachteten die erreichten Veränderungen als ausreichend, um eine Behandlungspause auszuprobieren. Ein Follow-up-Termin nach mehreren Monaten wurde vereinbart. Leonie und ihren Eltern wurde angeboten, dass sie sich bei Bedarf wieder melden können.

Phase 7: Stabilisierung und Rückfallprävention

Mit Leonie wurden Strategien zur selbstständigen Bewältigung schwieriger Situationen entwickelt, u. a. der Einsatz hilfreicher Gedanken und der Strategien zur Emotionsregulation (vgl. Arbeitsblatt *GP-D-13 Mach dein Ding! - Gedanken* und Arbeitsblatt *GP-D-14 Mach dein Ding! - Gefühle*).

Beim Follow-up-Termin nach drei Monaten berichtete Leonie von einer positiven Weiterentwicklung, sie habe einige enge Freundinnen gewonnen und gehe regelmäßig mit diesen aus und unternehme viel. Ihre Stimmung sei meist ausgeglichen und sie könne mit Fremden oder vor Gruppen sprechen, auch wenn sie dabei zuweilen noch aufgeregt sei. Leonie berichtete, dass sie das Stipendium für den Auslandsaufenthalt erhalten hat und sich darauf freue. Die Schwierigkeiten mit Gleichaltrigen waren weiterhin stabil rückläufig. Auch die Eltern berichteten von einer weiterhin positiven Entwicklung der Tochter. Dem geplanten

Tabelle 13: Vergleich Eingangs- und Entlassungsdiagnostik

Instrument		Eingangsmessung	Abschlussmessung
Fragebogen für Jugendliche und Elternfragebogen über das Verhalten von Kindern und Jugendlichen (Arbeitsgruppe Deutsche Child Behaviour Checklist, 1998a, 1998b)	YSR – Gesamt	65	44
	YSR – Internal	81	42
	YSR – External	54	49
	(T-Werte)		
	CBCL – Gesamt	63	51
	CBCL – Internal	73	58
	CBCL – External	57	52
	(T-Werte)		
Diagnostik-System für psychische Störungen nach ICD-10 und DSM-IV für Kinder und Jugendliche (Döpfner et al., 2008)	SBB-ANG (Rohwerte)	0,79	0,12
	SBB-DES (Rohwerte)	1,14	0,24
	FBB-ANG (Rohwerte)	0,48	0,21
	FBB-DES (Rohwerte)	0,76	0,17
Sozialphobie- und Angstinventar für Kinder (Melfsen et al., 2001)	SPAIK (Rohwerte)	44,80	8,06
Adolescent Interpersonal Competence Questionnaire (Buhrmester, 1990)	AICQ (Rohwerte)	2,20	3,02
Depressionsinventar für Kinder und Jugendliche (Stiensmeier-Pelster et al., 2000)	DIKJ (Rohwerte)	30,00	10,00

Anmerkung: SBB = Selbstbeurteilungsbogen; FBB = Fremdbeurteilungsbogen; ANG = Angststörungen; DES = Depressive Störungen

Auslandsaufenthalt standen die Eltern mit gemischten Gefühlen gegenüber, einerseits zeigten sie sich besorgt, ob es Leonie in der fremden Umgebung auch gut gehen werde und ob sie tatsächlich „stabil" genug sei für diesen Schritt, andererseits waren sie stolz auf ihre Tochter und deren Mut, sich auf eine gänzlich neue Situation einzulassen. Auch bei einem weiteren Follow-up-Termin war die Situation stabil, weder die Eltern noch die Patientin sahen weiteren Bedarf. Leonie selbst verabschiedete sich mit dem Satz, dass sie ohne die Therapie „nicht so viel Schönes machen" würde.

Literatur

Abel, U. & Hautzinger, M. (2013). *Kognitive Verhaltenstherapie bei Depressionen im Kindes- und Jugendalter*. Berlin: Springer. https://doi.org/10.1007/978-3-642-29791-5

Alba, J., Calvete, E., Wante, L., Van Beveren, M.-L. & Braet, C. (2018). Early maladaptive schemas as moderators of the association between bullying victimization and depressive symptoms in adolescents. *Cognitive Therapy and Research, 42* (1), 24–35. https://doi.org/10.1007/s10608-017-9874-5

Allen, J.P., Isabella, G., Porter, M.R., Smith, F.D., Land, D. & Phillips, N. (2006). A Social-Interactional Model of the Development of Depressive Symptoms in Adolescence. *Journal of Consulting and Clinical Psychology, 74* (1) 55–65. https://doi.org/10.1037/0022-006X.74.1.55

American Psychiatric Association (APA)/Falkai, P., Wittchen, H.-U., Döpfner, M., Gaebel, W., Maier, W., Rief, W., Saß, H. & Zaudig, M. (2018). *Diagnostisches und Statistisches Manual Psychischer Störungen DSM-5®* (2., korr. Aufl.). Göttingen: Hogrefe.

Arbeitsgruppe Deutsche Child Behaviour Checklist (1998a). *Fragebogen für Jugendliche. Deutsche Bearbeitung der Youth Self Report. Einführung und Anleitung zur Handauswertung.* 2. Auflage, bearbeitet von M. Döpfner, J. Plück, S. Bölte, K. Lenz, P. Melchers & K. Heim. Köln: Arbeitsgruppe Kinder-, Jugendlichen- und Familiendiagnostik (KFJD).

Arbeitsgruppe Deutsche Child Behaviour Checklist (1998b). *Elternfragebogen über das Verhalten von Kindern und Jugendlichen. Deutsche Bearbeitung der Child Behaviour Checklist (CBCL4-18). Einführung und Anleitung zur Handauswertung.* 2. Auflage, bearbeitet von M. Döpfner, J. Plück, S. Bölte, K. Lenz, P. Melchers & K. Heim. Köln: Arbeitsgruppe Kinder-, Jugendlichen- und Familiendiagnostik (KFJD).

Arbeitsgruppe Deutsche Child Behaviour Checklist (1998c). *Lehrerfragebogen über das Verhalten von Kindern und Jugendlichen. Deutsche Bearbeitung der Teacher Report Form (TRF). Einführung und Anleitung zur Handauswertung.* 2. Auflage, bearbeitet von M. Döpfner, J. Plück, S. Bölte, K. Lenz, P. Melchers & K. Heim. Köln: Arbeitsgruppe Kinder-, Jugendlichen- und Familiendiagnostik (KFJD).

Arntz, A. & van Genderen, A. (2010). *Schematherapie bei Borderline Persönlichkeitsstörungen.* Weinheim: Beltz.

Auer, A. K. & Bohus, M. (Hrsg.). (2017). *Interaktives Skillstraining für Jugendliche mit Problemen der Gefühlsregulation (DBT-A): Das Therapeutenmanual – Akkreditiert vom Deutschen Dachverband DBT.* Stuttgart: Schattauer.

Beck, A. T. (1979). *Cognitive therapy and the emotional disorders.* New York: Penguin.

Beck, A. T., Davis, D. D. & Freeman, A. (Eds.). (2015). *Cognitive therapy of personality disorders.* New York: Guilford Publications.

Beck, J. S. (2013). *Praxis der Kognitiven Verhaltenstherapie.* Weinheim: Beltz.

Benesch, C., Görtz-Dorten, A., Breuer, D. & Döpfner, M. (2013). Erfassung aggressionsauslösender und -aufrechterhaltender Faktoren bei Kindern mit oppositionellen und aggressiven Verhaltensstörungen im Eltern-, Lehrer- und Selbsturteil. *Zeitschrift für Klinische Psychologie und Psychotherapie, 42,* 269–279. https://doi.org/10.1026/1616-3443/a000226

Bierman, K. L. (2004). *The Guilford series on social and emotional development. Peer rejection: Developmental processes and intervention strategies.* New York, NY: Guilford Press.

Bowlby, J. (1995). Bindung: Historische Wurzeln, theoretische Konzepte und klinische Relevanz. In G. Spangler & P. Zimmermann (Hrsg.), *Die Bindungstheorie.* Stuttgart: Klett-Cotta.

Brechwald, W. & Prinstein, M. (2011). Beyond Homophily: A Decade of Advances in Understanding Peer Influence Processes. *Journal of Research on Adolescence, 21,* 166-179. https://doi.org/10.1111/j.1532-7795.2010.00721.x

Brighi, A., Guarini, A., Melotti, G., Galli, S. & Genta, M. L. (2012). Predictors of victimisation across direct bullying, indirect bullying and cyberbullying. *Emotional and behavioural difficulties, 17* (3–4), 375–388. https://doi.org/10.1080/13632752.2012.704684

Bruch, M. A. & Heimberg, R. G. (1994). Differences in perceptions of parental and personal characteristics between generalized and nongeneralized social phobics. *Journal of Anxiety Disorders, 8* (2), 155–168. https://doi.org/10.1016/0887-6185(94)90013-2

Brunstein, J. C., Maier, G. W. & Dargel, A. (2007). Persönliche Ziele und Lebenspläne: Subjektives Wohlbefinden und proaktive Entwicklung im Lebenslauf. In J. Brandstädter & U. Lindenberger (Hrsg.), *Entwicklungspsychologie der Lebensspanne. Ein Lehrbuch* (S. 270–304). Stuttgart: Kohlhammer.

Buhrmester, D. (1990). Intimacy of Friendship, Interpersonal Competence, and Adjustment during Preadolescence and

Adolescence. *Child Development, 61* (4), 1101–1111. https://doi.org/10.2307/1130878

Buhrmester, D. & Furman, W. (1990). Perceptions of sibling relationships during middle childhood and adolescence. *Child development, 61* (5), 1387–1398. https://doi.org/10.2307/1130750

Büch, H. & Döpfner, M. (2012). *Soziale Ängste: Therapieprogramm für Kinder und Jugendliche mit Angst- und Zwangsstörungen (THAZ).* Göttingen: Hogrefe.

Calvete, E. (2014). Emotional abuse as a predictor of early maladaptive schemas in adolescents: Contributions to the development of depressive and social anxiety symptoms. *Child abuse & neglect, 38* (4), 735–746. https://doi.org/10.1016/j.chiabu.2013.10.014

Calvete, E., Orue, I. & Hankin, B. L. (2013). Transactional relationships among cognitive vulnerabilities, stressors, and depressive symptoms in adolescence. *Journal of Abnormal Child Psychology, 41* (3), 399–410. https://doi.org/10.1007/s10802-012-9691-y

Cámara, M. & Calvete, E. (2012). Early maladaptive schemas as moderators of the impact of stressful events on anxiety and depression in university students. *Journal of Psychopathology and Behavioral Assessment, 34,* 58–68. https://doi.org/10.1007/s10862-011-9261-6

Clark, D. A. & Beck, A. T. (1999). *Scientific foundations of cognitive theory and therapy of depression.* New York: John Wiley & Sons.

Cole, D. A., Maxwell, M. A., Dukewich, T. L. & Yosick, R. (2010). Targeted peer victimization and the construction of positive and negative self-cognitions: connections to depressive symptoms in children. *Journal of Clinical Child & Adolescent Psychology, 39,* 421–435. https://doi.org/10.1080/15374411003691776

Craske, M. G. & Mystkowski, J. L. (2006). Exposure Therapy and Extinction: Clinical Studies. In M. G. Craske, D. Hermans & D. Vansteenwegen (Eds.), *Fear and learning: From basic processes to clinical implications* (pp. 217–233). Washington, DC: American Psychological Association. https://doi.org/10.1037/11474-011

Crick, N. R. & Dodge, K. A. (1994). A review and reformulation of social information processing mechanisms in children's social adjustment. *Psychological Bulletin, 115,* 74–101. https://doi.org/10.1037/0033-2909.115.1.74

Crick, N. R. & Dodge, K. A. (1996). Social information-processing mechanisms in reactive and proactive aggression. *Child development, 67* (3), 993–1002. https://doi.org/10.2307/1131875

Cuddy, A. (2016). *Presence: Bringing Your Boldest Self to Your Biggest Challenges.* New York: Little, Brown and Company.

Dodge, K. A., Pettit, G. S. & Bates, J. E. (1994). Socialization mediators of the relation between socioeconomic status and child conduct problems. *Child development, 65* (2), 649–665. https://doi.org/10.2307/1131407

Dodge, K. A., Pettit, G. S., McClaskey, C. L. & Brown, M. M. (1986). Social competence in children. *Monographs of the Society for the Research in Child Development, 51* (2), Serial Number 213. https://doi.org/10.2307/1165906

Döpfner, M., Frölich, J. & Lehmkuhl, G. (2013). *Aufmerksamkeitsdefizit/Hyperaktivitätsstörung* (2., überarb. Aufl.). Göttingen: Hogrefe.

Döpfner, M. & Görtz-Dorten, A. (2017). *Diagnostik-System für psychische Störungen nach ICD-10 und DSM-5 für Kinder- und Jugendliche (DISYPS-III).* Bern: Hogrefe.

Döpfner, M., Görtz-Dorten, A. & Lehmkuhl, G. (2008). *Diagnostik-System für psychische Störungen nach ICD-10 und DSM-IV für Kinder- und Jugendliche (DISYPS-II).* Bern: Huber.

Döpfner, M. & Petermann, F. (2012). *Diagnostik psychischer Störungen im Kindes- und Jugendalter* (3., überarb. Aufl.). Göttingen: Hogrefe.

Döpfner, M., Plück, J. & Kinnen, C. (2014). *Deutsche Schulalter-Formen der Child Behavior Checklist von Thomas M. Achenbach. Elternfragebogen über das Verhalten von Kindern und Jugendlichen (CBCL/6-18R). Lehrerfragebogen über das Verhalten von Kindern und Jugendlichen (TRF/6-18R), Fragebogen für Jugendliche (YSR/11-18R).* Göttingen: Hogrefe.

Döpfner, M., Schlüter, S. & Rey, E.-R. (1981). Evaluation eines sozialen Kompetenztrainings für selbstunsichere Kinder im Alter von neun bis zwölf Jahren – Ein Therapievergleich. *Zeitschrift für Kinder- und Jugendpsychiatrie, 9,* 233–252.

Fleischhaker, C., Sixt, B. & Schulz, E. (2011). *DBT-A: Dialektisch-behaviorale Therapie für Jugendliche: Ein Therapiemanual mit Arbeitsbuch auf CD.* Berlin: Springer. https://doi.org/10.1007/978-3-642-13008-3

Fydrich, T. (2002). Soziale Kompetenz und soziale Performanz bei sozialer Phobie. In U. Stangier & T. Fydrich (Hrsg.), *Soziale Phobie und Soziale Angststörung* (S. 181–203). Göttingen: Hogrefe.

Gibb, B. E. (2002). Childhood maltreatment and negative cognitive styles: A quantitative and qualitative review. *Clinical Psychology Review, 22,* 223–246. https://doi.org/10.1016/S0272-7358(01)00088-5

Görtz-Dorten, A. & Döpfner, M. (2010). *Fragebogen zum aggressiven Verhalten von Kindern (FAVK), Manual.* Göttingen: Hogrefe.

Görtz-Dorten, A. & Döpfner, M. (2019). *Therapieprogramm für Kinder mit aggressivem Verhalten (THAV)* (2., überarb. u. erw. Aufl.). Göttingen: Hogrefe. https://doi.org/10.1026/02891-000

Görtz-Dorten, A., Perri, D. & Döpfner, M. (2018). *Fragebogen zur Erfassung störungsaufrechterhaltender Komponenten sozialer Angststörungen bei Kindern und Jugendlichen (FESKA).* Göttingen: Hogrefe.

Graaf, P. (2016). *Schematherapie mit Kindern, Jugendlichen und Erwachsenen. Kartenset mit 56 Bildkarten.* Weinheim: Beltz.

Grawe, K. (2004). *Neuropsychotherapie.* Göttingen: Hogrefe.

Greco, L. & Hayes, S. (2011). *Akzeptanz und Achtsamkeit in der Kinder- und Jugendlichenpsychotherapie.* Weinheim: Beltz.

Grob, A. & Smolenski, C. (2009). *Fragebogen zur Erhebung der Emotionsregulation bei Kindern und Jugendlichen (FEEL-KJ)* (2., akt. u. erg. Aufl.). Bern: Huber.

Harris, R. (2009). *ACT Made Simple: An Easy-To-Read Primer on Acceptance and Commitment Therapy.* Oakland, CA: New Harbinger.

Harris, R. (2016). *Akzeptanz- und Commitmenttherapie. 56 Bildkarten zum Erarbeiten von Werten und Zielen.* Weinheim: Beltz.

Hinsch, R. & Pfingsten, U. (2002). *Gruppentraining sozialer Kompetenzen (GSK). Grundlagen, Durchführung, Anwendungsbeispiele.* Weinheim: Beltz.

Hinsch, R. & Pfingsten, U. (2015). *Das Gruppentraining sozialer Kompetenzen (GSK). Grundlagen, Durchführung, Materialien* (6. Aufl.). Weinheim: PVU

Hölling, H., Schlack, R., Petermann, F., Ravens-Sieberer, U., Mauz, E. & KiGGS Study Group (2014). Psychische Auffälligkeiten und psychosoziale Beeinträchtigungen bei Kindern und Jugendlichen im Alter von 3 bis 17 Jahren in Deutschland – Prävalenz und zeitliche Trends zu 2 Erhebungszeitpunkten (2003–2006 und 2009–2012). Ergebnisse der KiGGS-Studie – Erste Folgebefragung (KiGGS Welle 1). *Bundesgesundheitsblatt – Gesundheitsforschung – Gesundheitsschutz, 57* (7), 807–819. Berlin: Springer. https://doi.org/10.1007/s00103-014-1979-3

Hudson, J. L. & Rapee, R. M. (2000). The origins of social phobia. *Behavior Modification, 24*, 102–129. https://doi.org/10.1177/0145445500241006

Jacob, G. & Arntz, A. (2015). *Schematherapie in der Praxis.* Weinheim: Beltz.

Jansen, A., Melchers, K. G. & Kleinmann, M. (2012). Der Beitrag sozialer Kompetenz zur Vorhersage beruflicher Leistung. *Zeitschrift für Arbeits-und Organisationspsychologie A&O, 56*, 87–97. https://doi.org/10.1026/0932-4089/a000077

Jenny, B., Goetschel, P., Isenschmidt, M. & Steinhausen, H. C. (2011). *KOMPASS-Zürcher Kompetenztraining für Jugendliche mit Autismus-Spektrum-Störungen: Ein Praxishandbuch für Gruppen- und Einzelinterventionen.* Stuttgart: Kohlhammer.

Jürgens, B. & Lübben, S. (2014). *Gruppentraining sozialer Kompetenzen für Kinder und Jugendliche GSK-KJ.* Weinheim: Beltz.

Kanfer, F. H., Reinecker, H. & Schmelzer (2000). *Selbstmanagement-Therapie: Ein Lehrbuch für die klinische Praxis* (3. Aufl.). Berlin: Springer.

Kanfer, F., Reinecker, H. & Schmelzer, D. (2012). *Selbstmanagement-Therapie: Ein Lehrbuch für die klinische Praxis* (5. Aufl.). Berlin: Springer.

Kaufman, A. S. & Kaufman, N. L. (2015). *KABC-II. Kaufman Assessment Battery for Children-II.* Deutschsprachige Fassung von P. Melchers und M. Melchers. Frankfurt: Pearson.

Krowatscheck, D., Krowatschek, G. & Wingert, G. (2017). *MKT-J. Marburger Konzentrationstraining für Jugendliche* (4. Aufl.). Dortmund: Borgmann Media.

La Greca, A. M. & Harrison, H. M. (2005). Adolescent peer relations, friendships, and romantic relationships: do they predict social anxiety and depression? *Journal of clinical child and adolescent psychology, 34* (1), 49–61. https://doi.org/10.1207/s15374424jccp3401_5

Landolt, M. A. & Hensel, T. (Hrsg.). (2012). *Traumatherapie bei Kindern und Jugendlichen* (2. Aufl.). Göttingen: Hogrefe.

Lester, L., Cross, D., Shaw, T. & Dooley, J. (2012). Adolescent bully-victims: Social health and the transition to secondary school. *Cambridge Journal of Education, 42* (2), 213–233. https://doi.org/10.1080/0305764X.2012.676630

Loose, C., Graaf, P. & Zarbock, G. (2013). *Schematherapie bei Kindern und Jugendlichen.* Weinheim: Beltz.

Loose, C. & Lechmann, C. (2019). *Schematherapie mit Jugendlichen: Beltz Video-Learning.* Unter Mitarbeit von E. Dresbach. Weinheim: Beltz.

Loose, C., Meyer, F. & Pietrowsky, R. (2018). The Dusseldorf Illustrated Schema Questionnaire for Children (DISC). *Psicologia: Reflexão e Crítica, 31*, 7. https://doi.org/10.1186/s41155-018-0087-y

Lopez, C. & DuBois, D. L. (2005). Peer victimization and rejection: Investigation of an integrative Model of effects on emotional, behavioral and academic adjustment in early adolescence. *Journal of Clinical Child and Adolescent Psychology, 34*, 25–36. https://doi.org/10.1207/s15374424jccp3401_3

Louis, J., Wood, A., Lockwood, G., Ho, M.-H. & Ferguson, E. (2017). Positive Clinical Psychology and Schema Therapy (ST): The Development of the Young Positive Schema Questionnaire (YPSQ) to Complement the Young Schema Questionnaire 3 Short Form (YSQ-S3). *Psychological Assessment, 30*. https://doi.org/10.1037/pas0000567

Lübben, K. & Pfingsten, U. (1999). Soziale Kompetenztrainings als Intervention für unsichere Kinder. In J. Margraf & K. Rudolf (Hrsg.), *Soziale Kompetenz/Soziale Phobie.* Hohengehren: Schneider Verlag.

Luebbe, A. M., Bell, D. J., Allwood, M. A., Swenson, L. P. & Early, M. C. (2010). Social information processing in children: Specific relations to anxiety, depression, and affect. *Journal of Clinical Child & Adolescent Psychology, 39* (3), 386–399. https://doi.org/10.1080/15374411003691685

Marston, E., Hare, A. & Allen, J. P. (2010). Rejection Sensitivity in Late Adolescence: Social and Emotional Sequelae. *Journal of Research on Adolescence, 20* (4), 959–982. https://doi.org/10.1111/j.1532-7795.2010.00675.x

McCarthy, M. C. & Lumley, M. N. (2012). Sources of emotional maltreatment and the differential development of unconditional and conditional schemas. *Cognitive Behaviour Therapy, 41* (4), 288–297. https://doi.org/10.1080/16506073.2012.676669

McDougall, P. & Vaillancourt, T. (2015). Long-term adult outcomes of peer victimization in childhood and adolescence: pathways to adjustment and maladjustment. *American Psychologist, 70* (4), 300. https://doi.org/10.1037/a0039174

McKay, M., Lev, A. & Skeen, M. (2013). *ACT & Schematherapie. Interpersonelles Verhalten durch Achtsamkeit, Akzeptieren und Schemagewahrsein verändern* (S. 89–109). Lichtenau: Probst.

Medienpädagogischer Forschungsverbund Südwest (2018). *JIM Jugend, Information, Medien: Basisuntersuchung zum Medienumgang 12- bis 19-Jähriger in Deutschland.* https://www.mpfs.de/studien/jim-studie/2018.

Melfsen, S. (2002). Soziale Phobie bei Kindern und Jugendlichen. In U. Stangier & T. Fydrich (Hrsg.), *Soziale Phobie und Soziale Angststörung* (S. 264–290). Göttingen: Hogrefe.

Melfsen, S., Florin, I. & Warnke, A. (2001). *Sozialphobie und -angstinventar für Kinder (SPAIK); Manual.* Göttingen: Hogrefe.

Miller, W.R. & Rollnick, S. (2002). *Motivational interviewing. Preparing People for Change* (2nd ed). New York: Guilford Press.

Miller, W.R. & Rollnick, S. (2015). *Motivierende Gesprächsführung: Motivational Interviewing* (3. Aufl.). Freiburg im Breisgau: Lambertus.

Moeller, M. L. (2010). *Die Wahrheit beginnt zu zweit: Das Paar im Gespräch.* Reinbek: Rowohlt.

Mohr, A. (2000). *Peer-Viktimisierung in der Schule und ihre Bedeutung für die seelische Gesundheit von Jugendlichen.* Lengerich: Pabst.

Mohr, C. & Schneider, S. (2015). Zur Rolle der Exposition bei der Therapie von Angststörungen. *Verhaltenstherapie, 25* (1), 32–39. https://doi.org/10.1159/000376614

Moll, B. & Thomasius, R. (2019). *Kognitiv-verhaltenstherapeutisches Gruppenprogramm für Jugendliche mit abhängigem Computer- oder Internetgebrauch: Das „Lebenslust statt Onlineflucht"-Programm.* Göttingen: Hogrefe. https://doi.org/10.1026/02935-000

Neff, K. (2012). *Selbstmitgefühl.* München: Random House.

Noeker, M. (2008). *Funktionelle und somatoforme Störungen im Kindes- und Jugendalter.* Göttingen: Hogrefe.

Noeker, M. & Petermann, F. (2008). Resilienz: Funktionale Adaptation an widrige Umgebungsbedingungen. *Zeitschrift für Psychiatrie, Psychologie und Psychotherapie, 56,* 255–263. https://doi.org/10.1024/1661-4747.56.4.255

Olweus, D. (1993). Victimization by peers: Antecedents and longterm outcomes. In K. H. Rubin & J. B. Asendorpf (Eds.), *Social withdrawal, inhibition and shyness in childhood* (pp. 315–341). Hillsdale NJ: Lawrence Erlbaum Associates, Inc.

Olweus, D. (1999). Sweden. In R. Catalano, J. Junger-Tas, Y. Morita, D. Olweus, P. Slee & P. K. Smith (Eds.), *The nature of school bullying: A cross-national perspective* (pp. 7–27). London, UK: Routledge.

Olweus, D. (2002). *Gewalt in der Schule. Was Lehrpersonen und Eltern wissen sollten – und tun können* (3. Aufl.). Bern: Huber.

Olweus, D., Catalano, R. & Slee, P. (1999). *The nature of school bullying: A cross-national perspective.* London, UK: Routledge.

Owens, L., Slee, P.T. & Shute, R. (2000). 'It hurts a hell of a lot': The effects of indirect aggression on girls. *School Psychology International,* 21 (2), 257–274. https://doi.org/10.1177/0143034300214002

Parker, J. G., Rubin, K. H., Price, J. M. & DeRosier, M. E. (1996). Peer Relationships, Child Development and Adjustment. A Developmental Psychopathology Perspective. In D. Cichetti & D. J. Cohen (Eds.), *Developmental Psychopathology. Risk, Disorder and Adaptation* (Vol. 2). New York: Wiley and Sons.

Paschke-Müller, M., Biscaldi, M., Rauh, R., Fleischhaker, C. & Schulz, E. (2012). *TOMTASS – Theory-of-Mind-Training bei Autismusspektrumstörungen.* Berlin: Springer.

Petermann, F. & Beckers, L. (2014). *DAF: Differentieller Aggressionsfragebogen (DAF). Ein Verfahren zur Erfassung reaktiver und proaktiver Aggression bei Kindern und Jugendlichen; Manual.* Göttingen: Hogrefe.

Petermann, F., Döpfner, M. & Schmidt, M. H. (2007). *Aggressiv-dissoziale Störungen. Leitfaden für Kinder- und Jugendpsychotherapie* (2. Aufl.). Göttingen: Hogrefe.

Petermann, F. & Petermann, U. (2017). *Training mit Jugendlichen. Aufbau von Arbeits- und Sozialverhalten* (10. Aufl.). Göttingen: Hogrefe. https://doi.org/10.1026/02814-000

Petermann, F., Schmidt, M. H. & Suing, M. (2012). *KANN: Kompetenzanalyseverfahren; Fremdbeurteilung beobachtbarer personaler Ressourcen bei Kindern und Jugendlichen; Manual.* Göttingen: Hogrefe.

Pfingsten, U. (2009). Soziale Kompetenzen. In A. Lohaus & H. Domsch (Hrsg.), *Psychologische Förder- und Interventionsprogramme für das Kindes- und Jugendalter.* Berlin: Springer.

Plück, J., Döpfner, M. & Lehmkuhl, G. (2000). Internalisierende Auffälligkeiten bei Kindern und Jugendlichen in Deutschland – Ergebnisse der PAK-KID-Studie. *Kindheit und Entwicklung, 9,* 133–142. https://doi.org/10.1026//0942-5403.9.3.133

Potreck-Rose, F. (2018). *Von der Freude, den Selbstwert zu stärken* (13. Aufl.). Stuttgart: Klett-Cotta.

Potreck-Rose, F. & Jacob, G. (2016). *Selbstzuwendung, Selbstakzeptanz, Selbstvertrauen* (10. Aufl.). Stuttgart: Klett-Cotta.

Prinstein, M. J., Cheah, C. S. & Guyer, A. E. (2005). Peer Victimization, Cue Interpretation, and Internalizing Symptoms: Preliminary Concurrent and Longitudinal Findings for Children and Adolescents. *Journal of Clinical Child and Adolescent Psychology, 34* (1), 11–24.

Rademacher, C. & Döpfner, M. (in Vorb.). *Familienprobleme im Jugendalter. SELBST – Therapieprogramm für Jugendliche mit Selbstwert-, Leistungs- und Beziehungsstörungen.* Göttingen: Hogrefe.

Rademacher, C., Hautmann, C. & Döpfner, M. (2017). Behandlung von Eltern-Jugendlichen-Konflikten nach dem Therapieprogramm für Jugendliche mit Selbstwert-, Leistungs-, und Beziehungsstörungen (SELBST) – Konzeption und Ergebnisse einer Pilotstudie. *Zeitschrift für Kinder- und Jugendpsychiatrie und Psychotherapie, 45,* 283–294. https://doi.org/10.1024/1422-4917/a000440

Rademacher, C., Walter, D. & Döpfner, M. (2002). SELBST – ein Therapieprogramm zur Behandlung von Jugendlichen mit Selbstwert-, Aktivitäts- und Affekt-, Leistungs- und Beziehungsstörungen. *Kindheit und Entwicklung, 11,* 107–118.

Raskauskas, J. & Stoltz, A. D. (2007). Involvement in traditional and electronic bullying among adolescents. *Developmental psychology, 43* (3), 564. https://doi.org/10.1037/0012-1649.43.3.564

Reddemann, L. (2011). *Psychodynamisch Imaginative Traumatherapie.* Stuttgart: Klett-Cotta.

Remschmidt, H., Schmidt, M. H. & Poustka, F. (2017). *Multiaxiales Klassifikationsschema für psychische Störungen des Kindes- und Jugendalters nach ICD-10.* Bern: Hogrefe. https://doi.org/10.1024/85759-000

Roediger E. (2018). *Was ist Schematherapie? Eine Einführung in Grundlagen, Modell und Anwendung* (3. Aufl.). Paderborn: Junfermann.

Roediger, E., Behary, W. & Zarbock, G. (2013). *Passt doch! Paarkonflikte verstehen und lösen mit der Schematherapie*. Weinheim: Beltz.

Rohrmann, S., Hodapp, V., Schnell, K., Tibubos, A., Schwenkmezger, P. & Spielberger, C. D. (2013). *Das State-Trait-Ärgerausdrucks-Inventar* – 2. Deutschsprachige Adaptation des State-Trait Anger Expression Inventory-2 (STAXI-2) von Charles D. Spielberger. Bern: Huber.

Rubin, K. H. (1993). The Waterloo Longitudinal Project: Correlates and consequences of social withdrawal from childhood to adolescence. In K. H. Rubin & J. B. Asendorpf (Eds.), *Social withdrawal, inhibition, and shy-ness in childhood* (pp. 291–314). Hillsdale, NJ: Lawrence Erlbaum.

Sachse, R., Sachse, M. & Fasbender, J. (2011). *Klärungsorientierte Psychotherapie von Persönlichkeitsstörungen*. Göttingen: Hogrefe.

Salmivalli, C., Lagerspetz, K., Björkqvist, K., Österman, K. & Kaukiainen, A. (1996). Bullying as a group process: Participant roles and their relations to social status within the group. *Aggressive Behavior: Official Journal of the International Society for Research on Aggression, 22* (1), 1–15.

Sandstrom, M. (2004). Pitfalls of the Peer-World: How Children Cope with Common Rejection Experiences. *Journal of Abnormal Child Psychology, 32* (1), 67–81. https://doi.org/10.1023/B:JACP.0000007581.95080.8b

Sautter, H., Schwarz, K. & Trost, R. (2012). *Kinder und Jugendliche mit Autismus-Spektrum-Störung: neue Wege durch die Schule*. Stuttgart: Kohlhammer.

Schäfer, M. & Korn, S. (2004). Bullying als Gruppenphänomen: Eine Adaptation des „Participant Role" Ansatzes. *Zeitschrift für Entwicklungspsychologie und Pädagogische Psychologie, 36* (1), 19–29. https://doi.org/10.1026/0049-8637.36.1.19

Scheithauer, H. & Bull, H. D. (2007). Unterrichtsbegleitende Förderung sozialer Kompetenzen und Prävention von Bullying im Jugendalter – das fairplayer.manual. *Gruppenpsychotherapie und Gruppendynamik, 43*, 277–293. https://doi.org/10.13109/grup.2007.43.4.277

Scheithauer, H. & Bull, H. D. (2010). Das Fairplayer Manual zur unterrichtsbegleitenden Förderung sozialer Kompetenzen und Prävention von Bullying im Jugendalter: Ergebnisse der Pilotevaluation. *Praxis der Kinderpsychologie und Kinderpsychiatrie, 59* (4), 266–281. https://doi.org/10.13109/prkk.2010.59.4.266

Scheithauer, H., Hayer, T., Petermann, F. & Jugert, G. (2006). Physical, verbal, and relational forms of bullying among German students: Age trends, gender differences, and correlates. *Aggressive Behavior, 32* (3), 261–275. https://doi.org/10.1002/ab.20128

Scheithauer, H. & Schultze-Krumbholz, A. (2015). Cybermobbing. In C. Möller (Hrsg.), *Internet- und Computersucht. Ein Praxishandbuch für Therapeuten, Pädagogen und Eltern* (S. 77–85). Stuttgart: Kohlhammer.

Schmeck, K. & Schlüter-Müller, S. (2008). *Persönlichkeitsstörungen im Jugendalter*. Berlin: Springer.

Schmidt-Denter, U. (2005). *Soziale Beziehungen im Lebenslauf*. Weinheim: Beltz.

Schmitt, E. (2010). *Konzeption und Evaluation eines Therapiemanuals nach dem Selbstmanagementansatz zur Behandlung von Gleichaltrigenbeziehungsstörungen im Jugendalter*. Unveröffentlichte Dissertation. Universität zu Köln.

Schnell, T. (2014). *Moderne Kognitive Verhaltenstherapie bei schweren psychischen Störungen. Lösungswege für die Psychotherapie schwieriger Patienten*. Berlin, Heidelberg: Springer.

Schreiter, T. & Döpfner, M. (in Vorb.). *Selbstwertprobleme im Jugendalter. SELBST – Therapieprogramm für Jugendliche mit Selbstwert-, Leistungs- und Beziehungsstörungen*. Göttingen: Hogrefe.

Schultze-Krumbholz, A., Schultze, M., Zagorscak, P., Wölfer, R. & Scheithauer, H. (2016). Feeling cybervictims' pain – The effect of empathy training on cyberbullying. *Aggressive Behavior, 42* (2), 147–156. https://doi.org/10.1002/ab.21613

Schultze-Krumbholz, A., Zagorscak, P., Siebenbrock, A. & Scheithauer, H. (2012). *Medienhelden: Unterrichtsmanual zur Förderung von Medienkompetenz und Prävention von Cybermobbing*. München: Reinhardt.

Schwarzer, R. & Jerusalem, M. (Hrsg.). (1999). *Skalen zur Erfassung von Lehrer- und Schülermerkmalen. Dokumentation der psychometrischen Verfahren im Rahmen der Wissenschaftlichen Begleitung des Modellversuchs Selbstwirksame Schulen*. Berlin: Freie Universität Berlin.

Schwenkmezger, P., Hodapp, V. & Spielberger, C. D. (1992). *State-Trait-Ärgerausdrucks-Inventar (STAXI)*. Bern: Huber.

Seiffge-Krenke, I. (2008). *Psychotherapie und Entwicklungspsychologie: Beziehungen: Herausforderungen, Ressourcen, Risiken*. Berlin: Springer Science & Business Media.

Shute, R., Owens, L. & Slee, P. T. (2002). 'You just look at them and give them daggers': Adolescent girls' use of nonverbal aggression. *International Journal of Adolescence, 10*, 353–372. https://doi.org/10.1080/02673843.2002.9747911

Siegel, D. (2013). *Achtsame Kommunikation mit Kindern: Zwölf revolutionäre Strategien aus der Hirnforschung für die gesunde Entwicklung Ihres Kindes*. Freiburg: arbor.

Siegmund, A., Räth, D., Finck, C. Meves, A. M., Stoy, M. & Ströhle, A. (2011). Young-Schemafragebogen. Psychometrische Eigenschaften einer deutschen Kurzform. *Psychotherapie, 16*, 207–212.

Skogbrott Birkeland, M., Breivik, K. & Wold, B. (2014). Peer acceptance protects global self-esteem from negative effects of low closeness to parents during adolescence and early adulthood. *Journal of Youth and Adolescence, 43* (1), 70–80. https://doi.org/10.1007/s10964-013-9929-1

Smith, P. K. & Ananiadou, K. (2003). The nature of school bullying and the effectiveness of school-based interventions. *Journal of Applied Psychoanalytic Studies, 5* (2), 189–209.

Spröber, N., Schlottke, P. F. & Hautzinger, M. (2008). *Bullying in der Schule: das Präventions- und Interventionsprogramm PRoACT+ E; mit CD-ROM und DVD*. Weinheim: Beltz.

Stiensmeier-Pelster, J., Braune-Krickau, M., Schürmann, M. & Duda, K. (2000). *Depressionsinventar für Kinder und Jugendliche* (2. Aufl.). Göttingen: Hogrefe

Stiensmeier-Pelster, J., Braune-Krickau, M., Schürmann, M. & Duda, K. (2014). *Depressionsinventar für Kinder und Jugendliche* (3. Aufl.). Göttingen: Hogrefe.

Strasberg, L. (2001). *Schauspielen und das Training des Schauspielers. Beiträge zur „Method"* (5. Aufl.). Berlin: Alexander.

Strauß, B. & Schmidt, S. (1997). Die Bindungstheorie und ihre Relevanz für die Psychotherapie. *Psychotherapeut, 42* (1), 1–16. https://doi.org/10.1007/s002780050048

Suhr-Dachs, L. & Döpfner, M. (2015). *Leistungsängste: Therapieprogramm für Kinder und Jugendliche mit Angst- und Zwangsstörungen (THAZ)* (2. Aufl.). Göttingen: Hogrefe. https://doi.org/10.1026/02695-000

TADS Team (2003). Treatment for Adolescents with Depression Study (TADS): rationale, design, and method. *Journal of the American Academy of Child and Adolescent Psychiatry, 42* (5), 531–542.

TADS Team (2004). Fluoxetine, Cognitive-Behavioral-Therapy, and their Combination for Adolescents with Depression. A Randomized Controlled Trial. *Journal of the American Medical Association, 292*, 807–820.

TADS Team (2005). The Treatment for Adolescents with Depression Study (TADS): Demographic and Clinical Characteristics. *Journal of the American Academy of Child and Adolescent Psychiatry, 44* (1), 28–40.

Tewes, U., Rossmann, P. & Schallberger, U. (1999). *Hamburg-Wechsler-Intelligenztest für Kinder – III (HAWIK-III)*. Bern: Huber.

Thimm, J. (2013). Early maladaptive schemas and interpersonal problems: A circumplex analysis of the YSQ-SF. *International Journal of Psychology and Psychological Therapy, 13* (1), 113–124.

Ullrich, R. & de Muynck, R. (2008). Aufbau sozialer Kompetenz: Selbstsicherheitstraining, Assertivenesstraining. In M. Linden & M. Hautzinger (Hrsg.). *Verhaltenstherapiemanual*. Berlin: Springer.

Vitaro, F., Brendgen, M. & Barker, D. (2006). Subtypes of aggressive behaviors: A developmental perspective. *International Journal of Behavioral Development, 30* (1), 12–19. https://doi.org/10.1177/0165025406059968

Wachs, S. & Wolf, K. D. (2011). Zusammenhänge zwischen Cyberbullying und Bullying – erste Berichte aus einer Selbstberichtsstudie. *Praxis der Kinderpsychologie und Kinderpsychiatrie, 60* (9), 735–744. https://doi.org/10.13109/prkk.2011.60.9.735

Walter, D. & Döpfner, M. (2007). Die Behandlung von Jugendlichen mit Leistungsstörungen mit dem Therapieprogramm SELBST-Konzept und Stabilität der Veränderungen während der Therapie. *Zeitschrift für Kinder- und Jugendpsychiatrie und Psychotherapie, 35* (4), 281–290. https://doi.org/10.1024/1422-4917.35.4.281

Walter, D. & Döpfner, M. (2009). *Leistungsprobleme im Jugendalter: SELBST – Therapieprogramm für Jugendliche mit Selbstwert-, Leistungs- und Beziehungsstörungen* (Band 2). Göttingen: Hogrefe.

Walter, D., Rademacher, C., Schürmann, S. & Döpfner, M. (2007). *Grundlagen der Selbstmanagementtherapie bei Jugendlichen: SELBST – Ein Therapieprogramm für Jugendliche mit Selbstwert-, Leistungs- und Beziehungsstörungen* (Band 1). Göttingen: Hogrefe.

Watson, J. & Newsdale, D. (2012). Rejection Sensitivity, Social Withdrawal, and Loneliness in Young Adults. *Journal of Applied Social Psychology, 42* (9), 1984–2055. https://doi.org/10.1111/j.1559-1816.2012.00927.x

Wechsler, D. (2017). *Wechsler Intelligence Scale for Children – Fifth Edition (WISC-V)*. Deutsche Bearbeitung F. Petermann. Frankfurt a. M.: Pearson Assessment.

Whittington, C. J., Kendall, T., Fonagy, P., Cottrell, D., Cotgrove, A. & Boddington, E. (2004). Selective serotonin reuptake inhibitors in childhood depression: systematic review of published versus unpublished data. *The Lancet, 363* (9418), 1341–1345.

Wilken, B. (2015). *Methoden der kognitiven Umstrukturierung* (7. Aufl.). Stuttgart: Kohlhammer.

Wölfling, K., Jo, C., Bengesser, I., Beutel, M. E. & Müller, K. W. (2013). *Computerspiel- und Internetsucht: Ein kognitiv-behaviorales Behandlungsmanual*. Stuttgart: Kohlhammer.

Young, J. E., Klosko, J. S. & Weishaar, M. E. (2008). *Schematherapie. Ein praxisorientiertes Handbuch* (2. Aufl.). Paderborn: Junfermann.

Young, J. E., Brown, G., Zarbock, G., Baumann-Frankenberger, P., Grutschpalk, J. & Berbalk, H. (2003, 2010). *Young Schema Questionnaire short form (YSQ-S3R)*. Eckernförde: Institut für Schematherapie.

Zens, C. & Hagena S. (2013). Schematherapie bei Jungerwachsenen. In C. Loose, P. Graaf & G. Zarbock (Hrsg.), *Schematherapie mit Kindern und Jugendlichen*. Weinheim: Beltz.

Anhang

Übersicht über die Materialien auf der CD-ROM	
SELBST-Grundlagen	
Materialien aus SELBST-Grundlagen	• G01 SELBST-EX • G02 Schweigepflichtsentbindung • G03 SELBST-JF-6M • G04 SELBST-JF-1W • G05 SELBST-EF-6M • G06 SELBST-EF-1W • G07 SELBST-LF-6M • G08 SELBST-LF-1W • G09 Auswertung SELBST-Bögen* • G10 Problemliste • G11 Zielliste • G12 Tagebuch Aktivitäten • G13 JOB der Woche – Protokoll* • G14 Was ist das Problem? • G15 Was ist passiert? • G16 Mein Problem: Vorteile & Nachteile • G17 Was denken die anderen? • G18 Woher kommen die Probleme? Individuelles Modell • G19 Störungsmodell – Therapeut • G20 Woher kommen die Probleme? Gemeinsames Modell • G21 Wo geht's hin? • G22 Mein Ziel: Vorteile & Nachteile • G23 What to do? • G24 Zusammenfassung von Problemen & Zielen • G25 So wird's gemacht!* • G26 Veränderungsplan • G27 Familiäre Belastungen • G28 Therapieplanung – Therapeut • G29 Verlaufsanalyse • G30 So geht's weiter • G31 Do and Don't • G32 Situationsanalyse & Notfallplan

* Bitte beachten Sie, dass bei diesem Material Korrekturen bzw. Veränderungen gegenüber dem Material aus dem Band „Grundlagen der Selbstmanagmenttherapie bei Jugendlichen, Band 1" von Walter et al. (2007) vorgenommen wurden. Bitte verwenden Sie zukünftig nur noch diese veränderte Version.

SELBST-Gleichaltrigenprobleme	
Diagnostik	• GP-D-1 SELBST-Explorationsschema-Gleichaltrigenprobleme • GP-D-2.1 Mitschüler – Soziogramm Schule • GP-D-2.2 Freundeskreis – Soziogramm allgemein • GP-D-3 Überzeugungen über andere und über mich ... • GP-D-4 SELBST-Checkliste-Gleichaltrigenprobleme • GP-D-5 Situationen mit anderen Jugendlichen • GP-D-6 Was immer wieder passiert ... • GP-D-7 Beziehungsprogramme, die es leicht machen ... • GP-D-8 Beziehungsprogramme, die es schwer machen ... • GP-D-9 Gedanken, Gefühle, Reaktionen • GP-D-10 Gedanken, Gefühle, Reaktionen und unsere Ziele • GP-D-11 Your time! • GP-D-12 Modusmodell • Zusatzinformation zu GP-D-12 Modusmodell • GP-D-13 Mach dein Ding! – Gedanken • GP-D-14 Mach dein Ding! – Gefühle • GP-D-15 Deine Schokoladenseite
Materialien für den Therapeuten	• GP-TH-1 Soziale Situationen und soziale Stile – Übersicht Problem-situationen • GP-TH-2 Ergebnisse der Diagnostik • GP-TH-3 Interpersonale Schemata bei Gleichaltrigenproblemen • GP-TH-4 Störungsmodell Gleichaltrigenprobleme – Therapeut • GP-TH-5 Behandlungsplan • GP-TH-6 Keep calm and use your mind! Beschreibung der Strategien • GP-TH-7 Imagine • GP-TH-8 Soziale Situationen und soziale Stile – Ziele Fertigkeiten-training • GP-TH-9 Talking to chairs
JOB der Woche	• JdW Check it! • JdW Think! • JdW Test it! • JdW Do it! • JdW Eltern
Baustein 1: Soziale Informationsverarbeitung und soziales Selbstbild	• GP-I-J1 Was denkst du? • GP-I-J2 Wie fühlst du dich? • GP-I-J3 Checkliste Denkfehler • GP-I-J4 Das Denken steuern lernen • GP-I-J5 Keep calm and use your mind! – Positive Strategien • GP-I-J6 YBFE – Your best friend ever • GP-I-J7 Denken wie ein Freund • GP-I-J8 Was gute Freunde können... • GP-I-J9 Meine Schokoladenseite • JdW I1 Was ich mit anderen gut mache • JdW I2 Ärgert der noch oder mobbt der schon?! • JdW I3 Ist es so... oder so? • JdW I4 Schokoladenseite zeigen
Baustein 2: Kognitionen Jugendlicher	• GP-K-J1 Glaube nicht alles, was du denkst! • GP-K-J2 Wie Denkfallen entstehen • GP-K-J3 Tief in der Denkfalle • GP-K-J4 Woher kommen die Gedanken? • GP-K-J5 Alles auf Autopilot! – Automatische Reaktionen • GP-K-J6 Gedankencheck • GP-K-J7 Faire Gedanken • GP-K-J8 Raus aus der Denkfalle!

Baustein 3: Kognitionen Eltern	• GP-K-E1 Was läuft gut bei uns? • GP-K-E2 Einstellungen und Botschaften in der Familie • GP-K-E3 Einstellungen der Eltern – Analyse • GP-K-E4 Bedürfnisse und Botschaften • GP-K-E5 Gute Gedanken für meinen Sohn/meine Tochter • GP-K-E6 Wie sage ich es meinem Kind?
Baustein 4: Emotionsregulation	• GP-E-J1 Positive Gefühle – und wozu sie gut sind • GP-E-J2 Negative Gefühle – und wozu sie gut sind • GP-E-J3 Sei dein Freund! • GP-E-J4 Wo die Gefühle herkommen • GP-E-J5 Es geht auch anders • GP-E-J6 Let's talk • GP-E-J7 Expo • GP-E-J8 Sei ein Freund! • JdW E1 Good for you! • JdW E2 Keep calm and watch your feelings • JdW E3 Es geht auch anders! • JdW E4 Just be nice!
Baustein 5: Soziales Problemlösen und soziale Fertigkeiten	• GP-F-J1 Max, Nils und Nico • GP-F-J2 Keep it real • GP-F-J3 Power • GP-F-J4 Mal leicht, mal schwer ... • GP-F-J5 Körpersprache • GP-F-J6 Sprechen und Zuhören • GP-F-J7 Drehbuch – Wie ist es jetzt? • GP-F-J8 Freunde finden • GP-F-J9 Freunde bleiben • GP-F-J10 Mit mir nicht! • GP-F-J11 Fair Play! • GP-F-J12 So geht's doch auch! • GP-F-J13 Feedbackbogen Rollenspiele
Baustein 6: Verstärkerbedingungen Eltern	• GP-V-E1 Soziale Kompetenzen • GP-V-E2 Interaktionsfallen • GP-V-E3 Selbst geschafft! • GP-V-E4 Rahmenbedingungen • GP-V-E5 Sozial kompetentes Verhalten unterstützen • GP-V-E6 Mobber und falsche Freunde • JdW V1 Sozial kompetentes Verhalten beobachten • JdW V2 Neue Regeln • JdW V3 Sozial kompetentes Verhalten bestärken
Baustein 7: Soziale Verstärkerbedingungen und Neuplatzierung	• GP-P-J1 Was können wir noch tun? • GP-P-J2 Wer könnte mich unterstützen? • GP-P-J3 Neue Leute – Do and Don't • GP-P-J4 Neue Leute – Who is who?! • GP-P-J5 Neue Leute – ungeschriebene Gesetze

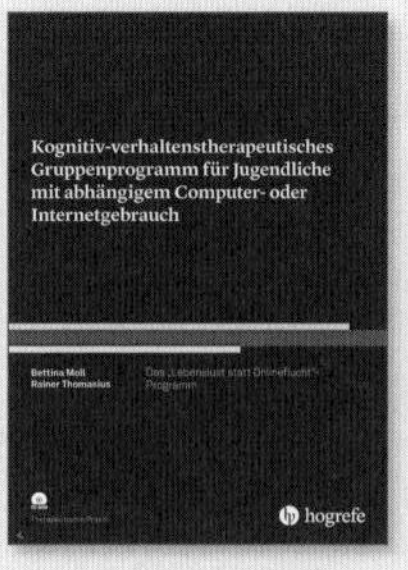

Bettina Moll / Rainer Thomasius
Kognitiv-verhaltenstherapeutisches Gruppenprogramm für Jugendliche mit abhängigem Computer- oder Internetgebrauch
Das „Lebenslust statt Onlineflucht"-Programm

(Reihe: „Therapeutische Praxis")
2019, 117 Seiten, Großformat, inkl. CD-ROM,
€ 34,95 / CHF 45.50
ISBN 978-3-8017-2935-6
Auch als eBook erhältlich

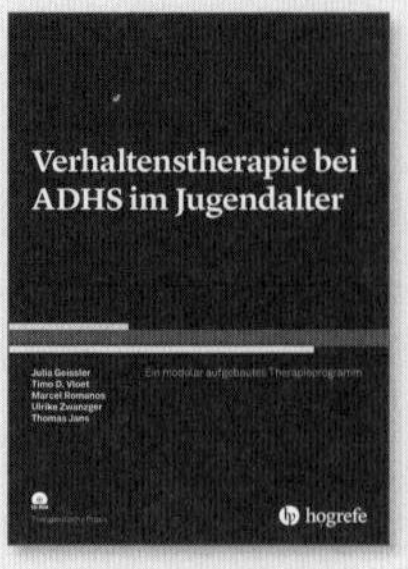

Julia Geissler / Timo D. Vloet / Marcel Romanos / Ulrike Zwanzger / Thomas Jans
Verhaltenstherapie bei ADHS im Jugendalter
Ein modular aufgebautes Therapieprogramm

(Reihe: „Therapeutische Praxis")
2019, 102 Seiten, Großformat, inkl. CD-ROM,
€ 39,95 / CHF 48.50
ISBN 978-3-8017-2979-0
Auch als eBook erhältlich

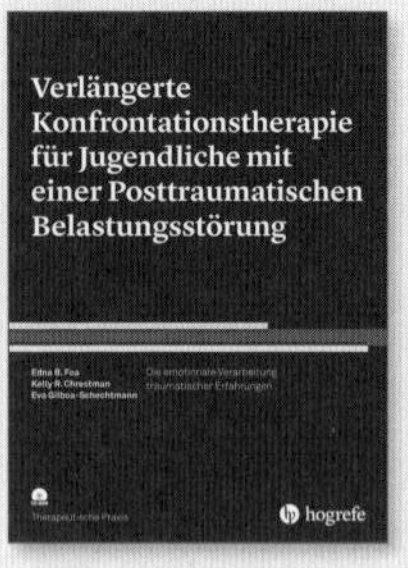

Edna B. Foa / Kelly R. Chrestman / Eva Gilboa-Schechtman
Verlängerte Konfrontationstherapie für Jugendliche mit einer Posttraumatischen Belastungsstörung
Die emotionale Verarbeitung traumatischer Erfahrungen

(Reihe: „Therapeutische Praxis")
2016, 142 Seiten, Großformat, inkl. CD-ROM,
€ 44,95 / CHF 59.90
ISBN 978-3-8017-2630-0

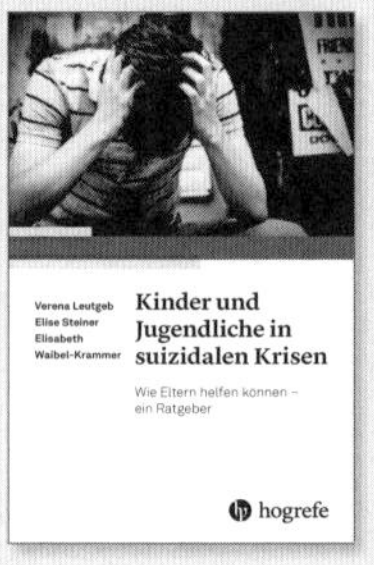

Verena Leutgeb / Elise Steiner / Elisabeth Waibel-Krammer
Kinder und Jugendliche in suizidalen Krisen
Wie Eltern helfen können – ein Ratgeber

2019, 77 Seiten, Kleinformat,
€ 14,95 / CHF 19.90
ISBN 978-3-8017-2965-3
Auch als eBook erhältlich

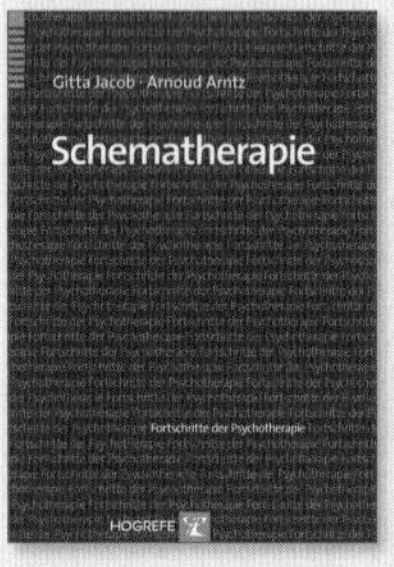

Gitta Jacob / Arnoud Arntz
Schematherapie

(Reihe: „Fortschritte der Psychotherapie", Band 53)
2014, VI/96 Seiten,
€ 19,95 / CHF 28.50
(Im Reihenabonnement € 15,95 / CHF 22.90)
ISBN 978-3-8017-2142-8
Auch als eBook erhältlich

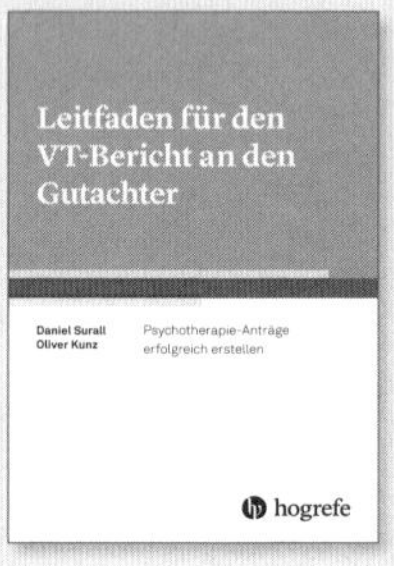

Daniel Surall / Oliver Kunz
Leitfaden für den VT-Bericht an den Gutachter
Psychotherapie-Anträge erfolgreich erstellen

2019, 204 Seiten,
€ 24,95 / CHF 32.50
ISBN 978-3-8017-2947-9
Auch als eBook erhältlich

www.hogrefe.com

hogrefe